全国中医药行业高等教育"十四五"规划教材

全国高等中医药院校规划教材（第十一版）

中药分析学

（供中药学、中药制药、中药资源与开发等专业用）

主　编　梁生旺　张　彤

U0194171

中国中医药出版社

·北　京·

图书在版编目（CIP）数据

中药分析学 / 梁生旺，张彤主编 . —北京：
中国中医药出版社，2021.6（2025.4 重印）
全国中医药行业高等教育"十四五"规划教材
ISBN 978 - 7 - 5132 - 6880 - 6

Ⅰ . ①中… Ⅱ . ①梁… ②张… Ⅲ . ①中药材—药物分析—
中医学院—教材 Ⅳ . ① R284.1

中国版本图书馆 CIP 数据核字（2021）第 053484 号

融合出版数字化资源服务说明

全国中医药行业高等教育"十四五"规划教材为融合教材，各教材相关数字化资源（电子教材、PPT 课件、视频、复习思考题等）在全国中医药行业教育云平台"医开讲"发布。

资源访问说明

扫描右方二维码下载"医开讲 APP"或到"医开讲网站"（网址：www.e-lesson.cn）注册登录，输入封底"序列号"进行账号绑定后即可访问相关数字化资源（注意：序列号只可绑定一个账号，为避免不必要的损失，请您刮开序列号立即进行账号绑定激活）。

资源下载说明

本书有配套 PPT 课件，供教师下载使用，请到"医开讲网站"（网址：www.e-lesson.cn）认证教师身份后，搜索书名进入具体图书页面实现下载。

中国中医药出版社出版

北京经济技术开发区科创十三街 31 号院二区 8 号楼
邮政编码　100176
传真　010-64405721
廊坊市佳艺印务有限公司印刷
各地新华书店经销

开本 889×1194　1/16　印张 22.25　字数 603 千字
2021 年 6 月第 1 版　2025 年 4 月第 6 次印刷
书号　ISBN 978 - 7 - 5132 - 6880 - 6

定价　83.00 元
网址　www.cptcm.com

服 务 热 线　010-64405510　　微信服务号　zgzyycbs
购 书 热 线　010-89535836　　微商城网址　https://kdt.im/LIdUGr
维 权 打 假　010-64405753　　天猫旗舰店网址　https://zgzyycbs.tmall.com

全国中医药行业高等教育"十四五"规划教材
全国高等中医药院校规划教材（第十一版）

《中药分析学》
编委会

主 编

梁生旺（广东药科大学）　　　　　　张　彤（上海中医药大学）

副主编（按姓氏笔画排序）

尹　华（浙江中医药大学）　　　　　　冯素香（河南中医药大学）

刘　斌（北京中医药大学）　　　　　　孙　晖（黑龙江中医药大学）

张　梅（成都中医药大学）　　　　　　张振秋（辽宁中医药大学）

彭　红（江西中医药大学）

编 委（按姓氏笔画排序）

马廷升（湖南医药学院）　　　　　　　马学琴（宁夏医科大学）

王　瑞（山西中医药大学）　　　　　　王小平（陕西中医药大学）

王玉团（山东省食品药品检验研究院）　牛丽颖（河北中医药大学）

刘永静（福建中医药大学）　　　　　　刘晓秋（沈阳药科大学）

孙　芸（新疆医科大学）　　　　　　　李遇伯（天津中医药大学）

杨兴鑫（云南中医药大学）　　　　　　邹海艳（首都医科大学）

沈　岚（上海中医药大学）　　　　　　宋丽军（广东医科大学）

张　玲（安徽中医药大学）　　　　　　张翠英（中国中医科学院）

邵　晶（甘肃中医药大学）　　　　　　周婷婷（海军军医大学）

单鸣秋（南京中医药大学）　　　　　　赵碧清（湖南中医药大学）

贺吉香（山东中医药大学）　　　　　　郭江涛（贵州中医药大学）

唐　灿（西南医科大学）　　　　　　　曹纬国（重庆中医药学院）

梁　洁（广西中医药大学）　　　　　　谢媛媛（广东药科大学）

魏　锋（中国食品药品检定研究院）　　魏凤环（南方医科大学）

《中药分析学》
融合出版数字化资源编创委员会

全国中医药行业高等教育"十四五"规划教材
全国高等中医药院校规划教材（第十一版）

主　编

梁生旺（广东药科大学）　　　　　　　张　彤（上海中医药大学）

副主编（按姓氏笔画排序）

尹　华（浙江中医药大学）　　　　　　冯素香（河南中医药大学）

刘　斌（北京中医药大学）　　　　　　孙　晖（黑龙江中医药大学）

张　梅（成都中医药大学）　　　　　　张振秋（辽宁中医药大学）

彭　红（江西中医药大学）

编　委（按姓氏笔画排序）

马廷升（湖南医药学院）　　　　　　　马学琴（宁夏医科大学）

王　瑞（山西中医药大学）　　　　　　王小平（陕西中医药大学）

王玉团（山东省食品药品检验研究院）　牛丽颖（河北中医药大学）

刘永静（福建中医药大学）　　　　　　刘晓秋（沈阳药科大学）

孙　芸（新疆医科大学）　　　　　　　李遇伯（天津中医药大学）

杨兴鑫（云南中医药大学）　　　　　　邹海艳（首都医科大学）

沈　岚（上海中医药大学）　　　　　　宋丽军（广东医科大学）

张　玲（安徽中医药大学）　　　　　　张翠英（中国中医科学院）

邵　晶（甘肃中医药大学）　　　　　　周婷婷（海军军医大学）

单鸣秋（南京中医药大学）　　　　　　赵碧清（湖南中医药大学）

贺吉香（山东中医药大学）　　　　　　郭江涛（贵州中医药大学）

唐　灿（西南医科大学）　　　　　　　曹纬国（重庆中医药学院）

梁　洁（广西中医药大学）　　　　　　谢媛媛（广东药科大学）

魏　锋（中国食品药品检定研究院）　　魏凤环（南方医科大学）

匡海学（黑龙江中医药大学教授、教育部高等学校中药学类专业教学指导委员会主任委员）

吕志平（南方医科大学教授、全国名中医）

吕晓东（辽宁中医药大学党委书记）

朱卫丰（江西中医药大学校长）

朱兆云（云南中医药大学教授、中国工程院院士）

刘　良（广州中医药大学教授、中国工程院院士）

刘松林（湖北中医药大学校长）

刘叔文（南方医科大学副校长）

刘清泉（首都医科大学附属北京中医医院院长）

李可建（山东中医药大学校长）

李灿东（福建中医药大学校长）

杨　柱（贵州中医药大学党委书记）

杨晓航（陕西中医药大学校长）

肖　伟（南京中医药大学教授、中国工程院院士）

吴以岭（河北中医药大学名誉校长、中国工程院院士）

余曙光（成都中医药大学校长）

谷晓红（北京中医药大学教授、教育部高等学校中医学类专业教学指导委员会主任委员）

冷向阳（长春中医药大学校长）

张忠德（广东省中医院院长）

陆付耳（华中科技大学同济医学院教授）

阿吉艾克拜尔·艾萨（新疆医科大学校长）

陈　忠（浙江中医药大学校长）

陈凯先（中国科学院上海药物研究所研究员、中国科学院院士）

陈香美（解放军总医院教授、中国工程院院士）

易刚强（湖南中医药大学校长）

季　光（上海中医药大学校长）

周建军（重庆中医药学院院长）

赵继荣（甘肃中医药大学校长）

郝慧琴（山西中医药大学党委书记）

胡　刚（江苏省政协副主席、南京中医药大学教授）

侯卫伟（中国中医药出版社有限公司董事长）

姚　春（广西中医药大学校长）

徐安龙（北京中医药大学校长、教育部高等学校中西医结合类专业教学指导委员会主任委员）

高秀梅（天津中医药大学校长）

高维娟（河北中医药大学校长）

郭宏伟（黑龙江中医药大学校长）

唐志书（中国中医科学院副院长、研究生院院长）

编审专家组

全国中医药行业高等教育"十四五"规划教材
全国高等中医药院校规划教材（第十一版）

组 长
余艳红（国家卫生健康委员会党组成员，国家中医药管理局党组书记、局长）

副组长
张伯礼（天津中医药大学教授、中国工程院院士、国医大师）
秦怀金（国家中医药管理局副局长、党组成员）

组 员
陆建伟（国家中医药管理局人事教育司司长）
严世芸（上海中医药大学教授、国医大师）
吴勉华（南京中医药大学教授）
匡海学（黑龙江中医药大学教授）
刘红宁（江西中医药大学教授）
翟双庆（北京中医药大学教授）
胡鸿毅（上海中医药大学教授）
余曙光（成都中医药大学教授）
周桂桐（天津中医药大学教授）
石　岩（辽宁中医药大学教授）
黄必胜（湖北中医药大学教授）

前 言

为全面贯彻《中共中央 国务院关于促进中医药传承创新发展的意见》和全国中医药大会精神，落实《国务院办公厅关于加快医学教育创新发展的指导意见》《教育部 国家卫生健康委 国家中医药管理局关于深化医教协同进一步推动中医药教育改革与高质量发展的实施意见》，紧密对接新医科建设对中医药教育改革的新要求和中医药传承创新发展对人才培养的新需求，国家中医药管理局教材办公室（以下简称"教材办"）、中国中医药出版社在国家中医药管理局领导下，在教育部高等学校中医学类、中药学类、中西医结合类专业教学指导委员会及全国中医药行业高等教育规划教材专家指导委员会指导下，对全国中医药行业高等教育"十三五"规划教材进行综合评价，研究制定《全国中医药行业高等教育"十四五"规划教材建设方案》，并全面组织实施。鉴于全国中医药行业主管部门主持编写的全国高等中医药院校规划教材目前已出版十版，为体现其系统性和传承性，本套教材称为第十一版。

本套教材建设，坚持问题导向、目标导向、需求导向，结合"十三五"规划教材综合评价中发现的问题和收集的意见建议，对教材建设知识体系、结构安排等进行系统整体优化，进一步加强顶层设计和组织管理，坚持立德树人根本任务，力求构建适应中医药教育教学改革需求的教材体系，更好地服务院校人才培养和学科专业建设，促进中医药教育创新发展。

本套教材建设过程中，教材办聘请中医学、中药学、针灸推拿学三个专业的权威专家组成编审专家组，参与主编确定，提出指导意见，审查编写质量。特别是对核心示范教材建设加强了组织管理，成立了专门评价专家组，全程指导教材建设，确保教材质量。

本套教材具有以下特点：

1.坚持立德树人，融入课程思政内容

将党的二十大精神进教材，把立德树人贯穿教材建设全过程、各方面，体现课程思政建设新要求，发挥中医药文化育人优势，促进中医药人文教育与专业教育有机融合，指导学生树立正确世界观、人生观、价值观，帮助学生立大志、明大德、成大才、担大任，坚定信念信心，努力成为堪当民族复兴重任的时代新人。

2.优化知识结构，强化中医思维培养

在"十三五"规划教材知识架构基础上，进一步整合优化学科知识结构体系，减少不同学科教材间相同知识内容交叉重复，增强教材知识结构的系统性、完整性。强化中医思维培养，突出中医思维在教材编写中的主导作用，注重中医经典内容编写，在《内经》《伤寒论》等经典课程中更加突出重点，同时更加强化经典与临床的融合，增强中医经典的临床运用，帮助学生筑牢中医经典基础，逐步形成中医思维。

3.突出"三基五性"，注重内容严谨准确

坚持"以本为本"，更加突出教材的"三基五性"，即基本知识、基本理论、基本技能，思想性、科学性、先进性、启发性、适用性。注重名词术语统一，概念准确，表述科学严谨，知识点结合完备，内容精炼完整。教材编写综合考虑学科的分化、交叉，既充分体现不同学科自身特点，又注意各学科之间的有机衔接；注重理论与临床实践结合，与医师规范化培训、医师资格考试接轨。

4.强化精品意识，建设行业示范教材

遴选行业权威专家，吸纳一线优秀教师，组建经验丰富、专业精湛、治学严谨、作风扎实的高水平编写团队，将精品意识和质量意识贯穿教材建设始终，严格编审把关，确保教材编写质量。特别是对32门核心示范教材建设，更加强调知识体系架构建设，紧密结合国家精品课程、一流学科、一流专业建设，提高编写标准和要求，着力推出一批高质量的核心示范教材。

5.加强数字化建设，丰富拓展教材内容

为适应新型出版业态，充分借助现代信息技术，在纸质教材基础上，强化数字化教材开发建设，对全国中医药行业教育云平台"医开讲"进行了升级改造，融入了更多更实用的数字化教学素材，如精品视频、复习思考题、AR/VR等，对纸质教材内容进行拓展和延伸，更好地服务教师线上教学和学生线下自主学习，满足中医药教育教学需要。

本套教材的建设，凝聚了全国中医药行业高等教育工作者的集体智慧，体现了中医药行业齐心协力、求真务实、精益求精的工作作风，谨此向有关单位和个人致以衷心的感谢！

尽管所有组织者与编写者竭尽心智，精益求精，本套教材仍有进一步提升空间，敬请广大师生提出宝贵意见和建议，以便不断修订完善。

国家中医药管理局教材办公室

中国中医药出版社有限公司

2023 年 6 月

编写说明

　　《中药分析学》是全国中医药行业高等教育"十四五"规划教材，是中药学类专业的核心课程之一。本版教材是在全国中医药行业高等教育"十三五"规划教材、全国高等中医药院校规划教材《中药分析》基础上修订而成。中药分析技术和方法近年来发展迅速，中药分析学科内涵逐渐清晰。《中药分析学》内容包括中药材、饮片、中药提取物和制剂的质量分析，并研究中药体内代谢过程、生产过程的分析理论和技术，涵盖中医药研究、生产、供应、临床以及检验等全过程的相关分析，与《中药鉴定学》共同组成了中药质量分析鉴定与质量评价教学体系。

　　本教材共分十一章。第一章绪论，主要介绍中药分析学的性质、任务、特点和发展趋势，介绍了以《中国药典》为核心的国家药品标准和标准体系。第二章介绍了中药分析基本程序、取样及样品制备，使学生了解中药分析检验的一般程序。第三章至第六章按照中药质量检验程序讲述，依次为中药的鉴别、中药的检查、中药指纹图谱与特征图谱和中药的含量测定，内容以《中国药典》现行版为主线，突出中药安全性、有效性、均一性和整体性的质量评价与质量控制模式。第七章讲述中药各类化学成分分析，重点从各类中药成分特点及分析方法选择进行叙述。第八章为各类中药制剂分析。第九章为中药质量标准的制定，着重讲授中药质量标准设计与制定的思路与方法。第十章为生物样品内中药成分分析，主要从中药成分在生物样品内的存在状态、生物转化，以及生物样品的制备、生物样品内中药成分分析方法等予以简要叙述。第十一章是中药分析方法研究进展，近年来，国内外学者在中药研究方面取得了许多重要成果，本章主要从中药质量控制与评价的新理念、新模式和新方法入手，对中药生物活性测定、中药质量综合评价方法、中药质量标志物、代谢组学和蛋白质组学分析方法等进行简介，进一步拓展视野，培养学生的创新思维与创新能力。

　　本教材在编写过程中，充分体现了中药分析的特点、现状和发展趋势，使学生通过本课程的学习，树立科学的中药质量观和符合中医药特点的中药质量控制理念，掌握中药质量检验的程序和方法、质量标准设计与制定的原理与思路；熟悉中药质量评价与控制的技术与方法；了解中药分析发展趋势及研究方法。

　　本教材在编写过程中将思政教育与中药生产、质量控制等环节有机结合，在弘扬中医药优秀文化的同时，培养学生严谨求实的工作作风，树立中医药可续发展和科学的药品质量理念，体现教材"立德树人"的根本任务。

　　本教材可供全国高等中医药院校中药学、药学、中药制药、中药资源与开发等专业使用，还可供药品质量检验部门、药品生产企业、药品研究机构等相关专业技术人员参阅。

　　本教材还配套有数字化资源，以及《中药分析学实验》和《中药分析学习题集》等配套用书，为广大教师、学生及读者提供了更为丰富的学习内容。

　　本教材在编写过程中得到各参编单位的大力支持，在此深表谢意。中药分析学是一个飞速发展的学科，书中内容难免挂一漏万，也难免存在缺点和不当之处，敬请同行专家、使用本教材的师生和广大读者提出宝贵意见和建议，以便不断改进和修订。

《中药分析学》编委会

2021 年 5 月

目　录

第一章

绪 论

扫一扫，查阅本章数字资源，含PPT、音视频、图片等

第一节 概 述

中药分析学是以中医药理论为指导，运用化学、物理学、生物学等现代科学理论和技术，研究中药质量评价与控制的一门学科。中药分析学是中药学科中的一个重要组成部分，是中药类专业的专业课程和核心课程。

中药分析的意义在于利用现代分析手段，通过科学评价中药的质量，采用适当的方法对中药进行质量控制，以保证中药质量稳定、疗效可靠和使用安全。

近几十年来，中药在化学成分、作用机理、物质基础研究方面取得了重要进展。但中药的作用机理和物质基础研究还比较薄弱。只有在中药化学、药理学、药剂学及临床和基础医学等方面进行深入研究，探明中药的作用机理、主要有效成分及相互作用关系后，才能提出评价其质量的客观指标，制定出比较完善的质量标准，采用合理的方法进行质量控制。

一、中药分析学的性质

中药分析学是研究中药质量评价与控制的应用学科。作为中药学的一个分支学科，中药分析学是中药学其他学科的"方法科学""眼睛科学"。中药分析发挥分析的"眼睛"作用，采用化学、物理学、生物学及微生物学等学科的方法和技术手段，对正在研究开发过程中的中药，以及生产和临床使用中的中药进行质量评价和控制，是中药"安全、有效、质量可控"的保障。

二、中药分析学的任务

中药分析学的任务是运用现代分析技术研究适合中药（药材、饮片、提取物及中药制剂）质量评价和质量控制的方法，测定有效物质，分析有毒有害成分，制定质量标准，分析药物体内过程，评价质量优劣，保证中药的有效性和安全性。

中药分析学的研究内容涉及中药质量评价研究、中药质量控制体系研究、体内中药分析研究、中药分析新技术和新方法的研究、中药标准物质研究等范畴。

（一）中药质量标准体系研究

应用现代分析技术，进行中药质量标准体系研究，制定符合中医药特色的质量标准是中药分析的首要任务。中药质量标准应建立科学合理的评价指标和方法，充分体现中医药整体观，模糊与量化相结合，整体表征与局部指征相结合，保证建立的质量标准可以控制中药的有效性、安全

性和质量均一性。

中药质量控制体系主要包括中药的定性鉴别研究、杂质及毒害成分限量检查研究、有效成分选择及定量研究等。围绕药品"安全、有效、可控"的基本属性，根据中药多成分、多靶点、整体协同作用的特性，应用现代技术和方法，开展中药复杂体系质量控制的科学内涵研究。如在质量标准体系中引入能体现整体学说的药效指纹图谱技术、有效成分群定量研究，以及能控制中药有效性的生物活性检测方法等，研究并建立适合中药的质量标准体系，丰富和完善中药质量控制的理论和方法。

（二）中药质量评价方法研究

古人一般直接利用感官，如看、摸、闻、尝等，对中药的外观性状（形、色、气、味）进行质量评价，有很大局限性。随着现代科学的发展，中药质量分析也逐步进入对内在指标进行分析的阶段，如显微分析技术于 20 世纪 50 年代引入中药质量评价，气相色谱法、高效液相色谱法等现代分析方法则是从《中华人民共和国药典》（1990 年版）一部开始收载于法定中药标准，而中药指纹图谱技术、色谱–质谱联用技术等分析方法的引入促使中药分析研究水平达到了一个新高度。因此，借鉴化学、物理学、生物学等学科的新理论、新技术，进行中药质量评价方法研究，将为控制中药内在质量提供新的策略，是建立符合中医药特色的质量标准体系的基石。

（三）中药生产全过程质量分析

近年来，药品质量的理念在不断变化，从"药品质量是通过检验来控制的"到"药品质量是通过生产过程控制来实现的"，进而又到"药品质量是通过良好的设计而生产出来的"（质量源于设计，QbD）理念。药品从研发开始就要考虑最终产品的质量。在配方设计、工艺路线确定、工艺参数选择、物料控制等方面都要进行深入研究，积累翔实的数据，并依此确定最佳产品配方和生产工艺。对于中药来说，这个过程还包括中药源头，即中药材的种植、采收、加工和中药炮制等过程。

中药提取物和中药制剂生产过程中粉碎、提取、制剂成型等工艺条件的不同，以及生产过程中的辅料、包装等都可能影响制剂的质量。中药活性成分受到温度、湿度等环境因素的影响较大，在流通和经营过程中，必须注意严格按照中药规定的条件进行贮运和保存。

因此，中药分析的任务不是静态和消极地对中药材、中药饮片、中药提取物和中药制剂进行分析检验，而是深入中药的种植、炮制、制剂、销售的实际过程，进行全程质量分析控制和管理，从而及时发现和解决中药研发、生产和使用中的质量问题。

（四）体内中药分析研究

体内中药分析研究以中医药理论为指导，采用现代分离分析方法，研究中药进入体内后成分的变化规律及内源性成分受药物干预后的变化，建立生物样品的分离富集方法及符合定量要求的检测技术，研究生物体内外源性成分和内源性成分的变化规律，为药品质量评价、合理用药、物质基础研究等提供依据。

基于生物样品基质复杂、待测药物浓度低，应采用现代分离富集技术，如固相微萃取、分子印迹、微透析和电透析等技术，提高样品测定的灵敏度；建立生物样品分析方法，测定生物样品中的中药成分，阐明体内中药化学成分的变化规律，为阐释中药物质基础、丰富中药质量评价指标、指导临床合理用药、评价其药理药效等提供依据。

（五）中药标准物质研究

目前，中药分析和质量检测大多是检测样品中已知有效成分，所以建立符合中药质量评价要求的中药标准物质是摆在中药分析工作者面前的迫切任务。运用现代科技手段，研究符合中药分析要求的定性、定量用标准物质，为中药质量评价提供支撑。

（六）中药的检验与分析

药品是一种特殊商品。中药是我国药品体系的重要组成部分，包括中药材、中药饮片，中药提取物和中药制剂等。中药质量控制和安全保障是其治病救人、保护健康的前提。为保证药品的质量，国家颁布并实施《中华人民共和国药品管理法》，成立了国家药品监督管理局，制定并实施了《药品生产质量管理规范》（GMP）等一系列药品管理法律法规，定期修订、颁布国家药品标准，设立各级药品检验机构，开展药品检验工作。

中药分析是国家对中药实施监督和管理，维护中药生产和使用正常秩序，打击假冒伪劣的重要技术支撑和工具手段。掌握常用的分析方法，依据拟定的中药质量标准，对中药进行检验与分析，评价中药的真伪、优劣是中药分析的重要任务之一。

此外，利用物理、化学、生物学、信息学及其他相关理论和方法，与中医药理论相结合，通过多学科渗透和结合，开展中药有效物质基础研究、中药生物分析方法研究、中药分析化学计量研究等也属于中药分析的学科内容。还需进一步拓展中药分析研究范畴，完善中药分析学研究内容，以促进中药分析学科的发展，形成完善的中药质量评价及控制体系。

三、中药分析学的特点

中药制剂多由复方组成，所含药味较多，成分复杂，含量差异大，杂质多。此外中药特定的生长环境、采收时间、加工炮制方法，以及贮藏条件等因素也会对中药质量产生影响。

（一）以中医药理论为指导原则综合评价中药质量

中药有四气五味、性味归经之说，中药复方的组方原则有君、臣、佐、使之分，君药是针对主病或主证起主要治疗作用的药物，其次是臣药，是辅助君药治疗主病或主证的重要药物。在进行质量分析时，首先进行组方分析，按功能主治分出君、臣、佐、使药味，选择合适的化学成分为指标评价中药制剂的质量，力求找到合理的检测方法。否则抛开君药和臣药成分，只进行佐、使药的研究，不能真正反映复方的质量。由于中药成分的复杂性、药理作用的多样性，很难以某个或某些成分的含量评价中药制剂质量。目前多根据制剂中单味药有效成分的特性建立控制制剂中某味药质和量的检测方法，随方分析主药或药群的有效成分，进行质量评价。如由黄连组成的中药制剂在不同方中的作用和地位不一样，在黄连上清丸中黄连是主药，在安宫牛黄丸中黄连则是辅药。在前者需测定黄连中生物碱含量，以评价黄连上清丸质量的优劣，后者若同样测定则尚感不足，需首先测定安宫牛黄丸中君药的有效成分含量。在检测成分上也要注意中药的功能主治与现代药理学相结合，如山楂在以消食健胃功能为主的制剂中，应测定有机酸含量；以行气散瘀治疗心血管病为主的制剂中，则应测定黄酮类成分，因黄酮类成分具有降压、增强冠脉流量、强心、抗心律不齐等作用。所以在研究之前要先进行组方分析，找出主药，选择合适的检测指标，再进行质量分析。

（二）中药化学组成的复杂性

任何一味中药的化学成分都十分复杂，如人参所含化学性质相似的人参皂苷类成分有几十种，单味药本身就是一个混合物，由几味乃至几十味药组成的中药制剂所含成分更为复杂，有些化学成分还会相互影响，给质量分析增加难度。例如黄连所含有效成分之一小檗碱能与大分子有机酸生成盐而降低其在水中的溶解度，因此必须注意，当黄连与黄芩、甘草、金银花等中药配伍时，小檗碱会和黄芩苷、甘草酸、绿原酸等成分形成难溶于水的复合物而沉淀析出，影响测定结果的准确性。又如在研究 7 种含柴胡的复方煎剂中，含牡蛎的 3 个处方中柴胡皂苷 d 的含量明显高于其他方剂约 4 倍，主要是牡蛎在煎煮过程中，使煎液 pH 值升高，减少了煎液中柴胡皂苷 d 的分解。

由于中药中成分众多，各成分之间相互作用，有时可能还会生成一些稳定、亚稳定的复杂化合物，给分析测定带来更大的困难。在一种溶剂提取物中往往含有多个性质相似的化合物，需要经过复杂的分离、净化过程，才可用于分析测定，这些分离净化过程要最大限度地保留待测成分，除去非测定成分，使测定结果准确地反映中药的质量。

（三）中药质量的差异性和不稳定性

1. 中药材　中药品种繁多，往往出现同名异物或同科不同种的情况，例如葛根，《中华人民共和国药典》（以下简称《中国药典》）（2000 年版）规定野葛和甘葛藤（粉葛）的干燥根均作葛根使用，但二者所含葛根素含量差异较大，规定野葛不得少于 2.4%，粉葛不得少于 0.3%。《中国药典》（2005 年版）起，将葛根（野葛）和粉葛分列为两味药材。黄连植物来源也有多种，但味连中生物碱含量最高，质量最好，《中国药典》（2020 年版）规定，味连中含小檗碱不少于 5.5%，表小檗碱不少于 0.80%，黄连碱不少于 1.6%，巴马汀不少于 1.5%。此外，药材规格、产地、生长环境、药用部位、采收季节等均会影响药材中有效成分的含量，从而影响中药的质量和临床疗效。

2. 中药饮片　中药材经加工炮制成饮片后，其化学成分、性味、药理作用等方面也会发生一定变化，为了保证中药的质量，应严格遵守中药炮制规范，对炮制工艺、成品质量严格把关，才能保证中药质量稳定、疗效可靠。例如延胡索中有效成分为生物碱类，为了增加生物碱的溶解性能，常用醋制，但醋的浓度对总生物碱的溶出率影响较大。又如含草乌的制剂，酯型生物碱属于毒性成分，毒性成分在制剂中含量高低与炮制条件有关，若用流通蒸汽蒸制草乌，随着压力和温度升高，总生物碱无明显变化，而酯型生物碱显著下降。

3. 中药提取物或中药制剂　同一种中药提取物或中药制剂，由于不同生产厂家在生产工艺上，如浓缩方法、干燥方法等不同，将会影响制剂中化学成分的含量。如不同厂家生产的复方丹参片中丹参酮 II$_A$、隐丹参酮、原儿茶醛、丹参素的含量差异较大。有时尽管工艺流程相同，但是如果浓缩、干燥等方法没有具体限定，不同的生产企业就有可能采用不同的浓缩方法，如常压浓缩、减压浓缩、薄膜浓缩等，也会对产品成分产生影响。

中药制剂的剂型种类繁多，制备方法各异，工艺较为复杂，很多在单味中药鲜品中存在的化学成分，经过炮制或制备工艺中加热处理后，结构发生变化，已不复存在或含量甚微，有些则在制备过程中因挥发、分解、沉淀等原因使质量分析更加困难。如鲜地黄中含有梓醇，长时间煎煮以后就很难检测到了。

（四）中药有效成分的非单一性

中药产生的疗效不是某一成分作用的结果，也不是某些成分作用的加和，是各成分之间的协同作用。用一种成分衡量其质量优劣有失偏颇，某一成分的含量高低并不一定与其临床效果具有简单的线性关系，检测任何一种活性成分均不能反映它所体现的整体疗效。研究中药的物质基础，应用灵敏可靠的分析仪器，从中医整体观出发，模糊与量化相结合，整体表征与局部指征相结合，采用多种手段，测定多种有效信息，才能更加科学、客观地评价中药质量。

（五）中药杂质来源的多样性

中药杂质来源要比化学药复杂得多，如药材中非药用部位及未除净的泥沙，药材中所含的重金属及残留农药，包装、保管不当发生霉变、走油、泛糖、虫蛀等产生的杂质。所以中药易含有较高的重金属、砷盐、残留农药等杂质。

（六）中药制剂辅料的广泛性

中药制剂辅料使用广泛、种类繁多，如传统中药制剂中使用蜂蜜、蜂蜡、糯米粉、植物油、铅丹等作为辅料，这些辅料的存在，对质量分析会有一定的影响，需选择合适的分离方法，将其干扰排除，才能获得准确的分析结果。

总之，中药分析与化学药物分析有很大区别，中药成分复杂，干扰较多，被测成分含量偏低、波动较大，有些测定混合物的分析方法，能很好地用于化学药品分析，但鉴于以上原因就不一定适合中药分析。从某种意义上讲，中药分析的难度更大，要求仪器的灵敏度更高，但随着分析仪器研究、中药化学成分研究、分析方法学研究的不断深入和发展，中药制剂分析的灵敏度、准确度和稳定性将会逐步提高，以满足中药质量控制的实际需要。

四、中药分析学的沿革与发展

（一）中药分析学的沿革

药物分析学已从 20 世纪初的一种专门药物分析技术，逐步发展成为一门日臻成熟的学科，成为药学学科中的二级学科。近年来，中药分析学科也逐渐形成，并不断完善。20 世纪末，随着现代仪器分析方法的引入，中药分析的整体水平达到了一个全新的高度。1997 年，魏璐雪教授主编了普通高等教育规划教材《中药制剂分析》，主要针对中药制药专业开设，分析对象以中药制剂为主，自此《中药制剂分析》一名一直沿用至第九版。从第十版开始，考虑到学科的发展，中药学类专业的中药制剂分析已经发展到以采用仪器为主要手段的现代中药分析，而且所有中药类专业都有开设需求，故将《中药制剂分析》中的"制剂"二字去掉，改为《中药分析》。近年来，中药分析学科内涵与外延逐渐清晰，从本版（十一版）教材开始更名为《中药分析学》。

（二）中药分析的发展趋势

1. 建立符合中医药特色的质量标准体系　目前中药的质量控制还局限于研究制剂中某一成分或某些成分存在与否、含量高低，所制定的质量标准只能作为生产和质量控制部门检验产品一致性和真伪优劣的依据，无法对中药的有效性进行评价。中药具有化学成分高度复杂性和整体治疗性，只对中药的某些成分进行定性、定量测定，既难保证中药的疗效和质量，也无法说清有效物质与作用机理的关系。一个理想的中药质量标准应该能够说明质量与疗效，即疗效与化学成分的关系。研究中药的有效物质并对其进行质量控制，才可保证中药的有效性、可靠性和稳定性。

目前还没有一种方法可以简单明了地用于中药质量的全面控制，常见的中药质量控制方法有两大类，一是化学法，如单一成分分析法、多成分分析法、多维（多种分析仪器联用）多息（化学、药效等信息）分析法、指纹（特征）图谱法等；二是生物法，如生物效应测定法（生物效价测定法、体外活性检测法、药效指标测定法）、基因鉴定法、细胞生物学鉴定法、免疫鉴定法等。无论采用哪种方法，药物质量控制的最终目的就是要保证临床疗效，只有将所检测的信息与临床疗效联系起来才可以达到中药质量控制的目的。在中药质量控制体系研究中，应从中医药整体观出发，以中医药研究成果为基础，采用整体表征与局部指征相结合、宏观整体控制与多成分量化相结合、化学物质基础指标与有效性生物信息相结合，尽快建立符合中药特点的质量控制体系和质量标准。

2. 中药分析技术向微量化、快速化发展　随着现代科学技术的进步，中药分析方法向仪器化、自动化、快速和微量的方向发展。采用分离能力强、灵敏度高、稳定性好的分析仪器已成为趋势。如高效液相色谱、气相色谱、高效毛细管电泳、超临界流体色谱、高速逆流色谱及色谱-质谱联用技术等已广泛应用于中药分析，这些分析方法与技术符合中药复杂成分分析的要求，可起到分离分析的双重作用，能有效地进行定性鉴别，确认中药的真伪，并对其主要成分进行定量分析，全面控制药品质量。

今后在仪器联用技术、微量检测技术、智能色谱、高效分离技术、中药活性检测技术等方面进行研究，以适合中药分析的要求，提高分析灵敏度和准确性。

3. 中药分析方法向智能化发展　智能感官分析技术是将现代传感技术与人工智能技术相结合，模拟人的嗅觉、味觉和视觉，对样品进行分析和评价的一种智能化仿生技术。该技术模仿人体的感官感知过程，对检测对象无破坏，可进行在线和现场检测，已广泛应用于食品检测、农业生产、环境监测、医学诊断等领域。在中药鉴别、中药炮制和中药生产过程的监控等方面也有着广泛的应用前景，可使眼看、手感、口尝、鼻闻、耳听等传统方法数据化、快速化、智能化，实现在线分析和快速分析。

近年来发展较快的有电子鼻、电子舌和机器视觉等。电子鼻技术常用于鉴别含有挥发性成分的药材，通过气味分析，可判断药材种类、基原、产地、生长年限等。电子舌技术可用于中药味道的识别，鉴别感官上具有苦味、辛味、涩味、甜味和酸味的药材。智能感官技术可通过气、味、外形和颜色客观地综合评价中药质量，通过在线、实时、原位分析，能动态评价中药真伪、质量优劣，监测中药生产过程，规范生产工艺，为保障中药的质量提供了一种新的方法。

4. 加强有毒有害成分的检测　近年来，中药的质量标准在有毒有害成分检测方面有了很大进步，《中国药典》近几版先后增加了农药残留量、真菌毒素、二氧化硫残留、有害元素、内源性有害物质等项目的检测，加大了对中药安全性的控制。但是，许多有毒中药还缺少有针对性的安全性控制指标，特别是对于有毒中药所含的有毒物质、毒性机理还不十分清楚。中药毒性成分来源复杂，有些是中药本身所含的内源性成分，有些是污染造成的外源性成分；有些是毒效成分，既有毒性，又有疗效，有些则是纯有害物质。要针对具体情况进行研究，制定合理的检测方法和限度，保证临床用药的安全性。

第二节　药品标准

药品是一种特殊的商品，其真伪优劣直接影响临床疗效，甚至关系到人民的健康与生命安危。因此，必须保证有严格的质量标准和科学的分析、检测及评价方法。同时，还必须对药品研制、生产、经营、使用等全过程进行质量控制。

一、药品标准的概念与分类

药品的质量特性包括真实性、有效性、安全性、稳定性、均一性和经济性。把反映药品质量特性的技术参数、指标明确规定下来，形成技术文件，规定药品质量、规格和检验方法，就是药品质量标准。

目前，我国药品质量标准体系包括国家标准、地方标准和其他标准等。根据药品标准的属性又分为强制性标准和推荐性标准。强制性标准是指在一定范围内，通过法律、行政法规等强制性手段加以实施的标准，具有法律属性。推荐性标准通常属于非强制性或自愿性标准，如行业标准。

二、国家药品标准

国家药品标准（national drug standards）是国家为保证药品质量，对药品的质量指标、检验方法和生产工艺等所做的技术规定，是药品研究、生产、经营、使用及监督管理等各环节必须共同遵守的，具有强制性的技术准则和法定依据。我国现行的国家药品标准，包括《中国药典》、局（部）颁药品标准和药品注册标准。前二者由国家药典委员会负责制定和修订，由国家食品药品监督管理部门颁布实施；后者是指国家食品药品监督管理部门批准给申请人的特定药品标准，包括新药注册标准、仿制药注册标准和进口药品注册标准。生产该药品的企业必须执行相应标准，并不得低于《中国药典》和局（部）颁标准的规定。

（一）《中国药典》

《中华人民共和国药典》简称《中国药典》（Pharmacopoeia of the People's Republic of China，英文简称 Chinese Pharmacopoeia，缩写为 ChP），是由国家食品药品监督管理部门组织国家药典委员会，依据《中华人民共和国药品管理法》组织制定和颁布，具有国家法律效力的、记载药品标准及规格的法典。药典中收载的是疗效确切、副作用小、质量较稳定的常用药物及其制剂，规定其质量标准、制备要求、鉴别、杂质检查与含量测定等。

《中国药典》一经颁布实施，作为药品生产、检验、供应与使用的依据，其同品种的上版标准或其原国家标准同时停止使用。除特别注明版次外，本书中《中国药典》均指 2020 年版。

1.《中国药典》沿革 我国乃至世界最早的药典可追溯到公元 659 年我国唐朝的《新修本草》（又称《唐本草》），由苏敬等人编撰，由政府颁布执行。该书共 54 卷，分为本草、药图、图经三部分，收录药物 844 种，并详细记录了这些药物的性味、形态、产地、采收时间、炮制方法、功效和主治等。为规范、统一用药起到积极促进作用。

新中国成立以来，我国已出版了十一版《中国药典》（即 1953 年版、1963 年版、1977 年版、1985 年版、1990 年版、1995 年版、2000 年版、2005 年版、2010 年版、2015 年版和 2020 年版）。

《中国药典》从 1963 年版开始根据药品属类的不同分为一部和二部。一部收载中药材及其制品、中药成方及单味制剂；二部收载化学药、生化药、抗生素、放射性药品、生物制品及各类制剂、药用辅料等。《中国药典》从 2005 年版开始分为三部，一部收载中药材及饮片、植物油脂和提取物、成方制剂和单味制剂等；二部收载化学药品、抗生素、生化药品、放射性药品及药用辅料等；三部收载生物制品，并首次将《中国生物制品规程》并入《中国药典》。《中国药典》从 2015 年版起分为四部，一部收载中药，二部收载化学药品，三部收载生物制品，四部收载通则和药用辅料。

《中国药典》自 1985 年版开始每 5 年审议改版一次，并根据需要出增补本。1988 年 10 月，第一部英文版《中国药典》（1985 年版）出版发行。

2.《中国药典》2020 年版简介

（1）《中国药典》2020 年版特点

①稳步推进收载品种数量，健全国家药品标准体系。本版《中国药典》收载品种 5911 种，新增 319 种，修订 3177 种，不再收载 10 种。品种收载以临床应用为导向，不断满足国家基本药物目录和基本医疗保险用药目录收录品种的需求。贯彻药品质量全程管理的理念，通过完善药典凡例以及相关通用技术要求，将质量控制关口前移，强化药品生产源头的质量管理，体现药品全生命周期管理理念。逐步形成以保障制剂质量为目标的原料药、药用辅料和药包材标准体系，为推动关联评审审批制度改革提供技术支撑。

②不断接轨国际标准，扩大成熟分析技术应用。本版《中国药典》达到了"中药标准继续主导国际标准制定，化学药、药用辅料标准基本达到或接近国际水平，生物制品标准紧跟科技发展前沿，与国际先进水平基本保持一致"的总目标，加强了药典机构间的国际交流与合作，注重国际成熟技术标准的借鉴和转化，不断扩大成熟检测技术在药品质量控制中的推广和应用，药品质量控制手段得到进一步加强。本版《中国药典》四部收载通用技术要求 361 个，其中制剂通则 38 个（修订 35 个）、检测方法及其他通则 281 个（新增 35 个、修订 51 个）、指导原则 42 个（新增 12 个、修订 12 个）。参考人用药品注册技术要求国际协调会（ICH）相关指导原则，新增遗传毒性杂质控制指导原则，修订原料药物与制剂稳定性试验、分析方法验证、药品杂质分析等指导原则，逐步推进 ICH 相关指导原则在《中国药典》的转化实施。

③持续提高药品安全和有效控制要求。重点围绕涉及安全性和有效性的检测方法和限量开展研究，进一步提高药品质量的可控性。在安全性方面，进一步加强了对药材饮片重金属及有害元素、禁用农药残留、真菌毒素以及内源性有毒成分的控制；加强了对化学药杂质的定性定量研究，对已知杂质和未知杂质分别控制；加强了生物制品病毒安全性控制、建立了重组技术产品相关蛋白的控制。在有效性方面，建立和完善了中药材与饮片专属性鉴别方法，部分产品制定了与临床疗效相关的成分含量控制。结合通过仿制药质量与疗效一致性评价品种的注册标准，修订了《中国药典》相关标准的溶出度项目，进一步完善了化学药与有效性相关的质量控制要求。

④稳步提升辅料标准水平。本版《中国药典》四部收载药用辅料 335 种，其中新增 65 种、修订 212 种。重点增加制剂生产常用药用辅料标准的收载，完善药用辅料自身安全性和功能性指标。贯彻原辅包关联审评审批制度质量控制理念，逐步健全药用辅料国家标准体系，促进药用辅料质量提升，进一步保证制剂质量。

（2）《中国药典》的基本结构及其内容：《中国药典》分为凡例、正文、索引和通用技术要求四部分。

①凡例：凡例是解释和正确使用《中国药典》进行药品质量检定的基本原则，是对《中国药典》正文、通则及与质量检定有关的共性问题的统一规定，以帮助理解和掌握《中国药典》正文。凡例中的有关规定具有法定的约束力。

②正文：品种项下收载的内容称为正文，正文系根据药品自身的理化与生物学特性，按照批准的处方来源、生产工艺、贮藏运输条件等制定的，用以检测药品质量是否达到用药要求并衡量其质量是否稳定、均一的技术规定。

正文分为药材和饮片、植物油脂和提取物、成方制剂和单味制剂三部分。正文内容根据品种和剂型的不同，按顺序分别列有品名、来源、处方、制法、性状、鉴别、检查、浸出物、特征图谱或指纹图谱、含量测定、炮制、性味与归经、功能与主治、用法与用量、注意、规格、贮藏、制剂、附注 19 项内容。

③索引：《中国药典》除有中文索引外，还有汉语拼音索引、拉丁名索引和拉丁学名索引。

④通用技术要求：主要收载制剂通则、通用检测方法和指导原则。制剂通则系按照药物剂型分类，针对剂型特点所规定的基本技术要求；通用检测方法系各正文品种进行相同检查项目时所应采用的统一设备、程序、方法及限度等；指导原则系为执行《中国药典》、考察药品质量、起草与复核药品标准等所制定的指导性规定。

（3）《中国药典》凡例中的有关项目与要求

①溶解度是药品的一种物理性质，是指药品在特定溶剂中的溶解能力。《中国药典》中的溶解度是指在各品种项下所选用的溶剂中的溶解性能，表述方式见表1-1。

表1-1 药品溶解度的表述

溶解度	释义
极易溶解	系指溶质1g（mL）能在溶剂不到1mL中溶解
易溶	系指溶质1g（mL）能在溶剂1~不到10mL中溶解
溶解	系指溶质1g（mL）能在溶剂10~不到30mL中溶解
略溶	系指溶质1g（mL）能在溶剂30~不到100mL中溶解
微溶	系指溶质1g（mL）能在溶剂100~不到1000mL中溶解
极微溶解	系指溶质1g（mL）能在溶剂1000~不到10000mL中溶解
几乎不溶或不溶	系指溶质1g（mL）在溶剂10000mL中不能完全溶解

②《中国药典》中规定的各种纯度和限度数值及制剂的重（装）量差异，系包括上限和下限两个数值本身及中间数值。规定的这些数值不论是百分数还是绝对数字，其最后一位数字都是有效位。

试验结果在运算过程中，可比规定的有效数字多保留一位数，而后根据有效数字的修约规则进舍至规定有效位。计算所得的最后数值或测定读数值均可按修约规则进舍至规定有效位，取此数值与标准中规定的限度数值比较，以判断是否符合规定的限度。

③药材和饮片、植物油脂和提取物的含量（%）均按重量计。成方制剂与单味药制剂的含量，除另有规定外，一般按每一计量单位（1片、1丸、1袋、1mL等）的重量计；单一成分制剂如规定上限为100%以上时，系指用本版《中国药典》规定的分析方法测定时可能达到的数值，它为《中国药典》规定的限度或允许偏差，并非真实含量；如未规定上限者，系指不超过101.0%。

④计量

a. 法定计量单位：药品质量标准中使用我国的法定计量单位。如，长度单位有米（m）、分米（dm）、厘米（cm）、毫米（mm）、微米（μm）、纳米（nm）；体积单位有升（L）、毫升（mL）、微升（μL）；质（重）量单位有千克（kg）、克（g）、毫克（mg）、微克（μg）、纳克（ng）等。

b. 温度：温度以摄氏度（℃）表示。水浴温度，除另有规定外，均指98~100℃；热水系指70~80℃；微温或温水系指40~50℃；室温（常温）系指10~30℃；冷水系指2~10℃；冰浴系指约0℃；放冷系指放冷至室温。

⑤精确度

a. 试验中供试品与试药等"称重"或"量取"的量，均以阿拉伯数字表示，其精确度可根据数值的有效数位来确定，如称取"0.1g"系指称取量可为0.06~0.14g；称取"2g"，系指称取量可为1.5~2.5g；称取"2.0g"系指称取量可为1.95~2.05g；称取"2.00g"，系指称取量可为1.995~2.005g。

"精密称定"系指称取重量应准确至所取重量的千分之一；"称定"系指称取重量应准确至所取重量的百分之一；"精密量取"系指量取体积的准确度应符合国家标准中对该体积移液管的

精度要求；"量取"系指可用量筒或按照量取体积的有效数位选用量具。取用量为"约"若干时，系指取用量不得超过规定量的±10%。

b. 按干燥品计算：试验中规定"按干燥品（或无水物，或无溶剂）计算"时，除另有规定外，应取未经干燥（或未去水，或未去溶剂）的供试品进行试验，并将计算中的取用量按检查项下测得的干燥失重（或水分，或溶剂）扣除。

c. 标准物质：药品标准物质是指供药品标准中物理、化学测试和生物方法试验用，具有确定特性量值，用于校准设备、评价测量方法或者给供试药品赋值的物质，包括标准品、对照品、对照药材、参考品。药品标准物质由国家药品监督管理部门指定单位制备、标定和供应（国家药品监督管理部门的药品检验机构负责标定国家药品标准品、对照品）。

对照品、对照药材、对照提取物、标准品系指用于鉴别、检查、含量测定的标准物质，均应附有使用说明书并标明批号、用途、使用期限、贮存条件和装量等，应按其在使用说明书上规定的方法处理后按标示含量使用。

（二）局（部）颁标准

除《中国药典》外，国家药品标准还有国家药品行政主管部门颁布的药品标准，称为局颁或部颁标准。如 1986 年以来，原卫生部先后颁布了《进口药材标准》、《卫生部药品标准》（中药材第一册）、《中成药部颁标准》（1~20 册）、化学药品部颁标准（1~6 册）。

自 1998 年国家药品监督管理局（NMPA）成立后，新药标准改由国家药品监督管理局颁布。国家药品监督管理局批准的新药标准称为国家药品监督管理局标准（简称局颁标准），先后颁布《局颁中药标准》（1~14 册）、《化学药品标准》（1~16 册）、《局颁新药转正标准》（1~76 册）。

三、地方药品标准

对没有国家标准，且需要在省、自治区、直辖市范围内统一的药品，可以由其食品药品监督管理部门组织制定地方标准，主要包括省级药材标准、省级饮片标准、饮片炮制规范及批准给特定医院的院内制剂标准。这些标准是国家药品标准体系的重要补充，也是法定的药品标准。地方中药标准必须按《中国药典》规定内容制定并及时跟进修订。

四、其他药品标准

其他药品标准，如临床研究用药品质量标准、企业标准、行业标准等。

（一）临床研究用药品质量标准

根据我国《药品注册管理办法》规定，新药研究中，临床研究用药品质量标准应在进行临床试验或试用之前预先得到批准。目的是为保证临床用药的安全和药品临床试验相关研究结果的可靠，临床研究药品质量标准由新药研制单位制定，并由 NMPA 批准，此标准是一个临时性的质量标准。

（二）药品注册标准

经 NMPA 核准给申请人所申报药品的标准，生产该药品的企业必须执行该注册标准。药品注册标准不得低于《中国药典》的规定。申报注册品种的检测项目或者指标的设定，应当符合《中国药典》的通用技术要求和 NMPA 发布的技术指导原则。

（三）行业药品标准

行业标准包括行业管理部门，如国家中医药管理局组织制定的标准及行业协会、商会、产业技术联盟按照市场需要制定发布的社会团体标准。

2015 年 11 月，中国中药协会发布了《中药学基本术语》《道地药材标准通则》《药用植物资源调查技术规范》《中药机器煎药规范》等 37 项标准。

国家标准局发布了中华人民共和国国家标准《人参种子》（GB6941-1986）。中药第一个 ISO 国际标准"人参种子种苗国际标准"于 2015 年 4 月 22 日正式颁布。2015 年 7 月 21 日，ISO 18664：2015《中医药——中草药重金属限量》正式发布，这是中药领域第二个国际标准。

（四）企业药品标准

由药品生产企业研究制定并用于其药品质量控制的标准，称为"企业药品标准"或"企业内部标准"。企业药品标准必须高于法定标准的要求。它仅在本企业的药品生产质量管理中发挥作用，属于非法定标准。企业药品标准在提高产品的质量、增加产品竞争力、保护自身优质产品以及严防假冒等方面均可发挥重要作用。国内外很多医药企业在药品的生产和管理中均有企业药品标准，并对外保密。

五、主要国外药典简介

（一）《美国药典》

《美国药典》（The United States Pharmacopeia，USP）由美国药典委员会（United State Pharmacopeial Convention，USPC）编制出版。1820 年 10 月出版发行了第一版，1883 年美国药学协会（American Pharmaceutical Association，APA）编制出版了第一部《美国国家处方集》（National Formulary，NF）。1980 年出版了第一部《USP20-NF15》合订本，分为两部分，USP 主要收载原料药和制剂，而 NF 则主要收载制剂中的附加剂。自 2000 年（USP24-NF19）起，同步发行光盘版（CD-ROM）；2002 年（USP25-NF20）起每年一版。目前最新版为 USP-UF2021（之前称为 USP44-NF39）第一期，2020 年 11 月出版，并于 2021 年 5 月 1 日起正式生效。

USP 自第一版起，即收载一定数量的传统植物药，称为食品补充剂（dietary supplements），列在食品补充剂卷（Dietary Supplement Compendium，DSC）。2013 年 5 月 20 日 USP 草药卷（Herbal Medicines Compendium，HMC）正式发布，主要提供草药制剂中各单味药及其相关提取物或制剂的标准。与 DSC 最大的不同是，HMC 不仅限应用于膳食、营养补充的植物，如《神农本草经》中的下品是不会收载在 DSC 中，但可以出现在 HMC。HMC 可以在线免费获得（https：//hmc.usp.org/）。截至 2021 年 6 月，HMC 可以在线查阅的有三七、红景天、秘鲁巴豆、樟芝及其提取物等 87 个品种。其中丹参药材标准是我国学者制订的第一个中药国际标准。HMC 标准包括定义、别名、混淆品种、通用名、化学成分、鉴别、含量分析、污染物、检查项及包装、贮藏标签等要求，以及与命名相关的别名、通用名等。强调基原和混淆品的鉴别，对农药残留量、重金属和微生物限度等均有明确要求。

（二）《日本药局方》

《日本药局方》（Japanese Pharmacopoeia，JP），即《日本药典》，由日本药局方编辑委员会编纂，厚生省颁布执行，有日文和英文两种文本。分两部出版，第一部收载化学原料药及其制剂；第二部主要收载生药（crude drugs，包括药材、粉末生药、复方散剂、提取物、酊剂、糖浆、精油、油脂等）、家庭药制剂和制剂原料。1886 年 6 月颁布第一版，1887 年 7 月 1 日开始实施。最新版 JP17 为 2016 年出版的第十七次修订版。

JP 收载的生药质量标准一般包括品名（日文名、英文名和拉丁名）、来源及成分含量限度、性状、鉴别、纯度（外来有机物、重金属及有害元素、农药残留等）、干燥失重、灰分（总灰分、酸不溶性灰分）、浸出物、含量测定等。

（三）《英国药典》

《英国药典》（British Pharmacopoeia，BP）由英国药典委员会编辑出版。自 1816 年开始编辑《伦敦药典》，后出版《爱丁堡药典》和《爱尔兰药典》，1864 年合并为 BP。每年更新一次，最新的版本 BP2021 于 2020 年 10 月出版，2021 年 1 月生效，共 6 卷。

BP 收载的草药，首先规定其来源（种名、药用部位及科名）及质量要求（主要成分的含量限度），有的品种还指明产地与采收；其质量控制项目包括定义（包括来源与有效成分含量）、特性（包括气味及鉴别项下的性状与显微特征）、鉴别（包括性状、粉末显微特征、化学反应与检查项下的 TLC）、检查（包括 TLC、外来物、干燥失重、总灰分与酸不溶性灰分）、含量测定、贮藏、作用与用途、制剂等。BP 和《欧洲药典》收载品种相同者，药品标准内容完全一致，BP 在品种名称下标明其在《欧洲药典》中的收载位置。

BP 不仅在英国使用，加拿大、澳大利亚、新西兰、斯里兰卡及印度等英联邦国家也采用。

（四）《欧洲药典》

《欧洲药典》（European Pharmacopoeia，EP）由欧洲药品质量管理局（European Directorate forthe Quality Control of Medicine，EDQM）组织出版。EDQM 同时还负责《欧洲药典》标准物质的制备和发放。《欧洲药典》是全球最具影响力的药典之一，有英文和法文两种法定文本。EP 第一版第一卷于 1969 年出版发行。从 2002 年第四版开始，EP 的出版周期固定为每三年修订一次。最新版为 2019 年 7 月颁布的第十版，即 EP10.0，2020 年 1 月正式生效。《欧洲药典 10.0》包括两个基本卷，共 272 个植物药及其提取物、制剂。每次欧洲药典委员会全会做出决定后，通过非累积增补本更新，每年出 3 个增补本。第十版将有 10 个非累积增补本（10.1~10.8）。目前已有 40 种中药列入《欧洲药典》标准，如五加皮、砂仁、豆蔻、白芷、独活、当归、黄芪、苍术、白术、射干、拳参、红花、陈皮、川木通、薏苡仁、山药、骨碎补、墨旱莲、杜仲、麻黄、秦皮、板蓝根、厚朴、厚朴花、三七、胡椒、荜茇、何首乌、茯苓、夏枯草、野葛、粉葛、丹参、地榆、北五味子、黄芩、青风藤、槐花、槐米、粉防己。《欧洲药典》标准包括草药及其制剂（提取物、成药、药茶），如缬草根（Valerian Root），除了植物本身之外，还包括缬草水提取物和醇提取物、缬草根切片及缬草根酊剂。正文项下主要包括定义、鉴别、检查项和含量测定 4 个方面，其中检查项中根据项目不同分别选择外来杂质、干燥失重、总灰分、酸不溶性灰分等内容。

（五）《国际药典》

《国际药典》（The International Pharmacopoeia，Ph. Int.）是由世界卫生组织（World Health Organization，WHO）国际药典和药物制剂专家咨询小组编撰，世界卫生大会批准出版，并被建议"由药典官方机构考虑是否最终收载其中的条款"。因此，除非被药典官方机构接受，《国际药典》不作为任何国家的法定药典。

目前，Ph. Int. 为第四版，共 2 卷，于 2006 年出版，并于 2008 年和 2011 年对其进行了第一次和第二次增补。卷一为凡例和大多数原料药标准；卷二收载余下的原料药标准、制剂标准、放射性药品标准、通用测定法、试剂和索引。

六、国际人用药品注册技术协调会质量法规

（一）国际人用药品注册技术协调会介绍

国际人用药品注册技术协调会（ICH，The International Council for Harmonisation of Technical Requirements for Pharmaceuticals for Human Use）是一个将监管当局和制药业的人员召集在一起讨论药品科学和技术问题，并制定指导原则的国际性非盈利组织。ICH 通过对相关技术要求进行国际协调，以经济、有效的方式保证研发、注册和生产的药物安全、有效且高质量，避免在人体重复开展临床试验，同时最大限度地减少动物试验。

ICH 在 1990 年启动，该会议由欧盟、美国及日本发起；2015 年 10 月，该组织依照瑞士法律进行了规范和改组，目前已有 17 个成员和 32 个观察员。中国国家食品药品监督管理总局 2017 年 6 月成为国际人用药品注册技术协调会正式成员，2018 年 6 月当选为 ICH 管理委员会成员。

（二）ICH 质量指导原则的内容

ICH 质量相关指导原则包括 12 个部分 45 份文件，涉及药品的研究、生产等全生命周期的质量管理。

稳定性指导原则（Q1）包括新原料药和制剂的稳定性试验、新原料药和制剂的光稳定性试验、新剂型的稳定性试验、新原料药和制剂稳定性试验的括号法和矩阵法设计、稳定性数据的评价等。

分析方法验证指导原则（Q2）介绍所要验证的分析方法的类型及验证内容，包括旨在识别样品中的被测物的鉴定测试、旨在准确地显示样品中杂质特性的杂质测试、旨在量化显示样品中主要组成部分的含量测试。

杂质指导原则（Q3）包括新原料药中的杂质、新药制剂中的杂质、残留溶剂的指导原则、元素杂质指导原则的等。

此外，还包括药典（Q4）、生物技术产品质量指导原则（Q5）、规格指导原则（Q6）、GMP 指导原则（Q7）、药物研发指导原则（Q8））、质量风险管理指导原则（Q9）、药物质量体系指导原则（Q10）、化学药品的研发与生产指导原则（Q11）、药品生命周期管理的技术和监管指导原则（Q12）等。

七、国际标准化组织国际标准研究

（一）国际标准化组织国际标准介绍

国际标准化组织（International Organization for Standardization，缩写为 ISO）是最大的国际标准化组织。ISO 成立于 1947 年，是一个国际性非政府组织。ISO 现有成员包括 117 个国家和地区。中国是 ISO 常任理事国。代表中国参加 ISO 的国家机构是中国国家标准化管理委员会（由国家市场监督管理总局管理）。

ISO 现已制订出国际标准共 10300 多个，主要涉及各行各业各种产品的技术规范。

ISO 质量体系标准包括 ISO9000、ISO9001、ISO9004。ISO9000 标准明确了质量管理和质量保证体系，适用于生产型及服务型企业。ISO9001 标准为从事和审核质量管理和质量保证体系提供了指导方针。

（二）ISO 国际标准中药分析相关内容概述

ISO 认证的标准对加强产品的质量安全、打破技术壁垒、促进国际贸易起到至关重要的作用。而负责为中医药制定国际标准的就是编号为 249 的技术委员会，秘书处设在上海中医药大学。ISO/TC249 负责所有起源于古代中医并能共享同一套标准的传统医学体系标准化领域的工作。目前含中国在内，委员会有 40 个成员体。其中，美国、加拿大、德国、澳大利亚、泰国、日本、韩国等国家参与提案的活跃程度较高。

截至 2021 年 4 月，ISO/TC249 已经发布中医药领域国际标准共计 67 项，已经提案并开展制定的项目 29 项，我国主导制定的标准超过一半。已颁布的标准中药物领域标准 17 项，包括人参、三七、五味子、艾叶、灵芝、当归、丹参、枸杞子、板蓝根、黄芪等临床使用较为广泛的中药品种。这些标准的发布，对促进中医药国际贸易和中医药国际化有着深远的影响，对提升全球中草药和中医药产品的质量与安全，打破医疗产品的贸易壁垒将起到重要作用。

第三节　中药分析学课程的特点和内容

中药分析学是以中医药理论为指导，综合运用化学、物理学、生物学和信息学等技术和方法，研究中药质量及其控制方法的专业课程，是中药学类专业的核心课程之一。通过本课程的学习，学生应能掌握中药分析的基本理论和实验技能，掌握、分析研究解决中药质量问题的一般规律，能够运用所学理论、方法和技术对中药及其制剂包括其他产品进行全面质量评价和质量控制研究，为将来继续学习和从事药品检验、生产、研发、经营管理等工作奠定基础。

本课程应在学习中药学、方剂学、分析化学（含仪器分析）、中药化学、中药鉴定学、中药药剂学等相关课程的基础上进行。学生在学习中药分析学时，应综合应用以往所学的知识，理论与实验相结合，学习研究中药质量的内在规律及质量评价控制方法和分析方法。

本版教材的主要内容包括：中药分析基本程序、中药的鉴别、检查、含量测定及指纹图谱、特征图谱的原理和方法；中药中各类化学成分分析；中药制剂分析；生物样品内中药成分分析；中药质量标准的制定及中药分析研究进展。学生学习本课程时，要将有关知识有机地结合在一起，牢固树立质量意识，理论联系实际，通过各种教学和学习方法，拓宽视野，不断提高自主研究性学习能力，提高分析问题和解决问题的能力，提高创新能力。

扫一扫，查阅本章数字资源，含PPT、音视频、图片等

中药分析包括药品检验和分析研究等工作。药品检验的基本工作程序可分为取样及样品处理、检验（主要包括性状观察、鉴别、检查、含量测定）、记录和书写检验报告等。分析研究程序主要包括研究方案设计、采集样品、科学实验、数据处理、结果分析等。中药分析研究包括质量标准制定、质量综合分析与评价等内容，中药质量标准制定详见第九章，中药的综合质量分析较为复杂，第十一章介绍了几种综合分析方法，本章主要介绍药品检验的一般程序。

第一节　取样和留样

一、取样

中药分析的首要环节是取样。为了确保分析数据、分析结果的准确性和可追溯性，药品质量分析与监管中要求取样必须具有科学性、真实性和代表性，做到均匀、合理。取样方式和数量可根据分析目的和分析方法的不同而确定。在对药品进行分析检验时，可以采取抽样检验和全数检验。一般中药质量分析与监管中常用抽样检验，全数检验是对整批样品逐个取样分析，如可用于中药贵细药材质量检验。

（一）抽样步骤

从欲分析或待检整体中抽取一部分样品单位的过程称为抽样。抽样的目的是根据被抽取样品单位的分析研究结果，估计和推断全部样品的特性，它是科学实验、质量检验、社会调查普遍采用的一种经济有效的工作和研究方法。主要步骤包括：

1. 抽样前的准备工作主要是拟定抽样计划，包括抽样区域、单位、品种、批数及每批抽样量等；准备相关资料、取样器具和盛装器具等。

2. 抽样前检查，首先检查药品所处环境是否符合要求，确定抽样批，再检查该批药品的内外包装、标签、名称、批准文号、批号、生产日期、企业名称，核实库存量等。

3. 确定抽样单元数、抽样单元及抽样量。

4. 检查抽样单元外观情况，拆开包装，观察内容物情况，如遇异常情况，当做针对性抽样处理。

5. 用适宜器具抽取单元样品，进而制作最终样品，分为 3 份，分别装入盛样器具并签封。

6. 将被拆包的抽样单元重新包封，贴已被抽样的标记。

（二）抽样方法

1. 随机抽样法 随机抽样法即保证总体中每个样品单位都有同等机会被抽中的原则下抽取样本的方法。药品抽样时，可采用简单随机、分层比例随机、系统随机或分段随机等方法，其中简单随机抽样较为常用。

2. 偶遇性抽样方法 偶遇性抽样系指研究者根据实际情况，为方便开展工作，选择偶然遇到的样品作为调查对象，或者仅仅选择那些离得最近的、最容易找到的样品作为调查对象。要求抽样人员在不受被抽样单位意愿影响的情况下，从抽样批的不同部位确定所遇见的包装件作为抽样单元。

3. 针对性抽样 当发现某一批或者若干批药品质量可疑或者有其他违法情形时，应当从随机抽样的总体中划出，列为针对性抽样批。

（三）抽样量

抽取样品的数量可按药品标准检验、补充检验方法和（或）探索性研究的不同需求确定。一般抽样量为检验需求的 2 倍量。按 1：0.5：0.5 分成 3 份，以供检验、复核和留样。

（四）常用取样方法

1. 药材和饮片 从同批药材和饮片包件中抽取供检验用样品，总包件数不足 5 件的，逐件取样。总包件数 5~99 件，随机抽 5 件取样。总包件数 100~1000 件，按 5% 比例取样。总包件数超过 1000 件的，超过部分按 1% 比例取样。贵重药材和饮片，不论包件多少均逐件取样。一般药材和饮片，每一包件抽取 100~500g；粉末状药材和饮片，每一包件抽取 25~50g；贵重药材和饮片，每一包件抽取 5~10g。

取样时每一包件至少在 2~3 个不同部位各取样品 1 份。对破碎的、粉末状的或大小在 1cm 以下的药材和饮片，可用采样器（探子）抽取样品。包件大的应从 10cm 以下的深处在不同部位分别抽取。对包件较大或个体较大的药材，可根据实际情况抽取有代表性的样品。

将抽取的样品混匀，即为抽取样品总量。若抽取样品总量超过检验用量数倍时，可按四分法再取样，即将所有样品推成正方形，依对角线划"×"，使其分为四等份，取用对角两份，再如上操作，反复数次，直至剩余量足够完成所有必要的实验及留样为止。

2. 制剂 以完整的最小包装作为取样对象，从确定的抽样单元内抽取单元样品。将单元样品汇集成最终样品，在保持最小包装完好的情况下，按 1：0.5：0.5 分成 3 份。

3. 原料药 取样时，将抽样单元表面拭净后移至洁净取样室。固体、半固体原料药采用洁净干燥的抽样棒等适宜取样工具；液体原料药应先将液体充分混匀，有结晶析出的液体，应当在不影响药品质量的情况下，使结晶溶解并混匀后取样，再用洁净干燥的吸管等适宜工具，从确定的抽样单元内抽取单元样品。一般应当从上、中、下、前、后、左、右等不同部位取样，但不一定从同一抽样单元的不同部位取样，而可在不同抽样单元的不同部位取样，满足样品的均衡性。取得的样品分别置于不同的洁净干燥的盛样器具中，进行标识。最后全部样本汇集、混匀，按 1：0.5：0.5 分为 3 份。情况异常可加大抽样量，以便进一步检验确认。

原料药取样应当迅速完成，样品和被拆包的抽样单元应当尽快密封，以防止吸潮、风化、氧化或污染等因素影响药品质量。

4. 特殊情形的取样方法 无菌原料药应当按照无菌操作法取样。腐蚀性药品应当使用耐腐蚀的工具和容器。规定避光的药品，取样和保存时应当采取避光措施。需真空或充氮气保存的药品，应当使用专用设备、器材和容器，抽样后立即对样品和剩余药品进行密封处置。

对于特殊样品可由抽样人员随机指定被抽样本，陪同或监督被抽样单位的质量人员现场抽样。

二、留样

（一）抽验样品的留样

检验样品一般应留样，受理登记员负责按照样品贮存条件及品种分类选择相应的留样库。对于剧毒药品、放射性样品、大型医疗器械、菌毒种、细胞等特殊样品，或易腐败、霉变、挥发及开封后质量无保障等无法长期保存的样品，可不留样（但应在检品卡中注明）。留样样品应使用无色或白色透明材料袋封样，且正立码放，不得横放颠倒。四面包装皆可辨认样品标签，正面可辨留样封签。留样周期，一般检验不合格产品保存至效期；国内合格产品，医院制剂保存 3 个月，中药材和药包材保存 6 个月，其他样品保存 12 个月。

（二）生产单位留样

原辅料（含胶囊壳）的留样包装形式与其到货时的市场包装相同或模拟市售包装。固体辅料的留样可密封在聚乙烯袋中并外用铝箔袋包装。液体样品必须依据其特性保存在合适的容器中。一般保存到最后一批使用的成品效期后 1 年。易挥发和危险液体样品可不留样。所有存放样品的容器必须贴有规定的标签，标签上应注明产品名称、批号、取样日期、储存条件、储存期限等信息。成品的留样必须使用其商业包装。依据产品注册批准的贮藏条件储存在相应的区域，留样外箱上应有留样标签，并注明产品名称、批号、失效期及留样的保留时间等。一般留样数量为 3 倍全检量，保存期为效期后 1 年。印字包材和直接接触药品的初级包材可以附在相应实验记录后面，与实验记录一起保存，保存时间与实验记录一致。

第二节　供试品的制备

中药成分组成复杂，成分含量相对较低，在分析之前，大多需要对样品进行提取净化后制成较纯净的供试品溶液，才可进行分析测定。供试品制备的原则是最大限度地保留被测定成分，除去干扰物质。由于样品中被测成分往往含量较低，因此需要对样品进行处理，使其符合所选定分析方法的要求。样品处理的主要作用有：①将被测成分有效地从样品中释放出来，并制成便于分析测定的稳定试样。②除去杂质，纯化样品，以提高分析方法的重现性和准确度。③富集浓缩或进行衍生化，以测定低含量被测成分。衍生化不仅可以提高检测器的灵敏度，还可以提高方法的选择性。④使试样的形式及所用溶剂符合分析测定的要求。由于中药所测成分不一，对某一成分具体采用哪种方法进行提取分离，要根据被测成分的性质、特点及干扰成分的特性等条件决定。

一、样品的粉碎

对于中药材、饮片和制剂等固体样品，应视情况进行粉碎，并通过规定筛目。粉碎有两个目的，一是保证所取样品均匀而有代表性，提高测定结果的精密度和准确度；二是使样品中的被测组分能更快地完全提取出来。但是样品粉碎得过细，在样品提取时，会造成过滤的困难，因此可视实际情况粉碎过筛。在粉碎样品时，要尽量避免由于设备的磨损或不干净等因素而污染样品，并防止粉尘飞散或挥发性成分的损失。过筛时，通不过筛孔的部分决不能丢弃，要反复粉碎或研磨，让其全部通过筛孔，以保证样品具有代表性。粉碎设备目前主要有粉碎机、铜冲、研钵等，生物组织样品可用高速匀浆机或玻璃匀浆器。

二、样品的提取

中药分析的提取方法众多，按提取原理可分为溶剂提取法、水蒸气蒸馏法、升华法等。

（一）溶剂提取法

1. 选择原则　选用适当的溶剂将中药的被测成分溶出的方法称为溶剂提取法。溶剂的选择应遵循"相似相溶"原则，通过对被测成分的结构分析选择合适的溶剂，所选溶剂要求对被测成分溶解度大，而对杂质溶解度小；不能与被测成分发生化学反应；溶剂价廉，使用安全。如苷的测定可选用极性较强的溶剂，而苷元的测定则选用极性较小的溶剂；游离生物碱大多为亲脂性化合物，多用极性小的溶剂，而游离生物碱与酸结合成盐后能离子化，具有较强的亲水性，应选用极性较强的溶剂。

常用的提取溶剂有水、甲醇、乙醇、丙酮、三氯甲烷、乙酸乙酯、石油醚、乙醚等。

2. 常用提取方法　溶剂提取法有浸渍法、回流提取法、连续回流提取法、超声辅助提取法、加速溶剂萃取法、微波辅助萃取法。

（1）浸渍法：浸渍法是将样品置于溶媒中浸泡一段时间分离出浸渍液。分为冷浸法（室温）和温浸法（40~60℃），常用溶剂有甲醇、适当浓度的乙醇、二氯甲烷等。适用于固体样品的提取，方法简便。

①冷浸法：是将溶剂加入样品粉末中，室温下（10~30℃）放置一定时间，组分因扩散而从样品粉末中浸出的提取方法。样品可以是药材提取物，也可以是含有原生药的粉末，整个浸提过程是溶媒溶解、分散其有效成分而变成浸出液的过程，影响浸提效果的因素有溶媒种类与性质、样品的性质与颗粒直径、溶媒用量、浸提时间等。

②温浸法：与冷浸法基本相同，但浸渍温度较高，一般在40~60℃溶媒中浸渍，浸渍时间短，却能浸出较多有效成分。由于温度较高，浸出液冷却后放置贮存时常析出沉淀，为保证质量，需滤去沉淀后再浓缩。

浸渍法的优点是操作方便，简单易行，适用于有效成分遇热易被破坏、挥发性或含淀粉、果胶、黏液质较多的中药的提取。其缺点是提取时间长，提出效率不高，用水作溶剂提取时，水提液易发霉变质，必要时需加防腐剂。

（2）回流提取法：回流提取法是将样品粉末置烧瓶中，加入一定量的有机溶剂，水浴上加热进行回流提取，其余操作方法同冷浸法。在加热的条件下组分溶解度增大，溶出速率加快，有利于提取。回流提取法主要用于固体样品的提取。提取溶剂沸点不宜太高，每次提取时间为0.5~2小时，直至提取完全。提取效率高于冷浸法，且可缩短提取时间，但提取杂质较多。该法提取速度快，但操作繁琐，且对热不稳定或具有挥发性的成分不宜使用。

（3）连续回流提取法：连续回流提取法通常是采用索氏提取器连续进行提取的方法，将样品置索氏提取器中，选用低沸点溶剂，如乙醚、甲醇等进行反复提取，一般提取数小时方可完全。提取完全后取下虹吸回流管，无须过滤，就可回收溶剂，再用适宜溶剂溶解，定容，进行测定。本法提取效率高，所需溶剂少，提取杂质少，操作简便。但是受热易分解的成分不宜使用。

（4）超声辅助提取法：超声辅助提取法是将样品置适当的容器中，加入提取溶剂，放入超声振荡器中提取的方法。在超声波的助溶作用下，超声辅助提取较冷浸法速度快，一般10～30分钟内即可完成，最多不超过1小时。由于提取过程中溶剂会有一定量的损失，所以用作含量测定时，应于超声振荡前先称定重量，提取完毕后，放冷再称重，并补足减失的重量，滤过后，取滤液备用。

但也应注意，超声波会使大分子化合物发生降解和解聚作用，或者形成更复杂的化合物，也会促进一些氧化和还原过程，所以在用超声辅助提取时，也应对超声波频率、提取时间、提取溶媒等条件进行考察，以提高提取效率。当超声辅助提取用于药材粉末的提取时，由于组分是由细胞内逐步扩散出来的，速度较慢，加溶剂后宜先放置一段时间，再超声振荡提取。

超声辅助提取法的特点是提取时间短，提取效率高，操作简便，无须加热。适用于固体样品的提取，是目前较常用的一种提取方法。

（5）加速溶剂萃取法：加速溶剂萃取法（accelerated solvent extraction，ASE）又称压力溶剂萃取法，是在较高的温度（50～200℃）和压力（10.3～20.6MPa）下，用溶剂萃取固体或半固体样品的前处理方法。ASE是将样品放在密封容器中，通过升高压力提高溶剂的沸点，使萃取程序能够在温度高于溶剂沸点而溶剂保持液体状态下进行，进而提高萃取效率。与传统方法相比，ASE的突出优点是有机溶剂用量少（1g样品仅需1.5mL溶剂）、快速（一般为15分钟）和回收率高。ASE广泛用于环境、药物、食品等样品的前处理。

（6）微波辅助萃取法：微波辅助萃取（microwave assisted extraction，MAE）又称微波萃取，是微波和传统的溶剂提取法相结合后形成的一种提取方法。是将样品置于微波可透过的容器中，用微波加热进行萃取的一种方法。微波是频率在300～300000MHz、波长在1mm～1m之间的电磁波。一般认为，微波萃取的机制是微波辐射过程中产生的电磁场加快目标成分向萃取溶剂中扩散的速率，采用极性溶剂时，在微波电磁场中，微波辐射使极性分子高速旋转至激发态，当返回基态时释放的能量将传递给物料和被萃取分子，加速其热运动，缩短分子扩散至萃取溶剂的时间，从而提高萃取效率。微波萃取和传统的索氏等萃取方法相比，具有以下特点：①萃取时间短，效率高；②溶剂用量少，污染小；③可根据吸收微波能力的大小选择不同的萃取溶剂，控制样品与溶剂间的热交换；④可实现多个样品的同时萃取。但微波萃取仅适用于热稳定物质的提取，对于热敏性物质，可使其变性或失活。

（二）水蒸气蒸馏法

水蒸气蒸馏法是指将含有挥发性成分的样品与水共蒸馏，使挥发性成分随水蒸气一并馏出，冷凝后分取挥发性成分的提取方法。该法适用于具有挥发性、能随水蒸气蒸馏而不被破坏、在水中稳定且难溶或不溶于水的药材成分的提取。此类成分的沸点多在100℃以上，与水不相混溶或仅微溶，并在100℃左右有一定的蒸气压。当与水在一起加热时，其蒸气压和水的蒸气压总和为一个大气压时，液体开始沸腾，水蒸气将挥发性物质一并带出。例如挥发油，一些小分子生物碱如麻黄碱、烟碱、槟榔碱，以及某些小分子酚类化合物，如丹皮酚等可以采用本法提取。有些挥发性成分在水中的溶解度稍大些，常将蒸馏液重新蒸馏，在最先蒸馏出的部分分出挥发油层，或在蒸馏液水层经盐析并用低沸点溶剂将成分提取出来。

（三）升华法

固体物质加热直接变成气体，遇冷又凝结为固体的现象为升华法。利用某些成分具有升华性质的特点,使其与其他成分分离,再进行测定,如游离羟基蒽醌类化合物、咖啡因、斑蝥素等成分可用升华法提取。但是,在加热过程中往往伴有热分解现象,产率较低。

此外,还有超临界流体萃取法(supercritical fluid extraction,SFE)、加压液体萃取(pressurized liquid extraction,PLE)、亚临界水萃取(subcriticalwater extraction,SWE)、半仿生提取、酶法提取、高压逆流提取、亚临界水提取等提取方法也有应用。

三、样品的净化与富集

中药样品提取液大多还需进一步净化分离,除去干扰组分后才可进行测定。净化原则是从提取液中除去对测定有干扰的杂质,又不损失被测成分。净化分离方法的设计主要依据被测成分和杂质在理化性质上的差异,同时结合要采用的测定方法综合考虑。常用的净化方法有以下几种。

(一)液-液萃取法

液-液萃取法是利用混合物中各组分在两种互不相溶的溶剂中分配系数的不同而达到分离净化目的的方法。可采用适当的溶剂利用萃取原理将被测成分或杂质提取出来,使被测成分与杂质分离,如用石油醚可除去亲脂性色素;若干扰成分较多,还可利用被测成分溶解度的不同,反复用两相互不相溶的溶剂进行处理,以除去水溶性杂质或脂溶性杂质;也可利用被测成分的化学特性,如酸性、碱性,用不同pH值的溶剂进行萃取;也可利用生物碱与酸性染料能形成离子对而溶于有机溶剂的性质,将杂质分离。

多次萃取的效率高于一次用全量溶剂萃取的效率,萃取次数应经实验确定。

(二)色谱法

色谱法是中药分析中常用的样品净化方法,包括柱色谱法、薄层色谱法和纸色谱法,其中以柱色谱法最为常用。色谱柱长一般为5~15cm,内径0.5~1.0cm。本法的优点是设备简单、操作简便、适用范围广,尤其适用于同一类总成分的分析测定。

柱色谱法中常用的净化填料有中性氧化铝、硅藻土、硅胶、化学键合相硅胶、聚酰胺、大孔吸附树脂、活性炭及离子交换树脂等。若一种填料净化效果不理想,也可用混合填料或串联柱等手段,以提高分离效果。含量测定时,净化后要符合定量分析要求,一般可通过测定回收率来考察。净化时将提取液加于柱顶,用适当溶剂洗脱,可以使组分保留于柱上,将杂质洗去,再用适当溶剂将组分洗下;也可将组分洗下而将杂质保留于柱上。如人参皂苷类成分可用大孔树脂净化,先用水洗去糖类等水溶性杂质,再用70%乙醇洗脱人参皂苷类成分。

(三)沉淀法

沉淀法是基于某些试剂与被测成分或杂质生成沉淀,保留溶液或分离沉淀以使样品净化的方法。如果将被测成分生成沉淀,这种沉淀必须是可逆的或者可以直接测定沉淀物,再根据化学计量关系求出被测成分含量。若使杂质生成沉淀,则可以是不可逆的沉淀反应。但需注意的是:①若溶液中的过量试剂对被测成分有干扰,需设法除去留存的过量试剂;②大量杂质以沉淀形式除去时,被测成分不应产生共沉淀而损失;③被测成分生成沉淀时,其沉淀经分离后可重新溶解或直接用重量法测定。如益母草中水苏碱的测定,可用雷氏盐沉淀剂,利用雷氏盐(硫氰酸铬铵)在酸性介质中可与生物碱生成难溶于水的复合物,将此沉淀滤过而与其他杂质分离。

（四）盐析法

盐析法是在样品的水提取液中加入无机盐至一定浓度或达到饱和状态，使某些成分在水中的溶解度降低而有利于分离。如用水蒸气蒸馏法提取挥发性成分，蒸馏液经盐析后用乙醚萃取出挥发性成分。常用作盐析的无机盐有 NaCl、Na_2SO_4等。

例如用水蒸气蒸馏法测定丹皮酚的含量，在浸泡样品的水中加入一定量 NaCl，可使丹皮酚较完全地被蒸馏出来，蒸馏液中也可加入一定量 NaCl，再用乙醚将丹皮酚萃取出来。

（五）微萃取技术

微萃取技术（microextraction）可以分为固相微萃取技术（solid phase microextraction，SPME）和液相微萃取技术（liquid phase microextraction，LPME）两种。

1. 固相微萃取技术 SPME 是一种集萃取、浓缩、进样于一身的样品前处理技术，极大地提高了分析效率和速度，广泛应用于中药分析之中。SPME 装置简单，操作方便，已实现自动化控制，可用于快速分析。它采用的是一个类似气相色谱微量进样器的萃取装置，由一根涂布多聚物固定相的熔融石英纤维从液态或气态基质中萃取待测物，并直接与气相色谱或液相色谱联用，在进样口（气相色谱即为气化室）将萃取的待测物解吸附后进行色谱分离检测。萃取模式可分为直接萃取（direct extraction SPME）、顶空萃取（headspace SPME）和膜保护萃取（membrane protected SPME）3 种。

SPME 的优点是样品用量小、选择性好、灵敏度高、重现性好、无需使用有机溶剂等，不足之处是萃取头使用寿命短，成本较高。

此外，随着科学技术的发展，出现了多种新型固相萃取新技术如分散固相萃取、分散微固相萃取、磁性固相萃取等。

（1）分散固相萃取法（dispersive solid phase extraction，DSPE）：是新发展起来的一种样品前处理技术，其核心是选择对不同种类的样品（如农药）都具有良好溶解性能的溶剂（如乙腈）作为提取剂，将净化吸附剂直接分散于待净化的提取液中，吸附基质中的干扰成分。相比传统的SPME，DSPE 操作及装置更简便、快速，适用范围宽、试剂消耗量少、萃取效率更高、污染少。

（2）分散微固相萃取法（dispersive micro solid-phase extraction，DMSPE）：是基于 DSPE 和SPE 技术，将固体吸附剂分散于提取液中吸附目标分析物，再采用解吸附溶剂进行洗脱，从而达到有效净化的效果。与 SPE 和 DSPE 相比，DMSPE 的前处理时间短，操作简单且成本低、试剂用量少。该法在农药残留测定等方面广泛应用。

（3）磁性固相萃取法（magnetic solid phase extraction，MSPE）：MSPE 技术是将磁性材料或磁改性材料分散在样品溶液中，待目标物质吸附达平衡后，利用外磁场实现磁性材料与样品溶液的分离，再用适当的溶剂洗涤回收磁性材料，并通过色谱、质谱等仪器分析目标分析物。MSPE具有非常高的萃取能力和萃取效率，操作简单，萃取时间短，有机溶剂的用量少，重复利用率高，选择性高，成本低且绿色环保。MSPE 技术在环境科学、食品科学、基因组学、蛋白组学、食品农药和兽药残留检测中广泛应用。

2. 液相微萃取技术 LPME 是根据液-液萃取的原理，用微量（一般只需几微升或十几微升）的有机溶剂实现对目标化合物富集、纯化的目的。液相微萃取是一种基于分析物在样品及小体积的有机溶剂（或受体）之间平衡分配的过程。根据萃取形式不同，可分为单滴微萃取（single-drop microextraction，SDME）、多孔中空纤维液相微萃取（hollow fiber based liquid phase microextraction，HF-LPME）和分散液液微萃取（dispersive liquid-liquid microextraction，DLLME）。

　　与 SPME 相比，LPME 具有分析时间短、成本低、富集倍数高等优点。

　　（1）单滴微萃取：SDME 是将一滴萃取溶剂悬于常规的 GC 微量注射器针头尖端，再浸于样品溶液或悬于样品顶部空间，使分析物从水相转移至有机相（萃取溶剂），经一定时间将有机微滴抽回注射器并转移至 GC 或其他分析系统进行分析。该法具有成本低、装置简单、易于操作、有机溶剂用量少及富集效率高等特点，缺点是液滴稳定性较差。

　　（2）多孔中空纤维液相微萃取：HF-LPME 是一种以多孔中空纤维膜为载体的液相微萃取技术。由于微萃取是在多孔的中空纤维腔中进行，并不与样品溶液直接接触，从而避免了悬滴萃取中溶剂的损失。使用的中空纤维是商品化的聚丙烯纤维，它对大多数有机溶剂具有较强的结合能力，在萃取过程中不会发生有机溶剂渗出。同时，纤维是一次性使用，避免了固相微萃取中可能存在的交叉感染。该法具有成本低、装置简单、易与 GC 和 HPLC 等联用的优点。已广泛应用于痕量、超痕量物质分析。

　　（3）分散液液微萃取：DLLME 是基于由样本溶液、萃取剂（与水互不相溶）和分散剂（与水相和萃取剂混溶）组成的三重溶液系统开发的一种新型 LPME 技术。它是将有机溶剂及能与水互溶的分散剂混合后注入样品溶液中，分散剂和有机溶剂在溶液中快速分散并对目标分子进行萃取，萃取完成后，通过离心等手段使其分层，并将萃取相引入后续的仪器进行检测。其优势在于操作简单、成本低廉、富集倍数高、萃取时间短，但不能耐受基质复杂的样品。

　　此外还有浊点萃取（cloud point extraction，CPE）等新技术，可用于中药分析的样品纯化。也可用蒸馏法净化，收集馏液进行分析，或某些成分经蒸馏分解生成挥发性成分，利用分解产物进行测定。

四、样品的浓缩

　　一些中药提取、纯化后，提取液较多，被测成分含量较低，如被测成分浓度低于分析方法的检测灵敏度，或者因其他原因导致的被测成分无法直接测定时，则需要对样品溶液进行浓缩，提高样品中被测成分的浓度。常用的样品浓缩的方法有以下几种。

（一）水浴蒸发法

　　水浴蒸发法是将提取液置于蒸发皿中，水浴蒸干，残渣加适宜溶剂溶解。适用于热稳定性好的非挥发性成分。中药分析的薄层色谱鉴别，在供试品溶液的制备中水浴蒸发法最为常用。

（二）自然挥发法

　　自然挥发法适用于小体积提取液，且溶剂的挥发性强，如乙醚提取液可以在室温下自然挥干。

（三）减压蒸发法

　　减压蒸发，又称负压蒸发或真空蒸发。是指在蒸发器内形成一定真空度，使料液的沸点降低而进行蒸发的方法。此法具有温度低、蒸发速度快、溶剂可回收等优点，适用于热敏药液或以有机溶剂提取的药液的浓缩，也是农药残留分析中常用的浓缩方法。

（四）气体吹蒸法

　　气体吹蒸法是利用空气或者氮气流吹向样品的表面，不断降低液体表面蒸气压，加速溶剂的蒸发从而达到浓缩的目的。对于热稳定的样品，一般在加热条件下进行，以加快样品溶剂的蒸发速度。由于多数待测成分不太稳定，常用氮气流吹蒸法，氮气可防止被测成分的氧化。该法适用于少量液体，以及结构不稳定、易氧化成分。主要应用于农残分析、气相、液相和生物样品的浓缩。

（五）冷冻干燥法

冷冻干燥法是将被干燥液体冷冻成固体，再在真空减压条件下利用冰的升华性，使物料低温脱水而达到干燥的方法。有利于保留一些生物样品（如蛋白质）的活性，适用于菌种、疫苗、蛋白及药物等对氧气和温度敏感的生物样品的干燥。同时，冻干后的样品便于保存和运输。此法的优点是安全、水分去除率高，缺点是浓缩速度慢、成本较高。

五、样品的消解

当测定中药中的无机元素时，由于大量有机物的存在，会严重干扰测定。因此必须采用合适的方法破坏这些有机物质。消解是将样品与酸、氧化剂、催化剂等共置于回流装置或密闭装置中，加热分解并破坏有机物的方法。常用的消解方法有湿法消化、干法消化、高压消解、微波消解等。

（一）湿法消化

湿法消化法也称酸消化法，是在样品中加入混酸或混酸与过氧化氢等氧化剂的混合液，在加热状态下将有机物分解氧化，同时将样品中的待测组分转化为可测定形态的方法。根据所用试剂不同，下面介绍三种常见的湿法消化方法。

1. 硝酸-高氯酸法　该法破坏能力强，反应较剧烈，故进行破坏时，必须严密注意，切勿将容器中的溶液蒸干，以免发生爆炸。本法适用于血、尿、生物组织等生物样品和含动物、植物药的破坏，经破坏所得无机金属离子均为高价态。本法对含氮杂环类有机物破坏不够完全。

2. 硝酸-硫酸法　该法适用于大多数有机物质的破坏，无机金属离子均氧化成高价态。与硫酸形成不溶性硫酸盐的金属离子的测定，不宜采用此法。

3. 硫酸-硫酸盐法　该法所用硫酸盐为硫酸钾或无水硫酸钠，加入硫酸盐的目的是提高硫酸的沸点，使样品破坏加速完全。同时防止硫酸在加热过程中过早地分解为 SO_3 而损失。经本法破坏所得金属离子，多为低价态。本法常用于含砷或锑的有机样品的破坏，破坏后得到三价砷或三价锑。

湿法消化所用的仪器，一般为硅玻璃或硼玻璃制成的凯氏瓶（直火加热）或聚四氟乙烯消化罐（烘箱中加热）。所用试剂应为优级纯，水为去离子水或高纯水，同时必须按相同条件进行空白试验校正。直火加热时最好采用可调温度的电热板，操作时应在通风橱内进行。

【例 2-1】黄芪中重金属铅的测定［《中国药典》（2020 年版）］

取供试品粗粉 1g，精密称定，置凯氏烧瓶中，加硝酸-高氯酸（4：1）混合溶液 5~10mL，混匀，瓶口加一小漏斗，浸泡过夜。置电热板上加热消解，保持微沸，若变棕黑色，再加硝酸-高氯酸（4：1）混合溶液适量，持续加热至溶液澄明后升高温度，继续加热至冒浓烟，直至白烟散尽，消解液呈无色透明或略带黄色，放冷，转入 50mL 量瓶中，用 2% 硝酸溶液洗涤容器，洗液合并于量瓶中，并稀释至刻度，摇匀，即得。同法同时制备试剂空白溶液。用原子吸收分光光度法检测，要求铅不得过 5mg/kg。

（二）干法消化

干法消化法是将有机物灼烧灰化以达到分解的目的。将适量样品置于瓷坩埚、镍坩埚或铂坩埚中，常加无水 Na_2CO_3 或轻质 MgO 等以助灰化，混匀后，先小火加热，使样品完全炭化，然后放入高温炉中灼烧，使其灰化完全即可。本法不适用于含易挥发性金属（如汞、砷等）有机样品的破坏。

应用本法时要注意以下几个问题：①加热灼烧时，控制温度在420℃以下，以免某些被测金属化合物挥发。②灰化完全与否，直接影响测定结果的准确度。如欲检查灰化是否完全，可将灰分放冷后，加入稍过量的稀盐酸-水（1:3）或硝酸-水（1:3）溶液，振摇。若呈色或有不溶有机物，可于水浴上将溶液蒸干，并用小火炭化后，再行灼烧。③经本法破坏后，所得灰分往往不易溶解，但此时切勿弃去。

（三）高压消解

高压消解是一种在高温、高压下进行的湿法消解过程，即把样品和消解液（通常为混酸或混酸+氧化剂）置于合适的容器中，再将容器装在保护套中，在密闭情况下进行分解。优点是无须消耗大量酸，降低了测定空白，将复杂基体完全溶解，避免挥发性待测元素的损失。

（四）微波消解

微波消解法是利用微波的穿透性和激活反应能力加热密闭容器内的试剂和样品，使制样容器内压力增加，反应温度提高。从而大大提高反应速率，缩短样品制备的时间，并且可控制反应条件，使制样精度更高，减少对环境的污染。采用微波消解系统制样，消化时间只需数十分钟。消化中因消化罐完全密闭，不会产生尾气泄漏，且不需有毒催化剂及升温剂，避免了因尾气挥发而使样品损失的情况。

六、样品的衍生化

衍生化是一种利用化学变换把化合物转化成化学结构类似的物质，由此产生新的化学性质可用于量化或分离。样品衍生化的作用主要是把难于分析的物质转化为与其化学结构相似但易于分析的物质以便于进一步的结构鉴定或分析。当检测物质不容易被检测时，如无紫外吸收等，可以将其进行处理，如加上生色团等，生成可被检测的物质。样品衍生化在仪器分析中被广泛应用，如在气相色谱中应用化学衍生反应是为了增加样品的挥发度或提高检测灵敏度。而高效液相色谱的化学衍生法是指在一定条件下利用某种试剂（通称化学衍生试剂或标记试剂）与样品组分进行化学反应，反应的产物有利于色谱检测或分离。

一般衍生化主要有以下几个目的：提高样品检测的灵敏度，改善样品混合物的分离度等。进行化学衍生反应应该满足如下要求：对反应条件要求不苛刻，且能迅速、定量地进行；对样品中的某个组分只生成一种衍生物，反应副产物及过量的衍生试剂不干扰被测样品的分离和检测；化学衍生试剂方便易得，通用性好。

【例2-2】高效液相色谱法测定药材及饮片中的黄曲霉毒素［《中国药典》（2020年版）四部通则2351］

（1）**碘衍生法**：衍生溶液为0.05%的碘溶液（取碘0.5g，加入甲醇100mL使溶解，用水稀释至1000mL制成），衍生化泵流速每分钟0.3mL，衍生化温度70℃。

（2）光化学衍生法：光化学衍生器（254nm）；以荧光检测器检测，激发波长 $\lambda_{ex}=360nm$（或365nm），发射波长 $\lambda_{em}=450nm$。两个相邻色谱峰的分离度应大于1.5。

第三节　样品的分析

一、鉴别

鉴别是指鉴别中药真伪的方法，包括性状鉴别、显微鉴别、理化鉴别。由于药品真伪是保证药品安全、有效的前提条件，所以鉴别是中药质量分析的首项工作。

（一）性状鉴别

性状鉴别主要用感官对中药的形状、形态、颜色、气味、质地等外观性状进行鉴别，另外还包括中药的某些物理常数测定指标。

（二）显微鉴别

显微鉴别是指用显微镜对中药的切片、粉末、解离组织或表面制片的显微特征进行鉴别的一种方法。显微鉴别中的横切面、表面观及粉末鉴别，均指经过一定方法制备后在显微镜下观察的特征。

（三）理化鉴别

理化鉴别包括物理、化学、光谱、色谱等鉴别方法，根据中药中所含化学成分而规定。中药因成分复杂，干扰物质多，一般理化鉴别、光谱鉴别方法很难符合专属性的要求，因此，除矿物药材及个别品种外，目前应用不多。

目前，薄层色谱法在中药鉴别中应用最为广泛，具有专属性强、操作简便等优点，并具有分离和鉴别的双重作用，只要一些特征斑点（甚至是未知成分）具重现性、专属性，就可以作为确认依据。薄层色谱法可用对照品或对照药材做对照，根据供试品与对照品或对照药材色谱特征的相似性判断鉴别结果，确认中药的真伪。

指纹图谱、特征图谱也可作为鉴别的依据，通过测试供试品的色谱或光谱指纹图谱、特征图谱，与被检测样品的标准指纹图谱或参数进行对比，确定中药的真伪或质量优劣，以达到鉴别的目的。

二、检查

检查是指对药品在加工、生产和贮藏过程中可能含有的需要控制的物质或其限度指标进行限量或含量检查，包括安全性、有效性、均一性和纯度等方面。安全性检查包括中药中重金属检查、农药残留量检查、黄曲霉素检查，内源性有害物质检查等；有效性检查有吸光度检查、片剂或胶囊的崩解时限检查等，这些项目与药物的疗效密切相关，但通过其他指标又不能有效控制；均一性检查如成方制剂的装量差异检查等；纯度检查如中药的水分、灰分等检查。

三、含量测定

含量测定是指用化学、物理或生物的方法，对中药含有的有效成分、指标成分或类别成分进行测定，以评价其内在质量的项目和方法。在中药性状合格、鉴别无误、检查符合要求的基础上，定量测定某些化学成分以确定药物是否符合质量标准的规定，是保证中药质量的最重要手段之一。

含量测定方法很多，常用的如经典分析方法（容量法、重量法）、紫外－可见分光光度法、高效液相色谱法、薄层色谱扫描法、气相色谱法、其他理化检测方法及生物测定法等。在选择分析方法的过程中，应根据检验目的、待测样品与分析方法的特点和实验室条件，建立适当的方法进行测定。

在研究制定中药质量标准时，对于所选定的含量方法要进行方法学考察，以保证测定结果准确可靠。其主要内容包括线性范围试验、稳定性试验、精密度试验、重复性试验、专属性试验、定量限度试验、加样回收率试验、耐用性试验等，在这些试验内容符合定量要求的前提下，最终确定分析条件。

第四节　原始记录和检验报告

一、原始记录

无论是科研还是药品检验都必须要有完整的原始记录，记录要真实、完整、清晰、具体。应用专用记录本，不得缺页或挖补，如有缺漏页，应详细说明原因；用钢笔或中性笔书写，一般不得涂改（若有写错时，应立即在原数据上划上单线或双线，然后在旁边改正重写）；实验记录应使用规范的专业术语，计量单位应采用国际标准计量单位，有效数字的取舍应符合实验要求；失败的实验也应详细记录，同时分析失败原因并记录在案。

记录内容一般包括供试药品名称、来源、批号、数量、规格、取样方法、外观性状、包装情况、检验目的、检验方法及依据、收到日期、报告日期、检验中观察到的现象、检验数据、检验结果、结论等。若进行质量标准研究，对于方法的选择、样品的处理、研究结果等都应用图谱、照片或复印件等形式记录下来。

原始记录、原始图谱、照片要妥善保存以备查。

二、检验报告

检验报告要求文字简洁，内容完整，结论明确。检验报告的主要内容一般包括检品名称、批号、规格、数量、来源、包装情况、检验目的、检验项目（定性鉴别、检查、含量测定等）、标准依据、取样日期、报告日期、检验结果（应列出具体数据或检验结果）、检验结论等。经检验所有项目符合规定者，应做出符合规定的结论，否则应提出不符合规定的项目及相应结论。

以上是常规中药分析的基本程序，中药分析工作还包括质量标准的制定、中药质量评价等内容。中药质量标准的制定详见第九章。中药的质量评价可以参考以上程序，采用现代分析手段，利用化学、生物学等方法，测定多种化学成分或获取其他信息，进行综合质量评价，以客观反映中药的实际质量。

第三章

中药的鉴别

扫一扫，查阅本章数字资源，含PPT、音视频、图片等

中药的鉴别是指运用一定分析方法和技术，检验中药的真伪。中药鉴别主要包括性状鉴别、显微鉴别、理化鉴别和生物鉴别等方法，各鉴别项之间互相补充、互相佐证。鉴别是中药质量检验工作的首要任务，只有在鉴别项合格的前提下，进行其他项目的分析才具有实际意义。

第一节　性状鉴别

性状鉴别是对中药的形状、形态、颜色、气味、质地等外观性状进行鉴别。性状鉴别主要通过感官来进行，如眼看（较细小的样品可借助扩大镜或体视显微镜）、手摸、鼻闻、口尝等。性状鉴别也称"直观鉴别法"，属于经验鉴别，具有操作简单、鉴别迅速、易行实用的特点，在中药鉴别中占有十分重要的地位。

一、性状鉴别的内容

药材和饮片的性状鉴别内容包括药材和饮片的形状、大小、表面（色泽与特征）、质地、断面（折断面或切断面）及气味等特征。

中药提取物的性状鉴别不仅包括颜色、形状、气味等外观特征，还包括相对密度、馏程、熔点、凝点等物理常数的测定。挥发油和油脂应鉴别外观颜色、气味、溶解度、相对密度、折光率等；粗提物和有效部位提取物应鉴别外观颜色、气味等；有效成分提取物应鉴别外观颜色、溶解度、熔点、比旋度等。

中药制剂的性状是指去除包装后，成品的形状、大小、颜色、气味、表面特征、质地等。中药制剂的性状鉴别内容包括制剂的外观和内容物的形态、颜色、气味等特征。此外，制剂的某些物理常数也可作为性状鉴别的指标，如熔点、相对密度、折光率等。

二、常用的性状描述

（一）药材和饮片的性状描述

药材经过栽培或迁移后，性状发生明显变异但质量仍符合药用要求的，要对栽培药材性状进行描述。饮片在加工过程中经过切制和加入不同辅料炮制，药材的形状、大小、颜色，甚至气味可能改变，因此饮片鉴别时应结合完整药材的特征，如横切面、表面和气味等进行对比识别。

【例3-1】黄芩药材和饮片

黄芩药材：本品呈圆锥形，扭曲，长8~25cm，直径1~3cm。表面棕黄色或深黄色，有稀疏

的疣状细根痕，上部较粗糙，有扭曲的纵皱纹或不规则的网纹，下部有顺纹和细皱纹。质硬而脆，易折断，断面黄色，中心红棕色；老根中心呈枯朽状或中空，暗棕色或棕黑色。气微，味苦。

栽培品较细长，多有分枝。表面浅黄棕色，外皮紧贴，纵皱纹较细腻。断面黄色或浅黄色，略呈角质样。味微苦。

黄芩饮片：本品为类圆形或不规则形薄片。外表皮黄棕色或棕褐色。切面黄棕色或黄绿色，具放射状纹理。

（二）提取物的性状描述

中药提取物是指从中药材或饮片及其他药用植物中制得的挥发油和油脂、粗提物、有效部位、组分提取物和有效成分。其中，挥发油和油脂是指压榨或提取制成的油状提取物；粗提物是指以水或醇为溶剂经提取制成的流浸膏、浸膏或浸膏粉；有效部位、组分提取物是指含有一类或数类成分的有效部位或组分，其含量应达到50%以上；有效成分提取物是指有效成分含量达到90%以上的提取物。

【例3-2】广藿香油

本品为红棕色或绿棕色的澄清液体；有特异的芳香气，味辛、微温。本品与三氯甲烷、乙醚或石油醚任意混溶。相对密度应为0.950~0.980。比旋度：取本品约10g，精密称定，置100mL量瓶中，加90%乙醇适量使溶解，再用90%乙醇稀释至刻度，摇匀，放置10分钟，在25℃依法测定，比旋度应为-66°~-43°。折光率应为1.503~1.513。

【例3-3】颠茄流浸膏

本品为棕色的液体；气微臭。相对密度应为0.892~1.090。

（三）制剂的性状描述

不同剂型的药物性状鉴别特征不同，一般按照《中国药典》制剂通则项下对应剂型的要求及质量标准相关内容进行鉴别。

1. 片剂　外观应完整光洁，色泽均匀，有适宜的硬度和耐磨性。

【例3-4】祛风止痛片

本品为糖衣片，除去糖衣后显棕黑色；味苦、涩。

【例3-5】牛黄解毒片

本品为素片、糖衣片或薄膜衣片，素片或包衣片除去包衣后显棕黄色；有冰片香气，味微苦、辛。

2. 丸剂　外观应圆整，大小、色泽应均匀，无粘连现象。蜜丸应细腻滋润，软硬适中。蜡丸表面应光滑无裂纹，丸内不得有蜡点和颗粒。滴丸表面应无冷凝介质黏附。

【例3-6】七味榼藤子丸

本品为棕褐色至黑褐色的水丸；有蒜样臭气，味辛、微苦。

【例3-7】复方丹参滴丸

本品为棕色的滴丸，或为薄膜衣滴丸，除去包衣后显黄棕色至棕色；气香，味微苦。

3. 胶囊剂　应整洁，不得有黏结、变形、渗漏或囊壳破裂等现象，并应无异臭。

【例3-8】安神胶囊

本品为硬胶囊，内容物为棕黄色至棕褐色的颗粒；气清香，味淡。

【例3-9】牡荆油胶丸

本品为黄棕色的透明胶丸，内容物为淡黄色至橙黄色的油质液体；有特殊的香气。

4. 合剂 应为澄清液体。在贮存期间不得有发霉、酸败、异物、变色、产生气体或其他变质现象，允许有少量摇之易散的沉淀。

【例3-10】小建中合剂

本品为棕黄色的液体；气微香，味甜、微辛。

【例3-11】止血复脉合剂

本品为棕色至棕褐色的液体；味微苦、微甘。

5. 糖浆剂 应澄清。在贮存期间不得有发霉、酸败、产生气体或其他变质现象，允许有少量摇之易散的沉淀。

【例3-12】儿康宁糖浆

本品为棕黄色至棕褐色的黏稠液体；气芳香，味甜。

6. 注射剂 溶液型注射剂应澄明。乳状液型注射剂应稳定，不得有相分离现象；静脉用乳状液型注射液中90%的乳滴粒径应在$1\mu m$以下，不得有大于$5\mu m$的乳滴。

【例3-13】清开灵注射液

本品为棕黄色或棕红色的澄明液体。

7. 贴膏剂 贴膏剂的膏料应涂布均匀，膏面应光洁、色泽一致，无脱膏、失黏现象；背衬面应平整、洁净、无漏膏现象。

【例3-14】伤湿止痛膏

本品为淡黄绿色至淡黄色的片状橡胶膏；气芳香。

三、物理常数的测定

物理常数是鉴定药品质量的重要指标，其测定结果不仅对药品有鉴别意义，还可以反映药品的纯度。中药需测定的物理常数包括相对密度、馏程、熔点、凝点、旋光度、折光率和pH值等，在质量标准中常放在性状或检查项下。

【例3-15】牡荆油胶丸

本品为牡荆油与适量稀释剂经加工制成的胶丸。本品依法测定折光率应为1.485~1.500。

第二节 显微鉴别

显微鉴别法是指用显微镜对药材（饮片）切片、粉末、解离组织或表面制片及含饮片粉末的制剂中饮片的组织、细胞或内含物等特征进行鉴别的一种方法。显微鉴别法操作简便、直观、耗费少，当药材或饮片的外形不易鉴定、破碎呈粉末状或制剂中含饮片粉末时，此法较为常用。

近年来，荧光显微技术、X射线相衬显微技术和计算机图像技术的引入，使显微鉴别向更加科学、完善的方向发展。

一、显微鉴别的特点

中药制剂的显微鉴别与单味药材相比，要复杂得多。这是由于中药制剂一般多由两味以上中药饮片制备而成，可能其中几种药味具有相似显微特征，或者由于制备方法的影响，一些在药材中易检出的显微特征会消失或难以检出。

选取复方制剂中的药味进行显微鉴别时，要考虑所选特征在制剂中的专一性，单一药材粉末的主要特征有时不一定能作为鉴别依据，而某些较为次要的特征有时却起到重要鉴别作用。如杞菊地黄丸、六味地黄丸中牡丹皮的显微鉴别选择了草酸钙簇晶作为鉴别特征，而归芍地黄丸中牡丹皮的显微鉴别却选择了淡红色至微紫色的长方形木栓细胞作为鉴别特征，即在不同的中药制剂中，对同一药味的鉴别选取了不同的显微特征。因此在选取制剂各药味显微特征时要考虑两点：一是在该制剂中的专一性，二是尽可能将制剂外的药材排除，且范围越大越好。

中药制剂显微鉴别原则上应对处方中所有以粉末投料的药味逐一进行，选择容易观察（制片5张，可检出规定特征的应不少于3张，镜检出现概率达到60%）、与处方中其他药味无交叉干扰的显微特征作为鉴别依据。

总之，进行中药制剂显微鉴别，首先应了解制剂处方及制法，明确相关原料的药用部位，然后才能根据原料药部位的组织、细胞及内含物的显微特征来完成鉴别。

二、制片方法

中药材（饮片）根据各品种鉴别项的规定制片，制剂根据剂型不同适当处理后制片。

（一）药材（饮片）的显微制片方法

中药材的显微制片方法主要有横切片或纵切片制片、粉末制片、表面制片、解离组织制片、花粉粒与孢子制片及磨片制片等。

对于根、根茎、藤茎、皮类等药材，一般制作横切片观察，必要时制作纵切片；叶类药材可制作横切片或表面片观察；花类药材一般制作表面片或取花粉粒制片观察；果实、种子类药材需制横切片或纵切片；木类药材需观察横切面、径向纵切面和切向纵切面三个面；坚硬的动物、矿物类药，可采用磨片法制片。观察粉末类药材或药材粉末特征时，制作粉末装片。

中药饮片的制片方法与中药材的制片方法相同，但炮制后的中药饮片，因不同药用部位的分离，植物药的部分组织已不完整。如根类药材巴戟天，根皮入药，炮制时需去除木质心，故镜检中不应有木质部位组织细胞存在。另外，经特殊炮制工艺加工而成的饮片，由于内含物或化学成分发生改变，可结合其炮制方法综合分析。

（二）制剂的显微制片方法

中药制剂的显微制片方法必须按不同剂型经过适当处理后装片观察。

1. 散剂、胶囊剂　取适量粉末（应研细），置于载玻片上，摊平，滴加甘油醋酸试液、水合氯醛试液或其他适宜的试液，盖上盖玻片。必要时，在酒精灯上加热透化。

2. 片剂　取2~3片（包衣者除去包衣），研碎后取少量装片。

3. 水丸、糊丸、水蜜丸、锭剂　取数丸或1~2锭，分别置乳钵中研成粉末，取适量粉末，选择适当试剂透化装片。

4. 蜜丸　将药丸切开，从切面由外至中央挑取适量样品，吸取沉淀物少量，透化装片。或将蜜丸切碎，加水搅拌，洗涤，离心，沉淀物经反复处理除去蜂蜜，取适量沉淀物制片。

若观察细胞内含物，应选用不同试剂装片。一般观察淀粉粒用水或甘油醋酸试液；糊粉粒用甘油；水溶性内含物用乙醇或水合氯醛试液。

三、应用实例

【例3-16】六味地黄丸

处方：熟地黄160g，酒萸肉80g，牡丹皮60g，山药80g，茯苓60g，泽泻60g。

制法：以上六味，粉碎成细粉，过筛，混匀。用乙醇泛丸，干燥，制成水丸，或每100g粉末加炼蜜35~50g与适量的水，制丸，干燥，制成水蜜丸；或加炼蜜80~110g制成小蜜丸或大蜜丸，即得。

显微鉴别：取本品，置显微镜下观察。

（1）淀粉粒三角状卵形或矩圆形，直径24~40μm，脐点短缝状或人字状（山药）。

（2）不规则分枝状团块无色，遇水合氯醛试液溶化；菌丝无色，直径4~6μm（茯苓）。

（3）薄壁组织灰棕色至黑棕色，细胞多皱缩，内含棕色核状物（熟地黄）。

（4）草酸钙簇晶存在于无色薄壁细胞中，有时数个排列成行（牡丹皮）。

（5）果皮表皮细胞橙黄色，表面观类多角形，垂周壁连珠状增厚（酒萸肉）。

（6）薄壁细胞类圆形，有椭圆形纹孔；集成纹孔群；内皮层细胞垂周壁波状弯曲，较厚，木化，有稀疏细孔沟（泽泻）。

【例3-17】大黄流浸膏

取本品1mL，置瓷坩埚中，在水浴上蒸干后，坩埚上覆以载玻片，置石棉网上直火徐徐加热，至载玻片上呈现升华物后，取下载玻片，放冷，置显微镜下观察，有菱形针状、羽状和不规则晶体，滴加氢氧化钠试液，结晶溶解，溶液显紫红色。

本方法是先利用游离蒽醌可升华的性质，使其与其他共存组分分离，然后利用升华物结晶形状及在碱性溶液中显红色来鉴别大黄。

第三节 理化鉴别

理化鉴别是利用中药所含化学成分或成分群的某些理化性质，通过化学反应或光谱法、色谱法等现代分析方法和技术检测中药中的某些成分，判断其真伪。理化鉴别常用的方法有化学反应鉴别法、显微化学鉴别法、光谱鉴别法、色谱鉴别法，以及指纹图谱和特征图谱鉴别技术等。

中药制剂多为复方，化学组成复杂，在难以对全部组方药味逐一进行鉴别时，应据方分析，首选主药（君药）、辅药（臣药）、毒剧药及贵细药，其他药味的选择则根据其基础研究水平而定。根据待测定成分的结构、性质及共存物的干扰情况，采用专属性强、灵敏度高、简便快速、结果可靠的鉴别方法，尽量避免将中药复方制剂中的共性成分作鉴别之用。

一、化学反应鉴别法

1. 原理 利用中药中特定的化学成分（群）与适宜试剂发生化学反应，根据所产生的颜色变化或沉淀等现象，判断该药味或成分（群）的存在，以此评价该中药的真实性。通常可利用中药所含成分的特征化学反应对中药及其制剂进行鉴别，如蒽醌类成分遇碱性试剂的显色反应；黄酮类成分的盐酸-镁粉反应；香豆素和内酯类成分的异羟肟酸铁反应；酚类成分的三氯化铁反应；皂苷类成分的 Liebermann-Burchard 反应；氨基酸的茚三酮反应；糖的 Molish 反应；生物碱类与碘化铋钾试液的沉淀反应；鞣质与明胶的沉淀反应等。

当中药中存在具有升华性质的化学成分时，可采用微量升华法，先加热使升华物与复杂的制剂本底分离，然后与合适的试液发生显色等化学反应加以鉴别。若中药制剂中有两种以上的药味都含有可升华成分，且升华温度不同时，则可以通过控制加热温度，分段收集升华物分别进行鉴别。由于升华物组成简单、纯度较高，使得微量升华鉴别具有很好的专属性。

2. 供试品的制备 理化鉴别时供试品溶液的制备应根据中药所含化学成分的性质及样品形态等，采用合适的溶剂，将待鉴别的成分提取（或萃取）出来。如药材、饮片、丸剂、散剂、片剂、胶囊剂等固体制剂，用酸性乙醇溶液回流提取，滤液一般可供检识酚类、有机酸、生物碱等成分；用水在室温下浸泡过夜，滤液可供检识氨基酸、蛋白质；用60℃热水浸泡，滤液可供检识单糖、多糖、鞣质及皂苷等；用乙醚等有机溶剂提取，滤液可供检识醌、内酯、苷元；药渣挥去乙醚，再用甲醇回流提取，滤液可供检识各种苷类；若待鉴别的成分具有挥发性，可用水蒸气蒸馏法提取制备供试品溶液。液体制剂如注射剂、糖浆剂、合剂、酒剂、酊剂等，有些可以直接取样分析，有些则需要通过萃取、沉淀、柱色谱等纯化方法处理后制成供试品溶液进行鉴别。总之，要把待鉴别成分提取出来，并尽可能地排除其他成分干扰以得到正确的判断。

3. 操作方法 用于鉴别的化学反应一般多在试管中或滤纸上进行。利用化学反应伴随的现象鉴别中药的方法虽简单易行，但由于化学反应只是某种或某类成分官能团的反应，相对于中药多成分复杂体系而言，无法对各成分进行逐一鉴别；同时一些中药含有相同官能团或相似母核结构的化学成分，干扰因素较多，无法准确说明化学反应鉴别的是哪一药味。

4. 注意事项 为了提高化学反应鉴别中药的可靠性和专属性，应该注意以下几点。

（1）应慎重使用专属性不强的化学反应，如泡沫生成反应、三氯化铁显色反应等，因为蛋白质、酚性羟基等成分在中药材中的存在较为普遍。

（2）在分析前应对样品进行必要的前处理，以除去干扰鉴别反应的物质，提高鉴别方法的专属性。前处理时分离、净化方法要与被鉴别成分、干扰成分的性质及鉴别反应的条件要求相适应。

（3）在制定中药质量标准时，一定要采用阴性对照和阳性对照试验，对拟定的方法进行反复验证，防止出现假阳性和假阴性。

随着科学技术的发展，化学反应法因其专属性不强逐渐成为一种辅助鉴别手段，需要与其他鉴别方法相结合，加强中药整体的鉴别能力。如《中国药典》（2020年版）中，川芎药材和饮片的鉴别包括显微鉴别、化学反应和薄层色谱法；大黄流浸膏的鉴别包括化学反应、微量升华与薄层色谱法；马应龙麝香痔疮膏的鉴别包括显微鉴别、化学反应和薄层色谱法。

【例3-18】 川芎药材的鉴别

取本品粉末1g，加石油醚（30~60℃）5mL，放置10小时，时时振摇，静置，取上清液1mL，挥干后，残渣加甲醇1mL使溶解，再加2% 3,5-二硝基苯甲酸的甲醇溶液2~3滴与甲醇饱和的氢氧化钾溶液2滴，显红紫色。

该方法是鉴别川芎中的不饱和内酯类成分。

【例3-19】 大黄流浸膏的鉴别

组成：大黄流浸膏由大黄制成。

鉴别：取本品1mL，加1%氢氧化钠溶液10mL煮沸，放冷，滤过。取滤液2mL，加稀盐酸数滴使成酸性，加乙醚10mL振摇，乙醚层显黄色；分取乙醚液，加氨试液5mL，振摇，乙醚层仍显黄色，氨液层显持久樱红色。

该方法是利用大黄中蒽醌成分在碱性条件下溶解于水，酸性条件下溶解于乙醚，并在碱性溶液中显红色的性质来鉴别大黄。前期的样品处理旨在提取蒽醌，除去干扰。

【例 3-20】 马钱子散的鉴别

组成：马钱子散由制马钱子和地龙（焙黄）制得。

鉴别：取本品 1g，加浓氨试液数滴及三氯甲烷 10mL，浸泡数小时，滤过，取滤液 1mL 蒸干，残渣加稀盐酸 1mL 使溶解，加碘化铋钾试液 1~2 滴，即生成黄棕色沉淀。

该方法是利用生物碱的沉淀反应，碘化铋钾试液与方中马钱子所含的士的宁、马钱子碱等生物碱成分生成黄棕色沉淀物，以此来鉴别方中马钱子。为避免蛋白质、多肽等的干扰，该法在碱性条件下用三氯甲烷提取，然后用酸水溶解生物碱进行沉淀反应。

【例 3-21】 小儿惊风散的鉴别

组成：小儿惊风散由全蝎、炒僵蚕、雄黄、朱砂和甘草制成。

鉴别：取本品 0.2g，置坩埚中，加热至产生白烟，用玻片覆盖后，有白色冷凝物；将此玻片置烧杯中，加水 10mL，加热使溶解。取溶液 5mL，加硫化氢试液数滴，即显黄色，加稀盐酸，生成黄色絮状沉淀，加入碳酸铵试液后沉淀复溶解。

该方法用于鉴别方中雄黄。雄黄为矿物药，主要成分是 As_2S_2，在加热时氧化生成 As_2O_3（白色冷凝物），再与 H_2S 反应生成黄色的 As_2S_3，后者在稀 HCl 中生成黄色絮状沉淀，溶于 $(NH_4)_2CO_3$ 试液。

注意做微量升华试验时，应缓缓加热，若温度过高，供试品易炭化，且在载玻片上产生焦油状物，影响升华物的观察。

【例 3-22】 脑立清丸的鉴别

组成：脑立清丸由磁石、赭石、珍珠母、清半夏等十味药制成。

鉴别：取本品 0.6g，研细，置具塞离心管中，加 6mol/L 盐酸 4mL，振摇，离心（转速为每分钟 3000 转）5 分钟，取上清液 2 滴，加硫氰酸铵试液 2 滴，溶液即显血红色；另取上清液 0.5mL，加亚铁氰化钾试液 1~2 滴，即生成蓝色沉淀；再加 25%氢氧化钠溶液 0.5~1mL，沉淀变成棕色。

该方法是利用上清液中铁离子配位显色反应和沉淀反应来鉴别方中磁石和赭石。

【例 3-23】 大山楂丸的鉴别

组成：大山楂丸是由山楂、六神曲（麸炒）和炒麦芽制成。

鉴别：取本品 9g，剪碎，加乙醇 40mL，加热回流 10 分钟，滤过，滤液蒸干，残渣加水 10mL，加热使溶解，加正丁醇 15mL 振摇提取，分取正丁醇液，蒸干，残渣加甲醇 5mL 使溶解，滤过。取滤液 1mL，加少量镁粉与盐酸 2~3 滴，加热 4~5 分钟后，即显橙红色。

该方法是利用黄酮类成分的盐酸-镁粉显色反应来鉴别方中含有黄酮成分的山楂。

二、显微化学鉴别法

1. 鉴别化学成分　显微化学鉴别法是将中药粉末、切片或浸出液少量置于载玻片上，滴加适宜的化学试液，在显微镜下观察化学反应结果，鉴别中药的真伪。大致有三种实验方法：一是将粉末或切片置于载玻片上，滴加某些试液，使所含成分结晶析出，或成为盐类析出，观察其晶形或产生的特殊颜色反应。二是利用微量升华试验，观察升华物结晶形状或滴加试液后的化学反应。三是采用溶剂提取，将提取液滴于载玻片上，滴加试液并观察产生的现象。该法简单、迅速，需用的样品和试剂量少；当中药供试品数量很少且某些化学反应较灵敏时，可选择采用显微化学鉴别法。

【例3-24】安息香的鉴别

取本品约0.25g，置干燥试管中，缓缓加热，即发出刺激性香气，并产生多数棱柱状结晶的升华物。

该方法鉴别安息香所含的芳香酸类成分。

【例3-25】花蕊石的鉴别

取本品细粉0.2g，置锥形瓶中，加稀盐酸5mL，取上层澄清液1滴，置载玻片上，加硫酸溶液（1→4）1滴，静置片刻，显微镜下可以观察到针状结晶。

该方法鉴别花蕊石所含的碳酸钙。

【例3-26】沉香的鉴别

取本品【浸出物】项下醇溶性浸出物，进行微量升华，得黄褐色油状物，香气浓郁；于油状物上加盐酸1滴与香草醛少量，再滴加乙醇1~2滴，渐显樱红色，放置后颜色加深。

该方法鉴别沉香中的萜类成分。

【例3-27】紫石英的鉴别

取本品细粉0.1g，置烧杯中，加盐酸2mL与4%硼酸溶液5mL，加热微沸使溶解。取溶液1滴，置载玻片上，加硫酸溶液（1→4）1滴，静置片刻，置显微镜下观察，可见针状结晶。

紫石英为氟化物矿物萤石族萤石，该方法是鉴别氟化钙。

2. 鉴别细胞壁和细胞内含物的性质

（1）细胞壁性质的鉴别

①木质化细胞壁：加间苯三酚试液1~2滴，稍放置，加盐酸1滴，因木化程度不同，显红色或紫红色。

②木栓化或角质化细胞壁：加苏丹Ⅲ试液，稍放置或微热，显橘红色至红色。

③纤维素细胞壁：加氯化锌碘试液，或先加碘试液湿润后，稍放置，再加硫酸溶液（33→50），显蓝色或紫色。

④硅质化细胞壁：加硫酸无变化。

（2）细胞内含物性质的鉴别

①淀粉粒：加碘试液，显蓝色或紫色。加甘油醋酸试液，置偏光显微镜下观察，未糊化的淀粉粒显偏光现象；已糊化的无偏光现象。

②糊粉粒：加碘试液，显棕色或黄棕色；加硝酸汞试液，显砖红色。

③脂肪油、挥发油或树脂：加苏丹Ⅲ试液，显橘红色、红色或紫红色；加90%乙醇，脂肪油不溶解（蓖麻油及巴豆油例外），挥发油则溶解。

④菊糖：加10%α-萘酚乙醇溶液，再加硫酸，显紫红色并很快溶解。

⑤黏液：加钌红试液，显红色。

⑥草酸钙结晶：加稀醋酸不溶解，加稀盐酸溶解而无气泡发生；加硫酸溶液（1→2），逐渐溶解，片刻后析出针状硫酸钙结晶。

⑦碳酸钙结晶：加稀盐酸溶解，同时有气泡发生。

⑧硅质：加硫酸不溶解。

三、光谱鉴别法

光谱鉴别法是利用中药样品特定的光谱特征，判断中药真伪的分析方法。由于中药是多成分混合物的复杂体系，所得光谱的专属性和特征性往往不强，使得常规光谱鉴别方法在中药鉴别中的应用受到一定限制。近年来，随着新的光谱技术和化学计量学的应用，将鉴别对象中药作为一个特定的整体，经适宜的预处理后，测定混合物的光谱图，以图谱特征作为鉴别依据。这种方法反映了中药的整体综合信息特征，避免单一成分鉴别的片面性，在中药鉴别中的应用日臻完善。

（一）荧光法

荧光法是利用中药中的某些化学成分（通常具有共轭双键体系及芳香环分子，如黄酮、蒽醌、香豆素等）在可见、紫外光的照射下能产生一定颜色的荧光，作为中药鉴别的依据。荧光法最主要的优点是灵敏度高。鉴别时，可将样品用适当溶剂提取或分离纯化后，点于滤纸或试纸上，或将样品粉末直接置于滤纸上，置紫外灯下（365nm 或 254nm）检识荧光颜色。有些成分本身不具有荧光性，但加酸、碱处理或经其他化学方法处理后可产生荧光也可供鉴别之用。

【例 3-28】 地枫皮的鉴别

取本品粗粉 2g，加三氯甲烷 5mL，振摇，浸渍 30 分钟，滤过，取滤液点于滤纸上，干后置紫外光灯（254nm）下观察，显猩红色至淡猩红色荧光。

【例 3-29】 茜草的鉴别

取本品粉末 0.2g，加乙醚 5mL，振摇数分钟，滤过，滤液加氢氧化钠试液 1mL 振摇，静置使分层，水层显红色；醚层无色，置紫外光灯（365nm）下观察，显天蓝色荧光。

【例 3-30】 天王补心丸的鉴别

天王补心丸是由丹参、当归、石菖蒲、党参、茯苓、五味子、麦冬、天冬、地黄、玄参、制远志、炒酸枣仁、柏子仁、桔梗、甘草、朱砂等制成。鉴别方法：取本品 1g，水蜜丸捣碎；小蜜丸或大蜜丸剪碎，平铺于坩埚中，上盖一长柄漏斗，徐徐加热，至粉末微焦时停止加热，放冷，取下漏斗，用水 5mL 冲洗内壁，洗液置紫外光灯（365nm）下观察，显淡蓝绿色荧光（检出当归）。

（二）紫外-可见分光光度法

中药中若含有具有芳香族或不饱和共轭结构的化学成分，在紫外-可见光区有选择性吸收，产生吸收光谱，在一定条件下，紫外-可见吸收光谱的特征可作为中药鉴别的依据。该法具有简便、快速、易普及等特点。但由于中药所含的化学成分复杂，多种成分混合物由于各成分吸收光谱相互叠加产生干扰，鉴别的特征性和专属性较差，限制了其在中药鉴别中的应用。若对样品进行适当前处理，除去干扰成分，或采用紫外光谱组法则可有效地提高该法的专属性。

【例 3-31】 阿魏的鉴别

取本品粉末 0.2g 置 25mL 量瓶中，加无水乙醇适量，超声处理 10 分钟，加无水乙醇稀释至刻度，摇匀，滤过，取滤液 0.2mL，置 50mL 量瓶中，加无水乙醇至刻度，摇匀，照紫外-可见分光光度法测定。在 323nm 波长处应有最大吸收。

【例 3-32】 木香槟榔丸的鉴别

木香槟榔丸是由木香、槟榔、枳壳（炒）、陈皮、青皮（醋炒）、香附（醋制）、三棱（醋制）、莪术（醋炙）、黄连、黄柏（酒炒）、大黄、牵牛子（炒）、芒硝等制成。

鉴别：取本品粉末 4g，加水 10mL，水蒸气蒸馏，收集馏液约 100mL，紫外-可见分光光度法测定，在 253nm 波长处有最大吸收。

（三）红外光谱法

中药是多组分的混合物，一般认为其红外光谱是所含组分各基团吸收峰的叠加（分子间发生作用除外），混合物组成的变化将导致红外光谱的变化，只要中药中各化学成分相对稳定、样品处理方法一致，其红外光谱也相对稳定，因此具有一定的特征性，可用于中药的鉴别。

【例 3-33】 石膏的鉴别

矿物药大多采用离子鉴别法，专属性差，不能反映药物的整体特征。《中国药典》（2020 年版）首次采用红外光谱对石膏进行鉴别。石膏供试品红外吸收图谱应与二水硫酸钙（$CaSO_4 \cdot 2H_2O$）具有相同的特征吸收峰。

1. 供试品制备及测定 取干燥后的石膏样品，研碎过筛备用。称取 KBr 200mg，石膏 10mg，在玛瑙研钵中研磨均匀，置于压片机中以 20MPa 压制成透明薄片，于红外光谱仪上扫描测定，扫描区域为 4000～400cm^{-1}。

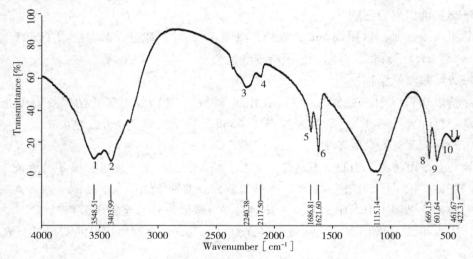

图 3-1 石膏的红外吸收图谱

经 30 批样品测试，指认图 3-1 中 11 个共有峰为石膏红外指纹图谱的特征峰，依次为（3 548±1）cm^{-1}、（3 404±1）cm^{-1}、（2 240±1）cm^{-1}、（2 118±1）cm^{-1}、（1 685±2）cm^{-1}、（1 622±1）cm^{-1}、（1 116±1）cm^{-1}、（668±1）cm^{-1}、（602±1）cm^{-1}、（462±1）cm^{-1}、（422±1）cm^{-1}。

石膏（$CaSO_4 \cdot 2H_2O$）中结晶水的不对称和对称伸缩振动导致 3548cm^{-1} 和 3404cm^{-1} 处出现宽峰，同时也因为变形振动和摇摆振动的共同作用，导致在 2240cm^{-1} 和 2118cm^{-1} 处出现宽谱带。不同化合物结晶水的变形振动频率不同，石膏药材的结晶水的变形振动出现在 1685cm^{-1} 和 1622cm^{-1} 处。而无机硫酸盐基团为四面体构型，在红外光谱中表现为不对称伸缩振动（1116cm^{-1}）、不对称变形振动（668cm^{-1} 和 602cm^{-1}）和对称变形振动（462cm^{-1} 和 422cm^{-1}）。见图 3-2。

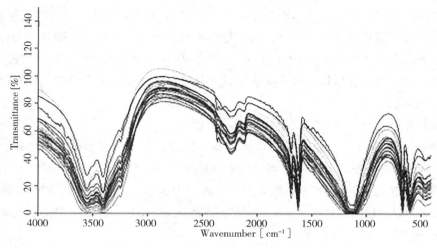

图 3-2 30 批石膏药材红外光谱图

近年来，近红外光谱（0.76～2.5μm）结合化学模式识别应用于中药分析的报道日益增多，特别是大量样品的快速鉴别和水分测定，近红外光谱特别适合测定羟基和氨基。与中红外光谱相比，近红外光谱具有不破坏样品、分析重现性好、可在线分析等特点。该法除可以得到化合物的组成和结构信息外，还可以得到一系列物理性质，如密度、粒子尺寸、大分子聚合度等特殊信息。因此，可用于中药的真伪鉴别、判断药材产地、检测有效成分含量，还可用于中药生产的在线检测，提高生产过程的可控性，保证中药产品的均一性。如采用近红外光谱结合聚类分析法鉴别小儿抽风散，该制剂 5 种缺味样品的近红外光谱相似度较高，难以从表观上进行指纹特征提取，而在聚类模型上，各缺味样品间没有重叠，互不干扰，差异明显，从而实现了快速无损鉴别（图 3-3）。

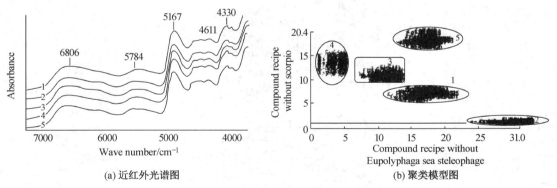

(a) 近红外光谱图　　　　　　　(b) 聚类模型图

图 3-3 小儿抽风散的 5 种缺味复方的鉴别

1. 缺蜈蚣；2. 缺全蝎；3. 缺僵蚕；4. 缺土鳖虫；5. 缺蝉蜕

（四）X 射线衍射法

X 射线衍射法作为物质结构和成分分析的一种现代科学分析方法，已逐步在各学科研究和生产中广泛应用。当对某物质（晶体或非晶体）进行衍射分析时，该物质被 X 射线照射产生不同程度的衍射现象，物质的组成、晶型、分子内成键方式、分子的构型、构象等决定该物质产生特有的衍射图谱。如果物质是混合物（如中药材或中药制剂），则所得衍射图是各组分衍射效应的叠加，只要混合物组成恒定，该衍射图谱就可作为该混合物的特征图谱。对于处方统一、工艺规范、原料药材合格的同一种中药或中药制剂，即可获得相同的衍射图谱；而不同类的中药或中药制剂由于所含成分不同，其衍射图谱亦各不相同，以此达到对中药材及中药制剂鉴别的目的。X射线衍射法获得的图谱信息量大、指纹性强、稳定可靠，所需样品少且无损伤，可作为待测样品鉴别的可靠依据。其中X射线衍射傅立叶（Fourier）指纹图谱在中药鉴别中具有广阔的应用前景，它既能反映中药的整体结构特征，又表现其局部变化，根据衍射图谱的几何拓扑图形及特征标记峰值可实现鉴别。

【例3-34】 X射线傅立叶指纹图谱法分析三黄片

供试品制备：取19个厂家生产的中成药三黄片样品，除去糖衣，得棕褐色片，经研磨并过100目筛，称重100mg，制成供粉末X射线衍射实验用样品。

光谱条件：X射线衍射仪（2550粉末，日本理学D/max）Cuka辐射，40kV，250mA；石墨单色器，步长0.02°，扫描速度8°·min⁻¹，2θ扫描范围3°~60°。根据衍射图形几何拓扑特征的差异，实现了中成药三黄片的鉴别。

按照衍射图形的几何拓扑特征，19个样品可划分为3类（图3-4Ⅰ、Ⅱ、Ⅲ），3类样品的衍射图形几何拓扑存在明显的差异。所列19个样品每个样品均以其X射线衍射峰数目（σ）与所属类型（Ⅰ、Ⅱ、Ⅲ类）中共有的X射线衍射峰均值数目（∑）之比来计算其符合度（σ/∑），其值均高于60%，表明同类样品的一致性，可作为三黄片微观鉴定的依据。

应用X射线衍射傅立叶指纹图谱法还能检测出样品中含有的α-石英、一水草酸钙、蔗糖、滑石粉等晶态成分。

按照衍射弥散拓扑图形分析，Ⅰ类样品与掌叶大黄药材对照品（批号902-9104）衍射图形及峰值一致；Ⅱ类样品与唐古特大黄药材标本（山西凤翔）衍射图形及峰值一致；Ⅲ类样品与药用大黄药材标本（陕西安康）衍射图形及峰值一致，显示了不同大黄药材的种类及来源差异。

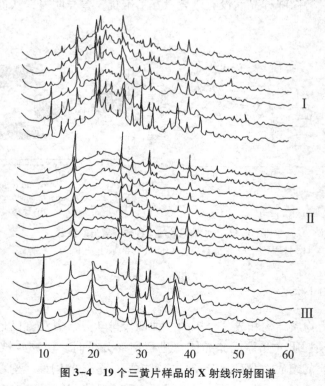

图3-4 19个三黄片样品的X射线衍射图谱

按照建立的数据库获得的盐酸小檗碱晶体结构数据，经计算获得其理论粉末X射线衍射图谱，以盐酸小檗碱中不与α-石英、蔗糖衍射峰重叠的3个主强峰值12.78/70、9.64/55、6.39/

27 为对照，经分析可知 3 类样品中的盐酸小檗碱的含量顺序。

四、色谱鉴别法

（一）纸色谱法

纸色谱法系以纸为载体的分配色谱。以纸上所含水或其他物质为固定相，用展开剂进行展开的分配色谱法。一般采用在相同实验条件下与对照标准物质对比以确定其异同。进行中药鉴别时，供试品在色谱中所显主斑点的位置与颜色（或荧光），应与对照标准物质在色谱图中所呈主斑点相同。此法由于展开时间长，分离效果差等原因，较少应用。

【例 3-35】化癥回生片中益母草的纸色谱法鉴别

主要组成：益母草、红花、花椒（炭）、水蛭（制）、当归等。

鉴别：取本品 20 片，研细，加 80% 乙醇 50mL，加热回流 1 小时，滤过，滤液蒸干，残渣加 1% 盐酸溶液 5mL 使溶解，滤过，滤液滴加碳酸钠试液调 pH 值至 8.0，滤过，滤液蒸干，残渣加乙醇 1mL 使溶解，作为供试品溶液。另取益母草对照药材 1g，按供试品溶液制备方法制备，作为对照药材溶液。照纸色谱法试验，吸取上述两种溶液各 20μL，分别点于同一色谱滤纸上，使成条状，以正丁醇-醋酸-水（4:1:1）的上层溶液为展开剂，展开，取出，晾干，喷以稀碘化铋钾试液，晾干。供试品色谱中，在与对照药材相应的位置上，显相同颜色的条斑。

（二）薄层色谱法

通常是在同一块薄层板上点加供试品和对照标准物质溶液，在相同条件下展开，显色，检出色谱斑点后，将所得供试品与对照标准物质的色谱图进行对比分析，从而对中药进行鉴别。

薄层色谱可将中药所含成分通过分离直观化、可视化，具有承载信息大、专属性强、快速、经济、操作简便等优点，可作为中药鉴别的首选方法。为了保证试验的重现性、准确性及分离度，薄层色谱需进行规范化操作。

1. 操作方法

（1）供试品溶液的制备：对样品进行适当的提取和净化，以除去干扰成分，提高被检成分浓度，获得清晰的色谱图。

（2）阴阳对照：用于验证薄层鉴别的专属性。

阳性对照液的制备：也称对照药材溶液，将制剂中欲鉴别的某味药的对照药材按制剂供试品溶液的制备方法制备，得到的供试液为该味药的阳性对照液。

阴性对照液的制备：从制剂处方中除去要鉴别的某味药，其余各味药按相同制法得到阴性制剂，再以制备样品相同比例、条件、方法得到供试液，为该味药的阴性对照液。

将样品和阳性对照液、阴性对照液在同一条件下展开，观察在同一位置上样品与阳性对照液有无相同颜色的斑点，以决定样品中有无该中药的成分，并且观察阴性对照液中有无干扰，确定该鉴别的专属性。用阳性和阴性对照液对照时，最好选择几种色谱条件分别展开，将所得结果综合分析。因为一种对照液中可能有几种不同类型的化学成分，它们的色谱条件不尽相同，只用一种条件展开有时可能因为色谱条件选择不当而使分离效果不佳或虽分离但显现不出斑点，而得不到正确的判断结果。

（3）对照物的选择：鉴别用的对照物有对照品、对照药材、对照提取物 3 种。一般情况下，选用对照品即可满足薄层鉴别的需要，而有些情形需结合对照药材或对照提取物才能确定制剂的真实性。

①对照品：用已知中药的某一有效成分或特征性成分对照品制成对照液，与样品在同一条件下展开，显色，比较在相同位置上有无同一颜色（或荧光）的斑点。

②对照药材：当用对照品不能满足中药薄层鉴别的要求时，可采用对照品与对照药材同时对照的方法，以保证中药鉴别真伪结果的准确性。如鉴别样品是否为黄连或黄柏，不仅要以小檗碱为对照品，还要增设对照药材，由于黄连、黄柏的色谱不尽相同，可以检验出投料的情况，控制制剂的内在质量。

③对照提取物：对照提取物是指经提取制备，含有多种主要有效成分或指标性成分，用于中药材（饮片）、提取物、制剂鉴别或含量测定的标准物质。采用对照品与对照提取物同时对照的方法，可提高中药鉴别的可靠性。如川乌药材的鉴别，就采用乌头双酯型生物碱提取物，将供试品溶液、对照提取物溶液同板点样、展开，喷以碘化铋钾试液，日光下检视。供试品色谱中，在与对照提取物色谱相应位置上，显相同颜色的斑点。

（4）薄层板的选择与制备：薄层板有市售薄层板和自制薄层板。按固定相种类分为硅胶薄层板、键合硅胶板、微晶纤维素薄层板、聚酰胺薄层板、氧化铝薄层板等，临用前一般应在110℃活化30分钟（聚酰胺薄膜不需活化）。固定相中可加入黏合剂、荧光剂，硅胶薄层板常用的有硅胶 G、硅胶 GF$_{254}$、硅胶 H、硅胶 HF$_{254}$。按固定相粒径大小分为普通薄层板（10~40μm）和高效薄层板（5~10μm），高效薄层板分离效能高，主要适用于分析较难分离的样品。在保证色谱质量的前提下，可对薄层板进行特别处理和化学改性，以适应分离的要求。

（5）点样：在洁净干燥环境中，用专用毛细管或配合相应的半自动、自动点样器械将样品点样于薄层板上。一般为圆点状或窄细的条带状，点样基线距底边 10~15mm，高效板一般基线距底边 8~10mm。圆点状直径一般不大于 4mm，高效板一般不大于 2mm。接触点样时注意勿损伤薄层表面。条带状宽度一般为 5~10mm，高效板条带宽度一般为 4~8mm，可用专用半自动或自动点样器械喷雾法点样。点间距离可视斑点扩散情况以相邻斑点互不干扰为宜，一般不少于 8mm，高效板供试品间隔不少于 5mm。

（6）展开：将点好供试品的薄层板放入展开缸中，浸入展开剂的深度以距原点 5mm 为宜，密闭。一般上行展开 8~15cm，高效薄层板上行展开 5~8cm。取出薄层板，晾干，待检测。

展开前如需溶剂蒸气预平衡，可在展开缸中加入适量展开剂，密闭，一般保持 15~30 分钟。溶剂蒸气预平衡后，应迅速放入载有供试品的薄层板，立即密闭，展开。如需使展开缸达到溶剂蒸气饱和状态，则需在展开缸内壁与展开缸高、宽同样大小的滤纸，一端浸入展开剂中，密闭一定时间，使溶剂蒸气达到饱和，再如法展开。必要时，可进行二次展开或双向展开，进行第二次展开前，应使薄层板残留的展开剂完全挥干。

（7）显色与检视：有颜色的物质可在可见光下直接检视，无色物质可用喷雾法或浸渍法以适宜的显色剂显色，或加热显色，在可见光下检视。有荧光的物质或显色后可激发产生荧光的物质可在紫外光灯（365nm 或 254nm）下观察荧光斑点。对于在紫外光下有吸收的成分，可用带有荧光剂的薄层板（如硅胶 GF$_{254}$板），在紫外光灯（254nm）下观察荧光板面上的荧光物质淬灭形成的斑点。

（8）结果记录与保存：应尽快将显色或荧光检测后的色谱结果记录保存，薄层色谱图像一般可采用摄像设备拍摄，以光学照片或电子图像的形式保存。也可用薄层色谱扫描仪扫描或其他适宜的方式记录相应的色谱图。

2. 系统适用性试验

（1）比移值（R_f）：系指从基线至展开斑点中心的距离与从基线至展开剂前沿的距离的比值。

$$R_f = \frac{\text{基线至展开斑点中心的距离}}{\text{基线至展开剂前沿的距离}}$$

各斑点的比移值以 0.2~0.8 为宜。

（2）检出限：系指限量检查或杂质检查时，供试品溶液中被测物质能被检出的最低浓度或量。一般采用已知浓度的供试品溶液或对照标准溶液，与稀释若干倍的自身对照标准溶液在规定色谱条件下，于同一薄层板上点样、展开、检视，后者显清晰可辨斑点的浓度或量作为检出限。

（3）分离度（R）：鉴别时，供试品与标准物质色谱中的斑点均应清晰分离。当薄层色谱扫描法用于限量检查和含量测定时，要求定量峰与相邻峰之间有较好的分离度，分离度的计算公式为：

$$R = 2 \, (d_2 - d_1) \, / \, (W_1 + W_2)$$

式中，d_2 为相邻两峰中后一峰与原点的距离；d_1 为相邻两峰中前一峰与原点的距离；W_1 及 W_2 为相邻两峰各自的峰宽。

除另有规定外，分离度应大于 1.0。

（4）相对标准偏差：薄层扫描含量测定时，同一供试品溶液在同一薄层板上平行点样的待测成分的峰面积测量值的相对标准偏差应不大于 5.0%；需显色后测定的或者异板的相对标准偏差应不大于 10.0%。

附：薄层-生物自显影技术

薄层-生物自显影技术是一种集色谱分离、鉴定和活性测试于一体的药物筛选和评价方法，综合了比色法（或分光光度法）与色谱分离技术二者的优点。如 1,1-二苯基-2-苦肼基自由基（DPPH）是一种稳定的以氮为中心的自由基，若被测物能清除它，则说明被测物可能具有降低羟自由基、烷自由基或过氧自由基等自由基的有效浓度，打断脂质过氧化链反应的作用。DPPH 本身显紫色，具有清除 DPPH 自由基能力的物质能使其还原成 DPPH-H 而呈现黄色。

以 DPPH 为显色剂的薄层色谱-生物自显影技术近年开始应用于中药活性成分导向分离、鉴定和品质评价研究。

3. 实例

【例 3-36】人参、西洋参和三七的薄层色谱鉴别

人参、西洋参和三七均为五加科植物，含有皂苷类化合物，在经过提取的制剂中不能用性状和显微鉴别，可用薄层色谱将三者区别，如人参含特征成分人参皂苷 R_f，西洋参含特征成分人参皂苷 F_{11}，三七含特征成分三七皂苷 R_1。比较三者薄层色谱的差别。

鉴别：分别称取干燥样品粉末 1.0~2.0g，加入甲醇 50mL，回流提取 30 分钟，滤取甲醇溶液，低温浓缩至近干，加水 30mL 溶解，用正丁醇萃取 3 次，每次 20mL，合并正丁醇液，减压蒸干，残渣加甲醇 1~2mL 溶解，作为供试液。吸取人参、西洋参、三七供试液各 1μL，分别点于同一硅胶板 G 板上，以氯仿-乙酸乙酯-甲醇-水（15：40：22：10）为展开剂，展开，取出，晾干，置紫外光灯（365nm）下检视。三者薄层色谱有明显差别。

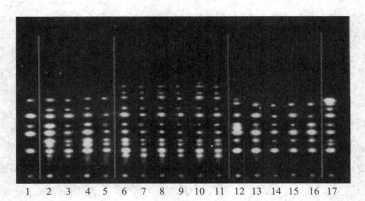

图 3-5 人参、西洋参和三七的薄层色谱鉴别图
1. 三七；2~5. 生晒参；6~11. 红参；12~16. 西洋参；17. 对照品

【例3-37】黄连、黄柏和关黄柏的薄层色谱鉴别

黄连、黄柏和关黄柏均含有同类生物碱成分，而川黄柏和关黄柏由于小檗碱含量差别很大，《中国药典》已将其分为两个品种，通过薄层色谱可加以区别。

鉴别：分别称取黄连、黄柏和关黄柏粉末 50mg，加甲醇 5mL，超声处理 15 分钟，滤过，滤液浓缩至 1mL，作为供试品溶液。另取盐酸小檗碱对照品和巴马丁对照品，加甲醇制成每 1mL 含 0.5mg 的对照品溶液。取上述溶液各 1μL，分别点于同一硅胶 G 板上，以甲苯-乙酸乙酯-甲醇-异丙醇-水（6:3:2:1.5:0.3）为展开剂，展开缸另一侧加入等体积浓氨试液，预平衡 15 分钟后上行展开，取出，晾干，置紫外光灯（365nm）下检视。比较三者薄层色谱差别。

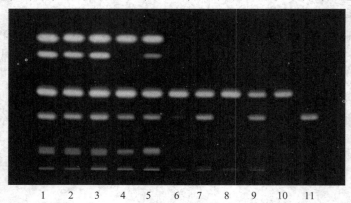

图 3-6 不同品种黄连及黄柏薄层色谱鉴别图
1~2. 商品黄连；3. 味连；4. 云连；5. 雅连；6. 黄柏；7. 关黄柏；
8~9. 商品黄柏；10. 小檗碱；11. 巴马丁

【例3-38】薄层色谱-生物自显影技术评价乌药的抗氧化活性

分别取不同产地 5 批乌药粉末各 1g，加石油醚（沸程 30~60℃）30mL，超声处理 10 分钟，过滤，滤液弃去，药渣加甲醇 30mL，超声处理 30 分钟，过滤，滤液挥干，残渣加甲醇 1mL 使溶解，作为供试品溶液。另取去甲异波尔定对照品，加乙酸乙酯制成每 1mL 含 2mg 的溶液，作为对照品溶液。吸取上述两种溶液各 2μL，分别点于同一硅胶 GF_{254} 薄层板上，以三氯甲烷-甲醇（6:1）为展开剂，展开，取出，晾干。相同条件下制备两张薄层板备用。

将一张乌药展开后的薄层板喷以 0.04%DPPH 乙醇溶液，于 40℃下加热 30 分钟后在可见光下检识（A），作为对照；另一张乌药薄层板用碘蒸气熏，在可见光下检识（B）。由图 3-7A 可以看出 2 号样品清除自由基的能力最强。

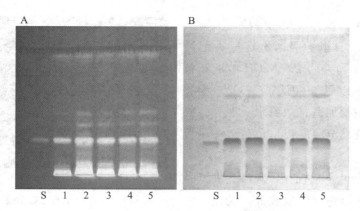

图 3-7　乌药的薄层色谱-生物自显影和传统薄层色谱比较

A. 喷 0.04% DPPH 乙醇溶液；B. 碘蒸气熏；S. 对照品；1~5. 不同产地乌药样品

【例 3-39】　黄芪的薄层色谱鉴别

按《中国药典》（2020 年版）一部黄芪鉴别项下方法，取三批黄芪药材粉末各 4g，精密称定，置索氏提取器中，加甲醇 40mL，冷浸过夜，加热回流提取 4 小时，提取液回收溶剂并浓缩至干，残渣加水 10mL，微热溶解，用水饱和的正丁醇萃取 4 次，每次 40mL，合并正丁醇层，用氨试液洗涤 2 次，每次 40mL，弃去氨液，正丁醇蒸干，残渣用甲醇溶解并稀释至 5mL，摇匀，作为供试品溶液。另取黄芪对照药材，同法制成黄芪对照药材溶液；取黄芪甲苷对照品适量，加甲醇制成每 1mL 含 1mg 的溶液，作为对照品溶液。照薄层色谱法（通则 0502）试验，吸取供试品溶液和对照品溶液各 5μL，分别点于同一硅胶 G 薄层板上，以三氯甲烷-甲醇-水（13：7：2）的下层溶液为展开剂，展开，取出，晾干，喷以 10% 硫酸乙醇溶液，在 105 ℃加热至斑点显色清晰。

分别置日光和紫外光灯（365nm）下检视，供试品色谱中，在与对照品色谱相应的位置上，日光下显相同的棕褐色斑点；紫外光（365nm）下显相同的橙黄色荧光斑点。（色谱图见图 3-8）

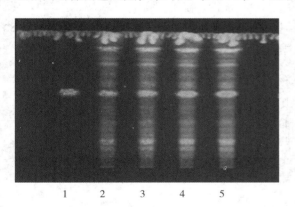
图 3-8A　黄芪的 TLC 图谱（紫外 365nm）

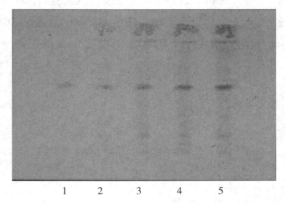
图 3-8B　黄芪的 TLC 图谱（日光）

1. 黄芪甲苷对照品；2. 黄芪对照药材；3. 黄芪药材（20081030）；

4. 黄芪药材（20081105）；5. 黄芪药材（20081203）

【例 3-40】　延胡索的薄层色谱鉴别

按《中国药典》（2020 年版）一部延胡索鉴别项下方法，取三批延胡索药材粉末各 1g，加甲醇 50mL，超声处理 30 分钟，滤过，滤液蒸干，残渣加水 10mL 使溶解，加浓氨试液调至碱性，用乙醚振摇提取 3 次，每次 10mL，合并乙醚液，蒸干，残渣加甲醇 1mL 使溶解，作为供试品溶液。另取延胡索对照药材 1g，同法制成对照药材溶液。再取延胡索乙素对照品，加甲醇制成每

1mL 含 0.5mg 的溶液，作为对照品溶液。照薄层色谱法（通则 0502）试验，吸取上述三种溶液各 2~3μL，分别点于同一用 1% NaOH 溶液制备的硅胶 G 薄层板上，以甲苯-丙酮（9：2）为展开剂，展开缸的另一槽加适量浓氨水，展开，取出，晾干。用碘蒸气熏至薄层板呈黄色，挥尽板上吸附的碘。

置紫外光灯 365nm 下检视，可观察到供试品色谱在与对照药材色谱相应的位置上，显相同颜色的斑点；在与对照品色谱相应的位置上，显相同的黄绿色荧光斑点（色谱图见图 3-9）。

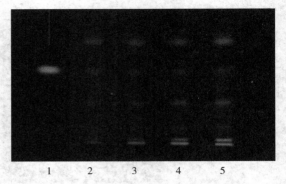

图 3-9　延胡索药材 TLC 图谱（紫外光 365nm）

1. 延胡索乙素对照品；2. 延胡索对照药材；

3. 延胡索药材（20081104）；

4. 延胡索药材（20081113）；5. 延胡索药材（20081120）

（三）气相色谱法

气相色谱法（GC）适用于含挥发性成分的中药鉴别，如麝香酮、薄荷醇和冰片等，具有分辨率高、灵敏度高、快速、准确等特点。在同一色谱条件下，将供试品溶液和对照品溶液分别注入气相色谱仪，对二者的气相色谱图进行比对，供试品色谱图中应呈现与对照品保留时间相同的色谱峰，从而对样品做出鉴别。《中国药典》已采用此法对某些中成药进行真伪鉴别，所采用的对照物可以是对照品，也可以是对照药材或对照提取物。

【例 3-41】 石菖蒲与水菖蒲挥发油的鉴别

鉴别：分别取石菖蒲、水菖蒲粗粉 200g，加水 10 倍量，浸泡 0.5 小时，加沸石 5 粒，水蒸气蒸馏提取挥发油。取 1.0mL 挥发油，加 10mL 乙醚稀释，微孔滤膜滤过，进样，比较二者气相色谱图。

色谱条件：DB-1 石英毛细管色谱柱（30m×0.25mm）；进样口温度 250℃；接口温度 230℃；载气氦气；流速 0.9mL/min；柱压 80kPa；分流比 10：1；进样量 1.0μL；程序升温：柱温 60℃，以 8℃/min 的速率升温至 120℃，再以 2℃/min 的速率升温至 150℃，最后以 10℃/min 速率升温至 280℃。

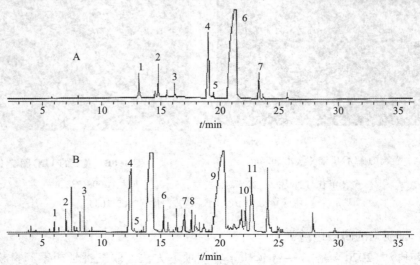

图 3-10　石菖蒲、水菖蒲气相色谱图

A. 石菖蒲；B. 水菖蒲

表 3-1　石菖蒲、水菖蒲部分挥发性成分鉴定结果

石菖蒲挥发油主要成分	相对含量（%）	水菖蒲挥发油主要成分	相对含量（%）
1. 甲基丁香酚	2.24	1. 樟脑	0.46
2. 顺式甲基异丁香酚	3.57	2. 冰片	0.93
3. 反式甲基异丁香酚	1.31	3. 6-octen 1+ol,3,7-dimethyl	1.81
4. 榄香素（烯）	13.2	4. 甲基丁香酚	8.61
5. 菖蒲二烯	0.22	5. 顺式甲基异丁香酚	25.1
6. β-细辛醚	72.3	6. 反式甲基异丁香酚	1.30
7. α-细辛醚	2.08	7. 榄香醇	0.99
		8. 榄香素（烯）	1.05
		9. β-细辛醚	39.6
		10. α-细辛醚	2.30
		11. 没药醇	1.70

（四）高效液相色谱法

高效液相色谱法（HPLC）与气相色谱法有很多相似之处，可用于中药的定性鉴别、指纹图谱或特征图谱鉴别。《中国药典》收载的定性方法有利用保留时间定性和利用光谱相似度定性。最常用的是采用保留时间比较法，即在相同色谱条件下，比较样品待测成分和对照品色谱峰的保留时间（t_R）是否一致，从而对被检成分（药味）的存在情况做出判断。全波长扫描 UV 光谱图可提供有价值的定性信息，待测成分与对照品光谱的相似度可用于辅助定性分析。

高效液相色谱法不受样品挥发性的限制，流动相、固定相可选择的种类多，检测手段多样，所以应用范围比气相色谱法广泛。样品的制备必须能够充分保留样本的基本特性，并尽量使中药中的某类特征成分较多地在特征或指纹图谱中反映出来。

【例 3-42】市售银杏叶提取物与标准提取物 EGb761 的高效液相图谱比较

国产市售银杏叶提取物与标准提取物 EGb761 的质量可以通过 HPLC 指纹图谱进行鉴别，通过比较色谱峰的总体轮廓及峰高和峰位的不同进行区别。

鉴别：取银杏叶提取物 0.2g，精密称定，加 50% 乙醇回流提取 30 分钟，提取液蒸干，残渣加甲醇至 50mL 量瓶中，加甲醇至刻度，摇匀，滤过，即得。吸取不同市售银杏叶提取物与标准提取物的供试品溶液各 10μL，注入液相色谱仪，记录色谱图。

色谱条件：色谱柱：HP Spherisorb ODS-2 C_{18}（4mm×250mm，5μm）。流动相：A：水-乙腈-异丙醇-柠檬酸（1000∶200∶30∶4.29）；B：水-乙腈-异丙醇-柠檬酸（1000∶470∶50∶6.08）。线性梯度洗脱（0min，100% A；25min，100% B）。流速：1.0mL/min。检测波长：250nm；360nm。进样量：10μL。柱温：25℃。

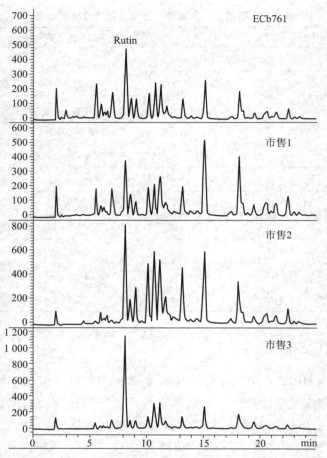

图 3-11　市售商品银杏叶提取物与标准提取物 EGb761 液相色谱图

五、色谱-质谱联用法

液相色谱-质谱联用技术（LC-MS）可充分发挥液相色谱的高效分离特点和质谱高灵敏度、高选择性的定性分析特点，获取复杂混合物所含化学成分的轮廓和混合物中各单一成分的结构信息。大多数液-质联用仪配有二极管阵列检测器（DAD），DAD 检测器对应的色谱图只显示具有紫外-可见吸收特征的中药化学成分的轮廓，而质谱检测器对应的色谱图显示可离子化的中药化学成分的轮廓。利用质谱检测器提供的色谱峰分子质量和结构的信息进行定性分析，可获得比仅利用保留时间或仅利用光谱相似度进行定性分析更多的、更可靠信息，不仅可用于已知成分的定性分析，还可提供未知成分的结构信息。LC-MS 具有高效、快速和灵敏度高等特点，是定性、定量分析中药复杂体系的有效方法，特别适于强极性、热不稳定、低挥发性和相对分子质量高的有机化合物。《中国药典》（2020 年版）中阿胶、龟甲胶、鹿角胶的鉴别均采用 LC-MS 法。

【例 3-43】阿胶的 LC-MS 鉴别

取本品粉末 0.1g，加 1% 碳酸氢铵溶液 50mL，超声处理 30 分钟，用微孔滤膜滤过，取续滤液 100μL，置微量进样瓶中，加胰蛋白酶溶液 10μL（取序列分析用胰蛋白酶，加 1% 碳酸氢铵溶液制成每 1mL 中含 1mg 的溶液，临用时配制），摇匀，37℃恒温酶解 12 小时，作为供试品溶液。另取阿胶对照药材 0.1g，同法制成对照药材溶液。采用高效液相色谱-质谱法测定，以十八烷基硅烷键合硅胶为填充剂（色谱柱内径为 2.1mm）；以乙腈为流动相 A，0.1% 甲酸溶液为流动相

B，梯度洗脱（0~25min，5%A→20%A；25→40min，20%A→50%A）；流速为每分钟0.3mL。采用三重四极杆质谱检测器，电喷雾离子化（ESI）正离子模式下多反应监测（MRM），选择质荷比（m/z）539.8（双电荷）→612.4和m/z 539.8（双电荷）→923.8作为检测离子对。取阿胶对照药材溶液，进样为5μL，按上述检测离子对测定的MRM色谱峰的信噪比均应大于3：1。

吸取供试品溶液5μL，注入高效液相色谱-质谱联用仪，测定。以m/z 539.8（双电荷）→612.4和m/z 539.8（双电荷）→923.8离子对提取的供试品离子流色谱中，应同时呈现与对照药材色谱保留时间一致的色谱峰。

同时，在其定量测定项下，对特征多肽——驴源多肽A_1、驴源多肽A_2也进行了定性鉴别。供试品溶液的制备方法同上；另取驴源多肽A_1对照品、驴源多肽A_2对照品适量，精密称定，加1%碳酸氢铵溶液分别制成每1mL含2.5μg的混合溶液，作为对照品溶液。按上述色谱-质谱条件，选择质荷比（m/z）469.25（双电荷）→783.40（驴源多肽A_1）和m/z 618.35（双电荷）→850.40（驴源多肽A_2）作为检测离子对。吸取供试品溶液和对照品溶液各5μL，分别注入高效液相色谱-质谱联用仪，测定。以m/z 469.25（双电荷）→783.40和m/z 618.35（双电荷）→850.40离子对提取的供试品离子流色谱中，应同时呈现与对照品色谱保留时间一致的色谱峰。

阿胶、黄明胶、新阿胶、龟甲胶、鹿角胶的LC-MS肽图分析见图3-12，由专属性鉴别信息库数据采集的阿胶特征图谱见图3-13，胶类药材专属性鉴别信息库见表3-2。

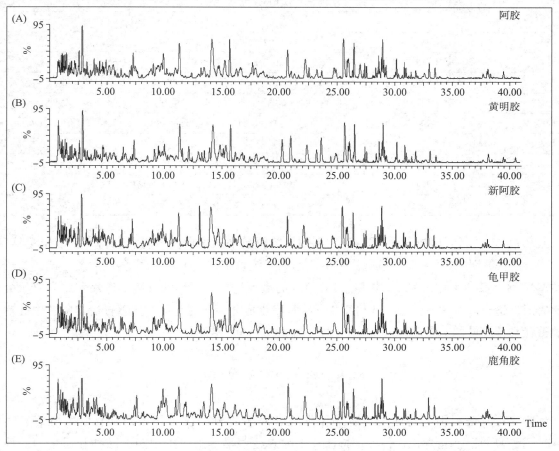

图3-12 阿胶、黄明胶、新阿胶、龟甲胶、鹿角胶的LC-MS肽图

参考：Cheng, Xian-Long；Wei, Feng；Xiao, Xin-Yue, et al. Identification of five gelatins by ultra performance liquid chromatography/time-of-flight mass spectrometry (UPLC/QTOF-MS) using principal component analysis, Journal of Pharmaceutical and Biomedical Analysis, 2012, 62：191-195

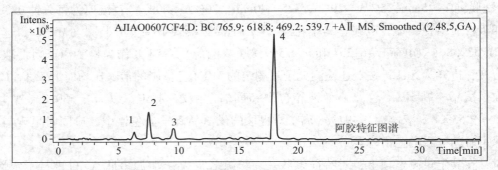

图 3-13　专属性鉴别信息库数据采集的阿胶特征图谱

表 3-2　胶类药材专属性鉴别信息库

来源	保留时间（min）	质荷比（m/z）	二级碎片离子（m/z）
鹿角胶	10.4	732.8	485.3, 629.2, 724.2, 818.6, 875.5, 962.5, 1091.5, 1191.6, 1318.6
鹿角胶	16.8	765.9	554.4, 759.5, 859.9, 1187.6
龟甲胶	11.0	745.9	602.4, 653.1, 753.6, 921.7, 978.6, 1049.6, 1146.7, 1299.7
龟甲胶	12.8	631.3	461.4, 547.1, 921.5, 1092.7
龟甲胶	18.0	758.4	544.3, 615.7, 749.4, 849.5, 955.5, 1132.7, 1299.7
阿胶	8.4	618.8	722.6, 779.5, 850.5, 907.5
阿胶	7.1	469.2	283.1, 328.2, 457.4, 558.3, 655.5, 712.6, 783.5
阿胶	18.1	765.9	637.5, 823.7, 991.7, 1048.6, 1356.9
阿胶	9.6	539.8	467.2, 524.2, 555.4, 612.6, 683.7, 754.6, 811.6, 924.7
黄明胶	7.0	641.3	484.3, 548.5, 632.8, 726.5, 783.5, 870.4, 967.6, 1024.5
黄明胶	11.8	790.9	586.4, 782.3, 841.6, 912.6, 983.5, 1040.5, 1127.7, 1313.7, 1426.9
黄明胶	14.6	604.8	570.4, 639.4, 911.5
新阿胶	11.6	925.4	832.7. 1012.5, 1122.5, 1295.7
新阿胶	16.1	774.3	602.4, 681.1, 752.5, 809.6, 977.8, 1034.6
新阿胶	11.0	739.8	499.2, 643.4, 731.0, 818.6, 875.5, 962.5, 1090.6

　　气相色谱-质谱联用技术（GC-MS）利用计算机自动检索谱库核对可获得定性、定量信息，GC-MS 分析的信号参数主要有色谱保留值、总离子流色谱图（TIC）、质量色谱图、选择离子监测图（又称质量碎片图）和质谱图等。GC-MS 的最大优点是样品的分离、定性鉴定和定量分析一次完成，适合具有挥发性成分或可衍生化为挥发性成分中药的鉴别，如感冒清热颗粒中的荆芥穗、薄荷和紫苏叶的 GC-MS 鉴别，苍术挥发油的 GC-MS 鉴别等。

第四节　生物鉴别

　　生物鉴定法是利用中药或其含有的化学组分对生物体的作用强度，以及用生命信息物质（DNA、蛋白质等）、特异性遗传标记特征和基因表达差异等来鉴别中药的品种和质量的一种方法。按照鉴定的目的和对象不同，可分为免疫鉴定法、细胞生物学鉴定法、生物效价测定法、单纯指标测定法、DNA 遗传标记鉴定法、mRNA 差异显示鉴定法等。

　　近年来，随着分子生物学技术的发展，以 DNA 分子标记为核心内容的 DNA 分子鉴定技术已逐渐渗透到中药鉴定领域，可以弥补形态学鉴定的缺陷，能够更为客观完整地对中药质量进行评价。《中国药典》（2020 年版）一部采用聚合酶链式反应（PCR）法作为乌梢蛇、蕲蛇炮制品、川贝母等的质量评定方法，四部通则增订了中药材 DNA 条形码分子鉴定法，标志着分子鉴定技术已经成为法定的中药鉴定方法之一。本节主要介绍 DNA 分子鉴定法的基本原理及基本操作。

一、基本原理

DNA 分子是由鸟嘌呤（G）、腺嘌呤（A）、胞嘧啶（C）、胸腺嘧啶（T）4 种碱基构成，为双螺旋结构的长链分子，生物体特定的遗传信息便包含在特定的碱基排列序列中，遗传上的差异便表现在由 4 种碱基以不同顺序排列组成，因此对某一特定 DNA 片段序列进行分析即能够区分不同物种。DNA 分子鉴定法是指通过直接分析遗传物质 DNA 的多态性来推断特种内在的遗传变异而实现鉴别的方法。

二、基本操作

DNA 条形码分子鉴定法主要包括供试品处理、DNA 提取、PCR 扩增、凝胶电泳检测。

1. 供试品处理　药材和饮片取样后，为防止外源微生物污染，一般使用 75% 乙醇擦拭表面后晾干，或采用其他有效去除微生物污染的方法。称取 10~100mg 备用。

2. DNA 提取　DNA 提取包括使用研钵或研磨仪破碎细胞，粉碎成细粉，用试剂盒法进行 DNA 的分离、纯化等步骤，目前常用试剂盒包括植物基因组 DNA 提取试剂盒和动物组织/细胞基因组 DNA 提取试剂盒。由于植物类中药材种类繁多，可根据所鉴定的中药材的具体情况对提取方法加以改进。

3. PCR 扩增　标准的 PCR 反应体系一般为 20μL 或 50μL，包括 PCR 缓冲液、双蒸水、$MgCl_2$（可选）、dNTPs、引物、模板 DNA、Taq DNA 聚合酶。然后，将样品放入 PCR 仪内，设置反应程序，启动反应。

4. 凝胶电泳检测　运用琼脂糖凝胶电泳法对 PCR 产物进行检测，胶浓度为 1%~2%，可在胶中或 Loading buffer 中加入核酸凝胶染色剂 GelRed。供试品与对照药材 PCR 反应溶液的上样量为 5~10μL。电泳结束后，取凝胶在凝胶成像仪或紫外投影仪上检视。

以上为 DNA 分子鉴别的基本操作步骤，实际操作时需适当调整。

【例 3-44】川贝母药材 DNA 分子鉴定方法研究

（1）模板 DNA 提取：取本品 0.1g，依次用 75% 乙醇 1mL、灭菌超纯水 1mL 清洗，吸干表面水分，置乳钵中研磨成极细粉。取 20mg，置 1.5mL 离心管中，用新型广谱植物基因组 DNA 快速提取试剂盒提取 DNA ［加入缓冲液 AP1 400μL 和 RNA 酶溶液（10mg/mL）4μL，涡旋振荡，65℃水浴加热 10 分钟，加入缓冲液 AP2 130μL，充分混匀，冰浴冷却 5 分钟，离心（转速为 14000r/min）10 分钟；吸取上清液转移入另一离心管中，加入 1.5 倍体积的缓冲液 AP3/E，混匀，加到吸附柱上，离心（转速为 13000r/min）1 分钟，弃去过滤液，加入漂洗液 700μL，离心（转速为 12000r/min）30 秒，弃去过滤液；再加入漂洗液 500μL，离心（转速为 12000r/min）30 秒，弃去过滤液；再离心（转速为 13000r/min）2 分钟，取出吸附柱，放入另一离心管中，加入 50μL 洗脱缓冲液，室温放置 3~5 分钟，离心（转速为 12000r/min）1 分钟，将洗脱液再加入吸附柱中，室温放置 2 分钟，离心（转速为 12000r/min）1 分钟］，取洗脱液，作为供试品溶液，置 4℃冰箱中备用。另取川贝母对照药材 0.1g，同法制成对照药材模板 DNA 溶液。

（2）PCR-RFLP 反应：鉴别引物：5′CGTAACAAGGTTT-CCGTAGGTGAA3′ 和 5′GCTACGT-

TCTTCATCGAT3'。PCR 反应体系：在 200μL 离心管中进行，反应总体积为 30μL，反应体系包括 10×PCR 缓冲液 3μL，二氯化镁（25mmol/L）2.4μL，dNTP（10mmol/L）0.6μL，鉴别引物（30μmol/L）各 0.5μL，高保真 Taq DAN 聚合酶（5U/μL）0.2μL，模板 1μL，无菌超纯水 21.8μL。将离心管置 PCR 仪，PCR 反应参数：95℃预变性 4 分钟，循环反应 30 次（95℃30 秒，55~58℃30 秒，72℃30 秒），72℃延伸 5 分钟。取 PCR 反应液，置 500μL 离心管中，进行酶切反应，反应总体积为 20μL，反应体系包括 10×酶切缓冲液 2μL，PCR 反应液 6μL，SmaⅠ（10U/μL）0.5μL，无菌超纯水 11.5μL，酶切反应在 30℃水浴反应 2 小时。另取无菌超纯水，同法上述 PCR-RFLP 反应操作，作为空白对照。

（3）电泳检测：采用琼脂糖凝胶电泳法，胶浓度为 1.5%，胶中加入核酸凝胶染色剂 GelRed；供试品与对照药材酶切反应溶液的上样量分别为 8μL，DNA 分子量标记上样量为 1μL（0.5μg/μL）。电泳结束后，取凝胶片在凝胶成像仪上或紫外透射仪上检视。供试品凝胶电泳图谱中，在与对照药材凝胶电泳图谱相应的位置上，在 100~250bp 应有两条 DNA 条带，空白对照无条带（图 3-14）。

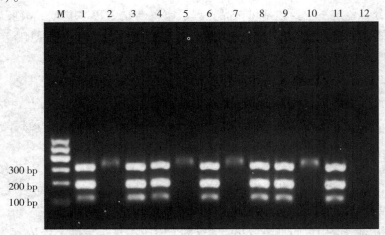

图 3-14 贝母商品药材的 PCR-RFLP 电泳图

M：mark；1. 川贝母对照药材；2. 平贝母对照药材；3~11. 市售川贝母药材；12. 空白对照

扫一扫，查阅本章数字资源，含PPT、音视频、图片等

中药的检查是指在加工、生产和贮藏过程中可能含有或产生并需要控制的物质或其限度指标，包括纯度检查（杂质检查）、均一性检查（制剂通则检查）、安全性检查和有效性检查等方面内容。本章将重点讲述中药纯度及相关安全性方面的检查。中药制剂通则检查将在第八章中详细讨论。

第一节　中药检查的一般要求

一、中药检查的主要内容

药材和饮片的检查主要包括药物的纯净程度、有毒有害物质等的限量检查，如水分、灰分、杂质、毒性成分、重金属及有害元素、二氧化硫残留、农药残留、黄曲霉毒素等。产地加工中易引入非药用部位的应规定杂质检查；易夹带泥沙的需进行酸不溶性灰分检查；栽培药材应进行重金属及有害元素、农药残留量等检测；易霉变的品种应进行真菌毒素检查；某些特殊加工处理的品种还需进行二氧化硫残留量检查。

中药提取物和植物油脂检查应根据原料药材中可能存在的有毒成分、生产过程中可能造成的污染情况、剂型要求、贮藏条件等建立检查项目。如相对密度、乙醇量、水分、灰分、总固体、干燥失重、炽灼残渣、酸值、皂化值、有毒有害物质检查等。作为注射剂原料的提取物除上述检查项外，还应根据相应注射剂品种项下规定选择检查项目，如色度、酸碱度、水分、总固体、有关物质、有害元素、溶剂残留等，并规定控制限度。

中药制剂除按制剂通则进行检查外，还应针对各品种规定检查项目，如水分、炽灼残渣、重金属及有害元素、农药残留量、有毒有害物质、有机溶剂残留量、树脂降解产物检查等。含有毒性饮片的制剂，原则上应制订有关毒性成分的检查项目，以确保用药安全；生产过程可能造成重金属和砷盐污染的中药制剂，或使用含有矿物药、海洋药物、相关动物药的中药制剂，应制定重金属和砷盐的限量检查；中药注射剂应制定有关物质及有害元素检查项；含雄黄、朱砂的制剂应采用具有强专属性的方法对可溶性砷、汞进行检查并制定限度，严格控制在安全剂量范围内；使用有机溶剂提取、分离、重结晶等工艺的制剂应检查残留溶剂，规定残留溶剂的限量；工艺中使用非药用吸附树脂进行分离纯化的制剂，根据吸附树脂的种类、型号规定检查项目，按残留溶剂方法检查，规定限量。

二、中药杂质和有害物质的种类及来源

（一）中药杂质及有害物质的种类

1. 中药杂质的种类　中药杂质是指中药中含有的不具有医疗作用，但当超过一定限度时，有可能对人体产生危害或影响稳定性的物质。中药中的杂质可分为一般杂质和特殊杂质。一般杂质是指在自然界中分布较广泛，在多种药材的采集、收购、加工以及制剂的生产或贮存过程中容易引入的杂质，如酸、碱、水分、氯化物、硫酸盐、铁盐、重金属、砷盐、残留农药、污染的微生物等。它们的检查方法均在《中国药典》（2020 年版）通则中加以规定。特殊杂质是指某中药在种植、采集、生产和贮存过程中，根据其来源、生产工艺及药品的性质有可能引入的杂质。如大黄流浸膏中的土大黄苷、阿胶中的挥发性碱性物质和附子理中丸中的乌头碱等。这类杂质被列入《中国药典》有关品种检查项下。

2. 中药有害物质的种类　中药有害物质包括内源性有害物质和外源性有害物质。内源性有害物质是指中药本身所含的具有毒副作用的化学成分。这些化学成分大多为生物的次生代谢产物，或为矿物类中药的有毒成分。例如，菊科、豆科和紫草科植物中含有的吡咯里西啶类生物碱，如千里光碱、野百合碱，其在体内的代谢产物吡咯具有很强的肝毒性作用；还有马兜铃科植物含有的马兜铃酸，具有肾毒性；矿物药雄黄中含有的三氧化二砷具有神经系统毒性，并影响毛细血管通透性。

中药中的外源性有害物质主要指有害残留物或污染物，包括农药残留、重金属及有害元素、砷盐、二氧化硫残留、有机溶剂残留和生物毒素等。

（二）中药杂质及有害物质的来源

中药中存在的杂质来源于三个方面：一是由药材和饮片中引入；二是在生产制备过程中引入；三是在储运过程中受到外界条件的影响而使中药的理化性质改变而产生。

1. 由药材和饮片中引入　药材和饮片中混存的杂质分为三类：一是来源与规定相同，但其性状或药用部位与规定不符的物质，如决明子、白扁豆中的果皮，党参中的芦头等；二是来源与规定不同的物质，如大黄药材中可能引入的土大黄；三是无机杂质，如砂石、泥块、尘土等。药材和饮片中的杂质主要由生长、采收、加工、炮制和贮藏等途径引入，如中药栽培过程中由于产地水源、土壤、空气等生长环境的污染及农药和化肥滥用导致的有害物质超标，药材采收过程中混入非药用部位及泥沙和砂石杂质。

2. 由中药生产过程引入　在中药生产过程中，如果用污染的水清洗原料药材，会使药品污染而引入杂质。生产过程中使用的各种溶剂、试剂等可能会残留在中药中成为杂质。中药生产过程中所接触到的设备、用具、管道等，都可能将重金属等有害物质引入药品中。另外，对于一些中药提取物或单一成分中药制剂，由于原料药材中常含有多种与药品成分化学结构、性质相似的内源性有害物质或其他物质，在提取精制过程中除不尽，引入药品中成为杂质。

3. 由中药储运过程中引入　中药在包装、贮存、运输过程中，由于处理不当，在外界条件（日光、空气、温度、湿度等）影响或微生物作用下，其内部成分发生聚合、分解、氧化、还原、水解等变化而产生一些杂质及新的有害物质。中药在贮存过程中可能发生霉变、酸败、虫蛀等而引入有害物质，如生物毒素等。一些中药在贮存过程中为了防虫、保鲜或漂白，使用超量的硫黄熏蒸导致 SO_2 超标。这些杂质及有害物质不仅使药物外观性状发生改变，降低药物的稳定性和质

量，甚至对人体产生毒害或使药物失去治疗效力。

三、限量检查及计算方法

（一）中药杂质及有害物质的限量

从中药质量及安全性评价来看，中药中杂质和有害物质的含量应越少越好，但要将其完全除尽，也非常困难，势必使生产工艺更加繁复，增加成本，造成浪费。因此，对于中药中存在的杂质及有害物质，通常在保证药物安全、稳定、质量可控的前提下，只进行限量检查。中药中所含杂质（包括有害物质）的最大允许量，称为杂质（或有害物质）的限量。故应制定科学合理的检查方法和限量标准，以确保临床用药安全。

（二）中药杂质及有害物质检查方法

中药杂质及有害物质限量检查方法主要有对照法、灵敏度法、比较法和含量测定法。

1. 对照法 对照法系指取最大限度量的待检杂质或其他待检物对照品（或标准品）配制成对照品溶液，与一定量供试品配成的供试品溶液在相同条件下试验，比较结果，以确定杂质含量是否超过限量。此时，供试品（S）中所含杂质（或有害物质）的最大允许量可以通过杂质标准溶液的浓度（C）和体积（V）的乘积表示，故杂质（或有害物质）限量（L）的计算公式为：

$$杂质（或有害物质）限量（\%）=\frac{标准溶液体积（V）×标准溶液浓度（C）}{供试品量（S）}×100\%$$

即

$$L（\%）=\frac{V×C}{S}×100\%$$

中药中重金属及砷盐的总量检查，以及氯化物、硫酸盐、铁盐等检查均采用本方法。

【例4-1】黄连上清丸中重金属检查

取本品5丸，切碎，过二号筛，取适量，称定重量，照炽灼残渣检查法（《中国药典》2020年版通则0841）炽灼至完全灰化。取遗留的残渣，依法检查，含重金属不得过25mg/kg。如果标准铅溶液（每1mL相当于10μg的Pb）取用量为2mL，供试品的取样量为：

$$S=\frac{V×C}{L}×100\%=\frac{2×10×10^{-6}}{0.000025}×100\%=0.8（g）$$

2. 灵敏度法 灵敏度法系指于供试品溶液中加入某种试剂，在一定条件下反应，观察有无阳性结果出现，以判断杂质是否超限。

【例4-2】肉桂油中重金属的检查

取本品10mL，加水10mL与盐酸1滴，振摇后，通硫化氢使饱和，水层与油层均不得变色。

3. 比较法 比较法系指取供试品一定量，依法测定待检品的某些特征参数，与规定的限量比较，以判断其是否超限。

【例4-3】体外培育牛黄中游离胆红素的检查

取本品细粉10mg，精密称定，置5mL量瓶中，加三氯甲烷4mL，微温，放冷，加三氯甲烷至刻度，摇匀，滤过，取续滤液，照紫外-可见分光光度法［《中国药典》（2020年版）通则0401］，在453nm波长处测定吸光度，吸光度不得过0.70。

4. 含量测定法 含量测定法系指用规定的方法测定杂质的含量，与规定的限量比较，以判断杂质是否超限

【例4-4】人参中重金属及有害元素的检查

　　照铅、镉、砷、汞、铜测定法〔《中国药典》（2020 年版）通则 2321 原子吸收分光光度法或电感耦合等离子体质谱法〕测定，铅不得过 5mg/kg；镉不得过 1mg/kg；砷不得过 2mg/kg；汞不得过 0.2mg/kg；铜不得过 20mg/kg。

第二节　一般限量检查法

一、重金属检查法

　　重金属系指在规定实验条件下，能与硫代乙酰胺或硫化钠作用显色的金属杂质。在弱酸性（pH 值 3~3.5）条件下能与硫代乙酰胺生成不溶性硫化物而显色的金属离子有 Pb^{2+}、As^{3+}、As^{5+}、Hg^{2+}、Ag^+、Bi^{3+}、Cu^{2+}、Cd^{2+}、Co^{2+}、Ni^{2+}、Sb^{3+}、Sn^{2+}、Sn^{4+} 等金属离子；在碱性溶液中能与硫化钠作用生成不溶性硫化物而显色的有 Pb^{2+}、Hg^{2+}、Bi^{3+}、Cd^{2+}、Cu^{2+}、Co^{2+}、Fe^{3+}、Ni^{2+}、Zn^{2+} 等金属离子。由于在药品生产中遇到铅的机会比较多，而且铅易积蓄中毒，故检查时以铅为代表。《中国药典》（2020 年版）收载 3 种方法。

　　以下介绍的检查方法测定的是重金属离子的总量，而并不能反映特定离子含量的高低，但它反映了药品的纯度，也是衡量其安全性的一个重要指标。

（一）重金属最大限量理论值计算

　　建立重金属及有害元素限量标准时，可按照下列公式计算其最大限量理论值：

$$L = \frac{A \times W}{M \times 10} \times \frac{AT}{EF \times ED} \times \frac{l}{t}$$

　　式中，L 为最大限量理论值（mg/kg）；A 为每日允许摄入量（mg/kg b.w.）；W 为人体平均体重（kg），一般按 63kg 计；M 为中药材（饮片）每日人均可服用的最大剂量（kg）；AT 为平均寿命天数，一般为 365 天/年×70 年；EF 为中药材或饮片服用频率（天/年）；ED 为一生的服用中药的暴露年限；t 为中药材及饮片经煎煮或提取后，重金属元素的转移率（%）；10 为安全因子，表示每日由中药材及其制品中摄取的重金属量不大于日总暴露量（包括食物和饮用水）的 10%。

　　由于重金属在人体的半衰期较长，并且在长期的暴露过程中，每日摄入量或每周摄入量微小。因此，WHO 和 FAO 有时不设立 ADI，而以每周耐受摄入量（provisional tolerable weekly intake，PTWI）（单位 µg/kg b.w.）或每月耐受摄入量（provisional tolerable monthly intake，PTMI）（单位 µg/kg b.w.）代替。此时，ADI 可通过 PTWI 或 PTMI 换算得到。ADI＝PTWI/7/1000 或 ADI＝PTMI/30/1000。

（二）硫代乙酰胺法

　　在《中国药典》中，硫代乙酰胺法又分为第一法和第二法，第一法是直接法，第二法是炽灼后的硫代乙酰胺法。如《中国药典》采用第一法检查滑石粉中的重金属，并规定含重金属不得过 40mg/kg。

　　1. 第一法　是重金属检查常用的方法，适用于供试品可不经有机破坏即可溶于水、稀酸和乙醇的重金属检查。

　　（1）原理：在弱酸性（pH 值 3~3.5）溶液中，硫代乙酰胺发生水解，产生硫化氢，与重金属离子作用，生成有色硫化物的均匀沉淀（混悬液）。与铅标准液在相同条件下产生的颜色进行比较，判定供试品中重金属是否符合限量规定。反应式如下：

$$CH_3CSNH_2 + H_2O \xrightarrow{\text{pH 值 3.5}} CH_3CONH_2 + H_2S\uparrow$$

$$Pb^{2+} + H_2S \xrightarrow{\text{pH 值 3.5}} PbS\downarrow（黑色）+ 2H^+$$

（2）检查方法：取 25mL 纳氏比色管 3 支，甲管中加标准铅溶液一定量与醋酸盐缓冲液（pH 值 3.5）2mL 后，加水或各品种项下规定的溶剂稀释成 25mL，乙管中加入按各品种项下规定方法制成的供试液 25mL，丙管中加入与乙管相同量的供试品，加配制供试品溶液的溶剂适量使溶解，再加与甲管相同量的标准铅溶液与醋酸盐缓冲液（pH 值 3.5）2mL 后，用溶剂稀释成 25mL；若供试品溶液带颜色，可在甲管中滴加少量的稀焦糖溶液或其他无干扰的有色溶液，使之与乙管、丙管一致；再在甲、乙、丙三管中分别加硫代乙酰胺试液各 2mL，摇匀，放置 2 分钟，同置白纸上，自上向下透视，当丙管中显出的颜色不浅于甲管时，乙管中显示的颜色与甲管比较，不得更深。如丙管中显出的颜色浅于甲管，应取样按第二法重新检查。

（3）标准铅溶液配制：称取硝酸铅 0.1599g，置 1000mL 量瓶中，加硝酸 5mL 与水 50mL 溶解后，用水稀释至刻度，摇匀，作为贮备液。

临用前，精密量取贮备液 10mL，置 100mL 量瓶中，加水稀释至刻度，摇匀，即得。

制备与贮存用的玻璃容器均不得含铅。

（4）注意事项

①本法以 25mL 溶液中含 10～20μg 的 Pb，即相当于标准铅溶液 1～2mL 时，加硫代乙酰胺试液后所显的黄褐色最适合于目视法观察，硫代乙酰胺试液与重金属反应的最佳 pH 值是 3.5，最佳显色时间为 2 分钟。

②若供试液带有颜色，可在甲管中滴加少量的稀焦糖溶液或其他无干扰的有色溶液，使之均与乙管、丙管一致。仍不能使颜色一致时，应取样按第二法检查。

稀焦糖溶液的制备：取蔗糖或葡萄糖约 5g，置瓷蒸发皿或瓷坩埚中，在玻璃棒不断搅拌下，加热至呈棕色糊状，放冷，用水溶解成约 25mL，滤过，贮于滴瓶中备用。

③供试品中如含微量高铁盐，在弱酸性溶液中会氧化硫化氢而析出硫，产生浑浊，影响比色，可在甲、乙、丙三管中分别加维生素 C 0.5～1.0g，将高铁离子还原为亚铁离子，再照上述方法检查。

2. 第二法　本法为样品炽灼后的硫代乙酰胺法，即《中国药典》第二法，适用于含芳环、杂环及难溶于水、稀酸和乙醇的有机药物重金属检查。

（1）原理：重金属可能与芳环或杂环形成较牢固的价键，供试品需先炽灼破坏，再加盐酸转化为易溶于水的氯化物，再照第一法检查。

（2）检查方法：取各品种项下规定量的供试品，按炽灼残渣检查法（《中国药典》（2020 年版）四部通则 0841）进行炽灼处理，然后取遗留的残渣或直接取炽灼残渣项下遗留的残渣，如供试品为溶液，则取各品种项下规定量的溶液，蒸发至干，再按上述方法处理后取遗留的残渣，加硝酸 0.5mL，蒸干，至氧化氮蒸气除尽后（或取供试品一定量，缓缓炽灼至完全炭化，放冷，加硫酸 0.5～1mL，使恰湿润，用低温加热至硫酸除尽后，加硝酸 0.5mL，蒸干，至氧化氮蒸气除尽后，放冷，在 500～600℃炽灼使完全灰化），放冷，加盐酸 2mL，置水浴上蒸干后加水 15mL，滴加氨试液至对酚酞指示液显微粉红色，再加醋酸盐缓冲液（pH 值 3.5）2mL，微热溶解后，移置纳氏比色管中，加水稀释成 25mL，作为乙管；另取配制供试品溶液的试剂，置瓷皿中蒸干后，加醋酸盐缓冲液（pH 值 3.5）2mL 与水 15mL，微热溶解后，移置纳氏比色管中，加标准铅溶液一定量，再用水稀释成 25mL，作为甲管；再在甲、乙两管中分别加入硫代乙酰胺试液各 2mL，摇匀，放置 2 分钟，同置白纸上，自上向下透视，乙管中显出的颜色与甲管比较，不得更深。

（3）注意事项

①本法的炽灼温度须控制在 500~600℃，若超过 700℃，多数重金属盐会有不同程度的损失。

②为使有机物分解破坏完全，炽灼残渣中需加硝酸加热处理，此时必须将硝酸蒸干，除尽亚硝酸，否则亚硝酸会氧化硫代乙酰胺水解生成的硫化氢，析出硫，影响观察。

（三）硫化钠法

硫化钠法也称《中国药典》第三法，适用于供试品能溶于碱而不溶于稀酸或在稀酸中生成沉淀的药物重金属检查。

1. 原理 在碱性条件下，硫化钠与重金属离子作用生成不溶性硫化物，反应式如下：

$$Pb^{2+}+S^{2-}\longrightarrow PbS\downarrow$$

2. 检查方法 取供试品适量，加氢氧化钠试液 5mL 与水 20mL 溶解后，置纳氏比色管中，加硫化钠试液 5 滴，摇匀，与一定量的标准铅溶液同样处理后的颜色比较，不得更深。

3. 注意事项 硫化钠对玻璃有腐蚀作用，久置会产生絮状物，应临用时配制。

二、砷盐检查法

《中国药典》（2020 年版）收载了两种砷盐检查方法，即古蔡氏法（Gutzeit）和二乙基二硫代氨基甲酸银法（Ag-DDC 法）。如《中国药典》（2020 年版）滑石粉中砷盐的限量检查即采用古蔡法，并规定其含砷盐不得过 2mg/kg。

（一）古蔡氏法

《中国药典》砷盐检查法下第一法。

1. 原理 利用金属锌与酸作用，产生新生态的氢，与供试品中微量砷盐反应，生成挥发性砷化氢，砷化氢再与溴化汞试纸作用生成黄色至棕色砷斑。与标准砷溶液在同一条件下所形成的砷斑进行比较，判定供试品中砷盐是否符合限量规定。

$$AsO_3^{3-}+3Zn+9H^+\rightarrow AsH_3\uparrow+3Zn^{2+}+3H_2O$$
$$AsH_3+3HgBr_2\rightarrow 3HBr+As(HgBr)_3 \quad （黄色）$$
$$AsH_3+2As(HgBr)_3\rightarrow 3AsH(HgBr)_2 \quad （棕色）$$
$$AsH_3+As(HgBr)_3\rightarrow 3HBr+As_2Hg_3 \quad （棕黑色）$$

五价砷在酸性溶液中能被金属锌还原为砷化氢，但生成砷化氢的速度较三价砷慢，故在反应液中加入碘化钾及酸性氯化亚锡将五价砷还原为三价砷，碘化钾被氧化生成的碘又可被氯化亚锡还原为碘离子，维持反应过程中碘化钾还原剂的存在。

$$AsO_4^{3-}+2I^-+2H^+\rightarrow AsO_3^{3-}+I_2+H_2O$$
$$AsO_4^{3-}+Sn^{2+}+2H^+\rightarrow AsO_3^{3-}+Sn^{4+}+H_2O$$
$$I_2+Sn^{2+}\rightarrow 2I^-+Sn^{4+}$$

溶液中的碘离子还能与反应中产生的锌离子形成配合物，使生成砷化氢的反应不断进行。

$$4I^-+Zn^{2+}\rightarrow[ZnI_4]^{2-}$$

氯化亚锡与碘化钾存在，可抑制锑化氢的生成，因锑化氢也能与溴化汞试纸作用生成锑斑，在试验条件下 100μg 锑的存在不会干扰测定。氯化亚锡又可与锌作用，在锌粒表面形成锌锡齐

（锌锡的合金），起去极化作用，使锌粒与盐酸作用缓和，从而使氢气均匀而连续地发生，有利于砷斑的形成，增加反应的灵敏度和准确度。

$$Sn^{2+}+Zn \rightarrow Sn+Zn^{2+}$$

2. 测定方法 仪器装置如图 4-1。A 为 100mL 标准磨口锥形瓶；B 为中空的标准磨口塞，上连导气管 C（外径 8.0mm，内径 6.0mm），全长约 180mm；D 为具孔的有机玻璃旋塞，其上部为圆形平面，中央有一圆孔，孔径与导气管 C 的内径一致，其下部孔径与导气管 C 的外径相适应，将导气管 C 的顶端套入旋塞下部孔内，并使管壁与旋塞的圆孔相吻合，黏合固定；E 为中央具有圆孔（孔径 6.0mm）的有机玻璃旋塞盖，与 D 紧密吻合。

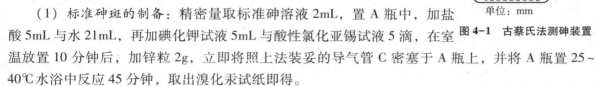

图 4-1 古蔡氏法测砷装置

测试时，于导气管 C 中装入醋酸铅棉花 60mg（装管高度为 60~80mm），再于旋塞 D 的顶端平面上放一片溴化汞试纸（试纸大小以能覆盖孔径而不露出平面外为宜），盖上旋塞盖 E 并旋紧，即得。

（1）标准砷斑的制备：精密量取标准砷溶液 2mL，置 A 瓶中，加盐酸 5mL 与水 21mL，再加碘化钾试液 5mL 与酸性氯化亚锡试液 5 滴，在室温放置 10 分钟后，加锌粒 2g，立即将照上法装妥的导气管 C 密塞于 A 瓶上，并将 A 瓶置 25~40℃水浴中反应 45 分钟，取出溴化汞试纸即得。

若供试品需经有机破坏后再行检砷，则应取标准砷溶液代替供试品，照该品种项下规定的方法同法处理后，依法制备标准砷斑。

（2）检查：取按各品种项下规定方法制成的供试品溶液，置 A 瓶中，照标准砷斑的制备，自"再加碘化钾试液 5mL"起，依法操作。将生成的砷斑与标准砷斑比较，不得更深。

3. 注意事项

（1）用三氧化二砷制备标准砷贮备液，临用前取贮备液配制标准砷溶液（每 1mL 相当于 1μg 的 As）。标准砷贮备液存放时间一般不宜超过 1 年，标准砷溶液最好应当天精密量取标准砷贮备液进行稀释。

（2）本法反应灵敏度为 1μg（以 As 计算），以 2~10μg As 所形成的砷斑易于观察。《中国药典》规定用 2μg 的 As（取标准砷溶液 2mL）。

（3）反应溶液的酸度相当于 2mol/L 的盐酸溶液。碘化钾的浓度为 2.5%，氯化亚锡的浓度为 0.3%。酸性氯化亚锡试液以新鲜配制较好，放置时间不宜过长，否则不能把反应中生成的碘还原，影响砷斑的色调，以加入 1~2 滴碘试液后，色褪方可使用。一般情况下，碘化钾试液贮存不得超过 10 日，酸性氯化亚锡不得超过 3 个月。

（4）供试品和锌粒中可能含有少量硫化物，在酸性溶液中产生的 H_2S 气体会干扰检查，用醋酸铅棉花可吸收除去 H_2S。醋酸铅棉花用量和装填高度应适当且保持干燥状态。

（5）根据药物的性质不同，选择供试品的预处理方法，可溶于水的或可溶于酸的药物中的砷盐检查，一般不经破坏，直接依法检查砷盐；多数环状结构的有机药物，可能与砷以共价键有机状态结合为金属有机化合物，如不经破坏则砷不易析出，通常应先行有机破坏。常用的有机破坏法有碱破坏法、酸破坏法及直接炭化法等，《中国药典》采用碱破坏法。即在碱性情况下，经高温（500~600℃）灼烧转变成不挥发的无机物，再依法测定。

（二）二乙基二硫代氨基甲酸银法

《中国药典》砷盐检查法下第二法，简称 Ag-DDC 法，也可用于微量砷盐的含量测定。

1. 原理　金属锌与酸作用，产生新生态的氢，与供试品中的微量亚砷酸盐反应，生成具有挥发性的砷化氢，被二乙基二硫代氨基甲酸银溶液吸收，使 Ag-DDC 中的银还原成红色的胶态银。比较供试品与标准砷溶液在同一条件下生成红色胶态银颜色的深浅。

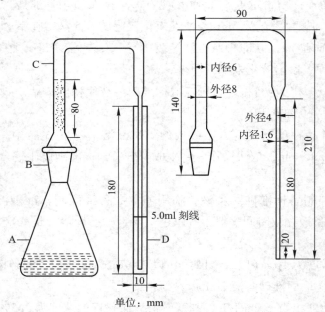

二乙基二硫代氨基甲酸银　　　　　　　　　　　　　　二乙基二硫代氨基甲酸
（简称Ag-DDC）　　　　　　　　　　　　　　　　（简称HDDC）

2. 测定方法　仪器装置如图 4-2。A 为 100mL 标准磨口锥形瓶；B 为中空的标准磨口塞，上连导气管 C（一端的外径为 8mm，内径为 6mm；另一端长为 180mm，外径为 4mm，内径为 1.6mm，尖端内径为 1mm）；D 为平底玻璃管（长为 180mm，内径为 10mm，于 5.0mL 处有一刻度）。测试时，于导气管 C 中装入醋酸铅棉花 60mg（装管高度为约 80mm），并于 D 管中精密加入 Ag-DDC 试液 5mL。

图 4-2　Ag-DDC 法测砷装置

（1）标准砷对照液的制备：精密量取标准砷溶液 2mL，置 A 瓶中，加盐酸 5mL 与水 21mL，再加碘化钾试液 5mL 与酸性氯化亚锡试液 5 滴，在室温放置 10 分钟后，加锌粒 2g，立即将导气管 C 与 A 瓶密塞，使生成的砷化氢气体导入 D 管中，并将 A 瓶置 25～40℃ 水浴中反应 45 分钟，取出 D 管，添加三氯甲烷至刻度，混匀，即得。

（2）检查：取各品种项下规定方法制成的供试品溶液，置 A 瓶中，照标准砷对照液的制备，自"再加碘化钾试液 5mL"起，依法操作。将所得溶液与标准砷对照液同置白色背景上，从 D 管上方向下观察、比较，所得溶液的颜色不得比标准砷对照液更深。必要时，可将所得溶液转移至 1cm 吸收池中，用分光光度计在 510nm 波长处以 Ag-DDC 试液作空白，测定吸光度，与标准砷对照液按同法测得的吸光度比较，即得。

3. 注意事项

（1）本法灵敏度为 0.5μg As/30mL。本法优点可避免目视误差，灵敏度较高，在 1～10μg As/40mL 范围内线性关系良好，显色在 2 小时内稳定，重现性好。

（2）锑化氢与 Ag-DDC 的反应灵敏度较低，故在反应液中加入 40% 氯化亚锡溶液 3mL、15% 碘化钾溶液 5mL 时，500μg 的锑不干扰测定。

（3）本法以 25~40℃ 水浴中反应 45 分钟为宜。在此温度下，反应过程中有部分氯仿挥发损失，比色前应添加氯仿至 5.00mL，摇匀后再进行测定。

三、炽灼残渣检查法

有机药物经炽灼炭化，再加硫酸湿润，加热使硫酸蒸气除尽后，于高温（700~800℃）炽灼至完全灰化，使有机质破坏分解变为挥发性物质逸出，残留的非挥发性无机杂质（多为金属的氧化物或无机盐类）成为硫酸盐，称为炽灼残渣（residue on ignition），也称硫酸灰分。其检查的目的是用于控制有机药物或挥发性无机药物中非挥发性无机杂质。

（一）测定方法

取供试品 1.0~2.0g 或各品种项下规定的重量，置已炽灼至恒重的坩埚中，精密称定，缓缓炽灼至完全炭化，放冷至室温；加硫酸 0.5~1mL 使湿润，低温加热至硫酸蒸气除尽后，在 700~800℃ 炽灼使完全灰化，移置干燥器内，放冷至室温，精密称定后，再在 700~800℃ 炽灼至恒重，即得。

如需将残渣留作重金属检查，则炽灼温度必须控制在 500~600℃。

$$炽灼残渣\% = \frac{残渣及坩埚重 - 空坩埚重}{供试品重} \times 100\%$$

（二）注意事项

1. 取样量可根据炽灼残渣限量来决定，取样量过多，炭化及灰化时间长，取样量少，炽灼残渣量少，称量误差大。由于炽灼残渣限量一般在 0.1%~0.2%，所以取样量一般为 1~2g。

2. 为了防止供试品在炭化时骤然膨胀而溢出，可将坩埚斜置，缓缓加热，直至完全灰化；在移至高温炉炽灼前，必须低温蒸发除尽硫酸，否则会腐蚀炉膛，甚至造成漏电事故，若温度过高，亦会因溅射影响测定结果；含氟药物对瓷坩埚有腐蚀作用，可采用铂坩埚。

3. 若需将残渣留作重金属检查，则供试品的取用量应为 1.0g，炽灼温度必须控制在 500~600℃。

4. 具有挥发性无机成分的中药受热挥发或分解，残留非挥发性杂质，也可用炽灼残渣法检查。如中药轻粉其来源主要为水银、胆矾、食盐升华制成的氯化亚汞结晶，具有挥发性。《中国药典》（2020 年版）规定用本法检查其炽灼残渣不得超过 0.1%。

四、水分测定法

《中国药典》（2020 年版）收载的水分测定法，系针对中药固体制剂或中药材中的水分含量（%），其测定方法、测定条件和要求有别于干燥失重。《中国药典》水分测定收载有五法，包括烘干法、甲苯法、减压干燥法和气相色谱法等。

（一）烘干法

本法适用于不含或少含挥发性成分的药品。

测定法：取供试品 2~5g，如果供试品的直径或长度超过 3mm，在称取前应快速制成直径或长度不超过 3mm 的颗粒或碎片，平铺于干燥至恒重的扁形称量瓶中，厚度不超过 5mm，疏松样品不超过 10mm，精密称定，打开瓶盖，在 100～105℃干燥 5 小时，将瓶盖盖好，移至干燥器中，放冷 30 分钟，精密称定重量，再在上述温度干燥 1 小时，放冷，称重，至连续两次称重的差异不超过 5mg 为止。根据减失的重量，计算供试品中含水量（％）。

（二）甲苯法

本法适用于含挥发性成分的药物。仪器装置如图 4-3 所示。A 为 500mL 的短颈圆底烧瓶；B 为水分测定管；C 为直形冷凝管，外管长 40cm。使用前，全部仪器应清洁，并置烘箱中烘干。

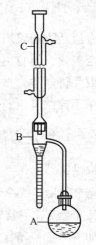

1. 测定方法　取供试品适量（相当于含水量 1～4mL）精密称定，置 A 瓶中，加甲苯约 200mL，必要时加入干燥、洁净的沸石（无釉小瓷片数片）或玻璃珠数粒，连接仪器，自冷凝管顶端加入甲苯至充满 B 管的狭细部分。将 A 瓶置电热套中或用其他适宜方法缓缓加热，待甲苯开始沸腾时，调节温度，使每秒钟馏出 2 滴。待水分完全馏出，即测定管刻度部分的水量不再增加时，将冷凝管内部先用甲苯冲洗，再用饱蘸甲苯的长刷或其他适当方法，将管壁上附着的甲苯推下，继续蒸馏 5 分钟，放冷至室温，拆卸装置，如有水黏附在 B 管的管壁上，可用蘸甲苯的铜丝推下，放置，使水分与甲苯完全分离（可加亚甲蓝粉末少量，使水染成蓝色，以便分离观察）。检读水量，并计算成供试品中含水量（％）。

图 4-3　甲苯法水分
测定装置

2. 注意事项　通常用化学纯甲苯直接测定，测定用的甲苯需先加水少量，充分振摇，使水在甲苯中达到饱和，放置，将水层分离弃去，经蒸馏后可使用，以减少因甲苯与微量水混溶而引起水分测定结果偏低。馏出液甲苯和水分进入水分测定管中，因水的相对密度大于甲苯，沉于底部，甲苯流回 A 瓶中。

（三）减压干燥法

本法适用于含有挥发性成分的贵重药品。

测定法：先取直径 12cm 的培养皿，加入新鲜五氧化二磷干燥剂适量，使铺成 0.5～1cm 的厚度，放入直径 30cm 的减压干燥器中。取供试品 2～4g，混合均匀，分别取 0.5～1g，置已在供试品同样条件下干燥并称重的称量瓶中，精密称定，打开瓶盖，放入上述减压干燥器中，抽气减压至 2.67kPa（20mmHg）以下并持续抽气半小时，室温放置 24 小时。在减压干燥器出口连接无水氯化钙干燥管，打开活塞，待内外压一致，关闭活塞，打开干燥器，盖上瓶盖，取出称量瓶迅速精密称定重量，计算供试品中含水量（％）。

（四）气相色谱法

该方法具有简便、快速、灵敏、准确的特点，且不受样品组分和环境湿度的影响，可适用于各类型中药制剂中微量水分的精密称定，测定方法如下。

1. 色谱条件与系统适用性试验　用直径为 0.18～0.25mm 的二乙烯苯-乙基乙烯苯型高分子多孔小球作为载体，柱温为 140～150℃，热导检测器检测。注入无水乙醇，照气相色谱法测定，应符合下列条件要求：①理论板数按水峰计算应大于 1000，理论板数按乙醇峰计算应大于 150。②水和乙醇两峰的分离度应大于 2。③用无水乙醇进样 5 次，水峰面积的相对标准偏差不得大于 3.0％。

2. 对照溶液的制备　取纯化水约 0.2g，精密称定，置 25mL 量瓶中，加无水乙醇至刻度，摇匀，即得。

3. 供试品溶液的制备　取供试品适量（含水量约 0.2g），剪碎或研细，精密称定，置具塞锥形瓶中，精密加入无水乙醇 50mL，密塞，混匀，超声处理 20 分钟，放置 12 小时，再超声处理 20 分钟，密塞放置，待澄清后倾取上清液，即得。

4. 测定法　取无水乙醇、对照溶液和供试品溶液各 1~5μL，注入气相色谱仪，测定，即得。

5. 注意事项　对照溶液与供试品溶液的配制须用新开启的同一瓶无水乙醇；用外标法计算供试品中的含水量，计算时应扣除无水乙醇中的含水量，方法如下：

对照溶液中实际加入的水的峰面积＝对照溶液中总水峰面积−K×对照溶液中乙醇峰面积

供试品中水的峰面积＝供试品溶液中总水峰面积−K×供试品溶液中乙醇峰面积

$$K = \frac{无水乙醇中水峰面积}{无水乙醇中乙醇峰面积}$$

五、灰分测定法

中药灰分包括总灰分（total ash）和酸不溶性灰分（acid-insoluble ash）。总灰分是指药材或制剂经加热炽灼灰化后遗留的非挥发性灰烬，包括生理灰分（药物本身所含的各种无机盐类，如草酸钙等）和少量允许存在的外来杂质（泥沙等）。酸不溶性灰分是指总灰分加稀盐酸处理后得到的不溶性灰分，主要是不溶于盐酸的砂石、泥土等硅酸盐类化合物。可视情况测定其中一项或两项，凡易夹杂泥沙、炮制时也不易除去的药材或生理灰分高的药材（测定值大于 10%，酸不溶性灰分测定值超过 2%），除规定总灰分外还应规定酸不溶性灰分。

如大黄的总灰分由于生长条件不同可为 8%~20%，此类药材的总灰分就不能明确说明外来杂质的量，故需要测定酸不溶性灰分。

（一）总灰分测定法

测定用的供试品需粉碎，使能通过二号筛，混合均匀后，取供试品 2~3g（如需测定酸不溶性灰分，可取供试品 3~5g），置炽灼至恒重的坩埚中，称定重量（准确至 0.01g），缓缓炽热，注意避免燃烧，至完全炭化时，逐渐升高温度至 500~600℃，使完全灰化并至恒重。根据残渣重量，计算供试品中总灰分的含量（%）。

如供试品不易灰化，可将坩埚放冷，加热水或 10% 硝酸铵溶液 2mL，使残渣湿润，然后置水浴上蒸干，残渣照前法炽灼，至坩埚内容物完全灰化。

（二）酸不溶性灰分测定法

取总灰分测定所得的灰分，在坩埚中小心加入稀盐酸约 10mL，用表面皿覆盖坩埚，置水浴上加热 10 分钟，表面皿用热水 5mL 冲洗，洗液并入坩埚中，用无灰滤纸滤过，坩埚内的残渣用水洗于滤纸上，并洗涤至洗液不显氯化物反应为止。滤渣连同滤纸移至同一坩埚中，干燥，炽灼至恒重。根据残渣重量，计算供试品中酸不溶性灰分的含量（%）。

如《中国药典》（2020 年版）规定，艾叶总灰分不得过 12.0%，酸不溶性灰分不得过 3.0%；人参总皂苷的总灰分不得过 6.0%；脑得生丸和安宫牛黄丸酸不溶性灰分均不得过 1.0% 等。

（三）注意事项

1. 测定前先将供试品称取适量粉碎，使其通过二号筛，将粉末混合均匀后再取样。

2. 如供试品不易灰化，可将坩埚放冷，加热水或 10% 硝酸铵溶液 2mL，使残渣湿润，然后置水浴上蒸干，得到的残渣再按上面所说的方法炽灼至坩埚内容物完全灰化。

六、干燥失重测定法

药品中若含有较多的水分或其他挥发性物质，不仅使其成分的含量降低，而且会引起药物中某些成分水解或发霉变质。因此要进行干燥失重测定。

（一）原理

干燥失重指药品在规定的条件下，经干燥后所减失的重量。主要是检查药物中的水分、结晶水及其他挥发性的物质如乙醇等。由减失的重量和取样量计算供试品的干燥失重。

（二）测定方法

取供试品，混合均匀（如为较大的结晶，应先迅速捣碎使成 2mm 以下的小粒），取约 1g 或各品种项下规定的重量，置与供试品相同条件下干燥至恒重的扁形称量瓶中，精密称定，除另有规定外，在 105℃ 干燥至恒重。由减失的重量和取样量计算供试品的干燥失重。

（三）注意事项

1. 供试品干燥时，应平铺在扁形称量瓶中，厚度不可超过 5mm，如为疏松物质，厚度不可超过 10mm。放入烘箱或干燥器进行干燥时，应将瓶盖取下，置称量瓶旁，或将瓶盖半开进行干燥；取出时，须将称量瓶盖好。置烘箱内干燥的供试品，应在干燥后取出置干燥器中放冷，然后称定重量。

2. 供试品如未达规定的干燥温度即融化时，应先将供试品在低于熔化温度 5~10℃ 的温度下干燥至大部分水分除去后，再按规定条件干燥。

3. 当用减压干燥器（通常为室温）或恒温减压干燥器（温度应按各品种项下的规定设置）时，除另有规定外，压力应在 2.67kPa（20mmHg）以下。干燥器中常用的干燥剂为五氧化二磷、无水氯化钙或硅胶；恒温减压干燥器中常用的干燥剂为五氧化二磷。干燥剂应及时更换，使其保持在有效状态。

七、甲醇量检查法

本法系用气相色谱法［《中国药典》（2020 年版）四部通则 0521］测定酒剂或酊剂、流浸膏剂等含乙醇制剂中甲醇的含量。除另有规定外，制剂中甲醇量不得超过 0.05%（mL/mL）。

（一）毛细管柱法

1. 色谱条件与系统适用性试验 采用（6%）氰丙基苯基-（94%）二甲基聚硅氧烷为固定液的毛细管柱；起始温度为 40℃，维持 2 分钟，以每分钟 3℃ 的速率升温至 65℃，再以每分钟 25℃ 的速率升温至 200℃，维持 10 分钟；进样口温度 200℃；检测器（FID）温度 220℃；采用合适的比例分流进样；顶空进样平衡温度为 85℃，平衡时间为 20 分钟。理论板数按甲醇峰计算应不低于10000，甲醇峰与其他色谱峰的分离度应大于1.5。

2. 测定方法　取供试液作为供试品溶液。精密量取甲醇1mL，置100mL量瓶中，加水稀释至刻度，摇匀，精密量取5mL，置100mL量瓶中，加水稀释至刻度，摇匀，作为对照品溶液。分别精密量取对照溶液与供试品溶液各3mL，置10mL顶空进样瓶中，密封，顶空进样。按外标法以峰面积计算，即得。

（二）填充柱法

1. 色谱条件与系统适用性试验　用直径为0.18~0.25mm的二乙烯苯-乙基乙烯苯型高分子多孔小球作为载体；柱温125℃。理论板数按甲醇峰计算应不低于1500；甲醇峰、乙醇峰与内标物质各相邻色谱峰之间的分离度应符合规定。

2. 校正因子测定　精密量取正丙醇1mL，置100mL量瓶中，用水溶解并稀释至刻度，摇匀，作为内标溶液。另精密量取甲醇1mL，置100mL量瓶中，用水稀释至刻度，摇匀，精密量取10mL，置100mL量瓶中，精密加入内标溶液10mL，用水稀释至刻度，摇匀，取1μL注入气相色谱仪，连续进样3~5次，测定峰面积，计算校正因子。

3. 测定方法　精密量取内标溶液1mL，置10mL量瓶中，加供试液至刻度，摇匀，作为供试品溶液，取1μL注入气相色谱仪，测定，即得。

（三）注意事项

1. 如采用填充柱法时，内标物质峰相应的位置出现杂质峰，可改用外标法测定。
2. 建议选择大口径、厚液膜色谱柱，规格为30m×0.53mm×3.00μm。

第三节　生物检查法

生物检查法系检查非规定灭菌制剂及其原料辅料受微生物污染程度的方法，包括无菌检查法、非无菌产品微生物限度检查：微生物计数法、非无菌产品微生物限度检查：控制菌检查法、非无菌药品微生物限度标准、中药饮片微生物限度检查法、抑菌效力检查法、异常毒性检查法、热原检查法、细菌内毒素检查法、升压物质检查法、组胺类物质检查法、过敏反应检查法、溶血与凝聚检查法。本教材主要介绍以下内容。

一、无菌检查法

无菌检查法系用于检查药典要求无菌的药品、生物制品、医疗器械、原料、辅料及其他品种是否无菌的一种方法。若供试品符合无菌检查法的规定，仅表明了供试品在该检验条件下未发现微生物污染。

无菌检查应在无菌条件下进行，试验环境必须达到无菌检查的要求，检验全过程应严格遵守无菌操作，防止微生物污染，防止污染的措施不得影响供试品中微生物的检出。单向流空气区域、工作台面及受控环境应定期按医药工业洁净室（区）悬浮粒子、浮游菌和沉降菌的测试方法的现行国家标准进行洁净度确认。隔离系统应定期按相关的要求进行验证，其内部环境的洁净度须符合无菌检查的要求。日常检验需对试验环境进行监测。

《中国药典》（2020年版）规定：除另有规定外，注射剂、用于手术创伤或临床必须无菌的鼻用制剂、气雾剂、凝胶剂、局部用散剂、涂剂等，需进行无菌检查。如注射用双黄连（冻干）。

二、非无菌药品微生物计数法

微生物计数法系用于能在有氧条件下生长的嗜温细菌和真菌的计数。

当本法用于检查非无菌制剂及其原料、辅料等是否符合相应的微生物限度标准时，应按下述规定进行检验，包括样品的取样量和结果的判断等。除另有规定外，本法不适用于活菌制剂的检查。

微生物计数试验环境应符合微生物限度检查的要求。检验全过程必须严格遵守无菌操作，防止再污染，防止污染的措施不得影响供试品中微生物的检出。洁净空气区域、工作台面及环境应定期进行监测。如供试品有抗菌活性，应尽可能去除或中和。供试品检查时，若使用了中和剂或灭活剂，应确认其有效性及对微生物无毒性。供试液制备时如果使用了表面活性剂，应确认其对微生物无毒性及与所使用中和剂或灭活剂的相容性。

1. 计数方法 计数方法包括平皿法、薄膜过滤法和最可能数法（Most-Probable-Number Method，简称 MPN 法）。MPN 法用于微生物计数时精确度较差，但对于某些微生物污染量很小的供试品，MPN 法可能是更适合的方法。

供试品检查时，应根据供试品理化特性和微生物限度标准等因素选择计数方法，检测的样品量应能保证所获得的试验结果能够判断供试品是否符合规定。所选方法的适用性须经确认。

2. 计数培养基适用性检查和供试品计数方法适用性试验 供试品微生物计数中所使用的培养基应进行适用性检查。

供试品的微生物计数方法应进行方法适用性试验，以确认所采用的方法适合于该产品的微生物计数。若检验程序或产品发生变化可能影响检验结果时，计数方法应重新进行适用性试验。

三、非无菌药品控制菌检查法

控制菌检查法用于在规定试验条件下，检查供试品中是否存在特定的微生物。当本法用于检查非无菌制剂及其原料、辅料等是否符合相应的微生物限度标准时，应按下列规定进行检验，包括样品取样量和结果判断等。

①供试品检出控制菌或其他致病菌时，按一次检出结果为准，不再复试。

②供试液制备及实验环境要求同"非无菌产品微生物限度检查：微生物计数法［《中国药典》（2020 年版）通则 1105］"。

③如果供试品具有抗菌活性，应尽可能去除或中和。供试品检查时，若使用了中和剂或灭活剂，应确认有效性及对微生物无毒性。

④供试液制备时如果使用了表面活性剂，应确认其对微生物无毒性及与所使用中和剂或灭活剂的相容性。

1. 培养基适用性检查和控制菌检查方法适用性试验 供试品控制菌检查中所使用的培养基应进行适用性检查。供试品的控制菌检查方法应进行方法适用性试验，以确认所采用的方法适合该产品的控制菌检查。若检验程序或产品发生变化可能影响检验结果时，控制菌检查方法应重新进行适用性试验。

（1）菌种：试验用菌株的传代次数不得超过 5 代（从菌种保藏中心获得的干燥菌种为第 0 代），并采用适宜的菌种保藏技术进行保存，以保证试验菌株的生物学特性。常用菌种有金黄色葡萄球菌（*Staphylococcus aureus*）［CMCC（B）26 003］、铜绿假单胞菌（*Pseudomonas aeruginosa*）［CMCC（B）10 104］、大肠埃希菌（*Escherichia coli*）［CMCC（B）44 102］、乙型副伤寒沙门菌（*Salmonella paratyphi* B）［CMCC（B）50 094］、白色念珠菌（*Candida albicans*）［CMCC（F）98 001］、生孢梭菌（*Clostridium sporogenes*）［CMCC（B）64 941］。

（2）菌液制备：将金黄色葡萄球菌、铜绿假单胞菌、大肠埃希菌、沙门菌分别接种于胰酪大豆胨液体培养基中或在胰酪大豆胨琼脂培养基上，30~35℃培养18~24小时；将白色念珠菌接种于沙氏葡萄糖琼脂培养基上或沙氏葡萄糖液体培养基中，20~25℃培养2~3天；将生孢梭菌接种于梭菌增菌培养基中，置厌氧条件下30~35℃培养24~48小时或接种于硫乙醇酸盐流体培养基中，30~35℃培养18~24小时。上述培养物用pH值7.0无菌氯化钠-蛋白胨缓冲液或0.9%无菌氯化钠溶液制成适宜浓度的菌悬液。

菌液制备后若在室温下放置，应在2小时内使用；若保存在2~8℃，可在24小时内使用。生孢梭菌孢子悬液可替代新鲜的菌悬液，孢子悬液可保存在2~8℃，在验证过的贮存期内使用。

2. 阴性对照　为确认试验条件是否符合要求，应进行阴性对照试验，阴性对照试验应无菌生长。如阴性对照有菌生长，应进行偏差调查。

3. 培养基适用性检查　控制菌检查用的商品化的预制培养基、由脱水培养基或按处方配制的培养基均应进行培养基的适用性检查。

控制菌检查用培养基的适用性检查项目包括促生长能力、抑制能力及指示特性的检查。

四、非无菌药品微生物限度标准

非无菌药品的微生物限度标准是基于药品的给药途径和对患者健康潜在的危害及药品的特殊性制订的。除另有规定外，药品生产、贮存、销售过程中的检验，药用原料、辅料及中药提取物的检验，新药标准制订，进口药品标准复核，考察药品质量及仲裁等的微生物限度均以现行版《中国药典》为依据。

1. 制剂通则、品种项下要求无菌的及标示无菌的制剂和原辅料　应符合无菌检查法规定。

2. 用于手术、严重烧伤、严重创伤的局部给药制剂　应符合无菌检查法规定。

3. 非无菌化学药品制剂、生物制品制剂、不含药材原粉的中药制剂的微生物限度标准　见表4-1。

表4-1　非无菌化学药品制剂、生物制品制剂、不含药材原粉的中药制剂的微生物限度标准

给药途径	需氧菌总数（cfu/g、cfu/mL或cfu/10cm²）	霉菌和酵母菌总数（cfu/g、cfu/mL或cfu/10cm²）	控制菌
口服给药[①] 固体制剂 液体及半固体制剂	10^3 10^2	10^2 10^1	不得检出大肠埃希菌（1g或1mL）；含脏器提取物的制剂还不得检出沙门菌（10g或10mL）
口腔黏膜给药制剂 齿龈给药制剂 鼻用制剂	10^2	10^1	不得检出大肠埃希菌、金黄色葡萄球菌、铜绿假单胞菌（1g、1mL或10cm²）
耳用制剂 皮肤给药制剂	10^2	10^1	不得检出金黄色葡萄球菌、铜绿假单胞菌（1g、1mL或10cm²）
呼吸道吸入给药制剂	10^2	10^1	不得检出大肠埃希菌、金黄色葡萄球菌、铜绿假单胞菌、耐胆盐革兰阴性菌（1g或1mL）
阴道、尿道给药制剂	10^2	10^1	不得检出金黄色葡萄球菌、铜绿假单胞菌、白色念珠菌（1g、1mL或10cm²）；中药制剂还不得检出梭菌（1g、1mL或10cm²）

续表

给药途径	需氧菌总数 （cfu/g、cfu/mL 或 cfu/10cm²）	霉菌和酵母菌总数 （cfu/g、cfu/mL 或 cfu/10cm²）	控制菌
直肠给药 　固体及半固体制剂 　液体制剂	10³ 10²	10² 10²	不得检出金黄色葡萄球菌、铜绿假单胞菌（1g 或 1mL）
其他局部给药制剂	10²	10²	不得检出金黄色葡萄球菌、铜绿假单胞菌（1g、1mL 或 10cm²）

注：①指化学药品制剂和生物制品制剂若含有未经提取的动植物来源的成分及矿物质，还不得检出沙门菌（10g 或 10mL）。

4. **非无菌含药材原粉的中药制剂的微生物限度**　见表 4-2。

表 4-2　非无菌含药材原粉的中药制剂的微生物限度标准

给药途径	需氧菌总数 （cfu/g、cfu/mL 或 cfu/10cm²）	霉菌和酵母菌总数 （cfu/g、cfu/mL 或 cfu/10cm²）	控制菌
固体口服给药制剂 　不含豆豉、神曲等发酵原粉 　含豆豉、神曲等发酵原粉	10⁴（丸剂 3×10⁴） 10⁵	10² 5×10²	不得检出大肠埃希菌（1g）；不得检出沙门菌（10g）；耐胆盐革兰阴性菌应小于 10² cfu（1g）
液体口服给药制剂 　不含豆豉、神曲等发酵原粉 　含豆豉、神曲等发酵原粉	5×10² 10³	10² 10²	不得检出大肠埃希菌（1g 或 1mL）；不得检出沙门菌（10g 或 10mL）；耐胆盐革兰阴性菌应小于 10¹cfu（1g 或 1mL）
固体局部给药制剂 　用于表皮或黏膜不完整 　用于表皮或黏膜完整	10³ 10⁴	10² 10²	不得检出金黄色葡萄球菌、铜绿假单胞菌（1g 或 10cm²）；阴道、尿道给药制剂还不得检出白色念珠菌、梭菌（1g 或 10cm²）
液体局部给药制剂 　用于表皮或黏膜不完整 　用于表皮或黏膜完整	10² 10²	10² 10²	不得检出金黄色葡萄球菌、铜绿假单胞菌（1g 或 1mL）；阴道、尿道给药制剂还不得检出白色念珠菌、梭菌（1g 或 1mL）

5. **非无菌药用原料及辅料的微生物限度**　见表 4-3。

表 4-3　非无菌药用原料及辅料的微生物限度标准

	需氧菌总数 （cfu/g、cfu/mL）	霉菌和酵母菌总数 （cfu/g、cfu/mL）	控制菌
药用原料及辅料	10³	10²	*

注：*为未作统一规定。

6. **中药提取物及中药饮片的微生物限度标准**　见表 4-4。

表 4-4　中药提取物及中药饮片的微生物限度标准

	需氧菌总数 （cfu/g、cfu/mL）	霉菌和酵母菌总数 （cfu/g、cfu/mL）	控制菌
中药提取物	10³	10²	*
直接口服及泡服饮片	10⁵	10³	不得检出大肠埃希菌（1g 或 1mL）；不得检出沙门菌（10g 或 10mL）；耐胆盐革兰阴性菌应小于 10⁴cfu（1g 或 1mL）

注：*为未作统一规定。

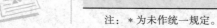

7. 有兼用途径的制剂 应符合各给药途径的标准。

除中药饮片外，非无菌药品的需氧菌总数、霉菌和酵母菌总数照非无菌产品微生物限度检查：微生物计数法（通则1105）检查；非无菌药品的控制菌照非无菌产品微生物限度检查：控制菌检查法（通则1106）检查。

除本限度标准所列的控制菌外，药品中若检出其他可能具有潜在危害的微生物，应从药品的给药途径、药品的特性、使用方法、用药人群、患者使用免疫抑制剂和甾体类固醇激素情况及疾病、伤残和器官损伤等方面进行评估。

《中国药典》（2020年版）规定：除另有规定外，片剂、胶囊剂、颗粒剂、丸剂、合剂等中药制剂，照非无菌产品微生物限度检查：微生物计数法和控制菌检查法及非无菌药品微生物限度标准检查，应符合规定。如表4-2、表4-3、表4-4。

五、中药饮片微生物限度检查法

中药饮片微生物限度检查法用于检查中药材及中药饮片的微生物污染程度。检查项目包括需氧菌总数、霉菌和酵母菌总数、耐热菌总数、耐胆盐革兰阴性菌、大肠埃希菌、沙门菌。本法中的耐热菌系供试液置水浴（98~100℃）30分钟处理后按需氧菌总数测定方法检出的微生物总称。

中药饮片微生物限度检查的试验环境应符合微生物限度检查的要求。检验全过程必须严格遵守无菌操作，防止再污染，防止污染的措施不得影响供试品中微生物的检出。洁净空气区域、工作台面及环境应定期进行监测。中药提取物及直接口服及泡服饮片需进行微生物限度检查，中药饮片的需氧菌总数、霉菌和酵母菌总数及控制菌检查照中药饮片微生物限度检查法检查，中药提取物及中药饮片的微生物限度标准见表4-4。《中国药典》（2020年版）采用微生物计数法和控制菌检查法对中药饮片微生物限度进行检查。

第四节 有害物质检查法

一、外源性有害物质检查法

（一）农药残留量测定法

中药材生产有相当数量为人工栽培，为提高药材产量，减少昆虫、真菌和霉菌的危害，在生产过程中常需喷洒农药。此外，土壤中残留的农药也可能引入药材中，致使中药材中农药残留问题较为严重，而农药对人体危害极大，故控制中药材及其制剂中农药残留量已成为必然。农药品种繁多，迄今为止，常用的农药达300余种，按其化学结构可分为：①有机氯类，如六六六、DDT、五氯硝基苯、狄氏剂、异狄氏剂等；②有机磷类，如对硫磷、乐果、甲胺磷、久效磷、乙硫磷、杀扑磷、敌敌畏等；③苯基羧酸类除草剂，如2,4-D、2,4,5-T等；④氨基甲酸酯类，如西维因（又名甲萘威）等；⑤二硫代氨基甲酸酯类，如福美铁、代森锰、代森钠、福美双、代森锌、福美锌等；⑥植物性农药，如烟叶和尼古丁、除虫菊花提取物和拟除虫菊酯（合成除虫菊酯）、毒鱼藤根和鱼藤酮等；⑦无机农药，如磷化铝、砷酸钙、砷酸铅等；⑧其他农药，如溴螨酯、氯化苦、二溴乙烷、环氧乙烷、溴甲烷等。有机氯类和有机磷类农药的毒性大，降解时间长，其他农药大多残留期较短，因此，在接触农药时间长短未知的情况下，应对中药进行有机氯类和有机磷类农药残留量的检查。拟除虫菊酯类农药是模拟天然除虫菊素组分的化学结构而发展起来的一类农药，目前应用较为广泛，也需进行农药残留量检查。

1. 供试品的制备

（1）残留农药的提取：根据样品类型和农药种类决定采用的提取方法和溶剂体系。在农药残留分析中最广泛使用的提取溶剂有乙腈、丙酮、三氯甲烷、二氯甲烷、乙酸乙酯、乙醇、己烷、甲醇或它们的混合溶液。分析有机氯类农药常用正己烷（或石油醚）、乙腈、丙酮等，混合溶剂常用正己烷（或石油醚）-丙酮、乙腈-水等。有机磷类农药种类很多，极性差异很大，很难用一种溶剂将所有的有机磷农药提取完全，一般应根据有机磷农药的极性采用相应极性的溶剂进行提取。乙腈和丙酮是各类型农药最常用的提取溶剂。乙腈的优点是很多亲脂性化合物如脂肪、蜡质物等不被萃取，但由于乙腈的价格较贵，有毒性，现基本被丙酮代替。丙酮之所以被广泛用作萃取剂，是由于丙酮既能萃取极性物质也能萃取非极性物质；另外，它还具有低毒、容易提取和过滤、价格较低等优点。最常用的提取方法有索氏提取法和振荡提取法。超声波振荡提取是常用的手段，也有将被测样品与萃取剂置于组织粉碎机中高速搅拌，以达到萃取完全的目的。

（2）样品纯化：最常用的净化步骤是液-液分配（LLE）后经过柱层析分离。LLE 常用的溶剂体系有二氯甲烷-丙酮/水、二氯甲烷-甲醇/水、乙腈-石油醚、乙腈-石油醚/水、二氯甲烷-乙腈/水等。柱层析常用的吸附剂有弗罗里硅土（Florisil）、Celite-Nuchar、硅胶和氧化铝，活性炭对植物色素有很强的吸附作用，因此中药材中除去大量叶绿素常以活性炭作吸附剂。

2. 农药残留最大限量理论值计算 建立新品种农药残留量限量标准时，可按公式计算其最大限量理论值。

$$L=\frac{A\times W}{M\times 100}\times\frac{AT}{EF\times ED}\times\frac{l}{t}$$

式中，L 为最大限量理论值（mg/kg）；A 为每日允许摄入量（mg/kg b.w.）；W 为人体平均体重（kg），一般按 63kg 计；M 为中药材（饮片）每日人均可服用的最大剂量（kg）；AT 为平均寿命天数，一般为 365 天/年×70 年；EF 为中药材或饮片服用频率（天/年）；ED 为一生的服用中药的暴露年限；t 为中药材及饮片经煎煮或提取后，农药的转移率（%）；100 为安全因子，表示每日由中药材及其制品中摄取的农药残留量不大于日总暴露量（包括食物和饮用水）的 1%。

3. 检测方法 农药残留量的测定以色谱分离方法为主，主要选择具有高灵敏度、高选择性检测器的气相色谱法、高效液相色谱法等。

（1）气相色谱法

①色谱柱：常用弹性石英毛细管柱，采用非极性或中等极性的固定液。

②柱温：通常采用程序升温的方法，温度范围为 100~300℃。

③检测器：有机氯农药检查常用电子捕获检测器（ECD），有机磷农药常用火焰光度检测器（FPD）、氮磷检测器（NPD）或质谱检测器（MSD）。

④载气：常用高纯氮（含氮 99.99%）作为载气，流量为 50~150mL/min。

（2）高效液相色谱法：对于极性较强、挥发性较差及热不稳定性农药可采用高效液相色谱法进行测定。常用十八烷基硅烷键合硅胶或辛烷基硅烷键合硅胶作为填充剂，甲醇-水或乙腈-水作为流动相，检测器选用紫外或荧光检测器。随着质谱检测器（MSD）同色谱联用技术的应用，农药残留量分析已变得非常方便。《中国药典》（2020 年版）采用气相色谱-串联质谱法测定中药中

88 种农药残留量，采用液相色谱-串联质谱法测定中药中 523 种农药残留。

4. 有机氯类农药残留量测定法　《中国药典》（2020 年版）采用气相色谱法测定有机氯类农药残留量。

【例 4-5】人参茎叶总皂苷中有机氯类农药残留量测定

（1）色谱条件与系统适用性试验：以（14%-氰丙基-苯基）甲基聚硅氧烷或（5%苯基）甲基聚硅氧烷为固定液的弹性石英毛细管柱（30m×0.32mm×0.25μm），^{63}Ni-ECD 电子捕获检测器。进样口温度为 230℃，检测器温度为 300℃，不分流进样。程序升温：初始 100℃，以每分钟 10℃的速度升至 220℃，以每分钟 8℃的速度升至 250℃，保持 10 分钟。理论板数按 α-BHC 峰计算应不低于 $1×10^6$，两个相邻色谱峰的分离度应大于 1.5。

（2）对照品贮备溶液的制备：精密称取六六六（BHC）（α-BHC、β-BHC、γ-BHC、δ-BHC）、滴滴涕（DDT）（p,p'-DDE、p,p'-DDD、o,p'-DDT、p,p'-DDT）及五氯硝基苯（PCNB）农药对照品适量，用石油醚（60~90℃）分别制成每 1mL 含 4~5μg 的溶液，即得。

（3）混合对照品贮备溶液的制备：精密量取上述各对照品贮备液 0.5mL，置 10mL 量瓶中，用石油醚（60~90℃）稀释至刻度，摇匀，即得。

（4）混合对照品溶液的制备：精密量取上述混合对照品贮备液，用石油醚（60~90℃）制成每 1L 分别含 0μg、1μg、5μg、10μg、50μg、100μg、250μg 的溶液，即得。

（5）供试品溶液的制备：取本品研成细粉，取约 2g，精密称定，置 100mL 具塞锥形瓶中，加水 20mL 浸泡过夜，精密加丙酮 40mL，称定重量，超声处理 30 分钟，放冷，再称定重量，用丙酮补足减失的重量，再加氯化钠约 6g，精密加二氯甲烷 30mL，称定重量，超声 15 分钟，再称定重量，用二氯甲烷补足减失的重量，静置（使分层），将有机相迅速移入装有适量无水硫酸钠的 100mL 具塞锥形瓶中，放置 4 小时。精密量取 35mL，于 40℃ 水浴上减压浓缩至近干，加少量石油醚（60~90℃）如前反复操作至二氯甲烷及丙酮除净，用石油醚（60~

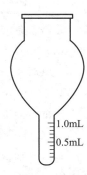
图 4-4　刻度浓缩瓶

90℃）溶解并转移至 10mL 具塞刻度离心管中，加石油醚（60~90℃）精密稀释至 5mL，小心加入硫酸 1mL，振摇 1 分钟，离心（3000r/min）10 分钟，精密量取上清液 2mL，置具刻度的浓缩瓶（图 4-4），连接旋转蒸发器，40℃（或用氮气）将溶液浓缩至适量，精密稀释至 1mL，即得。

（6）测定法：分别精密吸取供试品溶液和与之相对应浓度的混合对照品溶液各 1μL，注入气相色谱仪，按外标法计算供试品中 9 种有机氯农药残留量。规定人参茎叶总皂苷中含总六六六（α-BHC、β-BHC、γ-BHC、δ-BHC 之和）不得过 0.1mg/kg；总滴滴涕（p,p'-DDE、p,p'-DDD、o,p'-DDT、p,p'-DDT 之和）不得过 1mg/kg；五氯硝基苯不得过 0.1mg/kg。

5. 有机磷类农药残留量测定法　《中国药典》（2020 年版）采用气相色谱法测定有机磷类农药残留量。

（1）色谱条件与系统适用性试验：以 50%苯基-50%二甲基聚硅氧烷或（5%苯基）甲基聚硅氧烷为固定液的弹性石英毛细管柱（30m×0.25mm×0.25μm），采用氮磷检测器（NPD）或火焰光度检测器（FPD）。进样口温度为 220℃，检测器温度为 300℃，不分流进样。程序升温：初始 120℃，以每分钟 10℃升至 200℃，再以每分钟 5℃升至 240℃，保持 2 分钟，以每分钟 20℃升至 270℃，保持 0.5 分钟。理论板数按敌敌畏峰计算应不低于 6000，两个相邻色谱峰的分离度应大于 1.5。

（2）对照品贮备溶液的制备：精密称取对硫磷、甲基对硫磷、乐果、氧化乐果、甲胺磷、久效磷、二嗪磷、乙硫磷、马拉硫磷、杀扑磷、敌敌畏、乙酰甲胺磷农药对照品适量，用乙酸乙酯分别制成每 1mL 约含 100μg 的溶液，即得。

（3）混合对照品贮备溶液的制备：分别精密量取上述各对照品贮备溶液 1mL，置 20mL 棕色量瓶中，加乙酸乙酯稀释至刻度，摇匀，即得。

（4）混合对照品溶液的制备：精密量取上述混合对照品贮备溶液，用乙酸乙酯制成每 1mL 含 0.1μg、0.5μg、1μg、2μg、5μg 的浓度系列，即得。

（5）供试品溶液的制备：如检测药材或饮片，则取供试品，粉碎成粉末（过三号筛），取约 5g，精密称定，加无水硫酸钠 5g，加入乙酸乙酯 50~100mL，冰浴超声处理 3 分钟，放置，取上层液滤过，药渣加入乙酸乙酯 30~50mL，冰浴超声处理 2 分钟，放置，滤过，合并两次滤液，用少量乙酸乙酯洗涤滤纸及残渣，与上述滤液合并。取滤液于 40℃ 以下减压浓缩至近干，用乙酸乙酯转移至 5mL 量瓶中，并稀释至刻度；精密吸取上述溶液 1mL，置石墨化炭小柱（250mg/3mL 用乙酸乙酯 5mL 预洗）上，用正己烷-乙酸乙酯（1:1）混合溶液 5mL 洗脱，收集洗脱液，置氮吹仪上浓缩至近干，加乙酸乙酯定容至 1mL，涡旋使溶解，即得。

（6）测定法：分别精密吸取供试品溶液和与之相对应浓度的混合对照品溶液各 1μL，注入气相色谱仪，按外标法计算供试品中 12 种有机磷农药残留量。

6. 拟除虫菊酯类农药残留量测定法　《中国药典》（2020 年版）采用气相色谱法测定拟除虫菊酯类农药残留量。

（1）色谱条件与系统适用性试验：以（5%苯基）甲基聚硅氧烷为固定液的弹性石英毛细管柱（30m×0.32mm×0.25μm），^{63}Ni-ECD 电子捕获检测器。

（2）对照品贮备溶液的制备：精密称取氯氰菊酯、氰戊菊酯及溴氰菊酯农药对照品适量，用石油醚（60~90℃）分别制成每 1mL 含 20~25μg 的溶液，即得。

（3）混合对照品贮备溶液的制备：精密量取上述各对照品贮备液 1mL，置 10mL 量瓶中，用石油醚（60~90℃）稀释至刻度，摇匀，即得。

（4）混合对照品溶液的制备：精密量取上述混合对照品贮备液，用石油醚（60~90℃）制成每 1L 分别含 0μg、2μg、8μg、40μg、200μg 的溶液，即得。

（5）供试品溶液的制备：取供试品，粉碎成粉末（过三号筛），取 1~2g，精密称定，置 100mL 具塞锥形瓶中，加石油醚（60~90℃）-丙酮（4:1）混合溶液 30mL，超声处理 15 分钟，滤过，药渣再重复上述操作 2 次后，合并滤液，滤液用适量无水硫酸钠脱水后，于 40~45℃ 减压浓缩至近干，用少量石油醚（60~90℃）反复操作至丙酮除净，残渣用适量石油醚（60~90℃）溶解，置混合小柱［从上至下依次为无水硫酸钠 2g、弗罗里硅土 4g、微晶纤维素 1g、氧化铝 1g、无水硫酸钠 2g，用石油醚（60~90℃）-乙醚（4:1）混合溶液 20mL 预洗］，用石油醚（60~90℃）-乙醚（4:1）混合溶液 90mL 洗脱，收集洗脱液，于 40~45℃ 减压浓缩至近干，再用石油醚（60~90℃）3~4mL 重复操作至乙醚除净，用石油醚（60~90℃）溶解并转移至 5mL 量瓶中，并稀释至刻度，摇匀，即得。

（6）测定法：分别精密吸取供试品溶液和与之相对应浓度的混合对照品溶液各 1μL，注入气相色谱仪，按外标法计算供试品中 3 种拟除虫菊酯农药残留量。

（二）二氧化硫残留量测定法

硫黄具有漂白、增艳、防虫等作用，某些中药材在加工过程中有用硫黄熏蒸的习惯，残留的二氧化硫可能影响人体健康。《中国药典》（2020 年版）规定天麻、牛膝、白及、党参等药材中二氧化硫残留量不得过 400mg/kg。测定二氧化硫残留量的方法主要有以下三种。

1. 酸碱滴定法

（1）原理：将中药材以蒸馏法进行处理，样品中的亚硫酸盐系列物质加酸处理转化为二氧化硫后，随氮气流带入到含有过氧化氢的吸收瓶中，过氧化氢将其氧化为硫酸根离子，采用酸碱滴定法测定，计算药材及饮片中的二氧化硫残留量。

（2）分析方法

①仪器装置：如图 4-5 所示。A 为 1000mL 两颈圆底烧瓶；B 为竖式回流冷凝管；C 为（带刻度）分液漏斗；D 为连接氮气流入口；E 为二氧化硫气体导出口。另配磁力搅拌器、电热套、氮气源及气体流量计。

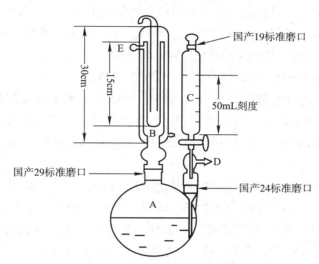

图 4-5　酸碱滴定法蒸馏仪器装置

②测定法：取药材或饮片细粉约 10g（如二氧化硫残留量较高，超过 1000mg/kg，可适当减少取样量，但应不少于 5g），精密称定，置两颈圆底烧瓶中，加水 300~400mL。打开回流冷凝管开关给水，将冷凝管的上端 E 口处连接一橡胶导气管置于 100mL 锥形瓶底部。锥形瓶内加入 3% 过氧化氢溶液 50mL 作为吸收液（橡胶导气管的末端应在吸收液液面以下）。使用前，在吸收液中加入 3 滴甲基红乙醇溶液指示剂（2.5mg/mL），并用 0.01mol/L 氢氧化钠滴定液滴定至黄色（即终点；如果超过终点，则应舍弃该吸收溶液）。开通氮气，使用流量计调节气体流量至约 0.2L/min；打开分液漏斗 C 的活塞，使盐酸溶液（6mol/L）10mL 流入蒸馏瓶，立即加热两颈烧瓶内的溶液至沸，并保持微沸；烧瓶内的水沸腾 1.5 小时以后，停止加热，吸收液放冷后，置于磁力搅拌器上不断搅拌，用氢氧化钠滴定液（0.01mol/L）滴定，至黄色持续时间 20 秒钟不褪，并将滴定的结果用空白试验校正，照下式计算。

$$供试品中二氧化硫残留量（\mu g/g）= \frac{(A-B) \times c \times 0.032 \times 10^6}{W}$$

式中，A 为供试品消耗氢氧化钠滴定液的体积（mL）；B 为空白消耗氢氧化钠滴定液的体积（mL）；c 为氢氧化钠滴定液摩尔浓度（mol/L）；W 为供试品的重量（g）；0.032 为每 1mL 氢氧化钠滴定液（1mol/L）相当的二氧化硫的质量（g）。

2. 气相色谱法

（1）原理：将中药材以蒸馏法进行处理，样品中的亚硫酸盐系列物质加酸处理转化为二氧化硫后，通过顶空进样系统注入气相色谱仪，热导检测器检测二氧化硫的含量。

（2）分析方法

①色谱条件与系统适用性试验：采用 GS-GasPro 键合硅胶多孔层开口管色谱柱（如 GS-GasPro，柱长 30m，柱内径 0.32mm）或等效柱，热导检测器，检测器温度为 250℃。程序升温：初始 50℃，保持 2 分钟，以每分钟 20℃的速度升至 200℃，保持 2 分钟。进样口温度为 200℃，载气为氦气，流速为每分钟 2.0mL。顶空进样，采用气密针模式（气密针温度为 105℃）的顶空进样，顶空瓶的平衡温度为 80℃，平衡时间均为 10 分钟。系统适用性试验应符合气相色谱法要求。

②对照品溶液的制备：精密称取亚硫酸钠对照品 500mg，置 10mL 量瓶中，加入含 0.5%甘露醇和 0.1%乙二胺四乙酸二钠的混合溶液溶解，并稀释至刻度，摇匀，制成每 1mL 含亚硫酸钠 50.0mg 的对照品贮备溶液。分别精密量取对照品贮备溶液 0.1mL、0.2mL、0.4mL、1mL、2mL，置 10mL 量瓶中，用含 0.5%甘露醇和 0.1%乙二胺四乙酸二钠的溶液分别稀释成每 1mL 含亚硫酸钠 0.5mg、1mg、2mg、5mg、10mg 的对照品溶液。

分别准确称取 1g 氯化钠和 1g 固体石蜡（熔点 52~56℃）于 20mL 顶空进样瓶中，精密加入 2mol/L 盐酸溶液 2mL，将顶空瓶置于 60℃水浴中，待固体石蜡全部溶解后取出，放冷至室温，使固体石蜡凝固密封于酸液层之上（必要时用空气吹去瓶壁上冷凝的酸雾）；分别精密量取上述 0.5mg/mL、1mg/mL、2mg/mL、5mg/mL、10mg/mL 的对照品溶液各 100μL 置于石蜡层上方，密封，即得。

③供试品溶液的制备：分别准确称取 1g 氯化钠和 1g 固体石蜡（熔点 52~56℃）于 20mL 顶空进样瓶中，精密加入 2mol/L 盐酸溶液 2mL，将顶空瓶置于 60℃水浴中，待固体石蜡全部溶解后取出，放冷至室温，使固体石蜡重新凝固。取样品细粉约 0.2g，精密称定，置于石蜡层上方，加入含 0.5%甘露醇和 0.1%乙二胺四乙酸二钠的混合溶液 100μL，密封，即得。

④测定法：分别精密吸取经平衡后的对照品溶液和供试品溶液顶空瓶气体 1mL，注入气相色谱仪，记录色谱图。按外标工作曲线法定量，计算样品中亚硫酸根含量，测得结果乘以 0.5079，即为二氧化硫含量。

3. 离子色谱法

（1）原理：将中药材以水蒸气蒸馏法进行处理，样品中的亚硫酸盐系列物质加酸处理转化为二氧化硫后，随水蒸气蒸馏，并被过氧化氢吸收，将其氧化为硫酸根离子，通过离子色谱法测定 SO_4^{2-}，按二氧化硫计算结果。

（2）分析方法

①仪器装置：离子色谱法水蒸气蒸馏装置如图 4-6 所示，A 为两颈烧瓶；B 为接收瓶；C 为圆底烧瓶；D 为直形长玻璃管。蒸馏部分装置需订做，另配电热套。

②色谱条件与系统适用性试验：采用离子色谱法。色谱柱采用以烷醇季铵为功能基的乙基乙烯基苯-二乙烯基苯聚合物树脂作为填料的阴离子交换柱（如 AS 11-HC，250mm×4mm）或等效柱，保护柱使用相同填料的阴离子交换柱（如 AG 11-HC，50mm×4mm），洗脱液为 20mmol/L 氢氧化钾溶液（由自动洗脱液发生器产生）；若无自动洗脱液发生器，洗脱液采用终浓度为 3.2mmol/L

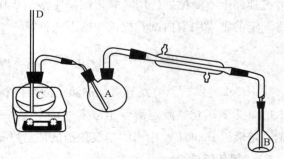

图 4-6　离子色谱法水蒸气蒸馏装置

Na_2CO_3、1.0mmol/L $NaHCO_3$的混合溶液；流速1mL/min，柱温为30℃。应用阴离子抑制器和电导检测器。系统适用性试验应符合离子色谱法要求。

③对照品溶液的制备：取硫酸根标准溶液，加水制成每1mL分别含硫酸根1μg、5μg、20μg、50μg、100μg、200μg的溶液，各进样10μL，绘制标准曲线。

④供试品溶液的制备：取供试品粗粉5~10g（不少于5g），精密称定，置瓶A（两颈烧瓶）中，加水50mL，振摇，使分散均匀，接通水蒸气蒸馏瓶C。吸收瓶B（100mL纳氏比色管或量瓶）中加入3%过氧化氢溶液20mL作为吸收液，吸收管下端插入吸收液液面以下。A瓶中沿瓶壁加入5mL盐酸，迅速密塞，开始蒸馏，保持C瓶沸腾并调整蒸馏火力，使吸收管端馏出液的流出速率约为2mL/min。蒸馏至B中溶液总体积约为95mL（时间30~40分钟），用水洗涤尾接管并将其转移至吸收瓶中，稀释至刻度，摇匀，放置1小时后，以微孔滤膜滤过，即得。

⑤测定法：分别精密吸取相应的对照品溶液和供试品溶液各10μL，进样，测定，计算样品中硫酸根含量，按照（$SO_2/SO_4^{2-}=0.6669$）计算样品中二氧化硫的含量。

（三）真菌毒素测定法

真菌毒素是由真菌产生的次级代谢有毒产物，包括黄曲霉毒素、赭曲霉毒素A、玉米赤霉烯酮、呕吐毒素、伏马毒素以及T-2毒素等。在中药的种植、采收、加工、运输和储藏过程中易污染真菌，导致产生各种真菌霉素。为保证用药的安全，《中国药典》（2020年版）采用高效液相色谱法、高效液相色谱-串联质谱法等检查中药及其制剂中真菌毒素。

1. 黄曲霉毒素测定法　黄曲霉毒素（aflatoxin）是黄曲霉和寄生曲霉的代谢产物，具有极强的毒性和致癌性，能引起多种动物发生癌症，主要诱发肝癌。为了保证人民用药安全，应该对中药及其制剂中黄曲霉毒素的含量进行控制。

黄曲霉毒素是一类结构相似的化合物，其基本结构都有二呋喃和香豆素（氧杂萘邻酮）。在紫外线照射下，都能发出荧光，根据荧光颜色、R_f值及结构等不同，分别命名为B_1、B_2、G_1、G_2、M_1、M_2、P_1、Q等。目前，已明确结构的共有10多种，并认为其毒性、致癌性与结构有关，最重要的6种毒素结构如下：

黄曲霉毒素B_1（AFB_1）　黄曲霉毒素B_2（AFB_2）　黄曲霉毒素M_1（AFM_1）

黄曲霉毒素M_2（AFM_2）　黄曲霉毒素G_1　黄曲霉毒素G_2

黄曲霉毒素污染食品和中药，以黄曲霉毒素B_1最多，主要污染地区为我国南方高温、高湿地区。黄曲霉毒素耐热，一般在制药加工的温度下很少被破坏，在280℃时发生裂解。低浓度黄曲霉毒素B_1易受紫外线破坏，遇氧化性物质（如次氯酸钠、过氧化氢、高锰酸钾）和氢氧化钠、氨水等均可被破坏。黄曲霉毒素在水中溶解度低，易溶于油及一些有机溶剂，如三氯甲烷、丙酮和甲醇等，但不溶于乙醚、石油醚和己烷。

由于黄曲霉毒素毒性强，目前国际上不建议设定黄曲霉毒素的安全耐受量和无毒作用剂量，也无最大限量理论值计算公式，限量越低越好。黄曲霉毒素限量标准的制定，应根据具体品种和具体污染状况，参考相关品种国外药典和各国、各国际组织相关限量标准等规定，尽可能地将其限量控制在最低范围内，以降低安全风险。通常规定黄曲霉毒素 B_1、黄曲霉毒素 B_2、黄曲霉毒素 G_1、黄曲霉毒素 G_2 总和的限度标准。

《中国药典》（2020 年版）采用高效液相色谱法和高效液相色谱-串联质谱法测定中药中的黄曲霉毒素（以黄曲霉毒素 B_1、黄曲霉毒素 B_2、黄曲霉毒素 G_1 和黄曲霉毒素 G_2 总量计）。

（1）高效液相色谱法

①原理：样品经过免疫亲和色谱柱净化后除去干扰物质，黄曲霉毒素在紫外线照射下能产生荧光，但黄曲霉毒素 B_1 和黄曲霉毒素 B_2 荧光较弱，常通过 HPLC 柱后衍生化而使荧光增强，用高灵敏的荧光检测器进行检测，最小检出量为 0.2μg/kg。HPLC 具有灵敏度高，特异性好，分离能力强等优点。

②分析方法

A. 色谱条件与系统适用性试验：以十八烷基硅烷键合硅胶为填充剂；以甲醇-乙腈-水（40∶1∶42）为流动相；采用柱后衍生法检测，一法为碘衍生法，衍生溶液为 0.05% 的碘溶液（取碘 0.5g，加入甲醇 100mL 使溶解，用水稀释至 1000mL 制成）。衍生化泵流速每分钟 0.3mL，衍生化温度 70℃；另一法为光化学衍生法，应用光化学衍生器（254nm），以荧光检测器检测，激发波长 $\lambda_{ex}=360nm$（或 365nm），发射波长 $\lambda_{em}=450nm$，两个相邻色谱峰的分离度应大于 1.5。

B. 混合对照品溶液的制备：精密量取黄曲霉毒素混合对照品（黄曲霉毒素 B_1、黄曲霉毒素 B_2、黄曲霉毒素 G_1、黄曲霉毒素 G_2，标示浓度分别为 1.0μg/mL、0.3μg/mL、1.0μg/mL、0.3μg/mL）0.5mL，置 10mL 量瓶中，用甲醇稀释至刻度，作为贮备溶液。精密量取贮备液 1mL，置 25mL 量瓶中，用甲醇稀释至刻度，即得。

C. 供试品溶液的制备：取供试品粉末约 15g（过二号筛），精密称定，置于均质瓶中，加入氯化钠 3g，精密加入 70% 甲醇溶液 75mL，高速搅拌 2 分钟（搅拌速度大于 11000r/min）。离心 5 分钟（离心速度 4000r/min），精密量取上清液 15mL，置于 50mL 量瓶中，用水稀释至刻度，摇匀，离心 10 分钟（离心速度 4000r/min），精密量取上清液 20.0mL，通过免疫亲合柱，流速每分钟 3mL，用水 20mL 洗脱（必要时可以先用淋洗缓冲液 10mL 洗脱，再用水 10mL 洗脱），洗脱液弃去，使空气进入，将水挤出柱子，再用适量甲醇洗脱，收集洗脱液，置 2mL 量瓶中，并用甲醇稀释至刻度，摇匀，用微孔滤膜（0.22μm）滤过，取续滤液，即得。

D. 测定法：分别精密吸取上述混合对照品溶液 5μL、10μL、15μL、20μL、25μL，注入液相色谱仪，测定峰面积，以峰面积为纵坐标，进样量为横坐标，绘制标准曲线。另精密吸取上述供试品溶液 20~25μL，注入液相色谱仪，测定峰面积，从标准曲线上读出供试品中相当于黄曲霉毒素 B_1、黄曲霉毒素 B_2、黄曲霉毒素 G_1、黄曲霉毒素 G_2 的量，计算，即得。该法规定黄曲霉毒素 B_1、黄曲霉毒素 G_1 检出限应为 0.5μg/kg，定量限应为 1μg/kg；黄曲霉毒素 B_2、黄曲霉毒素 G_2 检出限应为 0.2μg/kg，定量限应为 0.4μg/kg。

（2）高效液相色谱-质谱法

①原理：高效液相色谱-串联质谱法是用母离子和子离子碎片的质荷比确定峰位。通过配制系列对照品溶液注入高效液相色谱-串联质谱仪，测定峰面积，以峰面积为纵坐标，进样量为横坐标，绘制标准曲线，再将供试品溶液注入仪器中测定，从标准曲线上读出供试品中相当于黄曲

霉毒素的浓度。

②分析方法

A. 色谱、质谱条件与系统适用性试验：以十八烷基硅烷键合硅胶为填充剂；以 10mmol/L 醋酸铵溶液为流动相 A，以甲醇为流动相 B，梯度洗脱（0~4.5min，65A%→15%A；4.5~6min，15A%→0；6~6.5min，0→65%A；6.5~10min，65%A）；柱温 25℃；流速每分钟 0.3mL。以三重四极杆串联质谱仪检测，电喷雾离子源（ESI），采集模式为正离子模式；各化合物监测离子对和碰撞电压（CE），参考值见表 4-5。

表 4-5 黄曲霉毒素 B_1、黄曲霉毒素 B_2、黄曲霉毒素 G_1、黄曲霉毒素 G_2 对照品的监测离子对、碰撞电压（CE）参考值

中文名	英文名	母离子	子离子	CE（V）
黄曲霉毒素 G_2	Aflatoxin G_2	331.1	313.1	33
		331.1	245.1	40
黄曲霉毒素 G_1	Aflatoxin G_1	329.1	243.1	35
		329.1	311.1	30
黄曲霉毒素 B_2	Aflatoxin B_2	315.1	259.1	35
		315.1	287.1	40
黄曲霉毒素 B_1	Aflatoxin B_1	313.1	241.0	50
		313.1	285.1	40

B. 系列混合对照品溶液的制备：精密量取黄曲霉毒素混合对照品溶液（黄曲霉毒素 B_1、黄曲霉毒素 B_2、黄曲霉毒素 G_1、黄曲霉毒素 G_2 的标示浓度分别为 1.0μg/mL、0.3μg/mL、1.0μg/mL、0.3μg/mL）适量，用 70%甲醇稀释成含黄曲霉毒素 B_2、黄曲霉毒素 G_2 浓度为 0.04~3ng/mL，含黄曲霉毒素 B_1、黄曲霉毒素 G_1 浓度为 0.12~10ng/mL 的系列对照品溶液，即得（必要时可根据样品实际情况，制备系列基质对照品溶液）。

C. 供试品溶液的制备：同高效液相色谱法。

D. 测定法：精密吸取上述系列对照品溶液各 5μL，注入高效液相色谱-质谱仪，测定峰面积，以峰面积为纵坐标，进样浓度为横坐标，绘制标准曲线。另精密吸取上述供试品溶液 5μL，注入高效液相色谱-串联质谱仪，测定峰面积，从标准曲线上读出供试品中相当于黄曲霉毒素 B_1、黄曲霉毒素 B_2、黄曲霉毒素 G_1、黄曲霉毒素 G_2 的浓度。计算，即得。

该法规定黄曲霉毒素 B_1、B_2、G_1、G_2 检出限均应为 0.1μg/kg，定量限应为 0.3μg/kg。

③注意事项

A. 本实验应有相应的安全、防护措施，并不得污染环境。

B. 残留有黄曲霉毒素废液或废渣的玻璃器皿，应置于专用贮存容器（装有 10%次氯酸钠溶液）内，浸泡 24 小时以上，再用清水将玻璃器皿冲洗干净。

（3）酶联免疫法：《中国药典》（2020 年版）也采用酶联免疫吸附法测定药材、饮片及制剂中黄曲霉毒素（以黄曲霉毒素 B_1，或黄曲霉毒素 B_1、黄曲霉毒素 B_2、黄曲霉毒素 G_1、黄曲霉毒素 G_2 总量计）。酶联免疫吸附法（ELISA）是 20 世纪 70 年代出现的新的免疫测定技术，其原理是抗原（或抗体）吸附于载体上的免疫吸附剂和酶标记的抗体（或抗原）与标本中的待测物（抗原或抗体）起特异的免疫学反应，最后用测定酶活力的方法来增加测定的灵敏度。该技术应用于黄曲霉毒素的测定方法之一是用竞争法检测样本中的黄曲霉毒素。为了得到特异性更强的 ELISA 法，发展了 AFB_1 单克隆抗体的酶标记免疫吸附测定法。

①标准品溶液的制备：精密量取黄曲霉毒素 B_1 标准品溶液，用磷酸盐缓冲液稀释成每 1L 含 0μg、0.05μg、0.15μg、0.45μg、1.35μg（测定黄曲霉毒素 B_1）或 0μg、0.025μg、0.075μg、0.225μg、0.675μg（测定黄曲霉毒素总量）的系列标准品溶液，即得。

②供试品溶液的制备：称取供试品粉末约 2.0g 至 50mL 离心管中，加入 20mL 甲醇，振荡 5 分钟，室温（20~25℃）下以每分钟 3000 转离心 5 分钟，取 2mL 上清液至 10mL 干净离心管中，于 50~60℃水浴氮气流下吹干，加入 2mL 去离子水涡动 30 秒，再加入 6mL 三氯甲烷振荡 2 分钟，室温下以每分钟 3000 转离心 5 分钟，取下层三氯甲烷液 3mL 至 10mL 离心管中，置氮吹仪上于 50~60℃水浴浓缩至干，加入 1mL 正己烷涡旋 30 秒，再加入 2mL 磷酸盐缓冲液涡旋 1 分钟，室温下以每分钟 3000 转离心 5 分钟，取下层液，即得。

③测定法：分别采用合适浓度的抗体包被微孔板孔，经封闭、干燥等处理后加入系列标准品溶液，再加入经酶标抗原稀释液稀释至合适工作浓度的酶标抗原，混匀，于 25℃反应 45 分钟，用洗涤工作液洗涤，每孔加入底物显色液 100μL，于 25℃反应 15 分钟，每孔加入终止液 50μL，采用酶标仪于 450nm 处，参比波长 630nm，测定每孔吸光度值，按下式计算百分吸光率：

$$百分吸光率（\%）= \frac{B}{B_0} \times 100\%$$

式中，B 为标准品溶液的吸光度值；B_0 为 0μg/L 标准品溶液的吸光度值。

以黄曲霉毒素 B_1 标准品溶液浓度的对数值（lgC）为横坐标，标准品溶液的百分吸光率为纵坐标，分别绘制黄曲霉毒素 B_1 和黄曲霉毒素总量的标准曲线。另精密吸取上述供试品溶液，按上述方法测定吸光度值并计算百分吸光率，从标准曲线上分别读出供试品中所含的黄曲霉毒素 B_1 和黄曲霉毒素总量的浓度，计算，即得。

注：A. 测定前，可选择阴性样本进行添加回收试验，样本回收率应在 60%~120%。B. 线性回归的相关系数应不低于 0.990。C. 供试品溶液百分吸光率超出标准曲线范围时，须对已制备好的供试品溶液进行稀释，使其百分吸光率落入曲线范围后再检测。D. 当测定结果超出限度时，采用第二法进行确认。

2. 赭曲霉毒素 A 测定法 赭曲霉毒素包括赭曲霉毒素 A、赭曲霉毒素 B、赭曲霉毒素 C 等 7 种结构类似的化合物，其中赭曲霉毒素 A（Ochratoxin A）毒性最大，具有肝肾毒性、免疫毒性，以及致畸、致癌和致突变等作用。它主要是由赭曲霉、纯绿青霉和碳黑曲霉产生的次生代谢产物，其结构式为：

赭曲霉毒素A

赭曲霉毒素 A 为无色晶体，熔点为 169℃，在紫外光照射下呈绿色荧光。易溶于极性有机溶剂和稀碳酸氢钠溶液，微溶于水，有很高的化学稳定性和热稳定性。

在中药的炮制、贮存等过程中容易因处置不当导致污染，如甘草、姜黄、干姜等易受到真菌污染从而产生赭曲霉毒素 A。为保证药物的质量及用药安全，《中国药典》（2020 年版）采用高效液相色谱法、高效液相色谱-串联质谱法检查中药中的赭曲霉毒素 A。其中，采用高效液相色谱法测定时，以荧光检测器检测，激发波长 λ_{ex} 为 333nm，发射波长 λ_{em} 为 477nm，以标准曲线法定量，该法规定赭曲霉毒素 A 检出限应为 1μg/kg，定量限应为 3μg/kg。采用高效液相色谱-串联质谱法测定时，以三重四级杆质谱仪检测，采用电喷雾离子源（ESI），采集模式为正离子模式，以标准曲线法定量，该法规定赭曲霉毒素 A 检出限应为 0.2μg/kg，定量限应为 1μg/kg。

【例 4-6】酸枣仁中赭曲霉毒素 A 的测定（LC-MS/MS）

（1）测定条件：以十八烷基硅烷键合硅胶为固定相；以乙腈为流动相 A，以 0.1%甲酸溶液为流动相 B，梯度洗脱（0~1min，5%A；1~9min，5%A→90%A；9~12min，90%A；12~15min，5%A）；流速每分钟 0.3mL。以三重四级杆质谱仪检测，采用电喷雾离子源（ESI），采集模式为正离子模式，检测方式为多反应监测（MRM）模式。定量离子为 404.1/239.0；定性离子为404.1、102.1。

（2）溶液的制备

①对照品溶液：精密称取赭曲霉毒素 A 对照品适量，加乙腈制成 100μg/mL 标准储备液，再用50%乙腈分别稀释成 0.10ng/mL、0.20ng/mL、0.50ng/mL、1.00ng/mL、2.00ng/mL、10.0ng/mL 标准应用液。

②内标溶液：精密称取莠去津对照品适量，用甲醇配制成浓度为 1000μg/mL 溶液，作为内标储备液。再用乙腈稀释制成浓度为 15μg/mL 的内标溶液。

③基质对照品溶液：取空白酸枣仁（系指按照本方法测定未检出赭曲霉毒素 A 的酸枣仁样品）粉末（过 3 号筛）约 3g，一式 6 份，按照供试品溶液的制备方法处理至"精密吸取上清液0.5mL"，加入各浓度的标准应用液 0.5mL，涡旋混匀，用微孔滤膜（孔径为 0.22μm）滤过，取滤液进样分析。

④供试品溶液：取供试品粉末（过三号筛）约 3g，精密称定，置 50mL 塑料离心管中，精密加入内标溶液 100μL，再加水 15.0mL，涡旋使药粉充分浸润，放置 30 分钟，准确加入 10%甲酸-乙腈溶液 15mL，涡旋使混匀，置振荡器上剧烈振荡 5 分钟，加入无水硫酸镁与无水乙酸钠的混合粉末（4∶1）7.5g，立即摇散，再置振荡器上剧烈振荡 5 分钟，以 4000r/min 离心 5 分钟，移取上清液 9mL，置已预先装有净化材料的分散固相萃取净化管［无水硫酸镁 900mg，N-丙基乙二胺（PSA）600mg，十八烷基硅烷键合硅胶 300mg］中，涡旋使充分混匀，置振荡器上剧烈振荡 5 分钟，离心（4000r/min）5 分钟，准确吸取上清液 0.5mL，加入 50%乙腈 0.5mL，涡旋混匀，用微孔滤膜（孔径为 0.22μm）滤过，取滤液进样分析。

酸枣仁中赭曲霉毒素 A 的检出限为 0.1μg/kg。

3. 玉米赤霉烯酮测定法　玉米赤霉烯酮（Zearalenone）又称为 F-2 毒素，主要是由禾谷镰刀菌产生，广泛存在于自然界。其结构式如下。

玉米赤霉烯酮

玉米赤霉烯酮为白色晶体，熔点为 164~165℃，紫外光照射下呈蓝绿色荧光。溶于碱性水溶液、乙醚、乙酸乙酯、乙醇、甲醇等，不溶于水、二硫化碳和四氯化碳。其耐热性较强，110℃下处理 1 小时才被完全破坏。

玉米赤霉烯酮是一种具有雌激素活性的非类固醇类真菌毒素，主要作用于生殖系统，具有生殖毒性、免疫毒性及遗传毒性等，给人类健康带来极大的危害。为保证用药安全，《中国药典》

（2020 年版）采用高效液相色谱法、高效液相色谱-串联质谱法检查中药中的玉米赤霉烯酮。其中，采用高效液相色谱法测定时，以荧光检测器检测，激发波长 λ_{ex} 为 232nm，发射波长 λ_{em} 为 460nm，以标准曲线法定量，该法规定玉米赤霉烯酮检出限应为 12μg/kg，定量限应为 30μg/kg。《中国药典》（2020 年版）采用该法对薏苡仁进行检查，规定每 1000g 薏苡仁含玉米赤霉烯酮不得过 500μg。采用高效液相色谱-串联质谱法测定时，以三重四级杆质谱仪检测，采用电喷雾离子源（ESI），采集模式为负离子模式，以标准曲线法定量，该法规定玉米赤霉烯酮检出限应为 1μg/kg，定量限应为 4μg/kg。

4. 多种真菌毒素测定法　污染中药的真菌毒素有黄曲霉毒素、赭曲霉毒素、玉米赤霉烯酮毒素，也包括单端孢霉烯族毒素、伏马菌素等。

单端孢霉烯族毒素是由镰刀属真菌产生的一类化合物，根据结构的不同，可分为呕吐毒素（vomitoxin）、T-2 毒素等。呕吐毒素主要由禾谷镰刀菌、黄色镰刀菌产生，其急性毒性症状有腹泻、呕吐、肠胃紊乱等，慢性毒性症状有厌食、免疫毒性等。呕吐毒素为白色针状结晶，熔点为 151～153℃，因其结构中包含有 α,β-不饱和酮基团，故具有紫外吸收。易溶于水和极性有机溶剂，如甲醇、乙腈、乙酸乙酯等，不溶于正己烷、乙醚。呕吐毒素耐热、耐压、耐藏，在弱酸溶液中稳定，加碱及高压处理可以破坏其部分毒力。T-2 毒素主要是由三线镰刀菌、禾谷镰刀菌等产生，主要影响肝肾、淋巴细胞等的功能。它为白色针状结晶，易溶于甲醇、乙酸乙酯、丙酮等极性有机溶剂，难溶于水，性质稳定，耐藏、耐热，但在碱性条件下可失去毒性。

伏马毒素（Fumonisin）为白色针状结晶，对热很稳定，是由串珠镰刀菌产生的水溶性代谢产物，是一类由不同的多氢醇和丙三羧酸组成的结构类似的双酯化合物，具有神经毒性、致癌性等。目前发现的伏马毒素包括伏马毒素 A_1、A_2、B_1、B_2、B_3 等十几种，其中伏马毒素 B_1 是其主要组分，且毒性最强。

由于高效液相色谱-质谱法具有较高的灵敏度和特异性，适用于样品中多种真菌毒素的筛查测定，《中国药典》（2020 年版）采用该法同时测定中药中黄曲霉毒素 B_1、B_2、G_1、G_2，赭曲霉毒素 A，呕吐毒素，玉米赤霉烯酮，伏马毒素 B_1、B_2 及 T-2 毒素等多种真菌毒素，以控制中药的质量。测定时，以三重四级杆质谱仪检测，采用电喷雾离子源（ESI），黄曲霉毒素 B_1、B_2、G_1、G_2，伏马毒素 B_1、B_2 及 T-2 毒素应用正离子采集模式测定，赭曲霉毒素 A、呕吐毒素、玉米赤霉烯酮应用负离子采集模式测定。以标准曲线法定量，该法规定黄曲霉毒素 B_1、黄曲霉毒素 B_2、黄曲霉毒素 G_1、黄曲霉毒素 G_2 的检出限均应为 0.3μg/kg，定量限均应为 1μg/kg。伏马毒素 B_1、伏马毒素 B_2、T-2 毒素的检出限均应为 5μg/kg，定量限均应为 15μg/kg。呕吐毒素的检出限应为 1μg/kg，定量限应为 2μg/kg。赭曲霉毒素 A 的检出限应为 35μg/kg，定量限应为 100μg/kg。玉米赤霉烯酮的检出限应为 2μg/kg，定量限应为 5μg/kg。

（四）铅、镉、砷、汞、铜测定法

铅、镉、砷、汞、铜是目前公认的对人体有害的元素，国际上对此十分重视，许多国家对进口中药及中药制剂中的有害元素均有明确限度规定。由于水土环境污染，中药和天然药物也会受到有害元素的污染。药材生长产地、环境不同，受到污染程度也有差别。为了加强我国中药产品的安全性，同时也能与国际接轨，《中国药典》（2020 年版）收载了中药中铅、镉、砷、汞、铜的测定方法。

铅、镉、砷、汞、铜测定法与前述的重金属检查法相比，具有更强的针对性，重金属检查法测定的是以铅为对照的重金属离子总量，更强调的是药物的纯度。本法是测定的 5 种对人体有危害的元素，更强调的是药物的安全性。

《中国药典》（2020 年版）采用原子吸收分光光度法（AAS）或电感耦合等离子体质谱法（ICP-MS）测定中药中铅、镉、砷、汞、铜 5 种有害元素。原子吸收分光光度法、电感耦合等离子体质谱法具有专属性强、灵敏度高等优点，可以测定中药中的微量有害金属元素，以保证药品安全有效。采用原子吸收分光光度法时，铅、铬的测定采用石墨炉法，砷的测定采用氢化物法，汞的测定采用冷蒸气吸收法，铜的测定采用火焰法。

【例 4-7】《中国药典》（2020 年版）采用上述方法分别对金银花、白芍、西洋参等常用中药材中的 5 种元素进行控制，并且规定铅不得过 5mg/kg，镉不得过 1mg/kg，砷不得过 2mg/kg，汞不得过 0.2mg/kg，铜不得过 20mg/kg。

（五）汞或砷元素形态及其价态测定法

汞或砷对人体的毒性大小与其存在的形态和价态密切相关。如甲基汞的毒性远大于无机汞；亚砷酸盐（As Ⅲ）的毒性是砷酸盐（As Ⅴ）毒性的 60 倍。为了更好地控制中药的安全性，除测定总汞、总砷外，《中国药典》（2020 年版）还规定采用 HPLC 将不同形态、价态的汞或砷分离，再以 ICP-MS 分别定量测定各价态、形态汞或砷的含量。如《中国药典》（2020 年版）规定朱砂中二价汞的含量不得超过 0.10%，雄黄中三价砷和五价砷的总量不得超过 7.0%。

由于元素形态及其价态分析的前处理方法与样品密切相关，供试品溶液的制备方法如有特殊要求应在品种项下进行规定。

1. 汞元素形态及其价态测定法

（1）色谱、质谱条件与系统适用性试验：以十八烷基硅烷键合硅胶为填充剂（150mm×4.6mm，5μm）；以甲醇-0.01mol/L 乙酸铵溶液（含 0.12% L-半胱氨酸，氨水调节 pH 值至 7.5）（8∶92）为流动相；流速为 1.0mL/min。以同轴雾化器的电感耦合等离子体质谱（具碰撞反应池）进行检测，测定时选取的同位素为 ^{202}Hg，根据干扰情况选择正常模式或碰撞池反应模式。3 种不同形态汞的分离度应大于 1.5。见图 4-7。

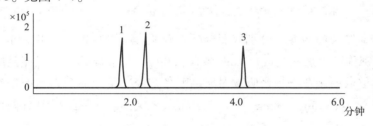

图 4-7　汞元素形态及价态示意图
1. 氯化汞（二价态）；2. 甲基汞；3. 乙基汞

（2）对照品贮备溶液的制备：分别取甲基汞、乙基汞对照品适量，精密称定，再精密吸取汞元素标准溶液（1mg/mL，介质类型为硝酸）适量，加 8% 甲醇制成每 1mL 各含 100ng（均以汞计）的溶液，即得。

（3）标准曲线溶液的制备：精密吸取对照品贮备溶液适量，加 8% 甲醇分别制成每 1mL 各含 0.5ng、1ng、5ng、10ng、20ng（均以汞计）系列浓度的溶液，即得。

（4）供试品溶液的制备

①矿物药及其制剂：除另有规定外，取相当于含汞量 20~30mg 的供试品粉末（过四号筛），精密称定，精密加入人工胃液或人工肠液适量，置 37℃ 水浴中超声处理适当时间，摇匀，取适量，静置 20~36 小时，吸取中层溶液适量，用微孔滤膜（10μm）滤过，精密量取续滤液适量，用

0.125mol/L 盐酸溶液稀释至一定体积，摇匀，即得。同法制备空白溶液。

②动、植物类中药（除甲类、毛发类）：除另有规定外，取供试品粉末（过三号筛）0.2~0.5g，精密称定，加 0.1mol/L 硝酸银溶液 200~600μL，精密加入硝酸人工胃液适量，置 37~45℃水浴中加热 20~24 小时，取出，摇匀，室温放置 2 小时，取上清液，用一次性双层滤膜（10μm+3μm）滤过，取续滤液，即得。同法制备空白溶液。

（5）测定法：分别吸取系列标准曲线溶液和供试品溶液各 20~100μL，注入液相色谱仪，测定。以系列标准曲线溶液中不同形态汞或价态汞的峰面积为纵坐标，浓度为横坐标，绘制标准曲线，计算供试品溶液中不同形态或价态汞的含量，即得。

2. 砷形态及其价态测定法

（1）色谱、质谱条件与系统适用性试验：以聚苯乙烯-二乙烯基苯共聚物载体键合三甲基铵阴离子交换材料或相当的材料为填充剂（250mm×4.1mm，10μm）；以 0.025mol/L 磷酸二氢铵溶液（氨水调节 pH 值至 8.0）为流动相 A，以水为流动相 B，进行梯度洗脱（0~15min，0→100%A；15~20min，100%A→0；20~25min，100%B）；流速为 1.0mL/min。以具同轴雾化器的电感耦合等离子体质谱进行检测，测定时选取的同位素为^{75}As，选择碰撞池反应模式或根据不同仪器要求选用适宜校正方程进行校正。

6 种不同形态砷的分离度应符合要求，其中砷胆碱、砷甜菜碱和亚砷酸的分离度应不小于 1.0。见图 4-8。

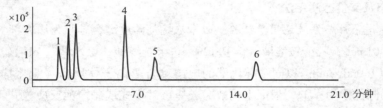

图 4-8　砷元素形态及价态示意图
1. 砷胆碱；2. 砷甜菜碱；3. 亚砷酸（三价砷）；4. 二甲基砷；5. 一甲基砷；6. 砷酸（五价砷）

（2）对照品贮备溶液的制备：分别取亚砷酸、砷酸、一甲基砷、二甲基砷、砷胆碱、砷甜菜碱对照品适量，精密称定，加水制成每 1mL 各含 2.0μg（均以砷计）的对照品溶液，即得。

（3）标准曲线溶液的制备：精密吸取对照品贮备溶液适量，加 0.02mol/L 乙二胺四醋酸二钠溶液制成每 1mL 各含 1ng、5ng、20ng、50ng、100ng、200ng、500ng（均以砷计）系列浓度的溶液，摇匀，即得。

（4）供试品溶液的制备

①矿物药及其制剂：除另有规定外，取相当于含砷量 20~30mg 的供试品粉末（过四号筛），精密称定，精密加入人工肠液适量，置 37℃水浴中超声处理适当时间，摇匀，取适量，静置 20~36 小时，吸取中层溶液适量，用微孔滤膜（10μm）滤过，精密量取续滤液适量，用 0.02mol/L 乙二胺四醋酸二钠溶液稀释至一定体积，摇匀，即得。同法制备空白溶液。

②动、植物类中药（除甲类、毛发类）：除另有规定外，取供试品粉末（过三号筛）0.2~0.5g，精密称定，精密加入硝酸人工胃液适量，置 37~45℃水浴中加热 20~24 小时，取出，摇匀，放置 2 小时，取上清液，用一次性双层滤膜（10μm+3μm）滤过，取续滤液，即得。同法制备空白溶液。

（5）测定法：分别吸取系列标准曲线溶液与供试品溶液各 20~100μL，注入液相色谱仪，测定。以系列标准曲线溶液不同形态或价态砷的峰面积为纵坐标，浓度为横坐标，绘制标准曲线，计算供试品溶液中不同形态或价态砷的含量，即得。

3. 注意事项

（1）所用玻璃器皿使用前均需以 20%硝酸溶液（*V/V*）浸泡 24 小时或其他适宜方法进行处理，避免干扰。

（2）本法系汞和砷元素形态及其价态的通用性测定方法，在满足系统适用性的条件下，并非每次测定均需配制 3 种汞或 6 种砷的形态及其价态系列标准曲线溶液，可根据实际情况仅配制需要分析的汞或砷形态及其价态的系列标准曲线溶液。

（3）进行汞元素形态及其价态分析时，由于色谱柱中暴露的未完全封端硅羟基对 Hg^{2+} 的影响，导致色谱柱柱效损失较快。建议采用封端覆盖率较高的色谱柱，且必要时，在一定进样间隔，以采用阀切换技术以高比例有机相冲洗色谱柱后再继续分析。

（4）硝酸人工胃液的制备是取 32.8mL 稀硝酸，加水约 800mL 与人工胃蛋白酶 10g，摇匀后，加水稀释成 1000mL，即得。

（5）因中药成分复杂且砷、汞含量差异较大，故本法中称样量仅供参考。矿物药及其制剂的取样量一般应折算至含砷量或含汞量 20~30mg；动、植物类中药（除甲类、毛发类）的取样量应根据样品中砷或汞的含量来确定适宜的量，一般为 0.2~0.5g。

（6）本法中规定的供试品溶液制备方法系通用性的推荐方法，实践中可根据样品基质的不同进行参数调整，并在各品种项下另作详细规定，同时进行必要的方法学验证。

（7）供试品中汞、砷形态或价态的限量应符合各品种项下的规定。

（8）中药在种植、生产、加工等过程中可能会引入铝、铬、铁、钡等金属元素，其含量过高时也会带来潜在危害，需测定除矿物药或含矿物药的制剂以外的中药中铝、铬、铁、钡元素，并可与铅、镉、砷、汞、铜测定法联合应用。测定方法首选多元素同时测定的电感耦合等离子体质谱法，也可采用与电感耦合等离子体质谱法灵敏度相当的其他方法。

二、内源性有害物质检查法

（一）乌头酯型生物碱的检查

乌头中含有多种生物碱，其中乌头酯型生物碱中 C_{14}、C_8 的羟基常和乙酸、苯甲酸成为双酯型生物碱，如乌头碱、美沙乌头碱等。这些双酯型生物碱有麻辣味，亲酯性强，毒性大，它们是乌头中主要毒性成分。因此应对乌头及其饮片、制剂进行双酯型生物碱的检查。常用的检查方法有薄层色谱法、高效液相色谱法等。

1. 薄层色谱法

【例 4-8】附子理中片中乌头碱的限量检查

取本品 40 片，除去糖衣，研细，加氨试液 4mL，拌匀，放置 2 小时，加乙醚 60mL，振摇 1 小时，放置 24 小时，滤过，滤液蒸干，残渣用无水乙醇溶解使成 1.0mL，作为供试品溶液。取乌头碱对照品适量，加无水乙醇制成每 1mL 含 1.0mg 的溶液，作为对照品溶液。照薄层色谱法试验，精密吸取供试品溶液 12μL、对照品溶液 5μL，分别点于同一高效硅胶 G 薄层板上，以甲苯-二氯甲烷-甲醇-浓氨试液（4∶4∶1∶0.1）为展开剂，预平衡 15 分钟，展开，展距约 17cm，取出，晾干，喷以稀碘化铋钾试液，置日光下检视。供试品色谱中，在与对照品色谱相应的位置上出现的斑点应小于对照品斑点，或不出现斑点。

2. 高效液相色谱法

【例 4-9】制川乌中双酯型生物碱的检查

（1）色谱条件与系统适用性试验：以十八烷基硅烷键合硅胶为填充剂；以乙腈-四氢呋喃（25：15）为流动相A，以 0.1mol/L 醋酸铵溶液（每 1000mL 加冰醋酸 0.5mL）为流动相B，梯度洗脱（0~48min，15%A→26%A；48~49min，26%A→35%A；49~58min，35%A；58~65min，35%A~15%A）；检测波长为 235nm。理论板数按苯甲酰新乌头原碱峰计算不低于 2000。

（2）对照品溶液的制备：取乌头碱对照品、次乌头碱对照品及新乌头碱对照品适量，精密称定，加异丙醇-三氯甲烷（1：1）混合溶液分别制成每 1mL 含乌头碱 50μg、次乌头碱和新乌头碱各 0.15mg 的混合溶液，即得。

（3）供试品溶液的制备：取本品粉末（过三号筛）约 2g，精密称定，置具塞锥形瓶中，加氨试液 3mL，精密加入异丙醇-乙酸乙酯（1：1）混合溶液 50mL，称定重量，超声处理（功率 300W，频率 40kHz；水温在 25℃以下）30 分钟，放冷，再称定重量，用异丙醇-乙酸乙酯（1：1）混合溶液补足减失的重量，摇匀，滤过。精密量取续滤液 25mL，40℃以下减压回收溶剂至干，残渣精密加入异丙醇-三氯甲烷（1：1）混合溶液 3mL 溶解，滤过，取续滤液，即得。

（4）测定法：分别量取对照品溶液与供试品溶液各 10μL，注入液相色谱仪，测定，即得。

本品含双酯型生物碱以乌头碱（$C_{34}H_{47}NO_{11}$）、次乌头碱（$C_{33}H_{45}NO_{10}$）及新乌头碱（$C_{33}H_{45}NO_{11}$）的总量计，不得过 0.040%。

（二）马兜铃酸的检查

马兜铃酸是一类含有硝基的菲类有机酸，天然存在于马兜铃属、细辛属等马兜铃科植物中，如天仙藤、细辛等。近年来，国内外不断有报道证明该成分具有肾毒性，可引起严重的肾损害。为保证临床用药安全，我国已取消含马兜铃酸成分的关木通、广防己、青木香、天仙藤、马兜铃的药用标准。而细辛也仅以根及根茎入药，且需检查其中马兜铃酸Ⅰ的限量。常用的检查方法有高效液相色谱法。

【例 4-10】 细辛中马兜铃酸Ⅰ的限量检查

1. 色谱条件与系统适用性试验　以十八烷基硅烷键合硅胶为固定相；以乙腈为流动相A，以 0.05%磷酸溶液为流动相B，进行梯度洗脱（0~10min，30%A→34%A；10~18min，34%A→35%A；18~20min，35%A→45%A；20~30min，45%A；30~31min，45%A→53%A；31~35min，53%A；35~40min，53%A→100%A）；检测波长为 260nm。理论板数按马兜铃酸Ⅰ峰计算应不低于 5000。

2. 对照品溶液的制备　取马兜铃酸Ⅰ对照品适量，精密称定，加甲醇制成 0.2μg/mL 的溶液，即得。

3. 供试品溶液的制备　取本品中粉约 0.5g，精密称定，置具塞锥形瓶中，精密加入 70%甲醇 25mL，密塞，称定重量，超声处理（功率 500W，频率 40kHz）40 分钟，放冷，再称定重量，用 70%甲醇补足减失的重量，摇匀，滤过，取续滤液，即得。

4. 测定法　分别精密吸取对照品溶液与供试品溶液各 10μL 注入液相色谱仪，测定，即得。本品按干燥品计算，含马兜铃酸Ⅰ（$C_{17}H_{11}NO_7$）不得过 0.001%。

（三）阿多尼弗林碱的检查

千里光中含有的阿多尼弗林碱是一种具有肝毒性的吡咯里西啶类生物碱，《中国药典》（2020 年版）采用高效液相色谱-质谱法对千里光进行限量检查。

【例 4-11】 千里光中阿多尼弗林碱的检查

1. 色谱、质谱条件与系统适用性试验　以十八烷基硅烷键合硅胶为固定相；以乙腈-0.5%甲酸溶液（7∶93）为流动相；采用单级四极杆质谱检测器，电喷雾离子化（ESI）正离子模式下选择质荷比（m/z）为366进行检测。理论板数按阿多尼弗林碱峰计算应不低于8000。

2. 校正因子测定　取野百合碱对照品适量，精密称定，加0.5%甲酸溶液制成0.2μg/mL的溶液，作为内标溶液。取阿多尼弗林碱对照品适量，精密称定，加0.5%甲酸溶液制成0.1μg/mL的溶液，作为对照品溶液。精密量取对照品溶液2mL，置5mL量瓶中，精密加入内标溶液1mL，加0.5%甲酸溶液稀释至刻度，摇匀，吸取2μL，注入液相色谱-质谱联用仪，计算校正因子。

3. 测定法　取本品粉末（过三号筛）约0.2g，精密称定，置具塞锥形瓶中，精密加入0.5%甲酸溶液50mL，称定重量，超声处理（功率250W，频率40kHz）40分钟，放冷，再称定重量，用0.5%甲酸溶液补足减失的重量，摇匀，滤过，精密量取续滤液2mL，置5mL量瓶中，精密加入内标溶液1mL，加0.5%甲酸溶液至刻度。摇匀，吸取2μL，注入液相色谱-质谱联用仪，测定，即得。

本品按干燥品计算，含阿多尼弗林碱不得过0.004%。

（四）总银杏酸的检查

银杏叶提取物中总银杏酸具有胃肠道不良作用、过敏反应等，所以《中国药典》（2020年版）采用高效液相色谱法检查银杏叶提取物中的总银杏酸。

【例4-12】银杏叶提取物中总银杏酸的检查

1. 色谱条件与系统适用性试验　以十八烷基硅烷键合硅胶为填充剂（柱长为150mm，柱内径为4.6mm，粒径为5μm）；以含0.1%三氟乙酸的乙腈为流动相A，含0.1%三氟乙酸的水为流动相B，进行梯度洗脱（0~30min，75%A→90%A；30~35min，90%A；35~36min，90%A→75%A；36~45min，75%A）；检测波长为310nm。理论板数按白果新酸峰计算应不低于4000。

2. 对照品溶液的制备　取白果新酸对照品适量，精密称定，加甲醇制成每1mL含1μg的溶液，作为对照品溶液；另取总银杏酸对照品适量，用甲醇制成每1mL含20μg的溶液，作为定位用对照溶液。

3. 供试品溶液的制备　取本品粉末约2g，精密称定，置具塞锥形瓶中，精密加入甲醇10mL，称定重量，超声使其溶解，放冷，用甲醇补足减失的重量，摇匀，滤过，取续滤液，即得。

4. 测定法　精密吸取供试品溶液、对照品溶液及定位用对照溶液各50μL，注入液相色谱仪，计算供试品溶液中与总银杏酸对照品相应色谱峰的总峰面积，以白果新酸对照品外标法计算总银杏酸含量，即得。

本品含总银杏酸不得过5mg/kg。

第五节　其他方法

一、酸败度测定法

酸败是指油脂或含油脂的种子类药材和饮片，在贮藏过程中发生复杂的化学变化，生成游离脂肪酸、过氧化物和低分子醛类、酮类等产物，出现特异臭味，影响药材和饮片的感观和质量。通过测定酸值、羰基值和过氧化值，以检查药材和饮片中油脂的酸败度。

（一）油脂提取

除另有规定外，取供试品 30~50g（根据供试品含油脂量而定），研碎成粗粉，置索氏提取器中，加正己烷 100~150mL（根据供试品取样量而定），置水浴上加热回流 2 小时，放冷，用 3 号垂熔玻璃漏斗滤过，滤液置水浴上减压回收溶剂至尽，所得残留物即为油脂。

（二）酸败度测定

1. 酸值测定 酸值系指中和脂肪、脂肪油或其他类似物质 1g 中含有的游离脂肪酸所需要氢氧化钾的重量（mg）。测定时可采用氢氧化钠滴定液（0.1mol/L）进行滴定。

2. 羰基值测定 羰基值系指每 1kg 油脂中含羰基化合物的毫摩尔数。

除另有规定外，取油脂 0.025~0.5g，精密称定，置 25mL 量瓶中，加甲苯适量溶解并稀释至刻度，摇匀。精密量取 5mL，置 25mL 具塞刻度试管中，加 4.3% 三氯醋酸的甲苯溶液 3mL 及 0.05% 2,4-二硝基苯肼的甲苯溶液 5mL，混匀，置 60℃ 水浴加热 30 分钟，取出冷却，沿管壁缓缓加入 4% 氢氧化钾的乙醇溶液 10mL，加乙醇至 25mL，密塞，剧烈振摇 1 分钟，放置 10 分钟，以相应试剂作空白，照紫外-可见分光光度法，在 453nm 波长处测定吸光度，按下式计算：

$$供试品的羰基值 = \frac{A \times 5}{854 \times W} \times 1000$$

式中，A 为吸光度；W 为油脂的重量（g）；854 为各种羰基化合物的 2,4-二硝基苯肼衍生物的摩尔吸收系数平均值。

3. 过氧化值测定 过氧化值系指油脂中过氧化物与碘化钾作用，生成游离碘的百分数。

除另有规定外，取油脂 2~3g，精密称定，置 250mL 的干燥碘瓶中，加三氯甲烷-冰醋酸（1∶1）混合溶液 30mL，使溶解。精密加新制碘化钾饱和溶液 1mL，密塞，轻轻振摇半分钟，在暗处放置 3 分钟，加水 100mL，用硫代硫酸钠滴定液（0.01mol/L）滴定至溶液呈浅黄色时，加淀粉指示液 1mL，继续滴定至蓝色消失；同时做空白试验，照下式计算：

$$供试品的过氧化值 = \frac{(A-B) \times 0.001269}{W} \times 100$$

式中，A 为油脂消耗硫代硫酸钠滴定液的体积（mL）；B 为空白试验消耗硫代硫酸钠滴定液的体积（mL）；W 为油脂的重量（g）；0.001269 为硫代硫酸钠滴定液（0.01mol/L）1mL 相当于碘的重量（g）。

【例 4-13】《中国药典》（2020 年版）中规定郁李仁中的酸值不得过 10.0，羰基值不得过 3.0，过氧化值不得 0.050。柏子仁中的酸值不得过 40.0，羰基值不得过 30.0，过氧化值不得过 0.26。

二、残留溶剂测定法

药品中的残留溶剂系指在原料药或辅料的生产中以及在制剂制备过程中使用的但在工艺过程中未能完全去除的有机溶剂。第一类溶剂是指避免使用的溶剂，如苯、四氯化碳、二氯乙烯、三氯乙烷等；第二溶剂是指限制使用的溶剂，如乙腈、氯苯、三氯甲烷、环己烷、二氯甲烷、二氧六环、甲醇、正己烷、吡啶、甲苯、四氢呋喃等；第三类溶剂为药品 GMP 或其他质量要求限制使用的溶剂，如醋酸、丙酮、正丁醇、乙醇、乙酸乙酯等；第四类溶剂为尚无足够毒理学资料的溶剂，如三氯醋酸、石油醚等。

残留溶剂测定法照《中国药典》（2020 年版）通则 0861 测定，采用气相色谱法，分为毛细管柱顶空进样等温法、毛细管柱顶空进样程序升温法和溶液直接进样法。

【例4-14】 灯盏花素中丙酮残留物、大孔吸附树脂有机残留物检查

灯盏花素由灯盏细辛经过75%乙醇回流提取，滤液通过大孔吸附树脂（生产过程中可能存在正己烷、苯、甲苯、二甲苯、苯乙烯等残留物），用水洗脱、浓缩、干燥，再经过重结晶，用乙醇和丙酮洗涤。因此，在灯盏花素中，可能会残留丙酮和大孔树脂有机残留物。为了保证用药安全，需要规定丙酮和大孔树脂有机残留物的限量。

1. 丙酮残留物 照残留溶剂测定法（毛细管柱顶空进样程序升温法）测定（供注射用）。

（1）色谱条件与系统适用性试验：以聚乙二醇为固定相，采用弹性石英毛细管柱（柱长为30m，内径为0.32mm，膜厚度为0.5μm）；柱温为程序升温：初始温度为60℃，维持16分钟，以每分钟20℃升温至200℃，维持2分钟；检测器温度300℃；进样口温度240℃；载气为氮气，流速为每分钟1.0mL。顶空进样，顶空瓶平衡温度为90℃，平衡时间为30分钟。理论板数以丙酮峰计算应不低于10000。

（2）对照品溶液的制备：取丙酮对照品适量，精密称定，加0.5%的碳酸钠溶液制成每1mL含100μg的溶液，作为对照品溶液。精密量取5mL，置20mL顶空瓶中，密封瓶口，即得。

（3）供试品溶液的制备：取本品约0.1g，精密称定，置20mL顶空瓶中，精密加入0.5%的碳酸钠溶液5mL，密封瓶口，摇匀，即得。

（4）测定法：分别精密量取对照品和供试品溶液顶空瓶气体1mL，注入气相色谱仪，记录色谱图，按外标法以峰面积计算，即得。本品含丙酮不得过0.5%。

2. 大孔吸附树脂有机残留物 有机残留物包括正己烷、苯、甲苯、对二甲苯、邻二甲苯、苯乙烯和1,2-二乙基苯。照残留溶剂测定法（通则0861 毛细管柱顶空进样程序升温法）测定（供注射用）。

（1）色谱条件与系统适用性试验：以聚乙二醇为固定相，采用弹性石英毛细管柱（柱长为30m，内径为0.32mm，膜厚度为0.5μm）；柱温为程序升温：初始温度为60℃，维持16分钟，以每分钟20℃升温至200℃，维持2分钟；检测器温度300℃；进样口温度240℃；载气为氮气，流速为每分钟2.5mL。顶空进样，顶空瓶平衡温度为80℃，平衡时间为30分钟。理论板数以邻二甲苯峰计算应不低于10000，各待测峰之间的分离度应符合规定。

（2）对照品溶液的制备：取正己烷、苯、甲苯、对二甲苯、邻二甲苯、苯乙烯和1,2-二乙基苯对照品适量，精密称定，加二甲亚砜制成每1mL中分别含20μg、2μg、20μg、20μg、20μg、20μg、20μg的溶液，作为对照品储备液。精密量取上述贮备液5mL，置50mL量瓶中，加入2%碳酸钠的25%二甲亚砜溶液稀释至刻度，摇匀，精密量取2mL，置20mL顶空瓶中，密封瓶口，即得。

（3）供试品溶液的制备：取本品约0.2g，精密称定，置20mL顶空瓶中，精密加入2%碳酸钠的25%二甲亚砜溶液2mL，密封瓶口，摇匀，即得。

（4）测定法：分别精密量取对照品溶液和供试品溶液顶空瓶气体1mL，注入气相色谱仪，记录色谱图，按外标法以峰面积计算，即得。本品含苯不得过0.0002%，含正己烷、甲苯、对二甲苯、邻二甲苯、苯乙烯和1,2-二乙基苯均不得过0.002%。

三、有关物质或相关物质检查

由于各种药物的来源、制备方法、剂型不同，即使同一个品种也可以采用不同的工艺路线，而且药品在贮存过程中也可能有不同的分解产物。因此，药品的检查仍应按照该制剂来源、生产工艺及药品性质对有可能引入的杂质进行检查。

《中国药典》（2020 年版）一部规定中药注射剂应检查蛋白质、鞣质、草酸盐、钾离子等通用性有关物质，以保证注射剂的安全性，如灯盏花素、三七总皂苷供注射剂使用时要检查有关物质。还有一些品种规定了相关物质检查法，以防止掺杂使假，或为了保障有效物质达到足够的比例、或限制炮制处理等过程带来的杂质，保证药品的安全性和有效性，如大黄、大黄浸膏和大黄流浸膏中检查土大黄苷、西洋参中检查人参、两面针中检查毛两面针、血竭中检查松香；铁皮石斛中检查甘露糖与葡萄糖峰面积比、银杏叶提取物中检查黄酮苷元峰面积比；制天南星中白矾限量检查等。

（一）薄荷脑中有关物质检查

薄荷脑为唇形科植物薄荷 *Mentha haplocalyx* Briq. 的新鲜茎和叶经水蒸气蒸馏、冷冻、重结晶得到的一种饱和的环状醇。《中国药典》（2020 年版）采用气相色谱法检查其中的有关物质。

1. 色谱条件及系统适用性试验　以交联键合聚乙二醇为固定相的毛细管柱；柱温为 110℃；进样口温度为 250℃；检测器温度为 250℃；分流进样，分流比为 10∶1。理论板数按薄荷脑峰计算应不低于 10000。

2. 对照品溶液的制备　精密称取薄荷脑对照品适量，加无水乙醇制成 0.5mg/mL 的溶液作为对照品溶液。

3. 供试品溶液的制备　取薄荷脑适量，加无水乙醇溶解并稀释制成每 1mL 含 50mg 的溶液，作为供试品溶液。

4. 测定法　取对照品溶液 1μL 注入气相色谱仪，调节检测灵敏度，使主成分色谱峰的峰高为满量程的 20%~30%；再精密量取供试品溶液与对照品溶液各 1μL，分别注入气相色谱仪，记录色谱图至主成分峰保留时间的 2 倍。供试品色谱图中如有杂质峰，各杂质峰面积的和不得大于对照品溶液的主峰面积（1.0%）。

（二）灯盏花素中有关物质、相关物质检查

灯盏花素为菊科植物短葶飞蓬 *Erigeron breviscapus*（Vant.）Hand.-Mazz. 提取分离所得。《中国药典》（2020 年版）规定，灯盏花素如供注射用，则需检查其中的有关物质、相关物质等项目。

取本品，加 1%碳酸氢钠溶液溶解并稀释成 0.02mg/mL 的溶液，依照《中国药典》（2020 年版）通则中关于注射剂有关物质检查法规定的蛋白质、鞣质、草酸盐、钾离子的检查方法进行检查，应符合规定。

1. 对照溶液的制备　精密量取供试品溶液 1mL，置 100mL 量瓶中，加甲醇稀释至刻度，摇匀，作为对照溶液。

2. 供试品溶液的制备　取灯盏花素适量（相当于野黄芩苷 20mg），置 50mL 量瓶中，加甲醇适量，超声处理（功率 300W，频率 50kHz）45 分钟，放至室温，加甲醇稀释至刻度，摇匀，作为供试品溶液。

3. 色谱条件与系统适用性试验　以十八烷基硅烷键合硅胶为固定相；甲醇-0.1%磷酸溶液（40∶60）为流动相，流速为 1.0mL/min；柱温为 40℃，检测波长为 335nm。理论板数按野黄芩苷峰计算应不低于 5000。

4. 测定法　取对照溶液 5μL，注入液相色谱仪，调节检测灵敏度，使主成分色谱峰的峰高为满量程的 10%，再精密量取供试品溶液与对照溶液各 5μL，分别注入液相色谱仪，记录色谱图至主成分峰保留时间的 2.5 倍。供试品溶液色谱中，其他成分峰面积的和不得大于对照溶液主峰峰面积的 2 倍。

扫一扫，查阅本章数字资源，含PPT、音视频、图片等

中药指纹图谱与特征图谱是目前能够为国内外广泛接受的一种中药或天然药物质量评价模式，它的应用与快速发展体现了中药全面质量管理的趋势，符合中药质量控制整体表征分析的特点。中药指纹图谱与特征图谱可以从药材生产、采收加工、贮藏及制剂的原料、中间体、成品、流通产品等各个环节，通过相似性和相关性比对，有效地控制中药质量。

第一节　概　述

指纹用于鉴定起源于19世纪末20世纪初的犯罪学和法医学。人的指纹由于生物学上的原因，存在个体差异，这种差异体现为指纹具有唯一性的特点。"指纹图谱"一词的提出最早来源于分子生物学中的DNA指纹图谱（DNA fingerprint）。自20世纪70年代开始研究以来，中药指纹图谱的应用越来越广泛，不仅可以进行物种"唯一性"鉴定，还可以将"指纹与量"的特征与其他评价体系相结合，开展指纹图谱与药效相关性研究、指纹图谱生物等效性研究等，推动了中药质量标准国际化的进程，加速了中药现代化的步伐。例如，德国经过30多年的化学成分和药效相关性研究发现，约24%银杏黄酮和约6%银杏内酯组成的银杏叶提取物疗效最好，应用指纹图谱控制银杏叶提取物的成分组成与相对含量，可保证产品的均一与稳定。《中国药典》（2020年版）收载指纹图谱作为银杏叶提取物的质量标准，规定采用两种方法分别针对黄酮类和银杏内酯类成分测定指纹图谱，达到系统全面质量控制的目的。

中药指纹图谱（Chinese medicine fingerprint）是指某些中药材、中药提取物或中药制剂经适当处理后，采用一定分析手段得到的能够标示该中药特性的共有峰图谱。中药指纹图谱是一种综合的、可量化的半定量鉴别手段，它是建立在中药化学成分系统研究的基础上，主要用于评价中药材与饮片、植物油脂与提取物、中药成方制剂质量的真实性、稳定性和一致性，强调对图谱共有峰归属的辨识和图谱相似性评价。因此，中药指纹图谱的基本属性是"整体性"和"模糊性"。整体性强调多个成分（共有指纹峰）的相对稳定的比例、排列顺序及相互的牵制，反映的质量信息是综合的，利用中药指纹图谱的整体性，可以鉴别中药材的真伪，评价原料药材与成方制剂之间的相关性，监控成品批间质量的稳定性。由于中药来源的多样性（生长环境、采收加工等）、化学成分的复杂性与可变性（次生代谢产物化学成分不确定性）等特点，中药指纹图谱还具有无法精密度量的模糊性。模糊性强调待测样品的指纹图谱与对照指纹图谱之间的相似性，而不是相同性。

中药特征图谱（Chinese medicine characteristics fingerprint）是指样品经过适当的处理后，采用一定分析手段和仪器检测得到的能够标识其中各种组分群特征的共有峰的图谱。特征图谱法是

目前中药质量控制方法中一种可量化的、新的综合鉴别手段，可用于鉴别中药材的真伪，评价中药制剂质量的均一性和稳定性。特征图谱鉴别试验与中药指纹图谱一样，不受样品形态的限制，中药材与饮片、植物油脂与提取物及各类中药成方制剂等均可应用，试验所需检品用量少；特征图谱准确性高、重现性好，表征出明显的特征性。

中药指纹图谱和中药特征图谱均以表征中药内在质量的整体变化为评价目的，符合中药质量控制整体性表征的分析特点。不同的是，中药指纹图谱强调的是"指纹性"，即中药各类成分群的整体表征，与单一成分或指标成分质控方法相比，指纹图谱更科学和全面，适用于中药质量的整体评价，反映产品的一致性和稳定性。而中药特征图谱强调的是"特征性"，即中药中某一类成分的专属表征，从特征辨识的角度，选取图谱中具有特征意义的某类成分信息作为特征峰，用于中药的鉴别。越来越多中药通过建立指纹图谱或特征图谱进行质量控制。《中国药典》从 2010 年版开始，逐步将中药指纹图谱作为重要的质量控制方法之一。《中国药典》（2010 年版）一部中收载指纹图谱检测品种 14 种，特征图谱 7 种；2015 年版（一部）收载指纹图谱品种 23 种，特征图谱品种 32 种；2020 年版（一部）共收载 27 个品种的指纹图谱，包括丹参酮提取物、三七总皂苷、复方丹参滴丸、复方血栓通胶囊、清开灵注射液等；收载 43 个品种的特征图谱，包括人参茎叶总皂苷、山楂叶提取物、枣仁安神颗粒、鱼腥草滴眼液、茵栀黄软胶囊等。《美国 FDA 工业界植物药研发指南》（2016 年定稿）等也提出，草药及草药制剂如果其有效成分不明，可以用色谱指纹图谱反映产品质量的一致性和稳定性。

第二节　中药指纹图谱

一、中药指纹图谱的分类

中药指纹图谱可依据应用对象、研究方法、测定技术手段的不同进行分类。

（一）按应用对象分类

不同产品形式或同一产品形式的不同产品的中药指纹图谱特点各不相同，按照应用对象可将中药指纹图谱分为中药材与饮片指纹图谱，植物油脂和提取物指纹图谱，以及中药制剂指纹图谱。其中中药制剂指纹图谱还包括用于中药制剂研究以及生产过程中间产物的指纹图谱。

1. 中药材与饮片指纹图谱　为满足中医临床辨证论治及中药调剂等需要，需对中药材进行净制、水洗、切制、干燥、进一步炮制等加工步骤制成中药饮片才能用于配方或制剂。作为中药饮片的原料药，中药材质量的优劣直接影响后续产品的质量，进而影响临床用药的安全有效。在研究过程中采用特异反应技术和高效液相色谱联用技术等先进方法建立中药材指纹图谱，可从化学物质基础的角度与生物角度保证中药制剂的稳定和可靠。因加工炮制过程会不同程度地改变中药材原有的形态、理化性质，结合饮片指纹图谱技术有助于中药质量的全面控制。

2. 植物油脂和提取物指纹图谱　植物油脂和提取物指纹图谱的建立应重点考察主要工艺过程中谱图的变化，同时要求在对药材产地、采收期、基源调查基础上建立药材图谱。药材与中药提取物指纹图谱应具相关性，提取物图谱中的指纹峰在药材的色谱图上应能指认。

3. 中药制剂指纹图谱　除应符合中药材、提取物相关指纹图谱研究的主要内容外，成方制剂指纹图谱技术还应同时建立药材、中间体的相应图谱，并且须对成方制剂与原药材和中间体之间的相关性进行分析。

（二）按研究方法分类

中药指纹图谱按研究方法可分为中药化学指纹图谱和中药生物学指纹图谱。

1. 中药化学（成分）指纹图谱　是指运用各种化学、物理学或物理化学的分析技术建立的用以表征中药化学成分特征的指纹图谱，如色谱指纹图谱、光谱指纹图谱等。目前以色谱法的应用最为广泛，其中高效液相色谱（HPLC）法及其各种联用技术是中药指纹图谱研究与应用的主要技术手段。

中药化学指纹图谱是中药指纹图谱分析中应用较为广泛的方法，狭义的中药指纹图谱一般就是指中药化学（成分）指纹图谱。

2. 中药生物学指纹图谱　是指采用生物技术手段建立的用以表征中药生物学特征的指纹图谱，包括中药材 DNA 指纹图谱、中药基因组学指纹图谱、中药蛋白组学指纹图谱等。中药材 DNA 指纹图谱系利用现代分子生物学技术把药材 DNA 序列中的信息以图谱的形式表现出来即为 DNA 指纹图谱。DNA 指纹图谱包括 RAPD（随机扩增多态 DNA）指纹图谱和 RFLP（限制性内切酶片段长度多态）指纹图谱等。由于每个物种都具备基因的唯一性和遗传性，因此中药材 DNA 指纹图谱可用于中药材种属、植物分类和品质鉴定研究。

中药基因组学指纹图谱和中药蛋白组学指纹图谱系指将中药作用于某特定细胞或动物后，引起其基因和蛋白表达特征的变化情况，这两种指纹图谱又可称为生物活性指纹图谱。

（三）按测定技术分类

建立中药指纹图谱的测定技术涉及众多分析手段，目前采用的分析手段按照检测原理的不同大致可以分为色谱法、光（波）谱法及其他方法。

1. 色谱法　色谱技术具有极强的分离能力和良好的适应性，为中药指纹图谱检测的主流方法，主要包括高效液相色谱（HPLC）法、气相色谱（GC）法、薄层扫描（TLCS）法和高效毛细管电泳（HPCE）法等，其中 HPLC 法和 GC 法已成为公认的中药指纹图谱的常用分析技术。

2. 光（波）谱法　主要包括紫外光谱（UV）法、红外光谱（IR）法、近红外光谱（NIR）法等光谱技术，其中 IR 法较为常用。作为构建中药标准的常用手段，光谱法在中药指纹图谱的检测中发挥重要的辅助作用，常用于鉴定化合物的结构，提高指纹图谱的可信度。此外，质谱（MS）法、核磁共振（NMR）法和 X 射线衍射法等分析技术能够给出总体化学成分叠加的结构信息，亦可以作为采集中药指纹图谱的辅助手段。

3. 其他方法　中药成分复杂，单用一种色谱或光谱方法有时无法建立较完善的指纹图谱，无法全面准确地反映中药的内在质量，通常可采用液质联用（HPLC–MS）、气质联用（GC–MS）等色谱质谱联用技术来测定指纹图谱。此外，还有电化学指纹图谱、差热分析（DTA）指纹图谱、微量元素指纹图谱等。

二、中药指纹图谱建立的原则

中药指纹图谱的建立，应以系统的化学成分研究和药理学研究为依托，体现系统性、特征性和稳定性 3 个基本原则。确保指纹图谱的标准化、规范化、客观化，有利于推广和应用于中药质量控制。

（一）系统性

系统性是指建立的中药指纹图谱所表征的化学成分应包括该中药有效部位所含的大部分成分，或全部的指标性成分，并与临床疗效相关联，能真正起到控制质量的目的。如人参的主要有效成分是人参皂苷类，其指纹图谱应尽可能多地反映其皂苷类成分；中药山楂具有健胃消食、防治心血管疾病的疗效，活性成分分别为有机酸与总黄酮，当用于防治心血管疾病时，要求指纹图谱应尽可能地反映其黄酮类成分，而用于健胃消食时，应针对有机酸类测定其指纹图谱；银杏叶的有效成分是黄酮类和银杏内酯类，可分别针对黄酮类和银杏内酯类成分测定其指纹图谱，达到系统全面质量控制的目的。

（二）特征性

特征性是指建立的中药指纹图谱所反映的化学信息（如相对保留时间）应具有较强的选择性，这些信息的综合结果将能特征性地区分中药的真伪与优劣，成为中药的"化学条码"。如北五味子的 HPLC 指纹图谱共有模式，不仅包含多种五味子木脂素类成分，而且具有许多未知成分，这些成分的峰位顺序、比值在一定范围内是固定的，并且随药材品种不同而产生差异，依此可以很好地区别其来源、产地，判别药材的真伪优劣。

（三）稳定性

稳定性是指建立的中药指纹图谱在规定的方法、条件下的耐用程度，不同操作者、不同实验室所重复出的指纹图谱应在允许的误差范围内，以体现指纹图谱共有模式的通用性和实用性。因此，要求中药指纹图谱在检测中包括样品制备、分析方法、实验过程、数据采集、处理、分析等的全过程规范化操作。同时，还应建立相应的评价方法，对其进行客观评价。

三、中药指纹图谱的建立

（一）方案设计

1. 研究对象的确定　在调研有关文献、新药申报资料（质量部分和工艺部分）及其他研究结果的基础上，尽可能详尽地了解药材、中间体及制剂成品中所含成分的种类及其理化性质，综合分析后找出成品中的药效成分或有效成分或通常认为对药效有影响的化学成分，作为成品或中间体指纹图谱的研究对象，即分析检测目标。例如，黄芪含黄酮类、皂苷类及多糖类等化学成分，黄芪多糖注射液及其中间体的指纹图谱以多糖为研究对象，黄芪原药材的指纹图谱则应把黄酮、皂苷及多糖都作为研究对象。复方注射剂应根据君臣佐使的用药原则，以君药、臣药中的有效成分或通常认为对药效有影响的化学成分作为指纹图谱的研究对象，佐使药中的成分可采用其他指纹图谱方法进行辅助、补充研究。

2. 分析方法的选择　分析方法应根据研究对象的物理化学性质来选择。大多数中药化学成分可采用 HPLC 指纹图谱法，如黄芪中黄酮类、皂苷类、多糖类等组分群。挥发性成分一般应选择 GC 法，如鱼腥草中的鱼腥草素等组分群；土木香中的土木香内酯、异土木香内酯和二氢土木香内酯等组分群。

3. 建立指纹图谱的一般程序　建立中药指纹图谱的一般程序，主要包括供试品溶液的制备、参照物的选择、指纹图谱获取实验、指纹图谱的建立和辨识。国家食品药品监督管理局《中药注射剂指纹图谱研究的技术要求》（暂行）规定，主要研究对象为原药材、中间体、注射剂的指纹图谱，涉及内容应包括样品名称、来源、供试品溶液的制备、参照物的选择、测定方法、指纹图谱及技术参数等。

（二）样品收集

样品收集是建立指纹图谱的最初环节也是最关键的步骤，收集的样品必须有科学性、代表性与广泛性。所谓科学性是指样品的来源、产地必须正确，采收、加工、炮制方法必须符合科学规范。2008 年颁发的《中国药典》中药质量标准研究制定技术要求规定，研究指纹图谱用的中药材与饮片、植物油脂和提取物及各类中药制剂的收集量均不得少于 10 个批次，每批次的样品收集量应足够用于提取出稳定的共有图谱信息，此外，除满足指纹图谱建立的研究、留样观察外，还应有不少于 3 倍检验量的样品供复核用。取"10 批"的意义是为了确保样品的代表性。样品保存应符合各品种项下的贮藏要求。实际操作中应尽量收集多批次的样品，包括不同产地、不同采收季节及不同气候条件获得的样品，掌握所用的原料药内在质量的情况和规律。

样品收集时需注意：①不可将同一批次样品分散成数个批次充当样品。②原药材尽可能固定产地（GAP 基地药材、道地药材）、采收期和炮制方法。对光线稳定，疗效稳定，无临床不良反应的药材批次应重点选择。③中间体、注射剂样品的收集应重点选择工艺稳定、疗效稳定、无不良反应的批次。④留样量应不少于实验用量的 3 倍。

（三）供试品制备

供试品制备需按照具体的分析对象，在对样品基本特性进行了解的情况下，采用规范的处理方式进行。供试品制备操作过程应按照定量测定的要求，保证样品物质信息不减失、不转化。对于化学成分类别相差较大的样品，可根据类别成分的性质，按照分析要求，对样品分别进行预处理，用于制备 2 张以上的指纹图谱。主要步骤及数据应详细记录。

供试品制备需根据中药中所含化学成分的理化性质和检测方法的要求选择适宜的制备方法，确保该中药的主要化学成分或有效成分在指纹图谱中得以体现。对于仅提取其中某类或数类成分的制剂和相关产品，可按化学成分的性质并参考生产工艺提取相应类别的成分，比如有效部位成分。

1. 中药材与饮片供试品溶液的制备 选用适宜的溶剂（尽可能与生产工艺的提取溶剂一致或接近）和提取方法，定量操作，分离富集样品，尽量使较多成分在谱图中反映出来，并达到较好的分离。如黄芪中黄酮类成分通过碱萃取、皂苷类通过大孔吸附树脂吸附除杂；苦参中总生物碱通过阳离子交换树脂分离；挥发性样品常用水蒸气蒸馏法制备。样品富集后，还可以通过氧化铝预柱、C_{18}预柱、硅胶预柱、聚酰胺预柱等除去色素等杂质。

2. 中间体供试品溶液的制备 根据提取物或中间体所含化学成分的理化性质和检测方法的要求，参考制剂和相关产品的制备工艺选择适宜方法进行制备，确保提取物或中间体中的主要化学成分在指纹图谱中得以体现。

3. 制剂及相关产品供试品溶液的制备 各类制剂供试品溶液制备需根据样品的具体情况，采用直接使用、稀释或溶剂提取等方法。如液体注射剂一般可直接或稀释后作为供试品溶液，必要时也可用适宜的溶剂提取、纯化后制备成一定量的溶液；固体制剂和相关产品（冻干粉）需注意附加剂对分析方法有无干扰，若有干扰，须采取适宜的样品预处理方法消除干扰。此外，单方制剂或复方制剂中各药材成分类别如果差别较大，分析条件要求不同，进行样品预处理时，应分别进行试验，以获得 2 张或 2 张以上的指纹图谱。

（四）参照物的选择和参照物溶液的制备

建立指纹图谱应设立参照物（或参照峰）。指纹图谱的参照物一般选取中药（制剂）中容易获得的一个或一个以上主要活性成分或指标成分，主要用于考察指纹图谱的稳定程度和重现性，以确定指纹图谱技术参数，如特征峰（共有峰）的相对保留时间、峰面积比值等，并有助于指纹图谱的辨认。在与临床药效未能取得确切关联的情形下，参照物（复方制剂应首选君药的活性成分或指标成分）起辨认和评价指纹图谱特征的指引作用，但不等同于含量测定的对照品。参照物应说明名称、来源和纯度。若无合适的参照物也可选指纹图谱中稳定的指纹峰作为参照物峰，说明其响应行为和有关数据，并尽可能阐明其化学结构及化学名称。如情况需要，也可考虑选择适宜的内标物。

建立指纹图谱操作时，精密称取参照物（S）的对照品，根据对照品的性质和检测的要求，用适宜的溶剂配成标示浓度的参照物溶液（g/mL、mg/mL），与供试品溶液同法操作分析。

（五）指纹图谱获取实验

指纹图谱获取首选色谱方法，主要有液相色谱法、气相色谱法、薄层色谱法及其他色谱技术。光谱方法和其他分析方法在指纹图谱获取中可作为快速鉴别和辅助鉴别使用，在确定其与常规色谱方法的相关性以后可以考虑替换使用，但需慎重。须注意各种技术的特点和不足，结合实际选用。选用原则是必须具有良好的专属性、重现性和可操作性。

指纹图谱试验条件应能满足指纹图谱的需要，不宜简单套用含量测定用的试验条件，需根据指纹图谱的特点进行试验条件的优化选择。应根据供试品的特点和需要设计合适的试验方案，通过比较实验，从中选取相对简单易行的操作条件，获取足以代表品种特征的指纹图谱，以满足指纹图谱的专属性、重现性和可操作性的要求。指纹图谱方法和条件须经过方法学验证，如专属性试验、耐用性（稳定性）试验、精密度（重复性和重现性）试验等。

建立指纹图谱的关键在于分析方法，包括仪器、试剂、测定条件等，目前以色谱法最为常用，一般首选 HPLC 法，对含生物碱、蒽醌、黄酮、有机酸、酚类、木脂素等成分的中药均可采用。HPLC 法的色谱条件选择主要包括色谱柱、流动相、检测器的选择与优化，建立的最佳色谱条件要使供试品中所含成分尽可能地获得分离，即分离获得的色谱峰越多越好，使中药的内在特性都表征出来，为中药的指纹图谱评价及其质量控制提供足够的信息。

建立指纹图谱时需注意：①供试品溶液的制备和色谱分析时均需定量操作，以保证图谱在整体特征上可进行半定量的差异程度或相似程度比较，使指纹图谱具备量化的特征。②指纹图谱分析不同于含量测定，提高分离度但不牺牲色谱的整体特征，不应孤立地苛求分离度达到含量测定的要求。③采用 HPLC 法和 GC 法建立中药指纹图谱，分析的时间一般为 1 小时，建立指纹图谱的实验研究应记录 2 小时的色谱图，以考察 1 小时以后的色谱峰情况。

（六）指纹图谱建立和辨识

指纹图谱建立和辨识的主要目的是确定获取的指纹图谱中具有指纹意义的特征峰，并能体现其整体性。指纹图谱的辨识应注意指纹特征的整体性。辨识时应从整体角度综合考虑，注意有关图谱（共有模式）之间的相似性，即"相似度"的表达。指纹图谱辨识的主要目的是确定获得的指纹图谱是否具有特征和指纹性。

例如色谱指纹图谱的试验条件确立后，应将获取的各批次供试品的指纹图谱逐一研究比较。用"S"标示参照物峰，用阿拉伯数字标示共有峰（亦称特征峰）。根据足够样品数（10 批次以上）测试结果所给出的峰数、峰面积值（积分值）和峰位（保留时间）等相关参数及参照物的保留时间，计算指纹峰的相对保留时间、峰面积比值等。共有峰选取原则是，与相邻峰的分离度达到 1.2 以上，非共有峰也应达到一定分离度，峰尖到峰谷的距离至少大于该峰高的 2/3 以上，如果未达到，则 2 个峰可以合并为 1 个峰计算。采用相关软件，对图谱进行拟合，制定对照指纹图谱（指纹图谱共有模式），以此作为药品指纹图谱检验的依据。

指纹图谱的技术参数主要包括总峰面积、各共有峰的相对保留时间（$RT=RT_i/RT_s$），各共有峰的峰面积比值（$RA=A_i/A_s$）、非共有峰面积等，这些技术参数还用于方法学验证。

指纹图谱辨识时需注意：①一张对照指纹图谱，特别是分辨率较高的图谱，必须基于有足够代表性的样品指纹图谱；找出图谱中具有指纹意义的各个峰，给予编号；再与药材、中间体和成品的图谱进行比较分析，考察相互之间的相关性。②共有峰是指所有被检批次中均含有的相同指纹峰，来源于样品中的主要有效成分或指标成分；不能在每批次供试品中都出现的峰作为非共有峰。标定共有指纹峰，色谱法采用相对保留时间，光谱法采用波长或波数。③供试品指纹图谱与对照指纹图谱比对，各共有峰的峰面积比值要求在相对固定的范围，共有峰的单峰面积占总峰面积大于或等于 20% 时，偏差范围不得大于 ±20%；单峰面积占总峰面积大于或等于 10% 而小于 20% 的共有峰，偏差范围不得大于 ±25%；单峰面积占总峰面积小于 10% 的共有峰，峰面积比值不做具体要求，但必须标定相对保留时间。未达基线分离的共有峰，应计算该组峰的总峰面积作为峰面积，同时标定该组各峰的相对保留时间。④共有峰的化学归属，可采用对照品加入法或 HPLC/DAD/MS/MS、UPLC-MS^n、UPLC-Q-TOF-MS 等联用技术进行鉴别，后者尤其可在无对照品的情况下使用。⑤指纹图谱的非共有峰面积不得大于总峰面积的 10%。如果是注射剂及其有效部位或中间体供试品的非共有峰面积不得大于总峰面积的 5%。

四、中药指纹图谱方法认证

指纹图谱所表达的信息是否能代表样品的化学特征，是否能将样品中各药味都能反映在图谱上，要经过认证，确定指纹图谱的系统性和特征性。中药指纹图谱方法认证的目的是：①需要证明获取的指纹图谱能够表征该中药产品的化学组成；②各原药材的化学组成特征应该在中药产品的指纹谱图中得到体现。

五、中药指纹图谱方法学验证

指纹图谱实验方法学验证的目的是为了考察和证明建立的指纹图谱测定方法具有可靠性和可重复性，符合指纹图谱测定的要求。中药指纹图谱测定是一个复杂的分析过程，影响因素多，条件繁杂，合理的实验方法有效性评价是对测定整体过程和分析系统的综合验证，需要在建立指纹图谱方法时充分考虑。建立中药指纹图谱方法学验证项目包括专属性试验、精密度（重复性和重现性）试验及耐用性试验等。方法学验证的具体内容如下。

（一）专属性

专属性（specificity）是指指纹图谱的测定方法对中药样品特征的分析鉴定能力。

中药供试品中的物质一般分为有效成分或活性成分、指标成分、辅助成分、杂质和基质等。

在多数为未知成分的情况下，成分的标定、分离程度的评价和化学成分的全显示等都不能得到较好满足。因此，指纹图谱方法的专属性应从入药有效部位所包含的成分群入手，根据相应的样品理化性质，确定一定的分离分析方法和检测手段。如色谱指纹图谱中，一般认为，在分离峰越多越好且大多数成分均能有响应的情况下，可用典型色谱图来证明其专属性，并尽可能在图上恰当地标出可确定的成分。

具体方法可考虑采用峰纯度、总峰响应值、容量因子分布、最难分离物质对的分离情况、总分离效能指标等作为考察参数。同时需要评价有关样品（药材、中间体和成品）间的相关性，并尽可能地显示出样品的特征响应，保证其有较大响应值，从而减少因方法波动所带来的判别误差。另外，在指纹图谱测定中，如果采用一种方法对样品不具备完全鉴定能力，可采用两种或两种以上的方法以达到鉴定目的。

（二）精密度

精密度（precision）是指规定条件下对均质样品多次取样进行一系列检测结果的接近程度（离散程度）。精密度考察应使用均质和可信的样品。在得不到均质和可信样品的情况下，可用在实验室配制的相应样品或样品溶液进行考察。指纹图谱实验方法的精密度通常以多次测量结果（相似度值）的变异性、标准偏差或变异系数来表达。具体精密度测量可用重复性（repeatability）和重现性（reproducibility）等进行考察。

重复性是指在同样的操作条件下，在较短时间间隔的精密度，也称间隙测量精密度。重复性的评价应在方法的规定浓度范围内至少测定 9 次（如 3 种浓度，每一浓度水平测定 3 次），或在100% 的试验浓度下，至少测定 6 次，将所得结果进行相似性评价。

重现性是指在不同实验室之间的精密度（合作研究，通常用于方法学的标准化）。在方法需要标准化的时候，重现性是通过实验室之间的评价，在不同实验室采取复核、审核、标化、盲试等不同的方法进行精密度考察，同时需要考察真实值的变异范围，确定方法本身的误差来源。

重复性和重现性试验结果的具体评价范围应据实际情况确定。

具体方法，如选择高效液相色谱法和气相色谱法建立中药指纹图谱，可考察仪器的精密度和方法重复性。

1. 精密度试验　主要考察仪器的精密度。取同一供试品溶液，连续进样 6 次以上，考察色谱峰的相对保留时间、峰面积比值的一致性。在指纹图谱中规定，各共有峰峰面积比值的相对标准偏差（RSD）不得大于 3%，各色谱峰的相对保留时间应在平均相对保留时间±1 内。

2. 重复性试验　主要考察实验方法的重复性。取同一批号的样品 6 份以上（或 9 份，3 种浓度，每一浓度水平测定 3 次），分别按照选定的提取分离条件制备供试品溶液，并在选定的色谱条件下检测，考察色谱峰的相对保留时间、峰面积比值的一致性。在指纹图谱中规定，各共有峰峰面积比值的相对标准偏差（RSD）不得大于 3%，各色谱峰的相对保留时间应在平均相对保留时间±1 分钟内。

（三）耐用性

耐用性（robustness）是指不同条件下分析同一样品所得测试结果的变化程度，是中药指纹图谱测定方法耐受环境变化的显示。

例如色谱指纹图谱，在实际验证中首先需要考虑各个实验室不同温度和湿度等条件（不同实验环境）、不同分析人员、不同厂家仪器（包括同一厂家不同规格仪器）、不同厂家的试剂和不同色谱柱（不同批号和/或供应商）等；其次，需考虑方法本身因参数波动的影响，如流速、柱温、波长变异、展开剂比例、流动相组成等的影响；最后还包括分析溶液的稳定性、提取时间、流动相 pH 变化、流动相组分变化的影响等。对于薄层色谱还包括薄层板、展开系统；气相色谱包括不同类型的色谱柱、载气、柱温、进样口和检测器温度等。色谱系统耐用性试验后，应对结果予以说明，并确定不引起系统较大变化的范围，确保方法的有效。

（四）稳定性

色谱指纹图谱稳定性试验，主要考察供试品溶液的稳定性（stability）。取同一供试品溶液，分别在不同时间（0 小时、1 小时、2 小时、4 小时、8 小时、12 小时、24 小时、36 小时、48 小时）检测，考察色谱峰的相对保留时间、峰面积比值的一致性，确定检测时间。

六、中药指纹图谱数据处理和计算分析

（一）数据处理分析

中药指纹图谱获取所得到的数据，应是符合实际情况的色谱、光谱或其他源数据或积分结果。应建立比较图谱一致性或相似程度的评价方法。指纹图谱方法一旦建立，应依照《中药注射剂指纹图谱研究的技术要求（暂行）》规定，提供指纹图谱并说明相应的技术参数。应用相对保留时间、共有峰峰面积比值等技术参数，找到指纹图谱的指纹特征。

中药指纹图谱的评价方法，是将样品指纹图谱与建立起来的该品种对照指纹图谱（共有模式）进行相似性比较，从而对该药品质量进行评价和控制。但中药指纹图谱的评价不同于含量测定，它强调的是相似性（similarity），而不是相同性（identity），即着重辨识完整图谱"面貌"，而不是追求细枝末节。分析比较的结果是对供试品与对照指纹图谱做出是否具有相似性的评价。

相似性的比较可以用"相似度"表达。采取相似度方式进行数据分析，可通过一定的计算软件进行，但必须提供算法及操作步骤供具体评价使用。相似度可借助国家药典委员会推荐的"中药指纹图谱计算机辅助相似度评价软件"计算，除个别品种视具体情况而定外，一般情况下相似度在 0.9~1.0 为符合要求。相似度小于 0.9，但直观比较难以否定的供试品可进一步采用模式识别方法（如主成分分析）检查原因。采用相似度评价软件计算相似度时，若峰数多于 10 个，且最大峰面积超过总峰面积的 70%，或峰数多于 20 个，且最大峰面积超过总峰面积的 60%，计算相似度时应考虑去除该色谱峰。

对用于评价产品一致性、批间均一性和稳定性的指纹图谱，一般建议应用现代信息学方法分析指纹图谱，其优点是能够借助计算机辅助计算给出客观、准确的结果，分析结果稳定、可重复。计算步骤一般可分为谱峰匹配、化学特征提取、相似度计算、模式分类等。

对用于鉴别的指纹图谱，若能够提供对照提取物，则优先考虑采用对照提取物做对照比较，也可以采用质量标准正文中给出的待鉴别中药的对照指纹图谱做比对分析，通过比较色谱峰的峰数、峰位、各共有峰峰面积比值范围、峰与峰之间的比例等简单易行的方法鉴别。

（二）相似度计算分析

在收集大量合格样本的基础上建立对照指纹图谱，形成共有模式后，待测供试品可通过一定的计算方法计算出与共有模式间的相似度，通过其相似度来评价中药质量的真伪优劣。

1. 欧氏距离　相似性反映的是研究对象之间的亲疏程度，可用距离计算来量度，欧氏距离是最普遍应用和最易于理解的一种距离计算方法，源自欧氏空间中两个 n 维向量间的欧氏距离公式。

$$d_{ir} = \sqrt{\sum_{k=1}^{m} (x_{ik} - x_{rk})^2}$$

式中，x_{ik} 代表共有模式均值向量第 k 个特征变量（$k = 1, 2, \cdots, m$）。

欧氏距离计算采用平方运算代替绝对值距离的绝对值，运算更为方便，更能突出大的特征变量值影响。但是，欧氏距离侧重于特征变量值的大小差异，没有考虑特征变量的变化模式及特征变量之间变化模式的相似性。

2. 相关系数　是在指纹图谱中以相关系数测定的相似度表征。相关系数法在数学中是用来比较 2 个数据集合是否在同一条直线上，在指纹图谱中通过比较各向量的相关系数 r_{ik} 比较样品的相似程度。

$$r_{ik} = \frac{\sum_{k=1}^{m} (x_{ik} - \bar{x}_i)}{\sqrt{\sum_{k=1}^{m} (x_{ik} - \bar{x}_i)^2 \sum_{k=1}^{m} (x_{rk} - \bar{x}_r)^2}}$$

相关系数与变量单位无关，对各特征变量值的大小不敏感，忽略了变量值大小之间的差异。测量供试品间在特征变量变化模式上相似形状的相似性，鉴别中药供试品真伪，提供定性信息的相似度。

3. 夹角余弦　计算供试品指纹图谱特征向量与共有模式向量之间的夹角余弦相似度，比较各向量之间的夹角余弦值，在全谱夹角余弦比较的基础上，采用特征峰折线的重合率作为校正，在选择共有峰时带阈值自动校正时间漂移，从而可以得到与实际情况更为符合的相似度比较结果。

$$C_{ir} = \frac{\sum_{k=1}^{m} x_{ik} x_{rk}}{\sqrt{\sum_{k=1}^{m} (x_{ik}^2) \sum_{k=1}^{m} (x_{rk}^2)}}$$

几何中夹角余弦可用来衡量两个向量方向的差异，借用这一概念来衡量样本向量之间的差异。夹角余弦法是指纹图谱特征变量上变化模式的相似度，可以提供中药供试品鉴别真伪相似性的信息，此算法在计算机编程中很容易实现。

4. 相似度评价软件　目前中药指纹图谱计算相似度大多是借助国家药典委员会推荐的"中药指纹图谱计算机辅助相似度评价软件"，即"中药指纹图谱鉴别分析系统（The Finger print Analysis System of Chinese Medicine）"与"计算机辅助相似性评价系统（Computer Aided Similarity Evaluation）"。这两个相似度计算软件均采用模糊信息分析法。相似度计算方法为夹角余弦法，即把每个色谱指纹图谱都看作一组对应保留时间下的峰面积或图谱数据点的数值，可将这组数值看作多维空间中的位置，使两个指纹图谱间的相似性问题转化为多维空间的两个向量的相似性问题，利用 $\cos\theta$ 值定量表征指纹图谱间的相似性。$\cos\theta$ 越接近 1，则说明两个向量越相似。若色谱指纹图谱中有 n 个谱峰，则可用 n 维矢量空间表示。若对照指纹图谱用 $x_0 = [x_{01}, x_{02}, \cdots, x_{0n}]$ 表示，其中 x_{0i} 为第 i 峰面积值，待测指纹图谱用 $x = [x_1, x_2, \cdots, x_n]$ 表示。用 n 维矢量空间中两点表示对照指纹图谱和待测指纹图谱，根据两点间夹角的余弦函数计算指纹图谱间相似度，做出整体相似度评价。

七、原药材、中间体和中药成方制剂指纹图谱相关性

中药成方制剂的指纹图谱与中间体、原药材（中药材与饮片）的指纹图谱应有一定的相关性和可追溯性。中药材指纹图谱中的色谱峰一般应比制剂多（或等同），允许原药材中的某些特征峰在提取物、制剂指纹图谱中因生产工艺而有规律地丢失；中间体与制剂的指纹图谱则应非常接近；制剂指纹图谱中体现的各特征峰均可在药材及中间体的指纹图谱中得到追踪。必要时可采用加入某一药材、有效部位或中间体的供试品，或制备某一药材、有效部位或中间体阴性供试品的方法，标定各指纹图谱之间的相关性，提供相关性研究的指纹图谱。

八、应用实例

中药指纹图谱技术已成为当前植物药领域国内外公认的质量控制方法，2000 年国家食品药品监督管理局对中药注射剂提出了建立中药指纹图谱质量控制的要求，并以此为突破口开始逐步实现中药材、中药提取物、中药成方制剂的指纹图谱质量控制。目前，指纹图谱技术主要用于鉴别中药材真伪，评价中药材的品质，监控中药提取物、中成药的质量，开展中药过程分析，控制和监督临床研究用"中药新药"的质量等。

【例 5-1】抗宫炎片、胶囊和颗粒系列药品的指纹图谱质量标准

（1）处方

①抗宫炎片处方：广东紫珠干浸膏 167g，益母草干浸膏 44g，乌药干浸膏 39g。

②抗宫炎胶囊处方：广东紫珠干浸膏 334g，益母草干浸膏 88g，乌药干浸膏 78g。

③抗宫炎颗粒处方：广东紫珠 3306.6g，益母草 369.6g，乌药 421.2g。

（2）指纹图谱：高效液相色谱法测定。

①色谱条件与系统适用性试验：以十八烷基硅烷键合硅胶为填充剂（C_{18} 色谱柱，25cm×4.6mm，3μm）；以乙腈为流动相 A，0.5%磷酸溶液为流动相 B，梯度洗脱（0~35min，12%A；35~45min，12%A~17%A；45~65min，17%A；65~95min，17%A~35%A）；流速 0.8mL/min；采用变换波长（0~44min 波长为 280nm，44~100min 波长为 332nm）；柱温 30℃。理论板数按连翘酯苷 B 峰计算应不低于 5000。

②参照物溶液的制备：取去甲异波尔定对照品、连翘酯苷 B 对照品及金石蚕苷对照品适量，精密称定，加 50%甲醇制成每 1mL 含去甲异波尔定 25μg、连翘酯苷 B 0.15mg、金石蚕苷 0.15mg 的溶液，即得。

③供试品溶液的制备：取抗宫炎片 10 片，除去包衣，研细，取约 1g（或取装量差异下的抗宫炎胶囊内容物，研细，取约 1g；或取装量差异下的抗宫炎颗粒内容物，研细，取约 7.5g），精密称定，置具塞锥形瓶中，精密加入 50%甲醇 50mL，称定重量，加热回流 1 小时，放冷，再称定重量，用 50%甲醇补足减失的重量，摇匀，滤过，取续滤液，即得。

④测定法：分别精密吸取参照物溶液和供试品溶液各 10μL，注入液相色谱仪，测定，记录色谱图，即得。

抗宫炎片供试品指纹图谱（图 5-1）中应分别呈现与参照物色谱峰保留时间相同的色谱峰。按中药色谱指纹图谱相似度评价系统计算，供试品指纹图谱与对照指纹图谱的相似度不得低于 0.90。

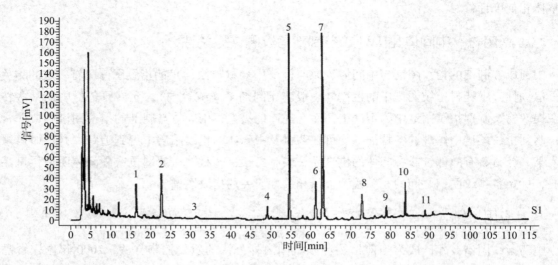

图5-1 抗宫炎片对照指纹图谱

1. 去甲异波尔定；2. 广东紫珠和益母草共同特征峰；3. 盐酸益母草碱；5. 连翘酯苷 B；
6. 毛蕊花糖苷峰；7. 金石蚕苷；8. 异毛蕊花糖苷峰；4、9、10、11. 广东紫珠特征峰

抗宫炎胶囊供试品（图5-2）指纹图谱中应分别呈现与参照物色谱峰保留时间相同的色谱峰。按中药色谱指纹图谱相似度评价系统计算，供试品指纹图谱与对照指纹图谱的相似度不得低于0.90。

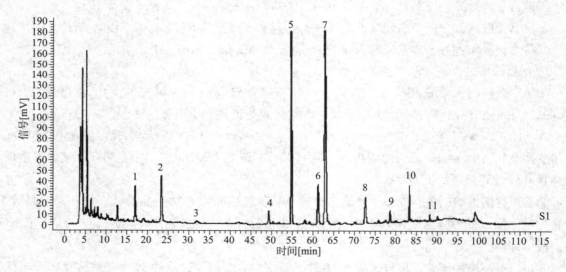

图5-2 抗宫炎胶囊对照指纹图谱

1. 去甲异波尔定；2. 广东紫珠和益母草共同特征峰；3. 盐酸益母草碱；5. 连翘酯苷 B；
6. 毛蕊花糖苷峰；7. 金石蚕苷；8. 异毛蕊花糖苷峰；4、9、10、11. 广东紫珠特征峰

抗宫炎颗粒供试品指纹图谱（图5-3）中应分别呈现与参照物色谱峰保留时间相同的色谱峰。按中药色谱指纹图谱相似度评价系统计算，供试品指纹图谱与对照指纹图谱的相似度不得低于0.90。

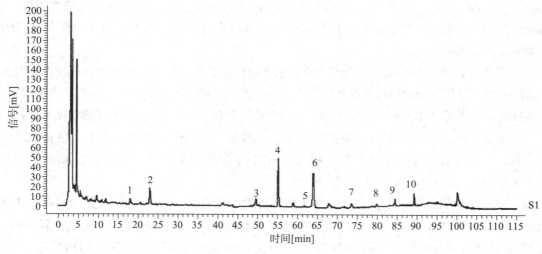

图 5-3　抗宫炎颗粒对照指纹图谱

1. 去甲异波尔定；2. 广东紫珠和益母草共同特征峰；4. 连翘酯苷 B；5. 毛蕊花糖苷峰；
6. 金石蚕苷；7. 异毛蕊花糖苷峰；3、8、9、10. 广东紫珠特征峰

【例 5-2】抗宫炎片剂、胶囊和颗粒系列药品的指纹图谱研究　抗宫炎系列药品（抗宫炎片、抗宫炎胶囊、抗宫炎颗粒）由广东紫珠、乌药、益母草三味中药组成。抗宫炎系列药品具有清热、祛湿、化瘀、止带的功效。采用 HPLC 法建立抗宫炎系列药品指纹图谱分析法，是基于对各投料用的药材（广东紫珠、乌药、益母草药材）、相应的中间体及成品进行指纹图谱研究的基础上完成的。

（1）仪器：Agilent 1100 四元低压梯度泵系列高效液相色谱仪；Chemstation 化学工作站，DAD 检测器；Sartorius CP211D 电子天平。

（2）试药：去甲异波尔定对照品、盐酸益母草碱对照品、连翘酯苷 B 对照品、异毛蕊花糖苷对照品、毛蕊花糖苷对照品、金石蚕苷对照品；广东紫珠对照药材、益母草对照药材、乌药对照药材。乙腈为色谱纯；水为 MilliQ 制备的纯化水；磷酸为分析纯。10 批抗宫炎系列药品。

（3）色谱条件与系统适用性试验：C_{18}（250mm×4.6mm，3μm）色谱柱；流动相为乙腈（A）-0.5%磷酸（B），梯度洗脱（0~35min，12%A；35~45min，12%A~17%A；45~65min，17%A；65~95min，17%A~35%A）；流速 0.8mL/min；采用变换波长（0~44min 波长为 280nm，44~100min 波长为 332nm）；柱温 30℃。

（4）供试品溶液的制备：取抗宫炎片 10 片，除去包衣，研细，取约 1g；取抗宫炎胶囊内容物，研细，取约 1g；取抗宫炎颗粒适量，研细，取约 7.5g。均精密称定，置具塞锥形瓶中，精密加入 50%甲醇 50mL，称定重量，加热回流 1 小时，放冷，再称定重量，用 50%甲醇补足减失的重量，摇匀，滤过，取续滤液，即得。

（5）对照品溶液的制备：精密称取去甲异波尔定、连翘酯苷 B、金石蚕苷对照品适量，加50%甲醇制成每 1mL 含去甲异波尔定 25μg、连翘酯苷 B 0.15mg、金石蚕苷 0.15mg 的溶液，即得去甲异波尔定、连翘酯苷 B、金石蚕苷的混合对照品溶液。另取盐酸益母草碱、毛蕊花糖苷、异毛蕊花糖苷对照品适量，分别加 50%甲醇制成各自对照品溶液（盐酸益母草碱 50μg/mL、毛蕊花糖苷 0.15mg/mL、异毛蕊花糖苷 0.15mg/mL）。

（6）检测波长的选择：实验采用二极管阵列检测器对检测波长进行考察，记录并比较了不同波长的指纹图谱，结果生物碱类（峰 1、2、3）集中在 0~44 分钟，在 280nm 处有最大吸收；苯

丙素糖苷类（峰 4、5、6、7、8、9、10、11）集中在 44~95 分钟，在 332nm 有最大吸收。为了获得更多的同类成分群，使各峰的响应值都较大，试验选择了变换波长法（0~44min 为 280nm，44~100min 为 332nm）。

（7）精密度试验：分别取抗宫炎系列药品制备供试品溶液，连续进样 6 次，测定其指纹图谱，计算指纹图谱中各共有峰的相对保留时间及峰面积比值。结果表明，抗宫炎系列药品各共有峰的相对保留时间 RSD 均小于 0.5%，各共有峰的峰面积比值 RSD 均小于 2%，表明仪器精密度较好。

（8）重复性试验：分别取抗宫炎系列药品平行制备 6 份供试品溶液，按上述色谱条件分析。结果表明，抗宫炎系列药品各共有峰的相对保留时间 RSD 均小于 2%，各共有峰的峰面积比值 RSD 均小于 3%，表明本测定方法重复性良好。

（9）稳定性试验：分别取抗宫炎系列药品制备供试品溶液，分别在 0 小时、2 小时、4 小时、8 小时、16 小时、24 小时进样。结果表明，抗宫炎系列药品各共有峰的相对保留时间 RSD 均小于 0.5%，各共有峰的峰面积比值 RSD 均小于 3%，表明该供试品溶液在 24 小时内稳定。

（10）相关试验条件的耐用性考察：分别考察了不同实验环境、不同分析人员，以及供试品在 Agilent1100、岛津 LC-2010、Waters 2695 3 种液相色谱仪上各峰分离情况，结果显示在该色谱条件下，抗宫炎系列药品的供试品溶液在 3 种品牌的高效液相色谱仪上均分离较好；实验还考察了不同流速、不同柱温、不同提取溶剂及提取时间等的影响，结果表明该方法具有较好的专属性、重现性和可操作性，故选用该指纹图谱实验方法。

（11）共有峰的确定：按照上述条件共测定了 10 批样品的指纹图谱，将各个色谱图分别导入指纹图谱相似度计算软件，综合考虑色谱峰共有状况、分离情况和色谱峰面积及方法学考察的结果，最后确定正文规定的抗宫炎片剂、胶囊剂有 11 个色谱峰作为共有峰，颗粒剂有 10 个色谱峰作为共有峰。

（12）参照物峰的确定：在上述条件下，通过分别测定 10 批次的指纹图谱，比对试验用对照品，证明峰面积相对较大、较稳定的 5 号峰为连翘酯苷 B，选择以连翘酯苷 B 作为检测时的参照物峰（S），计算各共有峰的峰面积比值。结果见表 5-3~表 5-5。

表 5-3　10 批抗宫炎颗粒 10 个共有色谱峰相对峰面积

峰号	样品号									
	S1	S2	S3	S4	S5	S6	S7	S8	S9	S10
1	0.193	0.177	0.181	0.183	0.181	0.179	0.215	0.177	0.170	0.187
2	0.548	0.429	0.484	0.487	0.467	0.477	0.527	0.476	0.457	0.523
3	0.261	0.160	0.193	0.172	0.187	0.176	0.249	0.199	0.256	0.266
4	1.000	1.000	1.000	1.000	1.000	1.000	1.000	1.000	1.000	1.000
5	0.076	0.123	0.059	0.066	0.072	0.068	0.061	0.061	0.066	0.058
6	1.132	1.018	1.172	1.167	1.132	1.124	1.170	1.172	1.081	1.046
7	0.174	0.215	0.157	0.156	0.165	0.169	0.210	0.158	0.147	0.153
8	0.094	0.070	0.058	0.055	0.054	0.053	0.057	0.055	0.054	0.079
9	0.125	0.086	0.121	0.123	0.116	0.119	0.126	0.121	0.094	0.114
10	0.256	0.223	0.229	0.243	0.243	0.224	0.249	0.229	0.235	0.222

表 5-4　10 批抗宫炎片 11 个共有色谱峰相对峰面积

峰号	样品号									
	S1	S2	S3	S4	S5	S6	S7	S8	S9	S10
1	0.086	0.086	0.076	0.078	0.085	0.214	0.110	0.278	0.286	0.234
2	0.087	0.087	0.075	0.374	0.331	0.459	0.319	0.075	0.075	0.085
3	0.023	0.020	0.019	0.020	0.021	0.032	0.011	0.010	0.006	0.020
4	0.029	0.029	0.054	0.092	0.093	0.092	0.046	0.047	0.050	0.045
5	1.000	1.000	1.000	1.000	1.000	1.000	1.000	1.000	1.000	1.000
6	0.220	0.214	0.242	0.547	0.439	0.773	0.089	0.131	0.134	0.032
7	0.652	0.653	0.836	2.142	2.201	2.334	1.049	1.254	1.249	1.045
8	0.295	0.285	0.231	0.342	0.264	0.403	0.127	0.168	0.177	0.123
9	0.041	0.041	0.046	0.046	0.072	0.042	0.034	0.062	0.062	0.057
10	0.060	0.061	0.084	0.185	0.275	0.174	0.081	0.134	0.134	0.102
11	0.020	0.021	0.047	0.043	0.073	0.046	0.021	0.037	0.037	0.019

表 5-5　10 批抗宫炎胶囊 11 个共有色谱峰相对峰面积

峰号	样品号									
	S1	S2	S3	S4	S5	S6	S7	S8	S9	S10
1	0.214	0.114	0.212	0.197	0.204	0.205	0.203	0.203	0.200	0.199
2	0.120	0.220	0.558	0.549	0.835	0.136	0.182	0.391	0.328	0.337
3	0.010	0.022	0.023	0.035	0.063	0.010	0.014	0.034	0.033	0.031
4	0.052	0.132	0.113	0.113	0.119	0.057	0.060	0.083	0.078	0.079
5	1.000	1.000	1.000	1.000	1.000	1.000	1.000	1.000	1.000	1.000
6	0.041	0.141	0.797	0.800	0.878	0.068	0.123	0.381	0.316	0.313
7	1.157	1.257	2.354	2.357	2.803	1.182	1.285	1.739	1.624	1.619
8	0.128	0.328	0.421	0.385	0.491	0.155	0.174	0.258	0.236	0.235
9	0.078	0.078	0.053	0.058	0.064	0.074	0.072	0.064	0.066	0.066
10	0.119	0.119	0.162	0.162	0.178	0.119	0.130	0.140	0.141	0.132
11	0.025	0.025	0.049	0.048	0.084	0.026	0.027	0.036	0.034	0.034

（13）抗宫炎系列药品对照指纹图谱的生成：分别取抗宫炎片剂、胶囊和颗粒各 10 批制备供试品溶液，采用"中药色谱指纹图谱相似度评价系统"，生成抗宫炎片、胶囊和颗粒剂对照指纹图谱，建立共有模式。结果见图 5-4。

（14）抗宫炎系列药品对照指纹图谱的辨识：分别吸取对照品溶液和供试品溶液各 10μL，注入液相色谱仪，记录色谱图。以保留时间先后顺序，对抗宫炎颗粒供试品溶液中 5 个主要色谱峰进行了辨识，对抗宫炎片剂和胶囊供试品溶液中 6 个主要色谱峰进行了辨识。结果见图 5-5。

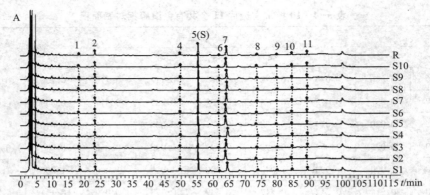

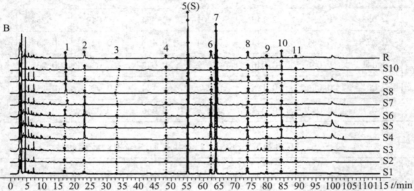

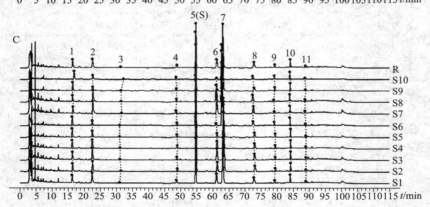

图 5-4 10 批抗宫炎系列药品 HPLC 色谱指纹图谱匹配图

A. 抗宫炎颗粒；B. 抗宫炎片；C. 抗宫炎胶囊；5(S). 连翘酯苷 B；R. 对照指纹图谱

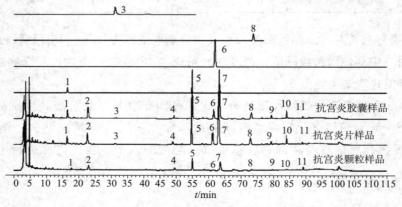

图 5-5 抗宫炎系列药品 HPLC 指纹图谱的辨识

1. 去甲异波尔定；3. 盐酸益母草碱；5. 连翘酯苷 B；6. 毛蕊花糖苷；7. 金石蚕苷；8. 异毛蕊花糖苷

（15）抗宫炎系列药品与原药材、中间体之间相关性分析：将收集到的不同厂家提供的广东紫珠、乌药和益母草药材、干膏及对照药材，根据供试品取样量按组方比例及各药材得膏率称取各药材和干膏，制备各药材和干膏供试品溶液，进行相关性分析。结果表明，峰 1 为乌药特征峰，峰 2 为广东紫珠和益母草共有特征峰，峰 3 为益母草特征峰，峰 4、5、6、7、8、9、10、11为广东紫珠特征峰。结果见图 5-6。

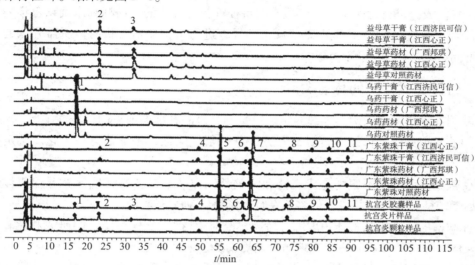

图 5-6　抗宫炎系列药品与药材和干膏之间的相关性分析

（16）讨论：抗宫炎系列药品是由广东紫珠、乌药、益母草三味药材加水煎煮，滤液浓缩至稠膏，进而制成不同剂型的制剂。因为水提物极性大，所以实验建立了抗宫炎系列药品大极性有效成分群（生物碱类和苯丙素糖苷类）的指纹图谱。广东紫珠具有止血、镇痛、抑菌、抗炎的作用，苯丙素糖苷类是其有效成分之一；乌药生物碱类具有抗炎和抗关节损坏等药理活性；益母草兴奋子宫的有效成分为水苏碱和益母草碱等生物碱类。

第三节　中药特征图谱

中药特征图谱是指样品经过适当的处理后，采用一定的分析手段，得到的能够标识其各种组分群体特征的共有峰的图谱。

一、中药特征图谱的分类

中药特征图谱可分为化学成分特征图谱和生物特征图谱。化学成分特征图谱是建立在中药成分系统研究的基础上，借助色谱（HPLC、GC、TLCS、HPCE 等）、光谱（IR、NMR 等）、MS 及联用技术等现代分析手段和软件，寻找同一药群体化学成分的相似性，以此反映中药化学成分组成和种类上的特征。中药化学特征图谱既能有效鉴别中药的品种、真伪、产地等，又可以通过主要特征峰面积、比例、吸收峰的强度、相似度等量化指标检测药品质量。生物特征图谱则多采用分子标记技术测定，以研究和建立 DNA 特征图谱为主，反映药材生物遗传学上的特征。DNA 特征图谱在道地药材的鉴定及动物、植物中药种质资源的研究中具有良好的应用前景。

特征图谱法是中药领域新兴的一种综合的、可量化的鉴别手段，与传统中药鉴定方法相比，它不受样品形态的限制，原药材、饮片、粉末乃至含有生药原型的中成药亦可应用，准确性高，重现性好，所需检样量少，特征性明显。随着中药分析技术的快速发展和特征图谱分析软件的完善及数据库系统的建立，中药特征图谱将在中药鉴定领域发挥举足轻重的作用。

二、中药特征图谱的建立

中药特征图谱的建立思路与技术要求，与中药指纹图谱基本一致，首先进行方案设计，接着进行样品收集、供试品制备、参照物选择与溶液制备、特征图谱获取及辨识，最后获得对照特征图谱，并对特征成分进行说明，包括应检出的特征峰数、确认的色谱峰和未确认色谱峰。由于中药材（饮片）、中药提取物及中药制剂之间的差异，进行特征图谱分析时，所需开展的具体研究项目亦有不同，具体内容如下：

（一）药材（饮片）的特征图谱

1. 试验用样品应鉴定准确、来源固定、质量符合该品种标准项下的有关规定。

2. 应用液相色谱建立特征图谱时，应进行色谱条件优化以保证信息最大化。选定的色谱条件应确保特征峰与相邻峰达到分离要求。

3. 制备供试溶液的基本原则是代表性和完整性。样品的制备必须能够充分保留样本的基本特性，并尽量使药材中的特征成分较多地在特征图谱中反映出来。

4. 特征图谱的辨识应从整体角度综合考虑，经对 10 批以上样品图谱的研究和比较，确定具有特征意义的峰作为特征峰，确定合理的参比峰，给予编号。

5. 原则上应根据该药材所含主成分进行相关表征，并体现在特征图谱中，一般要求至少指认其中 3 个以上的有效成分、特征成分或主成分，并对其比例做出规定。对色谱峰个数及指认色谱峰的相对保留时间和相对峰面积做出规定。

（二）提取物的特征图谱

1. 提取物的特征图谱除包括中药材特征图谱研究的主要内容外，还应在建立提取物特征图谱的同时建立药材的相应图谱，并对提取物与原药材之间的相关性进行分析。

2. 提取物特征图谱的建立应重点考察主要工艺过程中谱图的变化，在对药材产地、采收期、基原调查基础上建立药材图谱。药材与中药提取物特征图谱应具相关性，提取物图谱中的特征峰在药材的色谱图上应能指认。

3. 提取物应采用对照品或对照提取物作对照（挥发油和油脂的特征图谱可以选择参照物或上述对照物质，或其中的有效成分、特征成分或主成分）。原则上应根据所含主成分进行相关表征，并体现在特征图谱中，要求至少指认其中 3 个以上的有效成分、特征成分或主成分并对其比例做出规定。

（三）中药制剂的特征图谱

1. 中药制剂的特征图谱技术除要求包括中药材、提取物相关的特征图谱研究的主要内容外，还应同时建立药材、中间体的图谱。并须对成方制剂与原药材及中间体之间的相关性进行分析。

2. 原药材、中间体、成方制剂特征图谱应具相关性。在不影响疗效的前提下，原药材的某些特征在提取物指纹图谱中允许因生产工艺原因而有规律地丢失，但制剂与提取物的指纹图谱则应有高度的相关性。

3. 应采用对照品或对照提取物作对照物。对色谱峰多的样品，最好能设立 2~3 个对照品，以便与对照图谱定位。特征图谱中具有特殊意义的峰应予以编号，对色谱峰个数及指认色谱峰的相对保留时间做出规定。

4. 为确保特征图谱具有足够的信息量，必要时可使用 2 张以上特征图谱。

三、应用实例

【例5-3】沉香药材的特征图谱

（1）来源：沉香为瑞香科植物白木香 *Aquilaria sinensis*（Lour.）Gilg 含有树脂的木材。

（2）特征图谱：照高效液相色谱法（《中国药典》通则0512）测定。

①色谱条件与系统适用性试验：以十八烷基硅烷键合硅胶为填充剂（柱长为25cm，内径为4.6mm，粒径为5μm，Diamonsil C_{18} 或 Phenomenex luna C_{18} 色谱柱）；以乙腈为流动相A，以0.1%甲酸溶液为流动相B，进行梯度洗脱（0～10min，15%A→20%A；10～19min，20%A→23%A；19～21min，23%A→33%A；21～39min，33%A；39～40min，33%A→35%A；40～50min，35%A；50.1～60min，95%A。流速为每分钟0.7mL；柱温为30℃；检测波长为252nm。理论板数按沉香四醇峰计算应不低于6000。

②参照物溶液的制备：取沉香对照药材约0.2g，精密称定，置具塞锥形瓶中，精密加入乙醇10mL，称定重量，超声处理（功率250W，频率40kHz）1小时，放冷，再称定重量，用乙醇补足减失的重量，摇匀，静置，取上清液滤过，取续滤液，作为对照药材参照物溶液。

③对照品参照物溶液的制备：取沉香四醇对照品适量，精密称定，加乙醇制成每1mL含60μg的溶液，即得。

④供试品溶液的制备：取本品粉末（过三号筛）约0.2g，精密称定，置具塞锥形瓶中，精密加入乙醇10mL，称定重量，浸泡0.5小时，超声处理（功率250W，频率40kHz）1小时，放冷，再称定重量，用乙醇补足减失的重量，摇匀，静置，取上清液滤过，取续滤液，即得。

⑤测定法：分别精密吸取参照物溶液与供试品溶液各10μL，注入液相色谱仪，测定，即得。图5-7为沉香药材的对照特征图谱。

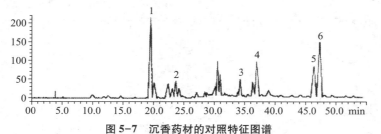

图5-7　沉香药材的对照特征图谱

1. 沉香四醇；3. 8-氯-2-（2-苯乙基）-5,6,7-三羟基-5,6,7,8-四氢色酮；
5. 6,4′-二羟基-3′-甲氧基-2-（2-苯乙基）色酮

供试品特征图谱中应呈现6个特征峰，并应与对照药材参照物色谱峰中的6个特征峰相对应，其中峰1应与对照品参照物峰保留时间相一致。

【例5-4】抗病毒口服液的特征图谱

（1）处方：板蓝根128.57g，石膏57.14g，芦根60.71g，地黄32.14g，郁金25g，知母25g，石菖蒲25g，广藿香28.57g，连翘46.43g。

（2）制法：以上九味，加水煎煮2次，第一次3小时，收集挥发油，用羟丙基倍他环糊精包合，或第一次1.5小时（同时收集挥发油及挥发油乳浊液）；第二次1小时20分钟，滤过，滤液合并，浓缩至适量，加85%以上的乙醇使含醇量为70%，静置，滤过，滤液回收乙醇并浓缩至适量，加入挥发油包合物及适量蜂蜜、蔗糖、橘子香精、环拉酸钠，或加入挥发油、挥发油乳液及适量蜂蜜、蔗糖；用10%的氢氧化钠溶液调节pH值，滤过；加水至1000mL，混匀，滤过，灌封，灭菌，即得。

（3）特征图谱的建立

①色谱条件的优化：以峰分离度、峰数量、出峰速度和各峰相对比例为指标，对流动相的组成、梯度变化、柱温及检测波长进行优化，确定色谱条件为：以十八烷基硅烷键合硅胶为填充剂（YMC Hydrosphere C$_{18}$色谱柱，柱长为25cm，内径为4.6mm，粒径为5μm）；以乙腈为流动相A，以0.01%磷酸溶液为流动相B，进行梯度洗脱（0～22min，7%A→18%A；22～29min，18%A；29～31min，18%A→23%A；31～40min，23%A；40～53min，23%A→40%A；53～60min，40%A；60～65min，40%A→7%A）；流速为1mL/min；检测波长为236nm；柱温为30℃。理论板数按（R,S）-告依春峰计算应不低于20000，4号峰与5号峰的分离度应不低于1.0。

②参照物的选择：板蓝根为方中君药，药理活性明显，特征成分（R,S）-告依春在图谱（图5-8）中峰值较高，且色谱峰分离效果好，阴性对照无干扰，具有专属性，因此选择其作为参照物。

③参照物溶液的制备：取板蓝根对照药材1g，置于250mL圆底烧瓶中，加入20mL蒸馏水，加热回流提取30分钟，放冷，过滤，滤液用乙酸乙酯萃取3次，每次25mL，合并萃取液，于水浴上蒸干残渣，用甲醇溶解并定容至5mL，摇匀，，作为参照物溶液。与供试品溶液同法检测，板蓝根在10.9min有明显特征峰。取（R,S）-告依春、连翘苷、连翘酯苷A和连翘酯素对照品适量，精密称定，加70%甲醇制成对照品溶液，即得。

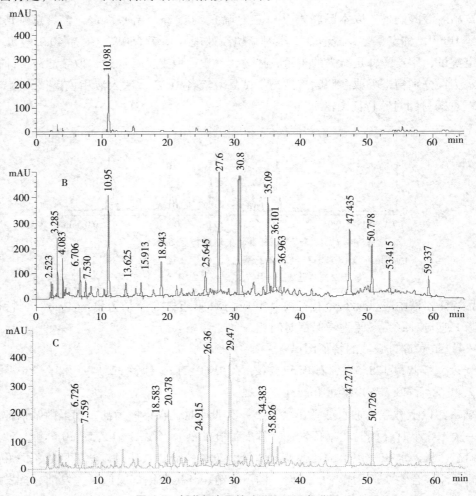

图5-8　板蓝根专属性验证 HPLC 色谱图

A. 板蓝根对照药材；B. 抗病毒口服液；C. 缺板蓝根阴性对照

④供试品溶液的制备：精密量取本品 25mL，用乙酸乙酯振摇提取 6 次，每次 25mL，合并乙酸乙酯液，蒸干，残渣加 70%甲醇溶解，置 10mL 量瓶中，加 70%甲醇至刻度，摇匀，即得。

⑤测定法：分别吸取参照物溶液和供试品溶液各 10μL，注入液相色谱仪，测定，记录 1 小时的色谱图，即得。

供试品特征图谱（图 5-9）中应有 7 个特征峰，其中有 2 个峰应分别与相应的参照物峰保留时间相同，与（R,S）-告依春参照物相应的峰为 S 峰，除 6 号峰外，计算特征峰 1~7 号与 S 峰的相对保留时间，其中 1 号峰的相对保留时间在规定值的±5%之内，其余特征峰的相对保留时间在规定值的±8%之内。规定值为 0.58（峰 1）、1.00（峰 2）、2.38（峰 3）、2.61（峰 4）、2.65（峰 5）、4.94（峰 7）。

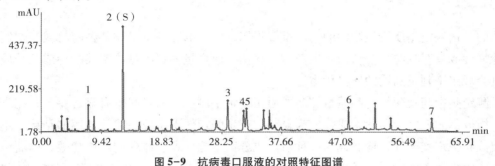

图 5-9 抗病毒口服液的对照特征图谱
2（S）.（R,S）-告依春；5. 连翘酯苷 A；6. 连翘苷；7. 连翘酯素

⑥口服液与半成品、原药材的相关性研究：根据抗病毒口服液处方中各药材与相应的阴性对照、按照制备工艺制备的中间产品试验结果（略），进一步说明了特征图谱中各色谱峰的归属及各药材与成品的相关性。即取车间正常生产用的药材，分别按相应处方量称取，将各药材混合后按药材供试品溶液的制备方法处理，通过与成品 HPLC 色谱图比较，对成品中色谱峰进行药材归属，结果表明峰 1、5、6 及 7 归属为连翘，峰 2 归属为板蓝根，峰 3 为连翘和郁金的共有峰，而峰 4 未能辨析归属。

中药的含量测定

　　中药的含量测定是质量控制中的一项重要指标，中药的鉴别是研究某种药材或其炮制品中的主要或特征性成分存在与否，从而判定药物的真伪，而含量测定则是研究某一种或几种成分的含量是否符合规定来判定药物的质量优劣。

　　含量测定是中药及化学药品质量控制的通用技术手段，但两者间也有显著差异，化学药品成分明确，组成单一。而中药化学成分较为复杂，产生的疗效不是单一成分作用的结果，不同药材间化学成分有一定交叉性，检测任何一种活性成分都不能反映它体现的整体疗效，因而中药的含量测定，常常需要考虑对两个或更多特征性成分的含量进行测定，以准确反映中药中有效成分、毒性成分或指标性成分含量的高低，从而衡量其来源的差异及加工炮制过程是否规范，进而保证中药的质量，以达到临床用药安全、有效的目的。

第一节　常用含量测定方法

一、化学分析法

　　化学分析法是以物质的化学反应为基础的经典分析方法，包括重量分析法和滴定分析法。

　　重量分析法是采用适当的方法使待测组分从样品中分离出来，并转化为称量形式，根据称量形式的重量感，计算待测组分含量的方法；重量分析法可分为挥发法、萃取法和沉淀法。

　　滴定分析法又称容量分析法，是指将已知准确浓度的标准溶液滴加到待测供试品溶液中，根据标准溶液和待测物完全反应时所消耗的体积，计算待测组分含量的方法，主要有酸碱滴定法、沉淀滴定法、氧化还原滴定法和配位滴定法。

　　化学分析法的特点是仪器简单，结果准确。在严格的操作条件下，其相对误差不大于0.2%。但其有一定的局限性，灵敏度低，操作繁琐，耗时长，专属性不高，不适用于微量成分测定。《中国药典》（2020年版）主要应用化学分析法测定中药中含量较高的一些成分，如总生物碱类、总有机酸类、总皂苷，以及矿物药中的无机成分等。

　　用化学分析法测定中药中的成分含量，一般需经提取、分离、净化、浓集（或衍生化）后再进行测定；当被测组分为无机元素时，要经消化破坏制剂中其他有机成分后，再选择合适的测定方法；若制剂组成简单、干扰成分较少或组方纯粹为无机物时，也可直接测定。

　　【例6-1】昆明山海棠片的含量测定——重量法

　　取本品60片，除去包衣，精密称定，研细，取约7g，精密称定，置200mL锥形瓶中，加硅藻土1.4g，混匀，加乙醇70mL加热回流40分钟，放冷，过滤，滤渣加乙醇50mL。加热回流40

分钟，放冷，滤过，合并滤液，置水浴上蒸干，残渣加盐酸溶液（1→100）30mL 置水浴上搅拌使溶解，放冷，滤过，残渣加盐酸溶液（1→200）同法提取 3 次（20mL、15mL、15mL），合并滤液于分液漏斗中，加氨试液使溶液呈碱性，用乙醚振摇提取 4 次（40mL、30mL、25mL、20mL），合并乙醚液，用水振摇洗涤 2 次，每次 10mL，乙醚液滤过，滤液置干燥恒重（100℃）的蒸发皿中，在低温水浴上蒸去乙醚，残渣里加少许无水乙醇，蒸干，在 100℃ 干燥至恒重，称定重量，计算，即得。

本品每片含总生物碱不得少于 1.0mg。

计算公式：含量（mg/片）$= \dfrac{(M_2 - M_1) \times \overline{W}}{W}$

式中，M_1 为干燥至恒重的蒸发皿重量；M_2 为干燥至恒重的蒸发皿与提取样品总重量；W 为取样量；$\overline{W}$ 为昆明山海棠片平均片重。

本测定方法中，样品经乙醇回流提取后，过滤，滤液蒸干，残渣加盐酸溶液，使生物碱成盐溶解；过滤后，滤液加氨试液使溶液呈碱性，生物碱游离，易溶于乙醚，经乙醚萃取后，获得总生物碱。

【例 6-2】大青盐的含量测定——滴定分析法

取本品细粉约 0.15g，精密称定，置锥形瓶中，加水 50mL 溶解，加 2% 糊精溶液 10mL、碳酸钙 0.1g，0.1% 荧光黄指示液 8 滴，用硝酸银滴定液（0.1mol/L）滴定至浑浊液由黄绿色变为微红色，即得。每 1mL 硝酸银滴定液（0.1mol/L）相当于 5.844mg 的氯化钠（NaCl）。

本品含氯化钠（NaCl）不得少于 97.0%。

计算公式：含量（%）$= \dfrac{T \times F \times V}{W} \times 100$

式中，T 为滴定度（5.844mg），V 为硝酸银滴定液消耗体积，W 为取样量，F 为滴定液浓度校正因子（F = 滴定液实际浓度/滴定液规定浓度）。

【例 6-3】止喘灵注射液中总生物碱的含量测定——滴定分析法

精密量取本品 10mL，加 1mol/L 氢氧化钠溶液 0.5mL，用三氯甲烷提取 4 次（10mL、10mL、5mL、5mL），合并三氯甲烷液，置具塞锥形瓶中，精密加硫酸滴定液（0.01mol/L）10mL 及新沸过的冷水 10mL，充分振摇，加茜素磺酸钠指示液 1～2 滴，用氢氧化钠滴定液（0.02mol/L）滴定至淡红色，并将滴定结果用空白试验校正。每 1mL 硫酸滴定液（0.01mol/L）相当于 3.305mg 的麻黄碱（$C_{10}H_{15}NO$）。

本品每 1mL 含总生物碱以麻黄碱（$C_{10}H_{15}NO$）计，应为 0.50～0.80mg。

计算公式：含量（mg/mL）$= \dfrac{T \times F \times (V_0 - V)}{W}$

式中，T 为滴定度（3.305mg），V_0 为空白试验时氢氧化钠滴定液消耗体积，V 为样品测定时氢氧化钠滴定液消耗体积，W 为取样体积，F 为氢氧化钠滴定液浓度校正因子（F = 滴定液实际浓度/滴定液规定浓度）。

二、光谱法

（一）紫外-可见分光光度法

紫外-可见分光光度法（UV-Vis）是根据物质分子对 200～760nm 波长范围的电磁波的吸收

特征建立起来的光谱分析方法，其定量依据是 Lambert-Beer 定律。单波长光谱法通常选择被测成分的 λ_{max} 为测定波长，同时要求共存组分在此波长处基本无吸收。一般应控制供试液的吸收度读数在 0.3~0.7 之间。使用该法时，应注意对仪器波长、空白吸收的校正，吸收度的准确度的检定和杂散光的检查，溶剂要符合要求。常用的定量方法有对照品比较法、标准曲线法及吸收系数法。

紫外-可见分光光度法是中药含量测定的一种常用方法，具有灵敏度高、精度好，操作简便易行、分析成本低及仪器普及率高等优点，但该法专属性不高，且要求被测成分本身或其显色产物对可见-紫外光具有选择性吸收。在《中国药典》（2020 年版）收载的紫外-可见分光光度法测定品种，以测定总成分居多，如测定总生物碱、总黄酮、总蒽醌、多糖等。

由于中药成分复杂，不同组分的紫外吸收光谱彼此重叠，干扰测定，因此在测定前必须经过适当的提取、净化或采用专属的显色反应等步骤来排除干扰，以测定其中某一类总成分或单一成分。

【例6-4】槐花中总黄酮的含量测定

（1）对照品溶液的制备：取芦丁对照品 50mg，精密称定，置 25mL 量瓶中，加甲醇适量，置水浴上微热使溶解，放冷，加甲醇至刻度，摇匀。精密量取 10mL，置 100mL 量瓶中，加水至刻度，摇匀，即得（每 1mL 中含芦丁 0.2mg）。

（2）标准曲线的制备：精密量取对照品溶液 1mL、2mL、3mL、4mL、5mL 与 6mL，分别置 25mL 量瓶中，各加水至 6.0mL，加 5% 亚硝酸钠溶液 1mL，混匀，放置 6 分钟，加 10% 硝酸铝溶液 1mL，摇匀，放置 6 分钟，加氢氧化钠试液 10mL，再加水至刻度，摇匀，放置 15 分钟，以相应的试剂为空白，用紫外-可见分光光度法，在 500nm 波长处测定吸光度，以吸光度为纵坐标，浓度为横坐标，绘制标准曲线。

（3）测定法：取本品粗粉约 1g，精密称定，置索氏提取器中，加乙醚适量，加热回流至提取液无色，放冷，弃去乙醚液。再加甲醇 90mL，加热回流至提取液无色，转移至 100mL 量瓶中，用少量甲醇洗涤容器，洗液并入同一量瓶中，加甲醇至刻度，摇匀。精密量取 10mL，置 100mL 量瓶中，加水至刻度，摇匀。精密量取 3mL，置 25mL 量瓶中，照标准曲线制备项下的方法，自"加水至 6.0mL"起，依法测定吸光度，从标准曲线上读出供试品溶液中含芦丁的重量（μg），计算，即得。

本品按干燥品计算，含总黄酮以芦丁（$C_{27}H_{30}O_{16}$）计，槐花不得少于 8.0%；槐米不得少于 20.0%。

计算公式：$\text{含量（\%）} = \dfrac{C_X \times D}{W \times (1-\text{干燥失重\%})} \times 100$

式中，C_X 为标准曲线上读出的供试品溶液中芦丁浓度，D 为供试品稀释体积（100×100/10×25/3mL），W 为供试品取样量。

【例6-5】华山参片中总生物碱的含量测定

（1）对照品溶液的制备：取硫酸阿托品，精密称定，加水制成每 1mL 相当于含莨菪碱 7μg 的溶液，即得。

（2）供试品溶液的制备：取本品 40 片，除去糖衣，精密称定，研细，精密称取适量（约相当于 12 片的重量），置具塞锥形瓶内，精密加入枸橼酸-磷酸氢二钠缓冲液（pH 值 4.0）25mL，振摇 5 分钟，放置过夜，用干燥滤纸滤过，取续滤液，即得。

（3）测定法：精密量取供试品溶液与对照品溶液各 2mL，分别置分液漏斗中，各精密加枸橼酸-磷酸氢二钠缓冲液（pH 值 4.0）10mL，再精密加入用上述缓冲液配制的 0.04% 溴甲酚绿溶液 2mL，摇匀，用 10mL 三氯甲烷振摇提取 5 分钟，待溶液完全分层后，分取三氯甲烷液，用三氯甲烷湿润的滤纸滤入 25mL 量瓶中，再用三氯甲烷提取 3 次，每次 5mL，依次滤入量瓶中，并用三氯甲烷洗涤滤纸，滤入量瓶中，加三氯甲烷至刻度。采用紫外-可见分光光度法分别在 415nm 的波长处测定吸光度，计算，即得。

本品含生物碱以莨菪碱（$C_{17}H_{23}NO_3$）计，应为标示量的 80.0%～120.0%。

$$计算公式：标示量（\%）=\dfrac{\dfrac{C_R\times\dfrac{A_X}{A_R}\times D}{W}\times\overline{W}}{标示量}\times100$$

式中，C_R 为对照品溶液浓度，A_R 为对照品溶液吸光度，A_X 为供试品溶液吸光度，D 为供试品稀释体积（25mL），W 为华山参片取样量，$\overline{W}$ 为华山参片平均片重。

【例 6-6】紫草中羟基萘醌总色素的含量测定

取本品适量，在 50℃ 干燥 3 小时，粉碎（过三号筛），取约 0.5g，精密称定，置 100mL 量瓶中，加乙醇至刻度，4 小时内时时振摇，滤过。精密量取续滤液 5mL，置 25mL 量瓶中，加乙醇至刻度，摇匀。照紫外-可见分光光度法（通则 0401），在 516nm 波长处测定吸光度，按左旋紫草素（$C_{16}H_{16}O_5$）的吸收系数（$E_{1cm}^{1\%}$）为 242 计算，即得。

本品含羟基萘醌总色素以左旋紫草素（$C_{16}H_{16}O_5$）计，不得少于 0.80%。

$$计算公式：含量（\%）=\dfrac{\dfrac{A}{E_{1cm}^{1\%}\times100}\times D}{W}\times100$$

式中，A 为供试品溶液吸光度，$E_{1cm}^{1\%}$ 为左旋紫草素吸收系数，D 为供试品稀释体积（500mL），W 为供试品取样量。

（二）近红外光谱法

近红外光谱（NIR）是介于可见光与中红外光之间的电磁波，其谱区范围为 780～2526nm，具有分析速度快，可同时分析多种成分，无污染，样品不需特别预处理，不使用有毒、有害试剂，不对样品造成损伤，可实时分析和远距离测定，操作简单，分析成本低等优点。但也具有谱带重叠多、吸收强度低等缺点，在定量分析中必须利用化学计量学方法建立适当的数学模型，才能确定成分含量与光谱间的关系。

NIR 定量模型建立的主要步骤为：①样本收集与光谱采集；②化学参考值测定；③定量校正模型建立；④模型验证。模型建立的主要方法有多元线性回归、逐步回归、主成分回归、偏最小二乘回归等。所建模型经过验证后便可进行样品测定，此时应完全按照校正集样品的光谱采集方式采集 NIR 光谱，便可通过所建模型立即获得待测样品中目标成分的含量。

【例 6-7】栀子不同炮制品栀子苷含量的快速检测

（1）近红外光谱数据采集：①采集条件：扫描频率为 48scans^{-1}，分辨率 16cm^{-1}，光谱范围 12500～4000cm^{-1}，PbS 检测器，积分球漫反射。②采集方法：将 83 批栀子及其炮制品（生栀子 22 批，炒栀子 21 批，焦栀子和栀子炭各 20 批）粉末过四号筛，分别称取 8g，置于石英样品杯中，压实，按照采集条件进行测定，所有样品重复测 3 次，取平均值，样品近红外光谱图见图 6-1，温度 20℃，湿度 53%。

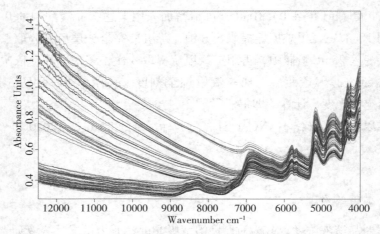

图 6-1　栀子不同炮制品的近红外平均光谱叠加图

（2）栀子苷的含量测定：照《中国药典》（2020 年版）一部栀子含量测定项下方法，测定 83 批栀子及其炮制品中栀子苷的含量。

（3）模型的建立与验证：

①建模波段选择：采集栀子苷对照品的近红外光谱图，对其进行一阶导数和二阶导数处理，发现光谱信息在 9000~4000cm⁻¹ 波段范围内，考虑环境温湿度及样品含水量的影响，建模波段取 8660~7500cm⁻¹、6650~5600cm⁻¹ 和 4900~4000cm⁻¹。

②预处理方法选择：常用光谱预处理方法有一阶导数法、二阶导数法、平滑去噪法、标准正态变换（SNV）、多元散射校正（MSC）等。定量模型的多元校正方法有多元回归（MLR）、主成分回归（PCR）、偏最小二乘法（PLS）等。不同的多元校正方法各有优缺点，PLS 在光谱分析中应用最广泛，因此选择 PLS 作为校正方法。以 R^2、RMSEC、RMSEP 等为近红外定量校正模型的评价参数，其中 R^2 越接近 1，预测结果越好；RMSEC 越小，模型回归越好，但 RMSEC 过小，可能存在过拟合现象，故通常 RMSECV 大于 RESEC；RMSEP 越小，RMSEP/RMSEC≤1.2，模型准确性越高。不同预处理方法对模型的影响见表 6-1，综合考虑取 SNV 和二阶导数法对光谱进行预处理。

③主成分数选择：确定最佳主成分数的方法是使用 RMSECV 对主成分数作图，选择主成分数太少，拟合不充分；选择主成分数太多，导致多拟合现象。RMSECV 值应随主成分数增加而递减，当 RMSECV 值达到最低值后出现细微上升，选择最佳主成分数为 8，RMSECV 值为 0.38691。

④模型建立：将 83 批栀子及其炮制品的近红外光谱图用于建立栀子苷定量校正模型。模型内部质量评价参数 R^2=0.99285、RMSEC=0.240、RMSEP=0.254、RMSECV=0.38691、RMSEP/RMSEC=1.06≤1.2，说明模型预测值与参考值之间存在良好的相关性。

⑤方法学考察：生栀子粉末采用近红外光谱仪连续扫描 6 次，用定量校正模型预测，*RSD* 为 0.27%，仪器精度良好；生栀子粉末用定量校正模型预测，*RSD* 为 1.47%，方法重复性良好；生栀子粉末用近红外光谱仪分别在 1d、2d、3d、4d、5d 内扫描，用栀子苷定量校正模型进行预测，*RSD* 为 0.97%，方法稳定可靠。

表 6-1　不同预处理方法对模型的影响

光谱预处理方法	R^2	RMSEC	RMSEP	RMSEP/RMSEC
无处理（constant）	0.986 34	0.331	0.604	1.82
一阶导数法（1ˢᵗ derivative）	0.993 55	0.228	0.373	1.64
二阶导数法（2ⁿᵈ derivative）	0.999 48	0.065	0.320	4.92

续表

光谱预处理方法	R^2	RMSEC	RMSEP	RMSEP/RMSEC
多元散射校正（MSC）	0.986 00	0.335	0.555	1.66
标准正态变换（SNV）	0.944 08	0.662	0.715	1.08
MSC + 1st derivative	0.995 83	0.183	0.365	1.99
MSC + 2nd derivative	0.996 77	0.161	0.357	2.22
SNV + 1stderivative	0.990 71	0.273	0.283	1.04
SNV + 2nd derivative	0.992 85	0.240	0.254	1.06

（4）模型的预测：使用该模型，对 13 批（生品 4 批，炒焦炭品各 3 批）没有参与建模的样品预测，模型预测值与参考值的绝对偏差在-0.39%～0.23%，见表 6-2。相对分析误差（RPD）是验证集标准偏差与预测标准偏差的比值，RPD<3 时，模型预测能力差；3<RPD<5 时，模型准确度有待提高；RPD>5 时，模型准确度良好。根据实验求得 RPD 值为 8.81>5，说明模型预测准确性较高。对模型预测值与参考值进行配对 t 检验，得到 $P = 0.994 > 0.05$，光谱预测值与参考值之间无显著差别，表明 NIR 法与 HPLC 法之间不存在系统误差。

表 6-2　13 批栀子不同炮制品中栀子苷含量的预测结果

样品	参考值	预测值（%）	绝对偏差（%）
1	4.85	4.98	0.13
2	5.12	5.25	0.13
3	5.42	5.03	−0.39
4	4.50	4.37	−0.13
5	4.53	4.45	−0.08
6	4.81	4.48	−0.33
7	3.78	4.01	0.23
8	3.19	3.41	0.22
9	2.56	2.64	0.08
10	3.97	3.99	0.02
11	0.35	0.32	−0.03
12	1.79	1.93	0.14
13	0.98	1.04	0.06

（三）原子吸收分光光度法

原子吸收分光光度法（AAS）是基于从光源辐射出具有待测元素特征谱线的光，在通过试样蒸气时被待测元素的基态原子所吸收，由辐射谱线减弱的程度（即原子的吸光度）来测定试样中该元素的含量。常用的定量方法有标准曲线法、标准加入法及内标法，其中标准曲线法最为常用。

原子吸收分光光度法具有灵敏度高、选择性和重现性好、干扰较少、操作简便快速、测定范围广等优点；但其不足之处是标准工作曲线的线性范围窄、测定不同元素一般需用不同光源灯，且实验条件要求严格。当前，该法已广泛应用于中药及中药材中重金属、毒害元素及微量元素的检测，是《中国药典》（2020 年版）中药有害元素（铅、镉、砷、汞、铜）测定的常用方法之一。

原子吸收分光光度法通常是溶液进样，因此被测样品需事先转化为样品溶液，预处理方法与通常的化学分析法相同，要求试样分解完全，在分解过程中应防止玷污和避免待测组分的损失，所用试剂及反应产物对后续测定应无干扰。分解试样最常用的方法是酸溶解（稀酸、浓酸或混合酸），酸不溶物质，如矿物药采用熔融法，此外微波溶样法近年来也被广泛应用。有机试样通常先进行消化处理，以除去有机物基体，消化后的残留物再用合适的酸溶解。消化处理主要分干法消化和湿法消化两种，被测元素若是易挥发的元素（如 Hg、As、Cd、Pb、Sb、Se 等），不能采用干法消化，因为这些元素在消化过程中损失严重。若使用石墨炉原子化器，则可直接分析固体试样，程序升温以分别控制试样干燥、消化和原子化过程，使易挥发或易热解的基体在原子化阶段之前除去。

【例 6-8】 健脾生血片中硫酸亚铁的含量测定

（1）**对照品溶液的制备：** 精密量取铁单元素标准溶液适量，用水稀释为每 1mL 含铁 100μg 的溶液。精密量取标准溶液 1mL、2mL、3mL、4mL 和 5mL 分别置于 100mL 量瓶中，用水稀释至刻度，摇匀，即得。

（2）**供试品溶液的制备：** 取本品 20 片，除去薄膜衣，精密称定，研细，取 0.15g，精密称定，置 100mL 量瓶中，加水 10mL 润湿后，加稀盐酸 5mL 使溶解，加水至刻度，摇匀，滤过，精密量取续滤液 5mL 置 100mL 量瓶中，加水至刻度，摇匀，即得。

（3）**测定法：** 分别取上述对照品溶液与供试品溶液，用原子吸收分光光度法在 248.3nm 的波长处测定，计算，即得。

本品每片含硫酸亚铁（$FeSO_4 \cdot 7H_2O$）以铁（Fe）计，应为 17~23mg。

计算公式：含量（mg/片）$= \dfrac{C_X \times D \times \overline{W}}{W}$

式中，C_X 为标准曲线上读出的供试品溶液中铁浓度，D 为供试品稀释体积（100×100/5mL），W 为供试品取样量，$\overline{W}$ 为健脾生血片平均片重。

三、色谱法

（一）气相色谱法

气相色谱（GC）法是指汽化后的试样被载气带入色谱柱，由于各组分在两相间作用不同，在色谱柱中移动有快慢，经一定柱长后得到分离，依次被载气带入检测器，将各组分浓度或质量变化转换成电信号变化，记录成色谱图，利用色谱峰保留值进行定性分析，利用峰面积或峰高进行定量分析的方法。

主要的定量分析方法包括内标法、外标法、归一化法及标准溶液加入法，四种定量分析方法各具不同的适用范围及特点。

由于气相色谱法的进样量一般仅数微升，为减小进样误差，尤其当采用手工进样时，由于留针时间和室温等对进样量也有影响，故以采用内标法定量为宜；当采用自动进样器时，由于进样重复性的提高，在保证分析误差的前提下，也可采用外标法定量。当采用顶空进样时，由于供试品和对照品处于不完全相同的基质中，故可采用标准溶液加入法，以消除基质效应的影响；当标准溶液加入法与其他定量方法结果不一致时，应以标准加入法结果为准。

GC 法具有分离度高、灵敏度高及分析速度快等特点，在中药分析中，气相色谱法作为常规分析方法，主要用于测定含挥发油及其他挥发性组分的含量，如冰片、桉叶素、樟脑、丁香酚、薄荷脑、龙脑等；还用于中药及其制剂的检查，如含水量、含醇量的测定（如酒剂、酊剂中乙醇、甲醇含量的测定），残留有机溶剂的测定、农药残留量测定等。

1. 系统适用性试验 色谱系统的适用性试验通常包括理论板数、分离度、灵敏度、拖尾因子和重复性5个参数。按各品种正文项下要求对色谱系统进行适用性试验，即用规定的对照品溶液或系统适用性试验溶液在规定的色谱系统进行试验，必要时，可对色谱系统进行适当调整，以符合要求。

（1）色谱柱的理论板数（n）：用于评价色谱柱的分离效能。由于不同物质在同一色谱柱上的色谱行为不同，采用理论板数作为衡量色谱柱效能的指标时，应指明测定物质，一般为待测物质或内标物质的理论塔板数。

在选定的条件下，注入供试品溶液或各品种项下规定的内标物质溶液，记录色谱图，测定供试品主成分或内标物质峰的保留时间（t_R）和峰宽（W）、半峰宽（$W_{h/2}$），按 $n=16(t_R/W)^2$ 或 $n=5.54(t_R/W_{h/2})^2$ 计算色谱柱的理论板数。若测得理论板数低于各品种项下规定的最小理论板数，应改变色谱柱的某些条件（如柱长、载体性能、柱填料等），使理论板数达到要求。《中国药典》（2020年版）规定使用毛细管柱测定某组分，该组分的 n 一般不低于10000。

（2）分离度（R）：用于评价待测物质与被分离物质之间的分离程度，是衡量色谱系统分离效能的关键指标。可以通过测定待测物质与已知杂质的分离度，也可以通过测定待测物质与某一指标性成分（内标物质或其他难分离物质）的分离度，或将供试品或对照品用适当的方法降解，通过测定待测物质与某一降解产物的分离度，对色谱系统分离效能进行评价与调整。除另有规定外，待测物质色谱峰与相邻色谱峰之间的分离度应大于1.5。

（3）灵敏度：用于评价色谱系统检测微量物质的能力，通常以信噪比（S/N）来表示。通过测定一系列不同浓度的供试品或对照品溶液来测定信噪比。定量测定时，信噪比应不小于10；定性测定时，信噪比应不小于3。系统适用性试验中可以设置灵敏度实验溶液来评价色谱系统的检测能力。

（4）拖尾因子（T）：用于评价色谱峰的对称性。拖尾因子计算公式为：

$$T=\frac{W_{0.05h}}{2d_1}$$

式中，$W_{0.05h}$ 为5%峰高处的峰宽；d_1 为峰顶在5%峰高处横坐标平行线的投影点至峰前沿与此平行线交点的距离。

以峰高作定量参数时，除另有规定外，T 应在0.95~1.05之间。

（5）重复性：用于评价色谱系统连续进样时响应值的重复性能。采用外标法时，通常取各品种项下的对照品溶液，连续进样5次，除另有规定外，其峰面积测量值的相对标准偏差应不大于2.0%；采用内标法时，通常配制相当于80%、100%和120%的对照品溶液，加入规定量的内标溶液，配成3种不同浓度的溶液，分别至少进样2次，计算平均校正因子，其相对标准偏差应不大于2.0%。

2. 实验条件的选择 采用GC法进行中药分析需对以下实验条件进行优选：①固定相：常用气-液色谱进行分析，按极性相似、化学官能团相似的原则和主要差别选择固定液；此外，也常用气-固色谱（固定相大多用高分子多孔微球）分离水及含羟基（醇）化合物。②柱温：一般根据样品的沸点进行选择：高沸点样品（沸点300~400℃）采用1%~5%低固定液配比，柱温200~250℃；沸点为200~300℃的样品采用5%~10%固定液配比，柱温150~180℃；沸点为100~200℃的样品采用10%~15%固定液配比，柱温选各组分的平均沸点2/3左右；气体等低沸点样品采用15%~25%高固定液配比，柱温选沸点左右，在室温或50℃下进行分析；对于宽沸程样品，需采用程序升温法。柱温不能超过固定液的最高使用温度。③载气：热导检测器应用H_2、He；氢焰检测器、电子捕获检测器一般用N_2，N_2为最常用载气。④汽化室（进样口）温度：一般用样品的沸点或稍高于沸点，以保证瞬间汽化，但不超过沸点50℃以上，以防分解。一般应高于柱温30~50℃。⑤检测室温度：氢火焰离子化检测器需进行温控，其温度一般需高于柱温，以免色谱柱的流出物在检测器中冷凝而污染检测器。通常可高于柱温30℃左右或等于汽化室温度。⑥进样量：对于填充柱，气体样品为0.1~1mL，液体样品为0.2~1μL，最大不超过4μL。毛细管柱需用分流器分流进样，分流后的进样量为填充柱的1/10~1/100。⑦检测器：氢焰离子化检测器（FID）适用于含碳有机物的测定，是中药分析中应用最广泛的质量型检测器；氮-磷检测器（NPD）对含N、P有机化合物特别敏感，可用于中药及其制剂中农药残留量的检测；电子捕获检测器（ECD）适用于痕量电负性大的有机物，如含卤素、硫、氧、硝基、羰基、氰基等化合物的分析；热导检测器（TCD）可用于检测无机物和有机物，但灵敏度低、噪音大，目前较少应用。

【例6-9】 丁香中丁香酚的含量测定

（1）色谱条件与系统适用性试验：以聚乙二醇20000（PEG-20M）为固定相，涂布浓度为10%；柱温190℃。理论板数按丁香酚峰计算应不低于1500。

（2）对照品溶液的制备：取丁香酚对照品适量，精密称定，加正己烷制成每1mL含2mg的溶液，即得。

（3）供试品溶液的制备：取本品粉末（过二号筛）约0.3g，精密称定，精密加正己烷20mL，称定重量，超声处理15分钟，放置至室温，再称定重量，用正己烷补足减失的重量，摇匀，滤过，取续滤液，即得。

（4）测定法：分别精密吸取对照品溶液与供试品溶液各1μL，注入气相色谱仪，测定，即得。

本品含丁香酚（$C_{10}H_{12}O_2$）不得少于11.0%。

计算公式：含量（%）= $\dfrac{C_R \times \dfrac{A_X}{A_R} \times D}{W} \times 100$

式中，C_R为对照品溶液浓度，A_R为对照品峰面积，A_X为供试品溶液中待测物峰面积，D为供试品稀释体积（20mL），W为供试品取样量。

【例6-10】 广藿香中百秋李醇的含量测定

（1）色谱条件与系统适用性试验：HP-5毛细管柱（交联5%苯基甲基聚硅氧烷为固定相）（柱长为30m，内径为0.32mm，膜厚度为0.25μm）；程序升温：初始温度150℃，保持23分钟，以每分钟8℃的速率升温至230℃，保持2分钟；进样口温度为280℃，检测器温度为280℃；分流比为20：1。理论板数按百秋李醇峰计算应不低于50000。

（2）校正因子测定：取正十八烷适量，精密称定，加正己烷制成每1mL含15mg的溶液，作为内标溶液。取百秋李醇对照品30mg，精密称定，置10mL量瓶中，精密加入内标溶液1mL，用正己烷稀释至刻度，摇匀，取1μL注入气相色谱仪，计算校正因子。

（3）测定法：取本品粗粉约3g，精密称定，置锥形瓶中，加三氯甲烷50mL，超声处理3次，每次20分钟，滤过，合并滤液，回收溶剂至干，残渣加正己烷使溶解，转移至5mL量瓶中，精密加入内标溶液0.5mL，加正己烷至刻度，摇匀，吸取1μL，注入气相色谱仪，测定，即得。

本品按干燥品计算，含百秋李醇（$C_{15}H_{26}O$）不得少于 0.10%。

计算公式：① $f = \dfrac{A_S/C_S}{A_R/C_R}$ 　　② 含量（%）$= \dfrac{f \times \dfrac{A_X}{A'_s/C'_s} \times D}{W\,(1-\text{干燥失重\%})} \times 100$

式中，A_S 为内标物峰面积，A_R 为对照品峰面积，C_S 为内标物溶液浓度，C_R 为对照品浓度，f 为校正因子，A'_s 为内标物峰面积，C'_s 为内标物溶液浓度，A_X 为供试品溶液中待测物峰面积，D 为供试品稀释体积（5mL），W 为取样量。

（二）高效液相色谱法

高效液相色谱（HPLC）法是指试样被流动相带入色谱柱，由于各组分在两相间作用不同在色谱柱中移动有快慢，经一定柱长后得到分离，依次被流动相带入检测器，将各组分浓度或质量变化转换成电信号变化记录成色谱图。利用色谱峰保留值进行定性分析，利用峰面积或峰高进行定量分析的方法。

HPLC 法测定常用的定量分析方法包括外标法、内标法及面积归一化法。当采用 HPLC 定量测定中药化学成分时，由于 HPLC 以手动进样器定量环或自动进样器进样，进样量重复性高，常以外标法计算含量。当采用 HPLC 进行体内药物分析时，由于生物样品的基质干扰较大，样品前处理过程繁杂等因素，常以内标法计算含量。另外，可采用面积归一化法粗略计算杂质含量。

HPLC 法具有分离度高、灵敏度高、分析速度快及应用范围广等特点，在中药分析中，HPLC 法以突出的优势广泛用于中药的含量测定，主要用于单体成分含量测定，《中国药典》（2020 年版）收载的药材及中成药中，绝大多数采用 HPLC 法进行含量测定。HPLC 法也常用于中药的鉴别及检查中，因此成为中药检测中最常用的分析方法。

超高效液相色谱（UPLC）法是采用小颗粒填料色谱柱（粒径<2μm）结合超高压输液泵（压力>105kPa）的新兴液相色谱技术。UPLC 具有超高效、超高分离度、超高灵敏度等优点，能大大缩短分析周期，显著提高色谱峰分离度和检测灵敏度，同时其特殊的色谱柱填料可减少固定相表面残余硅羟基，改善色谱峰展宽和拖尾现象。此外，与 HPLC 系统相比，UPLC 的进样量和消耗流动相体积均显著减少。UPLC 以其强大的分析功能在中药分析工作中发挥重要作用，并已得到广泛应用。

1. HPLC 系统适用性试验　为考察所配置的仪器使用是否正常、设定参数是否适用及所选实验条件是否合适，首先需要进行系统适用性试验考察。系统适用性测试项目和方法与气相色谱法相同，可参照测定，具体指标应符合品种项下的规定。

2. HPLC 实验条件的选择

（1）色谱柱：色谱柱由柱管和固定相组成，按其用途分为分析型和制备型。

大多数药物可用十八烷基硅烷键合硅胶（简称 C_{18} 反相柱，ODS）为固定相进行分离测定。在建立 HPLC 分离方法时可先试用反相柱，有的也可选用辛烷基硅烷键合硅胶；亲水性强的可选用正相分配色谱柱（氨基柱、氰基柱）或硅胶吸附色谱柱等；对于解离性药物如生物碱、有机酸等可用离子对色谱、离子抑制色谱或离子交换色谱分离测定；多糖类可选用凝胶色谱。具体选择时应考虑被分离物质的化学结构、极性和溶解度等因素。

（2）流动相：在液相色谱中，可供选择的流动相的范围较宽，且还可组成多元溶剂系统与不同配比；在固定相一定时，流动相的种类、配比、pH 值及添加剂等均能显著影响分离效果，因此 HPLC 中流动相的选择至关重要。

　　反相键合相色谱的流动相常选用下述 3 种：①部分含水溶剂：以水为基础溶剂，再加入一定量可与水互溶的有机极性调节剂（如甲醇、乙腈、四氢呋喃）。适用于分离中等极性、弱极性药物，常用甲醇-水、乙腈-水系统。②非水溶剂：用于分离疏水性物质，尤其在柱填料表面键合的十八烷基硅烷量较大时，固定相对疏水化合物有异常的保留能力，需用有机溶剂进行洗脱，可在乙腈或甲醇中加入二氯甲烷或四氢呋喃（称非水反相色谱）。③缓冲溶液：适用于可溶于水并具可解离特性的化合物，如蛋白质、肽及弱酸、弱碱类化合物。常用的缓冲液有三乙胺磷酸盐、磷酸盐、醋酸盐溶液等，选用的 pH 值应使溶质尽可能成为非解离形式，使固定相有较大保留能力（反相离子抑制色谱）。

　　正相键合相色谱的流动相通常采用饱和烷烃（如正己烷）中加入一种极性较大的溶剂（无紫外吸收）为极性调节剂，通过调节极性调节剂的浓度来改变溶剂强度。

　　（3）洗脱方式：HPLC 按其洗脱方式分为等度洗脱与梯度洗脱。等度洗脱是在同一分析周期内流动相的组成保持恒定，适用于组分数较少、性质差别不大的样品。梯度洗脱是在一个分析周期内程序控制流动相的组成（如溶剂极性、离子强度或 pH 值等），适用于分析组分数多、性质相差较大的复杂混合物样品。

　　（4）检测器：目前 HPLC 的检测器主要有以下 6 种。①紫外检测器（UVD 或 DAD）：是 HPLC 应用最普遍的检测器，灵敏度高，噪音低，线性范围宽，对流速和温度波动不灵敏，但只能用于检测有紫外吸收的物质。②荧光检测器（FD）：灵敏度比紫外检测器高，但只适用于能产生荧光或其衍生物能发荧光的物质。③蒸发光散射检测器（ELSD）：是一种通用型检测器，主要用于检测糖类、高分子化合物、高级脂肪酸、磷脂、维生素、氨基酸、甘油三酯及甾体等。但对有紫外线吸收的样品组分检测灵敏度比 UVD 低，且只适用于流动相能挥发的色谱洗脱。④电化学检测器（ECD）：包括极谱、库仑、安培和电导检测器，用于能氧化、还原的有机物质的检测，电导检测器主要用于离子色谱。其中，安培检测器的应用最广泛，灵敏度很高，尤其适用于痕量组分的分析，但不能检测不能氧化、还原的物质。⑤示差折光检测器（RID）：利用组分与流动相折射率之差进行检测。该检测器对多数物质的灵敏度低，对少数物质检测灵敏度较高，尤其适合于糖类的检测。⑥化学发光检测器（CLD）：是高选择性、高灵敏度的新型检测器。化学发光反应常用酶为催化剂，将酶标记在待测物、抗原或抗体上，可进行药物代谢分析及免疫发光分析。

【例 6-11】青黛中靛蓝的含量测定

　　（1）色谱条件与系统适用性试验：以十八烷基硅烷键合硅胶为填充剂；以甲醇-水（75：25）为流动相；检测波长为 606nm。理论板数按靛蓝峰计算应不低于 1800。

　　（2）对照品溶液的制备：取靛蓝对照品 2.5mg，精密称定，置 250mL 量瓶中，加 2% 水合氯醛的三氯甲烷溶液（取水合氯醛，置硅胶干燥器中放置 24 小时，称取 2.0g，加三氯甲烷至 100mL，放置，出现浑浊，以无水硫酸钠脱水，滤过，即得）约 220mL，超声处理（功率 250W，频率 33kHz）1.5 小时，放冷，加 2% 水合氯醛的三氯甲烷溶液至刻度，摇匀，即得（每 1mL 中含靛蓝 10μg）。

　　（3）供试品溶液的制备：取本品细粉约 50mg，精密称定，置 250mL 量瓶中，加 2% 水合氯醛的三氯甲烷溶液约 220mL，超声处理（功率 250W，频率 33kHz）30 分钟，放冷，加 2% 水合氯醛的三氯甲烷溶液至刻度，摇匀，滤过，取续滤液，即得。

　　（4）测定法：分别精密吸取对照品溶液与供试品溶液各 10μL 注入液相色谱仪，测定，即得。

本品按干燥品计算，含靛蓝（$C_{16}H_{10}N_2O_2$）不得少于 2.0%。

$$计算公式：含量（\%）=\frac{C_R\times\dfrac{A_X}{A_R}\times D}{W（1-干燥失重\%）}\times100$$

式中，C_R 为对照品溶液浓度，A_R 为对照品峰面积，A_X 为供试品溶液中待测物峰面积，D 为供试品稀释体积（250mL），W 为供试品取样量。

【例6-12】 元胡止痛片中欧前胡素的含量测定

（1）色谱条件与系统适用性试验：用十八烷基硅烷键合硅胶为填充剂；乙腈-水（47∶53）为流动相；检测长为300nm。理论板数按欧前胡素峰计算应不低于6000。

（2）对照品溶液的制备：取欧前胡素对照品适量，精密称定，加甲醇制成每1mL含40μg的溶液，即得。

（3）供试品溶液的制备：取本品20片，除去包衣，研细，取约1g，精密称定，置具塞锥形瓶中，精密加入甲醇50mL，称定重量，超声处理（功率250W，频率40kHz）30分钟，放冷，再称定重量，用甲醇补足减失的重量，摇匀滤过，取续滤液25mL，蒸干，残渣加甲醇溶解，转移至5mL量瓶中，用甲醇稀释至刻度，摇匀，滤过，取续滤液，即得。

（4）测定法：分别精密吸取对照品溶液和供试品溶液各10μL，注入液相色谱仪，测定，即得。

本品每片含白芷以欧前胡素（$C_{16}H_{14}O_4$）计，不得少于50μg。

$$计算公式：含量（μg/片）=\frac{C_R\times\dfrac{A_X}{A_R}\times D\times\overline{W}}{W}$$

式中，C_R 为对照品溶液浓度，A_R 为对照品峰面积，A_X 为供试品溶液中待测物峰面积，D 为供试品稀释体积（10mL），W 为供试品取样量，$\overline{W}$ 为元胡止痛片平均片重。

四、联用技术

（一）电感耦合等离子体质谱法

电感耦合等离子体质谱法（ICP-MS）以等离子体为离子源的一种质谱型元素分析方法，其原理是被分析样品通常以水溶液的气溶胶形式引入氩气流中，然后进入由射频能量激发的处于大气压下的氩等离子体中心区；等离子的高温使样品去溶剂化、汽化解离和电离；部分等离子体经过不同的压力区进入真空系统，在真空系统内，正离子被拉出并按其质荷比分离；检测器将离子转化为电子脉冲，然后由积分测量线路计数；电子脉冲的大小与样品中分析离子的浓度有关，通过与已知的标准或参比物质比较，实现未知样品的痕量元素定量分析。

对待测元素，目标同位素的选择一般需根据待测样品基体中可能出现的干扰情况，选取干扰少，丰度较高的同位素进行测定；有些同位素需采用干扰方程校正；对于干扰不确定的情况亦可选择多个同位素测定，以便比较。常用测定方法包括：标准曲线法、内标校正的标准曲线法及标准加入法。

该法具有如下诸多优点。如多元素快速分析（>75），动态线性范围宽，检测限低，在大气压下进样，便于与其他进样技术联用（HPLC-ICP-MS），可进行同位素分析、单元素和多元素分析，以及有机物中金属元素的分析。但该法运行费用高，需要有好的操作经验，样品介质的影响较大，ICP 高温引起化学反应的多样化，经常使分子离子的强度过高，干扰测量。本法适用于各类药品从痕量到微量的元素分析，尤其是痕量重金属元素的测定。在《中国药典》（2020 年版）中，该法被广泛应用于中药中有害元素（铅、镉、砷、汞、铜）的测定。

供试品溶液制备所用试剂一般是酸类，包括硝酸、盐酸、过氧化氢、高氯酸、硫酸、氢氟酸，以及混合酸如王水等，纯度应为优级纯。其中硝酸引起的干扰最小，是样品制备的首选酸。所用水应为去离子水（电阻率应不小于 18MΩ）。供试品溶液制备时应同时制备试剂空白，标准溶液的介质和酸度应与供试品溶液保持一致。

对于固体样品，除另有规定外，称取样品适量（0.1~0.3g），结合实验室条件以及样品基质类型选用合适的消解方法。消解方法有敞口容器消解法、密闭容器消解法和微波消解法。微波消解法所需试剂少，消解效率高，对于降低试剂空白值、减少样品制备过程中的污染或待测元素的挥发损失以及保护环境都是有益的，可作为首选方法。样品消解后根据待测元素含量定容至适当体积后即可进行质谱测定。

对于液体样品，应根据样品的基质、有机物含量和待测元素含量等情况，选用直接分析、稀释或浓缩后分析、消化处理后分析等不同的测定方式。

【例 6-13】 甘草中重金属及有害元素的检查

照铅、镉、砷、汞、铜测定法（原子吸收分光光度法或电感耦合等离子体质谱法）测定。

（1）标准品贮备溶液的制备：分别精密量取铅、砷、镉、汞、铜单元素标准溶液适量，用 10%硝酸溶液稀释制成每 1mL 分别含铅、砷、镉、汞、铜为 1μg、0.5μg、1μg、1μg、10μg 的溶液，即得。

（2）标准品溶液的制备：精密量取铅、砷、镉、铜标准品贮备液适量，用 10%硝酸溶液稀释制成每 1mL 含铅、砷 0ng、1ng、5ng、10ng、20ng，含镉 0ng、0.5ng、2.5ng、5ng、10ng，含铜 0ng、50ng、100ng、200ng、500ng 的系列浓度混合溶液。另精密量取汞标准品贮备液适量，用 10%硝酸溶液稀释制成每 1mL 分别含汞 0ng、0.2ng、0.5ng、1ng、2ng、5ng 的溶液，本液应临用配制。

（3）内标溶液的制备：精密量取锗、铟、铋单元素标准溶液适量，用水稀释制成每 1mL 各含 1μg 的混合溶液，即得。

（4）供试品溶液的制备：取本品于 60℃ 干燥 2 小时，粉碎成粗粉，取约 0.5g，精密称定，置耐压耐高温微波消解罐中，加硝酸 5~10mL（如果反应剧烈，放置至反应停止）。密闭并按各微波消解仪的相应要求及一定的消解程序进行消解。消解完全后，消解液冷却至 60℃ 以下，取出消解罐，放冷，将消解液转入 50mL 量瓶中，用少量水洗涤消解罐 3 次，洗液合并于量瓶中，加入金单元素标准溶液（1μg/mL）200μL，用水稀释至刻度，摇匀，即得（如有少量沉淀，必要时可离心分取上清液）。

除不加金单元素标准溶液外，余同法制备试剂空白溶液。

（5）测定法：测定时选取的同位素为 ^{63}Cu、^{75}As、^{114}Cd、^{202}Hg 和 ^{208}Pb，其中 ^{63}Cu、^{75}As 以 ^{72}Ge 作为内标，^{114}Cd 以 ^{115}In 作为内标，^{202}Hg、^{208}Pb 以 ^{209}Bi 作为内标，并根据不同仪器的要求选用适宜校正方程对测定的元素进行校正。仪器的内标进样管在仪器分析工作过程中始终插入内标溶液中，依次将仪器的样品管插入各个浓度的标准品溶液中进行测定（浓度依次递增），以测量值（3 次读数的平均值）为纵坐标，浓度为横坐标，绘制标准曲线。将仪器的样品管插入供试品溶液中，测定，取 3 次读数的平均值。从标准曲线上计算得相应的浓度。

在同样的分析条件下进行空白试验，根据仪器说明书的要求扣除空白干扰。

铅不得过 5mg/kg；镉不得过 1mg/kg；砷不得过 2mg/kg；汞不得过 0.2mg/kg；铜不得过 20mg/kg。

计算公式：含量（mg/kg）= $\dfrac{C_X \times D}{W}$

式中，C_X 为标准曲线上读出的供试品溶液中待测元素浓度，D 为供试品稀释体积（50mL），W 为供试品取样量。

（二）电感耦合等离子体原子发射光谱法

电感耦合等离子体原子发射光谱（ICP-AES）法是以等离子体为激发光源的原子发射光谱分析方法，可进行多元素的同时测定。样品由载气（氩气）引入雾化系统进行雾化后，以气溶胶形式进入等离子体的中心通道，在高温和惰性气氛中被充分蒸发、原子化、电离和激发，发射出所含元素的特征谱线。根据各元素特征谱线的存在与否，鉴别样品中是否含有某种元素（定性分析），根据特征谱线强度测定样品中相应元素的含量（定量分析）。

ICP-AES 测定中通常存在光谱干扰（连续背景、谱线重叠干扰等）和非光谱干扰（化学干扰、电离干扰、物理干扰等）。干扰的消除和校正可采用空白校正、稀释校正、内标校正、背景扣除校正、干扰系数校正、标准加入等方法。该法常用测定法包括：标准曲线法、内标校正的标准曲线法及标准加入法。

ICP-AES 具有多元素快速分析，动态线性范围宽，检测限低，基体效应较低等优点，但工作气体氩气消耗量较大，且不能进行价态分析。该法适用于各类药品中从痕量到常量的多元素分析，尤其是矿物类中药、营养补充剂等的元素定性定量测定，其样品前处理与 ICP-MS 类似。

【例6-14】众生丸中 9 种微量元素的含量测定

（1）ICP-AES 仪器工作条件：等离子体功率 1100W；雾化气流量 0.8mL/min，冷却气流量 15mL/min。辅助气流量 1.0mL/min；预冲洗时间 15s；积分时间 12s；锶、钒、铬、锰、镍、铜、锌、铁、磷的分析线依次为 407.8nm、292.4nm、267.7nm、259.4nm、341.5nm、324.8nm、213.9nm、259.9nm、214.9nm。

（2）单罐法微波消解条件：第一阶段消解压力为 0.5MPa，消解时间为 3 分钟；第二阶段消解压力为 1.5MPa，消解时间为 2 分钟；第三阶段消解压力为 2.0MPa，消解时间为 1 分钟。

（3）标准曲线制备：移取适量的 1000mg/L 锶、钒、铬、锰、镍、铜、锌的标准储备溶液，以 2% 硝酸溶液为溶剂，逐级稀释配制成 0.020mg/L、0.200mg/L、0.400mg/L、0.600mg/L、1.20mg/L、2.00mg/L 锶、钒、铬、锰、镍、铜、锌的混合标准溶液系列。移取适量的 1000mg/L 铁、磷的标准储备溶液，以 2% 硝酸溶液为溶剂，逐级稀释配制成 0.500mg/L、1.00mg/L、5.00mg/L、10.0mg/L、50.0mg/L 铁、磷的混合标准溶液系列。按 ICP-AES 条件对上述混合标准溶液系列进行测定，并绘制标准曲线。

（4）测定法：取某公司生产的众生丸 20 粒，考虑到糖衣也是构成药的一部分（一起进入人体消化吸收）。因此不去除糖衣用玛瑙研钵将众生丸研磨成粉末。称取众生丸粉末样品约 0.5g，加入 7.0mL 硝酸、0.5mL 氢氟酸和 0.5mL 过氧化氢，待没有气泡冒出时，将上述混合物放入微波消解炉内按单罐法微波消解条件进行消解。消解结束后，冷却至室温，把消解液转移到聚四氟乙烯烧杯中，用电热板蒸消解液至微干，为了驱赶氢氟酸加入 1.0mL 高氯酸。蒸到没有白烟冒出时，加入 1.0mL 硝酸溶解。将溶解液转移到 50mL 容量瓶中，用水稀释至刻度。按 ICP-AES 条件进行测定，用同样方法做空白样品，从标准曲线上读出供试品溶液中 9 种微量元素的浓度，计算，即得。

计算公式：含量（μg/粒）$= \dfrac{C_X \times D \times \overline{W}}{W}$

式中，C_X 为标准曲线上读出的供试品溶液中待测元素浓度，D 为供试品稀释体积（50mL），W 为供试品取样量，$\overline{W}$ 为众生丸平均粒重。

（三）气相色谱-质谱联用法

气相色谱-质谱联用（GC-MS）分析原理是多组分混合样品先经色谱单元，分离后的各单一组分按其不同的保留时间和载气一起流出色谱柱，经中间装置进入质谱仪的离子源。有机分子在高真空下，受电子流轰击或强电流作用，离解成各具特征质量的碎片离子和分子离子，这些带正电荷的离子具有不同质荷比（即相对离子质量与电荷之比），在磁场中被分离。收集、记录这些离子的信号及强度，可得总离子流色谱图和各组分的质谱图。由质谱图可获得相关质量与结构方面的信息。GC-MS 还可以给出色谱保留值、质量色谱图、选择离子监测图等。

选择离子监测图可测定一种离子，也可测定多种离子；前者称单离子检测，后者为多离子检测。这种方法灵敏度高，并可消除其他组分对待测组分的干扰，是进行微量/痕量成分定量分析最常用的检测方法。

GC-MS 联用发挥了两种方法的长处。它利用气相色谱分离能力强、分析速度快的优点和质谱鉴别能力强、灵敏度高、响应速度快的长处，对复杂样品进行定性和定量。适合于做多组分混合物中未知组分的定性鉴定，判断化合物的分子结构；准确地测定未知组分的分子量；修正色谱分析的错误判断；测定部分分离甚至未分离开的色谱峰。GC-MS 尤其适用于复杂样品中微量/痕量易挥发组分的快速定性定量分析。

【例 6-15】 麝香保心丸中 6 种活性成分的含量测定

（1）色谱、质谱条件：色谱柱：DB-5 石英弹性毛细管柱（30m× 0.25mm，0.1μm）；程序升温：70℃恒温 2 分钟，以 5℃/min 的速率升温至 150℃，维持 4 分钟，以 20℃/min 的速率升温至 260℃，维持 3 分钟；载气：He；流速：1.0mL/min，分流比为 5：1；柱前压：60kPa；气化室温度：260℃，离子源类型：EI；电子能量：70ev；离子源温度：220℃；质谱检测器；检测质荷比范围：10~425；进样量：1μL。龙脑及异龙脑的检测离子为 m/z=95；萘的检测离子为 $m/z=$ 128；肉桂醛的检测离子为 $m/z=132$；肉桂酸的检测离子为 $m/z=148$；苯甲酸苄酯的检测离子为 $m/z=212$；麝香酮的检测离子为 $m/z=238$。

（2）标准曲线制备：取龙脑、异龙脑、肉桂醛、肉桂酸、麝香酮、苯甲酸苄酯适量，精密称定，置量瓶中，加正己烷使溶解，制成龙脑 1.35mg/mL、异龙脑 1.55mg/mL、肉桂醛 1.75mg/mL、肉桂酸 2.50mg/mL、麝香酮 3.70mg/mL、苯甲酸苄酯 4.90mg/mL 的对照品储备液。精密称取内标物萘 0.105g，加 10mL 正己烷使溶解，得内标溶液。精密量取各对照品储备液适量制成含龙脑 0.11mg/mL、异龙脑 0.12mg/mL、肉桂醛 0.14mg/mL、肉桂酸 0.170mg/mL、麝香酮 0.20mg/mL、苯甲酸苄酯 0.25mg/mL 的混合对照品溶液。分别精密量取混合对照品溶液 5μL、10μL、25μL、50μL、250μL、1mL 及 5mL 置 25mL 量瓶中，并各加入 25μL 的内标溶液，加正己烷定容至刻度，摇匀。取 1μL 不同浓度的混合对照品溶液进行 GC-MS 分析，以各对照品进样浓度为横坐标（X），以各对照品峰面积与内标物峰面积的比值为纵坐标（Y）作标准曲线。

（3）测定法：取不同批次麝香保心丸样品各 50 粒，研细，取约 0.20g，精密称定，置于

100mL 量瓶中，加正己烷适量，超声（250W，40kHz）提取 30 分钟，冷却至室温，加内标萘溶液 0.1mL，并加正己烷定容至 100mL，摇匀，过滤，作为供试品溶液。取供试品溶液按色谱质谱条件进样测定，记录在 SIM 检测方式下质荷比为 95（龙脑、异龙脑）、132（肉桂醛）、148（肉桂酸）、238（麝香酮）、212（苯甲酸苄酯）的峰面积，从标准曲线上读出供试品溶液中 6 种化合物的浓度，计算，即得。

$$计算公式：标示量（\%）= \frac{\dfrac{C_X \times D \times \overline{W}}{W}}{标示量} \times 100$$

式中，C_X 为标准曲线上读出的供试品溶液中待测物浓度，D 为供试品稀释体积（100mL），W 为供试品取样量，$\overline{W}$ 为麝香保心丸平均粒重。

（四）高效液相色谱-质谱联用法

高效液相色谱-质谱（HPLC-MS）联用技术是 20 世纪 90 年代发展成熟的分析技术，它集 HPLC 的高分离能力与 MS 的高灵敏度、极强的结构解析能力、高度的专属性和通用性、分析速度快于一体，已成为药品质量控制（包括药物中微量杂质、降解产物、药物生物转化产物的定性分析鉴定）、体内药物和药物代谢研究中其他方法所不能取代的有效工具。

HPLC-MS 分析原理与 GC-MS 类似，多组分混合样品先经液相色谱分离，分离后的各单一组分按其不同的保留时间和流动相一起流出色谱柱，经接口进入质谱仪的离子源进行电离，这些具有不同质荷比的离子信号及强度被检测，获得总离子流色谱图和各组分的质谱图。HPLC-MS 也可以给出色谱保留值、质量色谱图、选择离子监测图等，其中，选择离子监测是进行微量/痕量成分定量分析最常用的检测方法。

HPLC-MS 的应用与 GC-MS 类似，适合于做多组分混合物中未知组分的定性鉴定，判断化合物的分子结构；准确地测定未知组分的分子量；修正色谱分析的错误判断；测定部分分离甚至未分离开的色谱峰。尤其适用于复杂样品中微量/痕量组分的快速定性定量分析。当前，HPLC-MS 在中药分析中的主要应用如下：

（1）中药成分的含量测定：《中国药典》（2020 年版）对多种中药材的鉴别及成分的含量测定采用高效液相色谱-质谱联用技术进行。因其结合了 HPLC 的高分离能力及 MS 的高灵敏度，已成为中药低含量成分及药物中微量物质分析的重要技术。同时，对于无紫外吸收的成分，HPLC-MS 表现出突出的优势，在中药成分含量的测定中有着越来越多广泛的应用，如苦楝皮中川楝素的含量测定等。

（2）农药残留检测：目前，HPLC-MS 在食品、环境及中药等农残分析中已得到广泛应用。GC-MS 联用作为农药残留的主要检测方法之一，由于没有合适的软电离方式，不能产生足够强度的分子离子峰。HPLC-MS 的多反应监测模式使得其在抑制基质干扰、显著提高检测器灵敏度和选择性等方面较 GC-MS 具有更大优势，能很好地检测出磺胺类、四环素、青霉素、氨基苷类等抗生素在动植物中的残留。

（3）中药材中真菌毒素检测：HPLC-MS 方法在中药真菌毒素类成分的检测中具有明显优势，《中国药典》（2020 年版）对大枣、水蛭、地龙等 24 种药材中黄曲霉毒素 B_1、B_2、G_1 及 G_2 的限量检测都采用 HPLC-MS 进行检测。

（4）中药制剂中非法添加化学药物的检验：HPLC-MS 是当前鉴别检查中药制剂中掺入化学

药物的有效分析方法之一。因为中药制剂往往由多味中药组成，且每味中药本身成分十分复杂，要获得准确的结果就必须采用选择性高的分析方法，HPLC-MS 法正好具备这一优势。如补肾壮阳类中成药中非法添加的西地那非、伐地那非及他达那非的定性和定量检测；降血糖类中成药中掺入的盐酸二甲双胍和格列本脲的检查；中成药中添加激素类化学药物，如曲安西龙、泼尼松、甲泼尼龙的检查等。

【例 6-16】苦楝皮中川楝素的含量测定

（1）色谱、质谱条件与系统适用性试验：以十八烷基硅烷键合硅胶为填充剂；以乙腈-0.01%甲酸溶液（31∶69）为流动相；采用单级四极杆质谱检测器，电喷雾离子化（ESI）负离子模式下选择质荷比（m/z）为 573 离子进行检测。理论板数按川楝素峰计算应不低于 8000。

（2）对照品溶液的制备：取川楝素对照品适量，精密称定，加甲醇制成每 1mL 含 1μg 的溶液。即得。

（3）供试品溶液的制备：取本品粉末（过四号筛）约 0.25g，精密称定，置圆底烧瓶中，精密加入甲醇 50mL，称定重量，加热回流 1 小时，放冷，再称定重量，用甲醇补足减失的重量，摇匀，滤过，取续滤液，即得。

（4）测定法：分别精密吸取对照品溶液 2μL 与供试品溶液 1~2μL，注入液相色谱-质谱联用仪，测定，以川楝素两个峰面积之和计算，即得。

本品按干燥品计算，含川楝素（$C_{30}H_{38}O_{11}$）应为 0.010%~0.20%。

计算公式：$$含量（\%）=\frac{C_R \times \dfrac{A_X}{A_R} \times D}{W（1-干燥失重\%）}\times 100$$

式中，C_R 为对照品溶液浓度，A_R 为对照品峰面积，A_X 为供试品溶液中待测物峰面积，D 为供试品稀释体积（50mL），W 为供试品取样量。

第二节　含量测定方法选定原则及验证

中药的含量测定是指用物理、化学或生物的方法，对药物所含有的有效（毒）成分、指标成分或类别成分进行测定，以评价其内在质量、保证中药安全有效的项目和方法。

含量测定会涉及测定什么成分，用什么方法来测定，采取什么策略达到分析目的这三类问题，只有综合分析，制定合理的分析方案，才能达到实现中药含量测定的目的和意义。

一、含量测定指标选定

在进行中药含量测定之前，首先要选择测定指标。虽然中药组成复杂，大多有效成分及作用机理不十分清楚，但是必须要从质量控制目的出发，以中医药理论为指导，结合当前中药基础研究现状，选择对控制中药的有效性、安全性和质量稳定性有益的成分为指标。

（一）测定成分的选择

1. 选择有效成分，保证中药的有效性　对有效成分相对清楚的中药，要首选有效成分作为含量测定指标。如水溶性的酚酸类化合物及脂溶性丹参酮类化合物是丹参活血化瘀的主要活性成分。《中国药典》（2020 年版）规定丹参药材中丹酚酸 B 和丹参酮类（丹参酮 II$_A$、隐丹参酮和丹参酮 I 的总量）分别不得少于 3.0% 和 0.25%。因此以丹参活血化瘀为主药的制剂中，应测定丹酚酸类或丹参酮类的含量，以保证药品的有效性。含量测定指标选择是否合适，对保障中药的质量有重要影响。

对中药制剂而言，很多情况下一个处方有时可以由十几味甚至更多中药组成，不可能对其进行全部药味的含量测定。在选择测定成分时，应以中医药理论为指导，首先要测定来源于君药的成分，其次是臣药、佐使药。因为一个方剂中的君药是针对主病或主证起主要治疗作用的药物，是方剂中不可缺少的主要药物，臣药是辅助君药治疗主病或主证的重要药物，或者对兼病或兼证起主要作用的药物。所以首先要测定君药和臣药中的有效成分，才能保证药物的疗效。当测定君药、臣药确有困难时，再考虑佐使药味，做到主次有序，控制合理。此外，还要注意，对含量特别低的有效成分，由于分析仪器的检测限、灵敏度等原因，不宜作为含量测定指标。

2. 选择毒性成分，保证中药的安全性　中药的毒性成分可以分为两类，一是毒效成分，既有毒性，又是治疗疾病的物质基础；二是毒性成分，基本是不具有治疗疾病作用的成分。对于前者，要根据安全的使用范围，建立合理的含量区间；而对于后者，要严格控制含量，经过研究要建立限度指标。

对毒效成分，如川乌、草乌、附子、雪上一枝蒿中的乌头碱（或酯型生物碱）、雷公藤和昆明山海棠中的雷公藤甲素、马钱子中的士的宁、八角枫中的毒藜碱等生物碱、洋金花中的东莨菪碱等生物碱、秋水仙中的秋水仙碱、桃儿七中的鬼臼毒素等，应进行含量测定，在饮片和制剂中规定含量范围，保证其安全和有效。

对毒性成分，如含马兜铃酸药材（如细辛）、含银杏酸药材（如银杏叶、白果）或含阿多尼弗林碱药材（如千里光）和制剂，规定毒性成分含量上限，以确保其安全性。

处方中含有剧毒或大毒的药味，内服制剂和外用制剂用于疮面、黏膜等易吸收的部位或制剂中添加了促进药物透皮吸收的促透剂时，应在制剂中建立相应毒性成分的限量检测或含量测定，以确保制剂的使用安全。

3. 选择不稳定成分，控制中药的质量稳定性　中药材、饮片或制剂中如含有理化性质不稳定成分或者易损失成分（如易挥发性成分），如冰片、樟脑、挥发油等，应对其建立含量测定方法，规定合理的含量范围，并据此制定中药有效期和相应包装贮存条件，保证有效期内中药质量的稳定有效。

4. 测定总成分或有效部位　中药的有效性往往是多成分、多靶点综合作用的结果。中药的有效成分往往不是单一成分，而可能是同一结构类型的多种成分共同构成的有效部位，如人参总皂苷、葛根总黄酮、丹参总酚酸等。某些中药的化学成分研究较为薄弱，其有效成分或指标性成分不甚清楚，而无法选择单一成分进行含量测定。在这些情况下，可考虑测定总成分或有效部位，如灵芝测定总多糖、总三萜及甾醇，半夏测定总有机酸，枸杞、玉竹、金樱子测定总多糖，抗骨髓炎片、垂盆草颗粒测定总黄酮等。

目前常用而简便的总成分的测定方法多为官能团反应，专属性相对较差。在测定总成分或有效部位时，应特别注意排除非测定成分的干扰，如采用分光光度法测定总黄酮时，采用5%亚硝酸钠溶液和10%硝酸铝溶液等显色后在可见光处测定，标准曲线测定中应采用相应的试剂作空白对照，供试液测定时应以未加显色剂的样品液作空白，否则难以消除样品本身对测定的干扰，造成含量测定结果偏高。

5. 测定专属性成分　中药中的多种成分，如绿原酸、橙皮苷、大黄素、小檗碱等，往往存在于许多中药中。这些成分不具有专属性。如某制剂中同时含有黄连、黄柏，测定小檗碱的含量就不能很好地发挥质量控制的作用和意义，应该选择专属性高的成分，如黄连碱和黄柏碱。

（二）分析策略选择

单味中药所含成分众多，中药制剂多是由一味以上中药组成，最多的可以达到几十味中药，按前述原则选定的测定指标往往较多。如何选择分析方案，是大多中药分析工作者遇到的实际问题。从理论上讲，测定所有有效成分、毒性成分才能控制中药的有效性和安全性，但在实际工作中缺乏可行性。在选择测定成分、种类、数量时要综合考虑，从实际出发，以达到能简便、有效、经济、实用地控制中药质量的目的。

1. 多成分测定　中药的有效成分往往是物质群，而非单一的化学成分。中药制剂大多为复方制剂，其疗效是方中各味药、各种成分通过协同、增效、拮抗、解毒等作用共同达到的。只有综合考虑各药味所含的有效成分、特征成分、毒性成分及处方中多数药味的制备工艺等，建立较为全面的多成分含量测定标准，才能确保药品的稳定性、可控性、安全性和有效性。如酚酸类和木犀草苷均为金银花抗病毒、消炎退热的主要成分，《中国药典》（2020 年版）以测定这两类成分控制金银花质量；再如表小檗碱、黄连碱、巴马汀、小檗碱均为黄连的主要有效成分，《中国药典》（2020 年版）以测定这 4 种成分控制黄连药材质量。

2. 单一成分测定　多成分含量测定具有很多优点，但是要有很好的药效物质基础研究、对照品研究等基础研究工作作为支撑。目前的质量标准还是以单一成分定量为多。单一成分含量测定所选指标往往是药效明确、含量较高、专属性较强的成分，如《中国药典》（2020 年版）通过测定延胡索中主要有效成分延胡索乙素的含量控制其质量，而非测定其他生物碱或总生物碱。当然也有很多种情况是因为受到中药药效物质基础不清、对照品不足等因素限制，而不得不暂时选择的。

3. 总成分或有效部位测定　对于有效成分类型或有效部位明确、含量较高，且有效成分数量较多的中药，如含较高含量总黄酮、总皂苷、总生物碱、总有机酸、总挥发油的中药，不仅可测定其单一或多成分含量，也可考虑增加总成分或有效部位的测定。如《中国药典》（2020 年版）槐花的含量测定是通过分别测定总黄酮和芦丁含量控制其质量。

二、含量测定方法的确认

分析方法确认是指首次使用法定分析方法时，由现有的分析人员或实验室对分析方法中关键的验证指标进行有选择性的考察，以证明方法对所分析样品的适用性，同时证明分析人员有能力使用该法定分析方法。

（一）分析方法的确认原则和确认过程

1. 分析方法的确认原则　分析方法确认一般无需对法定方法进行完整的再验证。分析方法确认的范围和指标取决于实验人员的培训和经验水平、分析方法种类、相关设备或仪器、具体的操作步骤和分析对象等。分析方法确认的指标和检验项目（鉴别、杂质分析、含量测定等）有关，不同的检验项目，方法确认所需的指标也不同。需要将分析方法验证的指标用于方法的确认。

2. 分析方法的确认过程　分析方法的确认过程，是指应用法定方法对药物及其制剂进行测定时，评价该方法能否达到预期的分析目的。分析人员应具备一定的药物分析经验和知识，经培训后能够理解和执行法定方法。分析方法确认应当由上述分析人员开展，以确保法定方法能够按预期顺利实施。如果法定方法确认失败，并且相关工作人员（或起草人员）未能协助解决失败的问题，也可能是该方法不适用于在该实验室测定待分析的样品。

（二）分析方法的确认要求

1. 分析方法确认的考察指标　分析方法确认应包含对影响方法的必要因素的评估，对于中药，方法确认应考虑中药材种类、来源、饮片制法和制剂的生产工艺等因素，以及对样品提取条件的优选等，从而评价法定方法是否适用于原料药和制剂基质。在原料药和制剂含量测定时，方法专属性是确认法定分析方法是否适用的关键指标。如：在色谱法中，可以用系统适用性的分离度要求进行专属性确认，但是，不同来源的原料药可能含有不同的杂质谱，同时，不同来源的制剂辅料的差异很大，可能会对分析方法产生干扰，也可能生成法定方法中尚未说明的杂质。此外，药物含有不同的辅料、容器组分，这些都可能会影响药物在基质中的回收率，对法定方法具有潜在的干扰。针对上述情况，可能需要更加全面的基质效应评估，以证明该法定方法对于特定药物及其制剂的适用性。其他分析方法确认的指标，如杂质分析的检测限、定量限、精密度也有助于说明法定方法在实际使用条件下的适用性。

2. 分析方法的确认的豁免　如果没有特别说明，《中国药典》收载的通用检测方法无需确认。这些通用检测方法包括但不仅限于干燥失重、炽灼残渣、多种化学湿法和简单的仪器测试（如 pH 值测定法）。然而，首次将这些通用检测方法应用于各品种项下时，建议充分考虑不同的样品处理或溶液制备需求。

（三）含量测定方法选择

中药的含量测定方法很多，不同的分析方法有不同的适用范围和分析对象，在选择分析方法时要注意以下原则，才能做到测定数据灵敏、可靠、准确。

1. 据测定对象组成选择　测定对象是单一物质还是混合物，如果测定单一物质，因为中药成分复杂、干扰多，一般采用具有分离功能的各种色谱法，可以很好地使被测成分分离并进行测定。如果测定对象是混合物，如某一类成分（总生物碱、总有机酸、总黄酮、总皂苷、总蒽醌等），一般采用化学法或紫外-可见分光光度法，如总生物碱、总有机酸可以用酸碱滴定法，总皂苷、总蒽醌等可以用比色法。

在多成分测定中，有的是测定同一类多种成分，有的是测定不同类的多种成分，选择测定的依据是药效物质研究的结果。例如《中国药典》（2020 年版）丹参的含量测定是测定丹酚酸 B 和丹参酮类（丹参酮 II_A、隐丹参酮和丹参酮 I 的总量），这两类成分都是丹参的有效成分。

多成分含量测定可以采用多个对照品法，也可以采用一测多评法。一测多评法（QAMS）是近年来采用的一种用对照品进行多成分同步含量测定的模式，广泛用于中药的多成分含量测定，具有节省对照品、快速等优点。

（1）**一测多评法定义**：一测多评法是通过中药有效成分之间存在的内在函数关系和比例关系，测定中药中某个代表性成分（易得、廉价、有效）的含量，根据相对校正因子计算出该中药中其他多种待测成分（对照品难以获得或难供应）的含量，使其计算值与实测值符合定量方法学要求的一种多指标同步质量控制方法。

（2）**一测多评法原理**：在一定的（线性）范围内，成分的量 W（质量或浓度）与检测器响应 A 成正比，即 $W=fA$。在多指标质量评价时，以药材中某一典型组分（有对照品供应者）为内标，建立该组分与其他组分之间的相对校正因子（f），通过校正因子计算其他组分的含量。假设某样品中含有 i 个组分，则：

$$\frac{W_i}{A_i}=f_i \quad (i=1, 2, \cdots, k, \cdots, m)$$

式中，A_i 为组分峰面积；W_i 为组分浓度。选取其中一组分 k 为内标，建立组分 k 与其他组分 m 之间的相对校正因子。

$$f_{km}=\frac{f_k}{f_m}=\frac{W_k \times A_m}{W_m \times A_k}$$

由此可导出定量计算公式：

$$W_m=\frac{W_k \times A_m}{f_{km} \times A_k}$$

式中，A_k 为内标物峰面积；W_k 为内标物浓度；A_m 为其他组分 m 峰面积；W_m 为其他组分 m 浓度。

【例6-17】丹参中丹参酮类的含量测定

①色谱条件与系统适用性试验：以十八烷基硅烷键合硅胶为填充剂；以乙腈为流动相A，以0.02%磷酸溶液为流动相B，进行梯度洗脱（0~6min，60%A；6~20min，61%A→90%A；20~20.5min，90%A→61%A；20.5~25min，61%A）；柱温为20℃；检测波长为270nm。理论板数按丹参酮 II$_A$ 峰计算应不低于60000。

②对照品溶液的制备：取丹参酮 II$_A$ 对照品适量，精密称定，置棕色量瓶中，加甲醇制成每1mL 含 20μg 的溶液，即得。

③供试品溶液的制备：取本品粉末（过三号筛）约0.3g，精密称定，置具塞锥形瓶中，精密加入甲醇50mL，密塞，称定重量，超声处理（功率140W，频率42kHz）30分钟，放冷，再称定重量，用甲醇补足减失的重量，摇匀，滤过，取续滤液，即得。

④测定法：分别精密吸取对照品溶液与供试品溶液各 10μL，注入液相色谱仪，测定。以丹参酮 II$_A$ 对照品为参照，以其相应的峰为S峰，计算隐丹参酮、丹参酮 I 的相对保留时间，相对保留时间应在规定值的±5%范围之内。相对保留时间及校正因子见表6-3。

表6-3 丹参中丹参酮类成分的相对保留时间及校正因子

待测成分（峰）	相对保留时间	校正因子
隐丹参酮	0.75	1.18
丹参酮 I	0.79	1.31
丹参酮 II$_A$	1.00	1.00

以丹参酮 II$_A$ 的峰面积为对照，分别乘以校正因子，计算隐丹参酮、丹参酮 I、丹参酮 II$_A$ 的含量。

计算公式：总含量（%）$= \left(\dfrac{A_{m\text{隐}}}{f_{\text{隐}} \times A_k} + \dfrac{A_{m\text{I}}}{f_{\text{I}} \times A_k} + 1 \right) \times \dfrac{C'_k \times A_k}{A'_k} \times \dfrac{D}{W} \times 100\%$

式中，C'_k 为对照品丹参酮 II$_A$ 浓度；A'_k 为对照品丹参酮 II$_A$ 峰面积；$A_{m\text{隐}}$ 为供试品中隐丹参酮峰面积；$A_{m\text{I}}$ 为供试品中丹参酮 I 峰面积；A_k 为供试品中丹参酮 II$_A$ 峰面积；$f_{\text{隐}}$ 为隐丹参酮相对校正因子；f_{I} 为丹参酮 I 相对校正因子；D 为供试品稀释体积；W 为供试品取样量。

本品按干燥品计算，含丹参酮 II$_A$（$C_{19}H_{18}O_3$）、隐丹参酮（$C_{19}H_{20}O_3$）和丹参酮 I（$C_{18}H_{13}O_3$）的总量不得少于0.25%。

2. 据测定物质类型选择　若测定的是无机物，如矿物药、微量元素或有毒、有害元素，可以采用离子色谱法、原子分光光度法或等离子体质谱法。如《中国药典》（2020 年版）枸杞子的重金属及有害元素测定，采用原子吸收分光光度法或电感耦合等离子体质谱法。含量高的无机物还可以用化学分析法。如《中国药典》（2020 年版）石膏的含量测定采用配合滴定法，磁石的含量测定采用氧化还原滴定法。若被测物质是大分子，如多糖等可采用凝胶色谱法。

3. 据测定成分性质选择　测定成分的理化性质可作为方法选择的依据，如酸碱性、挥发性、极性、有无共轭结构等。如果是酸碱物质，可以利用其结构中酸碱官能团在不同的酸碱环境中解离后颜色不同，采用比色法或其他方法；挥发性大的物质可以采用气相色谱法测定；有共轭双键的物质可以采用分光光度法或液相色谱-紫外法。

4. 据测定成分含量选择　若测定物质含量较高，属于常量分析，一般采用化学分析法，如矿物药的分析多采用化学分析法测定含量；如果是微量分析，一般采用仪器分析法，由于中药中许多成分含量较低，需要用更灵敏的分析方法，才能满足分析要求。

当中药中成分复杂，含量极低，一般的分析方法难以解决问题，可以采用联用分析技术，发挥两种仪器的长处，以提高测定分离度和灵敏度，达到目的要求。中药分析中常见的联用技术有 GC-MS、LC-MS、ICP-MS 等。

三、含量测定方法验证

含量测定方法验证（analytical validation）的目的是证明采用的分析方法是否适合相应检测要求。对分析方法的验证可以作为对分析方法的评估尺度，也可作为建立新的分析方法的实验依据。因此，在建立药品质量标准、变更药品生产工艺或制剂组分、修订原分析方法时，需对质量标准分析方法进行验证。方法验证的理由、过程和结果均应记载在药品质量标准起草说明或修订说明中。

中药分析方法验证的项目主要有鉴别试验、杂质测定（限度或定量分析）、含量测定（包括特性参数和含量/效价测定，其中特性参数如药物溶出度、释放度及其溶出度测定方法等）。

含量测定方法验证的内容主要有准确度、精密度（包括重复性、中间精密度和重现性）、专属性、检测限、定量限、线性、范围和耐用性。见表 6-4。

表 6-4　检验项目和验证指标

项目　　指标	鉴别	杂质测定		+含量测定 −特征参数 −含量或效价测定
		定量	限度	
专属性[②]	+	+	+	+
准确度	−	+	−	+
精密度				
重复性	−	+	−	+
中间精密度	−	+[①]	−	+[①]
检测限	−	−[③]	+	−
定量限	−	+	−	−
线性	−	+	−	+
范围	−	+	−	+
耐用性	+	+	+	+

注：①已有重现性验证，不需验证中间精密度。

　　②如一种方法不够专属，可用其他分析方法予以补充。

　　③视具体情况予以验证。

（一）专属性

专属性是指在其他成分（如杂质、降解产物、辅料等）存在下，采用的分析方法能正确测定被测成分的能力。鉴别反应、杂质检查和含量测定方法均应考察其专属性（specificity）。如方法专属性不强，应采用多种不同原理的方法予以补充。

含量测定以不含被测成分的供试品（除去含待测成分药材或不含待测成分的模拟复方）进行试验说明方法的专属性。色谱法、光谱法等应附代表性图谱，并标明相关成分在图中的位置，色谱法中的分离度应符合要求。必要时可采用二极管阵列检测和质谱检测，进行峰纯度检查。

在中药分析中，考察一个分析方法的专属性时，应着重考察共存组分是否对被测组分的测定有干扰。一般来说，可以通过添加上述物质的样品与未曾添加的样品所得分析结果进行比较而确定。不过，由于中药组成复杂，且成分不完全清楚，以及干扰物质的化学纯品不一定都能得到，给考察带来困难，因此常用阴性对照法来考察分析方法的专属性，即以被测成分与除去该成分或除去该药材的成药进行对照，考察被测成分的响应是否受到干扰组分的影响。

（二）准确度

准确度（accuracy）是指采用所建立方法测定的结果与真实值或参考值接近的程度，一般用回收率（%）表示。准确度应在规定的范围内测试。用于定量测定的分析方法均需做准确度验证。

1. 测定方法的准确度 可用已知纯度的对照品进行加样回收率测定，即向已知被测成分含量的供试品中再精密加入一定量已知纯度的被测成分对照品，依法测定。用实测值与供试品中含有量之差，除以加入对照品量计算回收率。

$$回收率（\%）= \frac{C-A}{B} \times 100\%$$

式中，A 为供试品所含被测成分量；B 为加入对照品量；C 为实测值。

在加样回收试验中需注意对照品的加入量与供试品中被测成分含量之和必须在标准曲线范围之内；加入对照品的量要适当，过小则引起较大的相对误差，过大则干扰成分相对减少，真实性差。

2. 数据要求 在规定范围内，取同一浓度（相当于100%浓度水平）的供试品，用6个测定结果进行评价；或设计3个不同浓度，每个浓度各分别制备3份供试品溶液进行测定，用9个测定结果进行评价，一般中间浓度加入量与所取供试品中待测成分含量之比控制在1:1左右，建议高、中、低浓度对照品加入量与所取供试品中待测成分量之比控制在1.5:1、1:1、0.5:1左右。应报告供试品取样量、供试品中含有量、对照品加入量、测定结果和回收率（%）计算值，以及回收率的相对标准偏差（RSD）或可信限。对于校正因子，应报告测定方法、测定结果和 RSD%。样品中待测成分含量和回收率限度关系见表6-5。

表6-5 样品中待测定成分含量和回收率限度

（%）	待测定成分含量		待测定成分质量分数（g/g）	回收率限度（%）
	（ppm 或 ppb）	（mg/g 或 μg/g）		
100	--	1000mg/g	1.0	98~101
10	100 000ppm	100mg/g	0.1	95~102
1	10 000 ppm	10mg/g	0.01	92~105
0.1	1000 ppm	1mg/g	0.001	90~108

续表

(%)	待测定成分含量		待测定成分质量分数（g/g）	回收率限度（%）
	(ppm 或 ppb)	(mg/g 或 μg/g)		
0.01	100 ppm	100μg/g	0.0001	85~110
0.001	10 ppm	10μg/g	0.000 01	80~115
0.0001	1 ppm	1μg/g	0.000 001	75~120
0.000001	10ppb	0.01μg/g	0.000 000 01	70~125

（三）精密度

含量测定和杂质的定量测定应考察方法的精密度。精密度（precision）是指在规定的测试条件下，同一份均匀供试品，经多次取样测定所得结果之间的接近程度。精密度一般用偏差（d）、标准偏差（SD）或相对标准偏差（RSD）表示。精密度包含重复性、中间精密度和重现性。

1. 重复性　在相同条件下，由同一分析人员在较短的间隔时间内测定所得结果的精密度称为重复性（repeatability）。在规定范围内，取同一浓度的供试品，用 6 个测定结果进行评价；或设计 3 个不同浓度，每个浓度各分别制备 3 份供试品溶液进行测试，用 9 个测定结果进行评价，浓度的设定应考虑样品的浓度范围。

2. 中间精密度　在同一实验室，不同时间由不同分析人员用不同设备测定结果之间的精密度，称为中间精密度（intermediate precision）。为考察随机变动因素对精密度的影响，应进行中间精密度试验。变动因素包括不同日期、不同分析人员、不同设备等。

3. 重现性　在不同实验室，不同分析人员测定结果之间的精密度，称为重现性（reproducibility）。当分析方法将被法定标准采用时，应进行重现性试验。如建立国家药品质量标准的分析方法时，通过不同实验室的复核检验得出重现性结果。复核检验的目的、过程和重现性结果均应记载下来。应注意重现性试验用的样品本身的质量均匀性和贮存运输中环境影响因素，以免影响重现性结果。

4. 数据要求　均应报告偏差、标准偏差、相对标准偏差或置信区间。样品中待测定成分含量和精密度 RSD 可接受范围参考表 6-7。可接受范围可在给出数值 0.5~2 倍区间，计算公式为：

重复性：$RSD_r = C^{-0.15}$

重现性：$RSD_R = 2C^{-0.15}$

式中，C 为待测定成分含量。

在基质复杂、组分含量低于 0.01%及多种有效成分分析中，精密度接受范围限度可适当放宽。

表 6-6　样品中待测定成分的含量和与精密度 RSD 可接受范围

(%)	待测定成分含量		待测定成分质量分数（g/g）	重复性（RSD_r%）	重现性（RSD_R%）
	(ppm 或 ppb)	(mg/g 或 μg/g)			
100	--	1000mg/g	1.0	1	2
10	100 000ppm	100mg/g	0.1	1.5	3
1	10 000 ppm	10mg/g	0.01	2	4
0.1	1000 ppm	1mg/g	0.001	3	6
0.01	100 ppm	100μg/g	0.0001	4	8
0.001	10 ppm	10μg/g	0.000 01	6	11
0.0001	1 ppm	1μg/g	0.000 001	8	16
0.00001	10ppb	0.01μg/g	0.000 000 01	15	32

（四）检测限

检测限（limit of detection，LOD）是指供试品中被测物能被测出的最低量，仅作为限度试验指标和定性鉴别的依据，没有定量意义。确定检测限的常用方法如下：

1. 直观法　用一系列已知浓度的供试品进行分析，试验出能被可靠地测出的最低浓度或量。可用于非仪器分析方法，也可用于仪器分析方法。

2. 信噪比法　仅适用于能显示基线噪声的分析方法，即把已知低浓度供试品测出的信号与空白样品测出的信号进行比较，算出能被可靠地检测出的最低浓度或量。一般以信噪比为 3：1 时相应浓度或注入仪器的量确定检测限。

3. 数据要求　上述计算方法获得的检测限数据须用含量相近的样品进行验证。应附测试图谱，说明测试过程和检测限结果。

（五）定量限

定量限（limit of quantification，LOQ）是指供试品中被测成分能被定量测定的最低量，其测定结果应符合准确度和精确度的要求。对微量或痕量药物分析、定量测定药物杂质和降解产物时，应确定方法的定量限。

定量限的测定方法与检测限的测定方法相同，只是相应的系数（倍数）不同。因有关中药成分定量测定通常选用 HPLC 法，所以定量限的测定常用信噪比法。一般以信噪比为 10：1 时相应浓度或注入仪器的量进行确定。

数据要求：上述计算方法获得的定量限数据须用含量相近的样品进行验证。应附测试图谱，说明测试过程和定量限结果，以及测试结果的准确度和精密度。

（六）线性

线性（linearity）是指在设计的范围内，测试结果与供试品中被测物浓度成正比关系的程度。应在规定的范围内测定线性关系，可用对照品贮备液精密稀释，或分别精密称样并制备一系列对照品溶液的方法进行测定，至少制备 5 个不同浓度的对照品溶液。以测得响应信号作为被测物浓度的函数作图，观察是否呈线性，再用最小二乘法进行线性回归。必要时，响应信号可经数学转换，再进行线性回归计算。或者可采用描述浓度-响应关系的非线性模型。

数据要求：应列出回归方程、相关系数（r）和线性图（或其他数学模型）。一般要求 $r \geqslant 0.999$，但薄层色谱扫描定量中，$r \geqslant 0.995$ 即可。

（七）范围

范围（linear range）是指分析方法能达到一定精密度、准确度和线性要求时的高低限浓度或量的区间。范围应根据分析方法的具体应用和线性、准确度、精密度结果及要求确定。原料药和制剂含量测定，范围一般为测定浓度的 80%～120%；制剂含量均匀度检查，范围一般为测定浓度的 70%～130%，特殊剂型，如气雾剂和喷雾剂，范围可适当放宽；如规定了限度范围，则应为下限的-20%至上限的+20%；杂质测定，范围应根据初步实际测定数据，拟订为规定限度的±20%。如果一个试验同时进行含量测定和纯度检查，且仅使用100%的对照品，线性范围应覆盖杂质的报告水平至规定含量的120%。

在中药分析中，范围应根据分析方法的具体应用和线性、准确度、精密度结果及要求确定。

对于有毒的、具特殊功效或药理作用的成分，其验证范围应大于被限定范围的区间，溶出度或释放度中的溶出量测定，范围一般为限度的±30%。校正因子测定时，范围一般应根据其应用对象的测定范围确定。

（八）耐用性

耐用性（robustness）是指在测定条件有小的变动时，测定结果不受影响的承受程度，为所建立方法用于日常检验提供依据。开始研究分析方法时，就应考虑其耐用性。如果测试条件要求苛刻，则应在方法中写明，并注明可以接受变动的范围，可以先采用均匀设计确定主要影响因素，再通过单因素分析等确定变动范围。典型的变动因素有被测溶液的稳定性、样品提取次数、时间等。液相色谱法中典型的变动因素有流动相的组成比例或 pH 值、不同厂牌或不同批号的同类型色谱柱、柱温、流速及检测波长等。气相色谱法的变动因素有不同厂牌或批号的色谱柱、固定相，不同类型的载气及柱温、进样口和检测器温度等。薄层色谱法的变动因素有不同厂牌的薄层板，点样方式及薄层展开时的温度、湿度的变化等。经试验，应说明小的变动能否通过设计的系统适用性试验，以确保方法有效。

四、含量测定结果的表示方法

在制定含量限度时，要注意原料药含量之间的差异，如药材产地、采收季节、加工炮制方法、制剂工艺等因素对含量的影响。对于有毒成分应制定含量上限，如《中国药典》（2020 年版）一部规定附子含双酯型生物碱以新乌头碱、次乌头碱和乌头碱的总量计，不得过 0.020%。对于既是有毒成分，又是有效成分，还应制定含量上下限，才能保证临床用药安全和有效，如九分散中士的宁的含量，《中国药典》（2020 年版）一部规定每袋应为 4.5～5.5mg。对于一般的含量测定，大多只规定下限含量。对于提取较纯的制剂，一般用标示量表示，如华山参片，《中国药典》（2020 年版）一部规定每片含莨菪碱 0.12mg，应为标示量的 80.0%～120.0%。

样品含量测定的分析结果，一般用精密度、准确度和测定次数表示。精密度用 *RSD*% 表示，准确度即测得值与真值接近的程度。因此，表示分析结果的基本要求，要明确表示出在一定置信度下真值的置信区间。置信区间越窄，表示测定值越接近真值。

真值的置信区间公式：$\mu = \bar{x} \pm t_{p,f} \dfrac{s}{\sqrt{n}}$

$$s = \sqrt{\frac{\sum (x_i - \bar{x})^2}{n - 1}}$$

式中，μ 为真值；s 为标准偏差；$\bar{x}$ 为样本平均值；n 为实验次数（样本数）；$t_{p,f}$ 为 t 分布中与置信度 P、自由度 f 有关的 t 值。

当测定值的误差呈现 t 分布时（当测定次数有限时，测定值或其偏差符合 t 分布；当 f 在 30 以上或趋于无穷大时，t 分布趋于标准正态分布）。在一定置信度下，查 t 检验表可确定真值的置信区间。

第七章
中药各类化学成分分析

扫一扫，查阅本章数字资源，含PPT、音视频、图片等

第一节 生物碱类成分分析

一、概述

生物碱（alkaloid）是一类含氮的碱性天然有机物，大多具有复杂的环状结构，氮原子多在环内，大多数有光学活性，有特殊而显著的生理活性。生物碱类成分在天然产物化学及中药研究等领域占有重要的地位，中药中的生物碱类成分常被作为定性、定量分析的指标性成分。

大多数生物碱成分极性较小，游离状态下难溶于水，易溶于三氯甲烷、乙醚、乙醇、丙酮等有机溶剂，与酸结合成盐后水溶性增加，一般都易溶于水而难溶于有机溶剂，但与生物碱结合的酸不同，生成的盐水溶性也有差异，一般含氧无机酸及小分子有机酸的生物碱盐水溶性较大。而游离生物碱中，仲胺、叔胺生物碱亲脂性较强，易溶于有机溶剂而不溶于水；季胺类和具有氮氧配位键的生物碱亲水性较强，易溶于水；小分子固体生物碱和液体生物碱既易溶于水又可溶于有机溶剂，如麻黄碱、烟碱等；含有酸性基团或酯键的生物碱可溶于一些碱液或热苛性碱液。

大多数生物碱在酸性水溶液中可以与某些试剂生成不溶于水的复盐或者分子复合物，如生物碱与碘化铋钾、苦味酸、硫氰酸铬铵等试剂的沉淀反应可以检查生物碱的存在从而进行生物碱类成分的定性鉴别；某些沉淀试剂与生物碱生成的沉淀组成恒定时，还可以用于生物碱成分的含量测定。而且，生物碱的定量分析方法大多是根据其含有的氮原子或双键或分子中官能团性质设计的。

结构中具有共轭体系的生物碱一般均有紫外吸收，可用紫外分光光度法进行定性鉴别和定量分析。其紫外光谱的吸收峰位置除与其他化合物一样与共轭体系中助色团的种类、位置、数量有关外，结构中氮原子与发色团直接连接或参与发色团的生物碱，其吸收峰位置与溶剂的 pH 值有关。

《中国药典》（2020 年版）中有 63 个中药饮片、216 个中药制剂测定生物碱类含量。有 54 个中药饮片、311 个中药制剂以生物碱类为对照品进行定性鉴别。

二、鉴别

进行中药中生物碱成分分析时，制备样品供试液可根据不同情况选择乙醇、甲醇、酸水及碱化后直接用有机溶剂等溶剂提取，而后进行净化除去干扰成分。如亲脂性生物碱可选溶解范围广、渗透力强的醇类溶剂提取，利用游离生物碱与干扰性成分（肽类、蛋白质类等）在低极性有机溶剂中溶解度不同，将提取物碱化，用三氯甲烷、乙醚等低极性有机溶剂提取；再利用生物碱

和非生物碱水溶性成分（如鞣质等）在酸水液中溶解度不同，蒸干提取液，残留物用酸水溶解，滤过，除去酸不溶物后，滤液加试剂测定。如采用 TLCS 或 HPLC 进行单体生物碱成分的分析，由于色谱法本身具有分离的功能，因此可根据待测生物碱的溶解性用醇类或者碱化后的有机溶剂提取，直接测定。

1. 化学反应法　沉淀反应是生物碱理化鉴别常用方法，主要利用生物碱能与一些试剂生成沉淀这一特性。常用的生物碱沉淀试剂有碘-碘化钾、碘化铋钾、碘化汞钾、磷钼酸、磷钨酸、硅钨酸、苦味酸、雷氏铵盐等。此反应一般在酸性水溶液中进行，苦味酸试剂和三硝基间苯二酚试剂也可在中性条件下进行。化学反应法专属性较差。由于中药中成分复杂，有些成分如蛋白质、多肽和鞣质等也可与试剂生成沉淀而造成假阳性结果，因此，制备样品供试液时必须净化处理，除去干扰成分，方能用沉淀反应进行中药中生物碱类成分的鉴别。沉淀反应操作方便快捷，但如果待检品有两种以上中药含有生物碱成分，则沉淀反应进行定性鉴别就难以说明问题。

【例7-1】小儿肺热平胶囊中生物碱成分的鉴别（化学法）

主要组成：人工牛黄、珍珠、牛胆粉、平贝母、射干、黄连、羚羊角、冰片、柴胡、地龙、拳参、甘草、人工麝香、朱砂、黄芩、北寒水石、新疆紫草等17味中药。

鉴别：取小儿肺热平胶囊内容物 0.5g，加10%盐酸乙醇溶液 20mL，振摇 10 分钟，滤过，取滤液 1mL，加碘化铋钾试液 2 滴，生成橘黄色沉淀。

2. 色谱鉴别法

（1）薄层色谱法：生物碱类成分的薄层色谱法常包括硅胶或氧化铝薄层色谱，生物碱成分在薄层色谱图上 R_f 值的大小与其极性有关。用薄层色谱法鉴别中药中生物碱成分，制备供试液时，要根据被测成分的特点，如存在状态、溶解性及共存成分的性质等，选用适宜的溶剂和方法进行提取，提取液浓缩或净化处理后，用有机溶剂溶解，点在薄层板上。常用的展开剂多为氯仿、苯等低极性溶剂，再根据被测物质的极性加入其他溶剂调整展开剂的极性，使其达到满意的分离效果。由于硅胶显弱酸性，强碱性的生物碱在硅胶色谱板上能形成盐，使 R_f 值很小或拖尾，形成复斑等。因此硅胶吸附薄层色谱中，常用碱性系统或在碱性环境下展开。氧化铝略显碱性，吸附性强，适合分离亲脂性较强的生物碱，一般采用中性展开剂。

薄层色谱展开后，除少数有色生物碱可直接在日光下观察，有荧光的生物碱在 UV 光下观察外，绝大多数情况需要喷试剂显色，常用的是改良的碘化铋钾试剂，生物碱与改良的碘化铋钾试剂反应大多呈橘红色，有时喷碘化铋钾试剂之后再喷硝酸钠试剂，可使样品斑点颜色更明显，易于观察。此外还可以根据某些生物碱特殊的颜色反应，如麻黄碱与茚三酮试剂反应，也可采用其他如碘蒸气、硫酸铈、碘铂酸等试剂鉴别。

（2）纸色谱法：纸色谱法可用于生物碱盐或游离碱的鉴别，主要是以水为固定相的正相纸层析，分离效果常取决于流动相的性质。

当鉴别生物碱盐时，由于生物碱是以解离形式（离子状态）存在，极性大。一般以滤纸中所含的水分为固定相，用极性强的酸性溶剂为展开剂，最常用的是正丁醇-醋酸-水（BAW）系统，有时也可用盐酸代替 BAW 系统中的醋酸。如果用一定 pH 值的酸性缓冲液为固定相，应选用极性较小的溶剂系统为展开剂。

（3）高效液相色谱法：高效液相色谱法对结构十分相似的生物碱有良好的分离效果。在恒定的高效液相色谱条件下，各种生物碱均有一定的保留时间，可作为定性鉴别的参数，大多采用对照法、对照提取物随行对照法。如果条件不完全相同，则用已知对照品作内标物，采用峰面积或峰高加大法进行检识。因中药制剂成分复杂，用高效液相色谱法鉴别生物碱成分，供试品一般需经过预处理，否则除影响分离效果外还易影响色谱柱的使用寿命，目前常在色谱柱前使用保护柱，能达到较好效果。

【例7-2】康妇消炎栓中苦参碱的鉴别（薄层色谱法）

主要组成：苦参、紫花地丁、蒲公英、紫草（新疆紫草）、败酱草、穿心莲、猪胆粉、芦荟。

鉴别：取本品2粒，加乙醇30mL，加热回流30分钟，放置过夜，滤过，滤液蒸干，残渣用水40mL分次溶解，滤过，滤液置分液漏斗中，加浓氨试液0.5mL，摇匀，用三氯甲烷振摇提取2次，每次15mL，合并三氯甲烷液，蒸干，残渣加无水乙醇1mL使溶解，作为供试品溶液。另取苦参碱对照品，加无水乙醇制成每1mL含1mg的溶液，作为对照品溶液。照薄层色谱法试验，吸取上述两种溶液各4μL，分别点于同一硅胶G薄层板上，以环己烷-三氯甲烷-甲醇-浓氨试液（25：50：6：2）的下层溶液为展开剂，置于氨蒸气饱和的展开缸内展开，取出，晾干，喷以稀碘化铋钾试液。供试品色谱中，在与对照品色谱相应的位置上，显相同颜色的斑点。

三、含量测定

用于中药制剂中生物碱成分含量测定的方法较多，早期常用酸碱滴定法、沉淀法、分光光度法、薄层色谱法等经典的分析方法，近年多采用高效液相色谱法。

（一）总生物碱含量测定

1. 化学分析法　中药中总生物碱成分的含量测定主要使用酸碱滴定法。酸碱滴定法用于中药制剂中生物碱成分的含量测定时，要根据生物碱碱性强弱确定是采用水溶液酸碱滴定法还是非水溶液酸碱滴定法。游离生物碱多不溶于水，故应先将生物碱溶于定量过量的标准酸溶液（如0.01mol/L硫酸溶液），再用标准碱溶液（如0.02mol/L氢氧化钠溶液）回滴。一般强碱滴定生物碱盐时，在70%~90%的乙醇介质中终点比在水中明显，因此常将生物碱盐溶于90%乙醇，再用标准碱乙醇液滴定。若选择的溶剂及指示终点方法合适，还可使一些碱性更弱的成分（pK_a为1~2）用非水滴定法进行。但应注意，中药复方制剂中成分复杂，有许多酸性成分与生物碱类成分共存，会干扰测定，因此测定前应将这些成分用适宜的方法除去，经分离纯化、脱水、过滤，选择合适的指示剂及指示终点方法后才可进行非水滴定。

酸碱滴定法指示反应终点可用指示剂和各种电位法。用酸碱滴定法测定中药制剂中生物碱含量，样品液需进行净化处理，如采用氧化铝吸附净化，则应该使用中性氧化铝，并用空白试验校正结果。

重量分析法根据操作可有两种，一种是将生物碱成分从中药中提出后，用适宜的方法使其生成沉淀直接称重，此法可用于混合碱、未知结构或分子量相差较大的生物碱的含量测定。优点是计算简便，不用换算因数，也不必考虑生物碱的分子量；缺点是挥发性生物碱及遇热不稳定、在碱性条件下可发生水解的生物碱不宜用此法，取样量大、操作时易乳化、费时及提取时除提取完全外，还要尽可能减少杂质的存在（这一点对于大多中药制剂几乎难以达到）等均是该法的不足。另一种是加入某些试剂，如生物碱沉淀试剂使生物碱生成不溶性盐沉淀，称重沉淀，换算出生物碱的含量。这种方法的优点是取样量少、灵敏度高；缺点是计算较第一种方法复杂，操作烦琐，生成沉淀的影响因素较多，如沉淀试剂、反应溶液的pH值、温度及一些非生物碱成分亦可与试剂生成沉淀而干扰测定等。

当所含生物碱组成复杂，分子量和含量差异悬殊时，化学分析法误差较大，一般要求供试品中总生物碱纯度和含量较高，因此常用于单味中药或处方药味较少、内含成分较简单的中药制剂。《中国药典》（2020 年版）收载使用化学分析法测定总生物碱成分含量的有北豆根及其制剂昆明山海棠片等。

【例 7-3】北豆根胶囊中总生物碱的含量测定（酸碱滴定法）

（1）组成：北豆根提取物。

（2）测定方法：取本品内容物，研细，取适量（约相当于总生物碱 80mg），精密称定，置具塞锥形瓶中，加乙酸乙酯 25mL，振摇 30 分钟，滤过，用乙酸乙酯 10mL 分 3 次洗涤容器及滤渣，洗液与滤液合并，置水浴上蒸干，残渣用无水乙醇 10mL 溶解，精密加入硫酸滴定液（0.01mol/L）25mL 与甲基红指示液 2 滴，用氢氧化钠滴定液（0.02mol/L）滴定，即得。每 1mL 硫酸滴定液（0.01mol/L）相当于 6.248mg 蝙蝠葛碱（$C_{38}H_{44}N_2O_6$）。

本品含总生物碱以蝙蝠葛碱（$C_{38}H_{44}N_2O_6$）计，应为标示量的 90.0%~110.0%。

【例 7-4】昆明山海棠片中总生物碱成分的含量测定（重量法）

（1）组成：昆明山海棠。

（2）测定方法：取昆明山海棠片 60 片，除去包衣，精密称定，研细，取约 7g，精密称定，置 200mL 锥形瓶中，加硅藻土 1.4g，混匀，加乙醇 70mL，加热回流 40 分钟，放冷，滤过，滤渣加乙醇 50mL，加热回流 30 分钟，放冷，滤过，合并滤液，置水浴上蒸干，残渣加盐酸溶液（1→100）30mL，置水浴上搅拌使溶解，放冷，滤过，残渣再用盐酸溶液（1→200）同法提取 3 次（20mL、15mL、15mL），合并滤液溶于分液漏斗中，加氨试液使溶液呈碱性，用乙醚振摇提取 4 次（40mL、30mL、25mL、25mL），合并乙醚液，用水振摇洗涤 2 次，每次 10mL，乙醚液滤过，滤液置于已在 100℃ 干燥至恒重的蒸发皿中，在低温水浴上蒸去乙醚，残渣在 100℃ 干燥至恒重，称定重量，计算，即得。

2. 分光光度法 中药中总生物碱成分的含量测定，多用单波长光谱法。测定波长可选用待测生物碱成分本身的吸收波长，也可加入某些试剂如亚硝酸钠试剂、雷氏盐试剂及酸性染料等，反应显色后用可见光波测定。单波长光谱法测定时要求干扰成分在测定波长基本无吸收，因此，一般供试品溶液均要经过适当分离净化方可进行测定。分离净化可采用化学法、柱层析、纸层析和薄层层析等手段。

中药中总生物碱成分含量测定较多用酸性染料比色法和苦味酸盐比色法。

（1）酸性染料比色法：在适当的 pH 介质中，生物碱 B 可与氢离子 H^+ 结合成盐，成为阳离子 BH^+，而酸性染料在此条件下解离为阴离子 In^-，生物碱盐的阳离子与染料阴离子定量地结合成有色的络合物（即离子对）。

$$BH^+ + In^- \rightarrow (BH^+In^-) \rightarrow BH^+ \cdot In^-$$

此离子对可定量溶于某些有机溶剂，测定有机溶剂的吸收度或经碱化后释放出的染料的吸收度，即可按分光光度法测定生物碱的含量。

应用本法的关键在于介质的 pH、酸性染料的种类和有机溶剂的选择，其中尤以 pH 的选择更为重要。如果 pH 值偏低，虽然可使生物碱以盐的形式存在，但染料仍以酸的形式存在；如果 pH 值偏高，染料以阴离子形式存在，而生物碱却以游离状态存在，两种情况均不能使阴阳离子定量结合。pH 值的选择要根据染料的性质及生物碱的碱性（pK_a）大小来确定。一般生物碱一元碱与溴麝香草酚蓝形成 1:1 的离子对，此时 pH 值最好在 5.2~6.4；如为二元碱则形成 1:2 的离子对，则 pH 值最好较低一些，在 3.0~5.8。

常用的染料有甲基橙、溴麝香草酚蓝（BTB）、溴甲酚绿、溴酚蓝和溴甲酚紫等。实验证明，BTB 为较好的染料。

选择有机溶剂的原则是根据离子对与有机相能否形成氢键及形成氢键能力的强弱而定。四氯化碳、苯不与离子对形成氢键，提取率较低，三氯甲烷、二氯甲烷与离子对形成氢键，有中等程度的提取率，且选择性也较好，故是常用提取溶剂。

此外，有机相中混入水分对结果也有影响，因为微量水分可使三氯甲烷发生浑浊，且由于带入了水相中的过量染料而影响测定结果。有机溶剂提取液可加入脱水剂（如无水硫酸钠）或经滤纸滤过除去微量的水分。

（2）苦味酸盐比色法：苦味酸盐比色法是利用在弱酸性或中性溶液中生物碱可与苦味酸定量生成苦味酸盐沉淀，该沉淀可溶于三氯甲烷等有机溶剂，也可以在碱性下解离释放出生物碱和苦味酸。具体可有三种方法：其一，滤取生物碱苦味酸盐沉淀，洗去多余试剂，加碱使沉淀解离，以有机溶剂萃取游离出的生物碱，用含有苦味酸的碱性水溶液进行比色测定，再换算出生物碱的含量；其二，在 pH 值为 7 的缓冲溶液中加试剂，使生物碱与苦味酸成盐，用三氯甲烷提取该盐，再用 pH 值 11 的缓冲溶液使其解离，苦味酸转溶到碱水液中进行比色，再换算出生物碱的含量；其三，直接在 pH 值 4~5 的缓冲溶液中加三氯甲烷提取生物碱苦味酸盐，三氯甲烷液在 360nm 处直接比色测定。

（3）雷氏盐比色法：雷氏盐也称雷氏铵或硫氰化铬铵 $\{NH_4[Cr(NH_3)_2(SCN)_4]\cdot H_2O\}$，为暗红色的结晶或结晶性粉末。微溶于冷水，易溶于热水，可溶于乙醇。雷氏盐在酸性介质中可与生物碱类成分定量地生成难溶于水的有色络合物。生物碱阳离子 BH^+ 与雷氏盐的阴离子 $[Cr(NH_3)_2(SCN)_4]^-$ 结合，生成生物碱雷氏盐沉淀 $BH[Cr(NH_3)_2(SCN)_4]$，为单盐形式的沉淀；如果某一生物碱含 2 个碱性氮原子，当溶液中 $[H^+]$ 大时，其二级解离度增大，即有利于下列平衡向右移动：

$$BH^+ + H_3O^+ \Longrightarrow BH_2^{2+}H_2O$$

BH^{2+} 与 2 个 $[Cr(NH_3)_2(SCN)_4]^-$ 结合形成的沉淀 $BH_2[Cr(NH_3)_2(SCN)_4]_2$ 称为双盐。因此，结构中只含 1 个碱性氮原子的生物碱，与雷氏盐反应的沉淀组成受 pH 的影响较小，含 2 个以上氮原子的生物碱，视其各氮原子碱性强弱，与雷氏盐反应的沉淀组成与 pH 有关。碱性都较强的在酸性较小的溶液中生成单盐，在酸性较大的溶液中可相应地生成双盐、叁盐等；碱性较弱的则无论酸性较高还是较低均生成单盐；季铵类生物碱分子中有几个季铵氮原子，即与几个沉淀剂分子结合。

生物碱雷氏盐沉淀易溶于丙酮，其丙酮溶液所呈现的吸收特征是由于分子结构中硫氰化铬铵部分，而不是结合的生物碱部分，因此，即可以将此沉淀过滤洗净后溶于丙酮（或甲醇）直接比色测定，换算生物碱的含量；也可以精密加入过量雷氏盐试剂，滤除生成的生物碱雷氏盐沉淀，用滤液在 520~526nm 处（溶于甲醇时，其 λ_{max} 为 427nm）进行比色测定残存的过量雷氏盐含量，间接计算生物碱的含量。

硫氰化铬铵在丙酮中的摩尔吸收系数 $\varepsilon = 106.5$（单盐），故可根据其吸收值 A 按下式直接测定而不需绘制标准曲线。

$$W = \frac{A}{\varepsilon} \cdot M \cdot V$$

式中，W 为被测物重量（mg），M 为被测物质的分子量，V 为溶解沉淀所用丙酮的体积（mL）。

进行雷氏盐比色法比色测定时，需注意以下几个问题：①雷氏盐的水溶液在室温可分解，故用时应新鲜配制，沉淀也需在低温进行。②供试品如为稀的水溶液（如注射剂等），沉淀前应浓缩。对于中药制剂含有干扰物质时，应事先经过纯化处理。③雷氏盐的丙酮或丙酮-水溶液的吸收值，随时间而有变化，故应尽快地测定。

（4）异羟肟酸铁比色法：含有酯键结构的生物碱，在碱性介质中加热，酯键水解，产生的羧基与羟胺反应生成异羟肟酸，再与 Fe^{3+} 生成紫红色的配合物（异羟肟酸铁），在一定浓度下符合 Lambet-Beer 定律，可用比色法进行含量测定。由于凡含有酯键（包括内酯）结构的成分均能与试剂反应，因此用此法进行定量时，供试品溶液中必须不存在其他酯类成分，否则对测定结果有影响。

【例7-5】风湿骨痛胶囊中乌头总生物碱的含量测定（紫外-可见分光光度法的酸性染料比色法）

①主要组成：制川乌、制草乌、甘草、红花、木瓜、乌梅、麻黄。

②含量测定

a. 对照品溶液制备：取乌头碱对照品适量，精密称定，加三氯甲烷制成每 1mL 中含有 0.1mg 的溶液，即得。

b. 标准曲线的制备：精密称取对照品 1mL、2mL、3mL、4mL、5mL，分别置分液漏斗中，依次精密加入三氯甲烷至 20mL，再精密加入醋酸盐缓冲液（pH 值 3.0）（取无水醋酸钠 0.15g，用水溶解，加冰醋酸 5.6mL，用水稀释至 500mL，摇匀，并在 pH 计上校正）10mL 和 0.1%溴甲酚绿（取溴甲酚绿 0.2g，加 0.05mol/L 氢氧化钠溶液 3.2mL 使溶解，用水稀释至 200mL，摇匀）2mL，强力振摇 5 分钟，静置 20 分钟，分取三氯甲烷层，用干燥滤纸过滤，以相应试剂为空白，滤液照紫外-可见分光光度法，分别在 412nm 的波长处测定吸光度。以吸光度为纵坐标，浓度为横坐标，绘制标准曲线。

c. 测定：取本品内容物，混匀，研细，取 1g，精密称定，置具塞锥形瓶中，精密加入乙醚-三氯甲烷-无水乙醇（16∶8∶1）的混合溶液 25mL 和氨试液 1.5mL，摇匀，称定重量，置快速混匀器上振荡 3 次，每次 2 分钟，放置过夜，再称定重量，用上述混合溶液补足减失的重量，再置快速混匀器上振荡 2 分钟，静置。倾取上清液，精密量取 5mL，置分液漏斗中，加乙醚 5mL，用 0.05mol/L 的硫酸溶液提取 4 次，每次 10mL，分取硫酸提取液，滤过，合并滤液，置另一分液漏斗中，加浓氨试液 4mL，摇匀，用三氯甲烷提取 4 次，每次 10mL，分取三氯甲烷液，滤过，合并滤液，回收溶剂至干，残渣于 105℃加热 1 小时，取出，放冷，加三氯甲烷分次溶解，转移至 25mL 量瓶中，加三氯甲烷稀释至刻度，摇匀。精密量取 20mL，置分液漏斗中，照标准曲线制备项下的方法，自"精密加入醋酸盐缓冲液……10mL"起，依法测定吸光度，从标准曲线上读出供试品溶液中乌头碱量（μg）计算，即得。本品每粒含乌头总生物碱以乌头碱（$C_{34}H_{47}NO_{11}$）计，应为 0.25~0.80mg。

该法为酸性染料分光光度法，其水相 pH 的选择是离子对萃取法成功与否的关键，风湿骨痛胶囊测定时的 pH 值是取乌头碱标准液，以 pH 值 2.5、3.0、3.5、4.0、4.5、5.0、5.5、5.8、6.0、6.2 的缓冲液进行试验的结果，表明以 pH 值 3.0 较为适宜，在该条件下测定供试液吸收度较大，指示液空白试验吸收度较小，且呈色稳定性较好。

【例7-6】产妇康颗粒中益母草总生物碱的含量测定（紫外-可见分光光度法的雷氏盐比色法）

①主要组成：益母草、当归、人参、黄芪、何首乌、桃仁、蒲黄、熟地黄、香附（醋制）、昆布、白术、黑木耳。

②对照品溶液制备：取盐酸水苏碱对照品 10mg，精密称定，加 0.1mol/L 盐酸溶液制成每

1mL 含 1mg 的溶液，即得。

③供试品溶液的制备：取本品装量差异项下的内容物，混匀，取适量，研细，取约 12g 或 3g（无蔗糖），精密称定，置具塞锥形瓶中，精密加入乙醇 50mL，超声处理（功率 300W，频率 40kHz）30 分钟，滤过，精密量取续滤液 25mL，置 50mL 烧杯中，置水浴上蒸干，残渣中精密加入 0.1mol/L 盐酸溶液 10mL 使溶解，即得。

④测定：取上述对照品溶液和供试品溶液，各加活性炭 0.5g，置水浴上加热 1 分钟，搅拌，滤过，滤液分别置 25mL 量瓶中；另取 0.1mol/L 盐酸溶液 10mL 分次洗涤烧杯和滤器，洗涤液并入同一量瓶中；另取 0.1mol/L 盐酸溶液 20mL 置另一 25mL 量瓶中，作为空白溶液。在上述 3 种溶液中精密加入 2%硫氰酸铬铵溶液（临用前配制）3mL，摇匀，加 0.1mol/L 盐酸溶液稀释至刻度，摇匀，置冰浴中放置 1 小时，用干燥滤纸滤过，取续滤液；以 0.1mol/L 盐酸溶液为空白。照紫外-可见分光光度法，在 525nm 的波长处分别测定吸光度，用空白溶液的吸光度分别减去对照品与供试品的吸收度，计算，即得。

（二）单体生物碱的含量测定

1. 薄层扫描法 采用薄层扫描法测定中药中生物碱成分含量所选用的吸附剂、展开剂及显色方法与鉴别相似，但是要求更加严格。被测成分具有荧光时，可采用薄层荧光扫描法，如小檗碱的测定；被测成分有紫外吸收而无荧光时，可采用薄层扫描法，如《中国药典》（2020 年版）采用薄层荧光猝灭（硅胶 GF_{254} 薄层板）测定九分散中士的宁的含量。若使用改良碘化铋钾等为显色剂时，必须完全挥干展开剂后（尤其在碱性环境下展开的）才可喷洒，否则背景深、反差小，影响测定。此外，显色后斑点颜色应相对稳定。

2. 高效液相色谱法 由于生物碱类化合物碱性强弱不同，存在形式不同，既有游离型又有与酸结合成盐的，因此用高效液相色谱法进行中药中单体生物碱成分的含量测定时，可用液-液分配色谱法、液-固吸附色谱法及离子交换色谱法。其中液-液分配色谱法应用最多。

在反相高效液相色谱中一般采用非极性键合相作为固定相，如十八烷基硅烷键合硅胶（简称 ODS 或 C_{18}）。用硅烷化试剂对硅胶进行化学修饰，硅胶表面仍存有游离的硅醇基，不同厂家生产的色谱柱中其游离硅醇基的含量也不同，即使同一厂家，不同批号的固定相填料，其游离硅醇基也不尽相同。由于硅醇基酸性较大，生物碱类成分可与其牢固地键合，从而影响色谱行为，使保留时间延长、峰形变宽、拖尾。为了克服游离硅醇基的影响，可采取以下措施。

（1）改进流动相

①在流动相中加入硅醇基抑制剂或称改性剂，竞争或部分阻断硅醇基的影响，最常用的硅醇基抑制剂是二乙胺、三乙胺（TEA）等。

②在合适 pH 下，流动相中加入低浓度离子对试剂，可通过与生物碱类成分生成离子对而掩蔽其碱性基团，使之不会与固定相表面的硅醇基作用，离子对试剂常用辛烷磺酸钠或十二烷基磺酸钠表面活性剂，系统偏酸性。应用离子对色谱系统后必须尽快清洗，避免过夜，以保证色谱柱的寿命。

③也可以在流动相中加入季铵盐试剂，例如在水-甲醇流动相中加入 0.01mol/L 的溴化四甲基胺，能在较短的保留时间内得到很好的分离，色谱峰重现性好，也不拖尾，而且水-甲醇比例的改变及 pH 的变化都不影响峰的对称性。这个方法的机理是通过下列反应掩蔽了固定相表面的硅醇基：

$$[R_3SiOH] + [A] \rightleftharpoons [R_3SiOH \cdot A]$$

式中，[A] 为流动相中季铵化合物的浓度；[R₃SiOH·A] 为生成的复合物的浓度。当流动相不断流入色谱柱后，即连续添加掩蔽性试剂（季铵盐），上述平衡向右移动，被分离的碱性化合物和硅醇基之间的相互作用被阻碍，从而使生物碱类成分得到很好的分离。这种掩蔽试剂的 pH 值需要在反相键合相填料允许的 pH 值范围内，对填料无影响，因而在选择色谱条件时，pH 值可自由选择，不受限制。

④在流动相中加入一定浓度的电解质缓冲盐，通过改变流动相离子强度，稳定 pH 值及促进离子对相互作用，而起到改善峰形及分离效果的作用。

⑤反相高效液相色谱法进行中药生物碱成分的含量测定，流动相可以是中性、碱性、酸性和酸碱系统。在碱性系统中三乙胺比氢氧化铵好；酸性系统多用磷酸、磷酸盐缓冲液；碱酸系统，例如采用甲醇-水-0.88M 酸-二乙胺系统，酸可以是 HClO₄（pH 值 1.0）、HCOOH（pH 值 3.6）、HOAc（pH 值 5.1）和苦味酸（pH 值 5.5）。

（2）固定相改进：采用端基封尾技术可以使填料的键合更彻底。一般是在键合反应结束后，用三甲基氯硅烷（TMCS）等进行后续处理，尽量减少残余羟基，增加单体覆盖度。还可以采用短链柱代替长链柱，短链柱键合率高，游离硅醇基少。

如用原型硅胶为固定相进行中药单体生物碱成分的高效液相色谱分析时，分离原理属于液-固吸附色谱法，这种方法可以排除酸性和中性杂质的干扰，这些杂质可以在短时间内被洗脱出来。此外，硅胶柱的分离主要利用生物碱碱性的不同，生物碱的碱性与生物碱的 pK_a 有关，因此，生物碱亲脂性的大小不影响其在硅胶柱上的层析行为。用硅胶柱时，流动相的组成比较简单，多用甲醇-醋酸缓冲液等。

离子交换色谱法用于中药生物碱成分的含量测定，是以阳离子交换树脂为固定相，利用质子化的生物碱阳离子与离子交换剂交换能力的差异而达到分离生物碱的目的。

3. 气相色谱法　气相色谱法用于中药生物碱成分的含量测定与该法用于鉴别一样，没有普遍性，只适用于有挥发性的、遇热不分解的生物碱类，例如麻黄碱、槟榔碱、苦参碱和颠茄类生物碱等。《中国药典》（2020 年版）采用气相色谱法测定金钗石斛中石斛碱的含量。

某些生物碱的游离碱和盐类可直接进行气相色谱分析，这些生物碱盐类在约 325℃ 急速加热下，可变为游离的生物碱，然后进行色谱柱分析，所以无论注入的样品是游离碱还是生物碱盐，都只能得到一个游离碱的色谱峰。生物碱盐在急速加热器中产生的酸对色谱柱和检测器不利，应该注意。

中药挥发性生物碱成分进行气相色谱分析，在制备供试品溶液时一般应采用冷提法，净化过程也要避免加热以防成分的流失，最后需用三氯甲烷等低极性有机溶剂为溶媒制备成供试液。

四、应用实例

【例 7-7】干益母草中盐酸水苏碱的含量测定（高效液相色谱法）

（1）色谱条件与系统适用性试验：以丙基酰胺键合硅胶为填充剂；以乙腈-0.2%冰醋酸溶液（80∶20）为流动相；用蒸发光散射检测器检测。理论板数按盐酸水苏碱峰计算应不低于 6000。

（2）对照品溶液的制备：取盐酸水苏碱对照品适量，精密称定，加 70%乙醇制成每 1mL 含 0.5mg 的溶液，即得。

（3）供试品溶液的制备：取本品粉末（过三号筛）约 1g，精密称定，置具塞锥形瓶中，精密加入 70%乙醇 25mL，称定重量，加热回流 2 小时，放冷，再称定重量，用 70%乙醇补足减失的重量，摇匀，滤过，取续滤液，即得。

（4）测定方法：分别精密吸取对照品溶液 5μL、10μL，供试品溶液 10～20μL，注入液相色谱仪，测定，用外标两点法对数方程计算，即得。

本品按干燥品计算，含盐酸水苏碱（$C_7H_{13}NO_2 \cdot HCl$）不得少于 0.50%。

【例 7-8】伸筋丹胶囊中士的宁和马钱子碱的含量测定（HPLC 法）

（1）主要组成：地龙、制马钱子、红花、乳香（醋炒）、防己、没药（醋炒）、香加皮、烫骨碎补。

（2）色谱条件与系统适用性试验：以十八烷基硅烷键合硅胶为填充剂，以乙腈-0.01mol/L 庚烷磺酸钠与 0.02mol/L 磷酸二氢钾等量混合溶液（用 10% 磷酸调节 pH 值至 2.8）（21：79）为流动相；检测波长为 260nm。理论板数按士的宁峰计算应不低于 5000。

（3）对照品溶液的制备：取马钱子碱对照品约 10mg，士的宁对照品约 12mg，精密称定，置 50mL 量瓶中，加三氯甲烷使溶解并稀释至刻度，摇匀。精密量取 1mL，置 10mL 量瓶中，加甲醇稀释至刻度，摇匀，即得（每 1mL 含马钱子碱 20μg，士的宁 24μg）。

（4）供试品溶液的制备：取本品内容物，取约 2.5g，精密称定，置具塞锥形瓶中，加氢氧化钠试液 6mL 混匀使湿润，放置 30 分钟，精密加三氯甲烷 50mL，密塞，称定重量，置水浴中加热回流 2 小时，放冷，再称定重量，用三氯甲烷补足减失的重量，摇匀，分取三氯甲烷提取液，用铺有少量无水硫酸钠的滤纸滤过，弃去初滤液，精密量取续滤液 2mL，置 10mL 量瓶中，用甲醇稀释至刻度，摇匀，即得。

（5）测定方法：分别精密吸取对照品溶液与供试品溶液各 10μL，注入液相色谱仪，测定，即得。

本品每粒含制马钱子以士的宁（$C_{21}H_{22}N_2O_2$）计，应为 0.25～0.44mg；以马钱子碱（$C_{23}H_{26}N_2O_4$）计，不得少于 0.17mg。

第二节　黄酮类成分分析

黄酮类化合物是广泛存在于自然界的一大类化合物，大多具有颜色，在植物体内大部分与糖结合成苷，部分以游离形式存在。黄酮在藻类、菌类中很少发现；苔藓植物中大多含有；蕨类植物中较普遍存在；裸子植物中也含有，但类型较少。黄酮类化合物最集中的是被子植物，结构复杂，含量高，如黄芩、槐花、葛根、山楂、银杏叶、化橘红、陈皮等中药。

一、概述

黄酮类化合物是许多中药中含有的重要活性成分，具有多方面的生物活性。如黄芩苷、黄芩素、木犀草素等具有抗菌作用；银杏黄酮、葛根素、槲皮素、山奈酚、异鼠李素等具有扩张冠状动脉，增加冠脉血流量，降低心肌耗氧量等作用；芦丁、橙皮苷、d-儿茶素等具有降低毛细血管脆性和异常通透性，防治心脑血管疾病作用；杜鹃素、芫花素、金丝桃苷、川陈皮素、异芒果素等具有止咳、祛痰和扩张气管等作用；紫檀素、黄柏素、桑色素等具有抗癌作用。由于这类成分多具有生物活性，所以在中药分析中常作为生物活性指标进行分析研究。

黄酮类化合物的母核为 2-苯基色原酮，是由中间的三个碳原子连接两个苯环（A 环和 B 环）组成的一系列 $C_6—C_3—C_6$ 化合物，多呈现黄色或淡黄色。在植物体内大部分与糖结合成苷，部分以游离形式存在。按中央 C_3 链不饱和程度、3 位是否有羟基、B 环连接位置等结构不同可分为异黄酮、查耳酮、黄酮醇等。

色原酮　　　　　　黄酮　　　　　　异黄酮　　　　　　查耳酮

黄酮醇　　　　　二氢黄酮　　　　　二氢黄酮醇　　　　　花色素

黄酮类成分具有 2-苯基色原酮基本结构，在 A 环或 B 环上引入—OH、—OCH$_3$、—CH$_3$等基团，极性较低，易溶解于甲醇、乙醇、乙酸乙酯、乙醚等有机溶剂中。当—OH 进一步与葡萄糖、葡萄糖醛酸等糖类结合后，由于糖基亲水性强，极性增强，易溶解于热水、甲醇、乙醇等极性较高的溶剂，难溶于低极性有机溶剂。黄酮类成分根据与糖结合情况分为两类，分子中不含糖者称为黄酮苷元，与糖结合后称为黄酮苷。

黄酮的部分结构色原酮是无色的，当吡酮环 2 位引入苯基后，形成色原酮与芳香环共轭体系，构成生色团的基本结构，有特定的紫外吸收峰，两个吸收带位于 300～400nm 与240～280nm。这是光谱分析法的基础。

黄酮具酚羟基而呈现弱酸性，可以与强碱形成水溶性盐，该性质常被用于黄酮类化合物的分离。酸性的强弱与羟基的位置有关，一般来说，当羟基位于 7 位或 4 位时显较强的酸性。有些黄酮类成分 1 位氧原子具未共用电子对而呈较弱碱性，在不同酸碱条件下结构不同而呈现不同颜色。如花青素类及其苷在酸性条件下呈红色；pH 值 8 左右呈紫色；pH 值 11 以上呈蓝色。

黄酮能与 Al^{3+}、Mg^{2+}等金属离子反应生成配位化合物，其中 Al^{3+}能与多数黄酮反应出现黄绿色的荧光，常作为黄酮薄层色谱显色剂使用。

二、鉴别

在《中国药典》（2020 年版）中，对黄酮类成分鉴别主要采用显色反应、薄层色谱法及高效液相色谱法。

（一）显色反应

1. 盐酸-镁粉（或锌粉）反应　是鉴别黄酮类化合物最常用的方法之一。多数黄酮、黄酮醇、二氢黄酮、二氢黄酮醇类化合物显橙红至紫红色，少数显紫色或蓝色，当 B 环上有—OH 或—OCH$_3$取代时，颜色亦会随之加深。但查耳酮、橙酮、儿茶素、异黄酮不显色。需要注意的是，花色素、部分查耳酮、橙酮仅在盐酸酸性条件下呈现出颜色。所以，为避免中药提取液本身颜色的干扰，可注意观察加入盐酸后升起的泡沫颜色，如泡沫为红色，即示阳性。

方法：将中药用适当方法提取分离，制成供试品液，取 1mL，加入少许镁粉（或锌粉）振摇，再滴加数滴浓盐酸，数分钟（必要时加热）后即可显色。

【例 7-9】大山楂丸（山楂）的鉴别

（1）主要组成：山楂、六神曲（麸炒）、炒麦芽。

（2）鉴别方法：取本品 9g，剪碎，加乙醇 40mL，加热回流 10 分钟，滤过，滤液蒸干，残渣加水 10mL，加热使溶解，用正丁醇 15mL 振摇提取，分取正丁醇液，蒸干，残渣加甲醇 5mL 使溶解，滤过。取滤液 1mL，加少量镁粉与盐酸 2~3 滴，加热 4~5 分钟后，即显橙红色。

2. 与金属盐类试剂的配合反应　黄酮类化合物分子中有游离的 3-OH、5-OH 或邻二酚羟基时，可与 Al^{3+}、Zr^{4+}、Pb^{2+}、Sr^{2+} 等形成配合物，这些配合物有的产生荧光或颜色加深（如 Al^{3+}、Zr^{4+}），有的产生沉淀（如 Pb^{2+}、Sr^{2+}），这些性质有的可用于黄酮类成分的定性、定量分析，有的可用于它们的结构测定。由于铝盐和锆盐能与大多数黄酮类化合物产生黄绿色荧光，所以三氯化铝、硝酸铝和二氯氧锆的醇溶液常作为黄酮类成分的重要定性试剂及薄层与纸层析的显色剂。

（二）色谱鉴别

1. 薄层色谱法　薄层色谱法是分离和检识黄酮类成分最常用的鉴别方法，在实际应用中常采用吸附薄层，常用的吸附剂有硅胶与聚酰胺。展开后的检识可采用在紫外灯下观察荧光和喷显色剂相结合的方法。

黄酮类成分鉴别通常采用硅胶为吸附剂，用硅胶分离黄酮类成分遵循正相色谱层析规律，化合物极性越强，所需溶剂的极性越大。硅胶主要用于分离极性较弱的黄酮类化合物，包括大多数黄酮苷元和部分黄酮苷。《中国药典》（2020 年版）中黄酮类成分的鉴别主要采用硅胶薄层色谱法。在制备硅胶薄层板时可加入适量的氢氧化钠溶液，可有效减少黄酮类成分的拖尾现象。因为黄酮类化合物呈现弱酸性，一般采用酸性展开系统。

2. 聚酰胺薄层色谱法　聚酰胺也是常用的吸附剂，适用于含游离酚羟基的黄酮苷及苷元，如《中国药典》（2020 年版）对黄芩中黄芩苷的鉴别。黄酮类成分含有酚羟基，聚酰胺中含有酰胺基，二者形成氢键。由于各种黄酮类成分取代基性质、多少及位置的结构差异，与聚酰胺形成氢键的能力有所不同，从而得到分离。聚酰胺对黄酮类成分吸附作用较强，因而一般采用极性较强的展开系统。通常展开剂大多含有醇、酸、水或三者皆有。展开剂分子与聚酰胺或黄酮类化合物形成氢键的能力越强，聚酰胺对黄酮类化合物的吸附能力越弱。

在选择展开系统时应考虑到展开剂的极性、对鉴别成分的溶解性及合理的 pH 值。被分离成分在薄层层析过程中需要溶解于一定极性的展开剂中，离开原点进行色谱过程，获得不同 R_f 值达到分离。维持一定的 pH 值可使被分离成分在色谱过程中保持稳定的结构，减少拖尾现象。

因为多数黄酮类成分有荧光现象，经过薄层色谱展开后，可在紫外光下检识。同时，由于黄酮类成分与金属盐类试剂反应生成的配合物具有较强的荧光，也可喷三氯化铝溶液显色后在紫外光下检识。黄酮类化合物分子中若含有酚羟基，也可与三氯化铁溶液发生显色反应，分子中酚羟基的位置及数量的差异，导致呈现紫、绿、蓝等不同颜色。

【例 7-10】山楂叶中黄酮类成分的鉴别

（1）供试品、对照品溶液的制备：取本品粉末 2g，加稀乙醇 50mL，加热回流 1.5 小时，放冷，滤过，滤液蒸至无醇味，加水 10mL，用石油醚（30~60℃）洗涤 2 次，每次 20mL，弃去石油醚液，水液加乙酸乙酯振摇提取 2 次，每次 20mL，合并乙酸乙酯液，蒸干，残渣加乙醇 2mL 使溶解，作为供试品溶液。另取芦丁对照品、金丝桃苷对照品，加乙醇分别制成每 1mL 含 0.1mg 的溶液，作为对照品溶液。

（2）鉴别：吸取上述三种溶液各 1~2μL，分别点于同一聚酰胺薄膜上，以乙醇-丙酮-水（7：5：6）为展开剂，展开，取出，晾干，喷以三氯化铝试液，热风吹干，置紫外光灯（365nm）下检视。供试品色谱中，在与对照品色谱相应的位置上，显相同颜色的荧光斑点。

3. 纸色谱法　纸色谱法可用于各类黄酮化合物的检识，但现在应用较少。纸色谱中固定相为纸纤维吸附的水。各成分分离效果及 R_f 值取决于所选流动相的极性和配比。现在常用双向纸色谱检识黄酮类成分，第一向最常采用叔丁醇-乙酸-水（3:1:1）或正丁醇-乙酸-水（4:1:5）上层作为展开剂，色谱过程遵循正相分配色谱，化合物极性越小，R_f值越大；第二向通常采用一定浓度的乙酸溶液展开剂，色谱过程为反相分配色谱，化合物极性越大，R_f值越大。

黄酮类化合物在纸色谱上展开后，在紫外灯 365nm 下检视，能观察到较明显的荧光斑点，也可喷三氯化铝溶液后紫外灯下检视，或喷三氯化铁溶液后日光下检视。

4. 高效液相色谱法 高效液相色谱法作为鉴别依据，具有准确、快速等优点，《中国药典》（2020 年版）中就收录了灯盏细辛、槐角、清开灵片、清开灵软胶囊等品种的高效液相色谱鉴别。中药包含较复杂的化学成分，采用高效液相色谱法鉴别黄酮类成分，供试品需要进行一定的预处理，否则获得色谱结果不理想。供试品溶液制备参照含量测定中高效液相色谱法供试品溶液制备要求。

三、含量测定

中药中如含有黄酮类成分，可根据要求测定总黄酮含量、黄酮类单体成分的含量或二者同时测定。

（一）总黄酮含量测定

1. 分光光度法 含黄酮类化合物的中药经一定方法提取纯化后，选择恰当的对照品，直接于最大吸收波长处测定其吸收度，计算其含量。如以野黄芩苷为对照品，测定中药半枝莲中总黄酮含量。在黄酮类化合物的提取溶液中加入一些试剂，如甲醇钠、氢氧化钠等后，可使其最大吸收波长红移，准确性和灵敏度均可提高，消除杂质干扰，有利于含量测定。如以 0.01mol/L 的氢氧化钠溶液为溶剂，以染料木素为对照品，测定中药淡豆豉中总异黄酮的含量。

（1）亚硝酸钠-硝酸铝-氢氧化钠比色法：本法是将中药制剂样品提取后，制成供试品溶液，以芦丁为对照品，以亚硝酸钠-硝酸铝-氢氧化钠为显色条件，在 500nm 处测定吸收度，以标准曲线法计算样品含量的方法。本法显色的原理是若结构中含有 3',4'-邻二羟基，则可按上述条件显色。同理，只要结构中含有邻二酚羟基的非黄酮化合物也可以显色，如原儿茶醛、原儿茶酸、迷迭香酸、绿原酸、咖啡酸等非黄酮类成分，也可与亚硝酸钠-硝酸铝-氢氧化钠试剂反应产生红色物质，并在 500nm 左右有强吸收或较强吸收。可见，本法测定黄酮成分含量专属性不强，应用该法测定总黄酮含量要慎重。在保证其他不含有 3',4'-邻二羟基结构的化合物存在时可用本法，否则误差较大。

【例 7-11】山楂叶中总黄酮含量测定（比色法）

①对照品溶液的制备：精密称取在 120℃干燥至恒重的芦丁对照品 25mg，置 50mL 量瓶中，加乙醇适量，超声处理使溶解，放冷，加乙醇至刻度，摇匀。精密量取 20mL，置 50mL 量瓶中，加水至刻度，摇匀，即得（每 1mL 中含无水芦丁 0.2mg）。

②标准曲线的制备：精密量取对照品溶液 1mL、2mL、3mL、4mL、5mL、6mL，分别置 25mL 量瓶中，各加水至 6mL，加 5%亚硝酸钠溶液 1mL，摇匀，放置 6 分钟，加 10%硝酸铝溶液 1mL，摇匀，放置 6 分钟，加氢氧化钠试液 10mL，再加水至刻度，摇匀，放置 15 分钟，以相应试剂为空白，立即照紫外-可见分光光度法在 500nm 波长处测定吸光度，以吸光度为纵坐标，浓度为横坐标，绘制标准曲线。

③测定法：取本品细粉约 1g，精密称定，置索氏提取器中，加三氯甲烷加热回流提取至提取

液无色，弃去三氯甲烷液，药渣挥去三氯甲烷，加甲醇继续提取至无色（约 4 小时），提取液蒸干，残渣加稀乙醇溶解，转移至 50mL 量瓶中，加稀乙醇至刻度，摇匀，作为供试品贮备液。取供试品贮备液，滤过，精密量取续滤液 5mL，置 25mL 量瓶中，加水稀释至刻度，摇匀。精密量取 2mL，置 25mL 量瓶中，照标准曲线制备项下的方法，自"加水至 6mL"起依法测定吸光度，从标准曲线上读出供试品溶液中芦丁的重量，计算，即得。

本品按干燥品计算，含总黄酮以无水芦丁（$C_{27}H_{30}O_{16}$）计，不得少于 7.0%。

（2）三氯化铝-醋酸钾比色法：该法是中药制剂中常用的一种总黄酮测定方法，中药制剂经提取后制成供试溶液，以芦丁为对照品，采用三氯化铝-醋酸钾为显色剂，显色后在 420nm 波长处测定吸收度（A），以标准曲线法计算含量。此法只是用于结构中含有 3,4′-二羟基或 3-羟基，4′-甲氧基或 3,5-二羟基或 3,3′,4′-三羟基或 3-羟基，3′,4′-二甲氧基或 3,5,4′-三羟基或 3,5-二羟基，4′-甲氧基或 5,3′,4′-三羟基的黄酮化合物，用三氯化铝显色以后，在 420nm 左右有强或较强吸收，如芦丁、金丝桃苷、山奈酚、槲皮素等。不具有以上结构的黄酮化合物，与三氯化铝显色后在 420nm 左右几乎无吸收或只有弱吸收，则不能在此处测定总黄酮含量，如黄芩苷、芹菜素等。

2. 高效液相色谱法　高效液相色谱法与比色法相比较，具有稳定性好、重现性高、干扰因素少等优点，测定结果更为精确可靠。试验中选择合理的对照品是高效液相色谱法测定总黄酮含量的关键步骤，如银杏叶中总黄酮醇苷的含量测定等。

【例 7-12】银杏叶中总黄酮醇苷含量测定（HPLC 法）

（1）色谱条件与系统适用性试验：以十八烷基硅烷键合硅胶为填充剂；以甲醇-0.4%磷酸溶液（50∶50）为流动相；检测波长为 360nm。理论板数按槲皮素峰计算应不低于 2500。

（2）对照品溶液的制备：取槲皮素对照品、山奈酚对照品、异鼠李素对照品适量，精密称定，加甲醇制成每 1mL 含槲皮素 30μg、山奈酚 30μg、异鼠李素 20μg 的混合溶液，即得。

（3）供试品溶液的制备：取本品中粉约 1g，精密称定，置索氏提取器中，加三氯甲烷回流提取 2 小时，弃去三氯甲烷液，药渣挥干，加甲醇回流提取 4 小时，提取液蒸干，残渣加甲醇-25%盐酸溶液（4∶1）混合溶液 25mL，加热回流 30 分钟，放冷，转移至 50mL 量瓶中，并加甲醇至刻度，摇匀，即得。

（4）测定法：分别精密吸取对照品溶液与供试品溶液各 10μL，注入液相色谱仪，测定，分别计算槲皮素、山奈酚和异鼠李素的含量，按下式换算成总黄酮醇苷的含量。

$$总黄酮醇苷含量=（槲皮素含量+山奈酚含量+异鼠李素含量）×2.51$$

本品按干燥品计算，含总黄酮醇苷不得少于 0.40%。

说明：样品经酸水解后，通过高效液相色谱测定槲皮素、山奈酚和异鼠李素 3 种苷元的含量，再乘以一定的因子换算成总黄酮含量。总黄酮的换算系数即以对羟基桂皮酰衍生物的分子量 756.7 分别除以槲皮素苷元、山奈酚苷元和异鼠李素苷元，得到换算系数分别为 2.51、2.64、2.39，取平均值 2.51 为换算系数，测得苷元的总面积之后乘以 2.51 即得总黄酮苷的含量。

（二）单体黄酮含量测定

1. 薄层色谱扫描法　薄层色谱扫描法是测定中药中单体黄酮类成分的有效方法之一。中药成分多，能否有效地进行分析，分离是关键。样品经提取、纯化制成供试品溶液，采用薄层色谱法使被测成分与其他成分分离开来，在薄层板上显色或直接扫描测定。但由于该法操作较复杂，重现性差，使用受到限制。如以橙皮苷为对照品，测定中药制剂枳实导滞丸中黄酮含量。

2. 高效液相色谱法　黄酮类化合物在紫外光区有较强的吸收，使用 HPLC 法检测灵敏度高。如中药中含有黄酮类化合物，只要经过适当的预处理，并选择好色谱条件，一般都能得到较满意的结果。《中国药典》（2020 年版）中黄酮类单体成分的定量分析主要采用高效液相色谱法。

黄酮类成分的 HPLC 条件分为正相与反相色谱两类。反相色谱测定多用十八烷基硅烷键合硅胶固定相，流动相常用甲醇-水-乙酸（或磷酸缓冲液）及乙腈-水。正相色谱多用于没有羟基的黄酮类化合物，固定相为硅胶；—CN 键合相色谱适用于带有一个羟基的黄酮类成分；含有 2 个以上羟基的可选用—NH$_2$键合相。目前反相色谱的应用显著多于正相色谱。检测器主要采用紫外检测器或荧光检测器。如北刘寄奴中木犀草素的含量测定等。

【例 7-13】 HPLC 法同时测定槐角丸中槐角苷、黄芩苷和柚皮苷的含量

（1）主要组成：槐角（清炒）、地榆炭、黄芩、麸炒枳壳、当归、防风。

（2）色谱条件与系统适用性试验：以键合苯基多孔硅胶微球为填充剂；以 2% 冰醋酸溶液为流动相 A，以甲醇-乙腈（2∶1）混合溶液为流动相 B，流速 1.2mL/min，进行梯度洗脱（0~23min，89%A，23~50min，89%A→73%A，51~57min，10%A）；槐角苷检测波长为 260nm，柚皮苷和黄芩苷检测波长为 280nm；柱温 50℃；理论板数按槐角苷峰计算应不低于 10000。

（3）对照品溶液的制备：取槐角苷对照品、柚皮苷对照品和黄芩苷对照品适量，精密称定，加甲醇制成每 1mL 含槐角苷 40μg、柚皮苷 20μg 和黄芩苷 48μg 的混合溶液，即得。

（4）供试品溶液的制备：取水蜜丸，研细，或取小蜜丸或重量差异项下的大蜜丸，剪碎，取约 0.25g，精密称定，置乳钵中，分别用 50% 甲醇 40mL 分次研磨，转移至 50mL 量瓶中，超声处理（功率 250W，频率 33kHz）30 分钟，放冷，加 50% 甲醇稀释至刻度，摇匀，滤过，取续滤液，即得。

（5）测定法：分别精密吸取对照品溶液与供试品溶液各 5μL，注入液相色谱仪，测定，即得。

本品含槐角以槐角苷（C$_{21}$H$_{20}$O$_{10}$）计，水蜜丸每 1g 不得少于 6.6mg，小蜜丸每 1g 不得少于 4.1mg，大蜜丸每丸不得少于 37.0mg；含枳壳以柚皮苷（C$_{27}$H$_{32}$O$_{14}$）计，水蜜丸每 1g 不得少于 3.2mg，小蜜丸每 1g 不得少于 2.0mg，大蜜丸每丸不得少于 18.0mg；含黄芩以黄芩苷（C$_{21}$H$_{18}$O$_{11}$）计，水蜜丸每 1g 不得少于 7.3mg，小蜜丸每 1g 不得少于 4.5mg，大蜜丸每丸不得少于 40.5mg。

第三节　醌类成分分析

一、概述

醌类化合物是中药中一类具有醌式结构的化学成分，主要分为苯醌（benzoquinones）、萘醌（naphthoquinones）、菲醌（phenanthraquinones）和蒽醌（anthraquinones）四种类型。在中药中以蒽醌及其衍生物最为多见。蒽醌类化合物在中药中可游离存在，称为游离蒽醌；也可与糖结合成苷，称为蒽苷或结合蒽醌。醌类化合物大多数具有显著的生物活性，如泻下、抗菌、健胃、利尿、祛瘀、抗肿瘤。因此在分析含有醌类成分的中药时，常选择醌类成分作为其鉴别和含量测定的指标成分。《中国药典》（2020 年版）中有 17 个中药饮片，204 个中药制剂测定醌类成分含量；有 24 个中药饮片，274 个中药制剂以醌类成分为对照品进行鉴别。在含量测定中用 HPLC 的 58 个中药，其中，同时测定两种或两种以上醌类成分的中药有 34 个。

二、鉴别

根据醌类成分在中药中的存在状态，可将其分为游离型和结合型，这两种类型成分的理化性质差异明显，特别是溶解性不同。游离醌类成分极性小，易溶于甲醇、乙醇、乙醚、苯、氯仿等有机溶剂中，微溶或不溶于水，常用亲脂性有机溶剂乙醚或氯仿提取；结合型醌类成分极性较大，易溶于甲醇、乙醇，在热水中也可溶解，几乎不溶于苯、乙醚、氯仿等极性较小的有机溶剂中，多用极性大的有机溶剂如甲醇、乙醇提取。在制备供试品溶液时，对于被测成分为游离型醌类成分，可用乙醚、氯仿等低极性有机溶剂提取，提取液蒸干后，加适量甲醇溶解，作为供试品溶液；对于被测成分为结合型醌类成分，则应预先用低极性有机溶剂提取，除去样品中的游离型醌类成分，再用极性溶剂提取结合型醌类成分。由于结合型醌类成分分析困难，需水解成游离型成分后再加以分析。常用的水解液为6mol/L盐酸溶液或2.5mol/L硫酸溶液，酸度不宜太高，否则可导致有机物炭化。通常是取样品，先加乙醚或氯仿等低极性有机溶剂提取，滤过，弃去提取液（除去游离型醌类成分及其他脂溶性成分），药渣挥干溶剂后，加甲醇提取，将甲醇提取液蒸干，残渣加酸水加热水解后，再用乙醚或氯仿萃取，取乙醚或氯仿液，蒸干，加适量甲醇溶解，作为供试品溶液。当分析总蒽醌时，可先在样品中加酸加热水解，将结合醌类成分水解为游离醌类，再按游离醌类供试品溶液的制备方法处理；也可用甲醇（或乙醇）提取样品，滤过，蒸干甲醇，残渣加酸加热水解后，用乙醚（或氯仿）萃取，分取乙醚（氯仿）液，蒸干，残渣加适量甲醇溶解，作为供试品溶液。

鉴别游离醌类成分时，可利用其升华性质采用升华法提取。有些醌类成分不稳定，分析时应注意避光。

（一）化学反应法

将中药用适当方法提取分离，制成供试品溶液，利用碱性条件下羟基蒽醌及具有游离酚羟基的蒽醌苷均可发生显色反应，如遇碱性溶液多呈橙色、红色、紫红色或蓝色，遇醋酸镁甲醇溶液呈红色，鉴别该类成分。蒽酚、蒽酮、二蒽酮类化合物则需经氧化形成蒽醌后才能显色。

游离的蒽醌及其他醌类衍生物多具有升华性。中药制剂中如含有这类成分量较大时，可采用升华法得到升华物，显微镜下观察升华物的形状或加碱性试液显色加以鉴别。

【例7-14】 大黄流浸膏（化学法和显微化学法）

（1）主要组成：本品为大黄经加工制成的流浸膏。

（2）鉴别：①取本品1mL，加1%氢氧化钠溶液10mL，煮沸，放冷，滤过。取滤液2mL，加稀盐酸数滴使呈酸性，加乙醚10mL，振摇，乙醚层显黄色，分取乙醚液，加氨试液5mL，振摇，乙醚层仍显黄色，氨液层显持久的樱红色。

②取本品1mL，置瓷坩埚中，在水浴上蒸干后，坩埚上覆以载玻片，置石棉网上直火徐徐加热至载玻片上呈现升华物后，取下载玻片，放冷，置显微镜下观察，见菱形针状、羽状和不规则晶体，滴加氢氧化钠试液，结晶溶解，溶液显紫红色。

（3）说明：鉴别①法利用大黄中蒽醌成分含酚羟基，显微酸性，易溶于碱性溶液，加酸后呈游离态，易溶于乙醚。因游离态蒽醌为黄色晶体，所以初始乙醚层显黄色，加氨后，溶液显碱性，大黄蒽醌在碱性溶液中显红色，由此鉴别大黄。鉴别②法先利用游离蒽醌可升华的性质，使其与其他共存组分分离，再利用升华物结晶形状及在碱性溶液中显红色来鉴别大黄。

（二）薄层色谱法

薄层色谱法是中药中醌类成分最主要的鉴别方法。中药中多同时含有蒽醌苷元和蒽醌苷，供试液制备时常先加酸加热水解成蒽醌苷元，再进行薄层色谱鉴别。

1. 吸附剂与展开剂　吸附剂一般多用硅胶。展开剂多是各种溶剂的混合系统，而且大多含有水或甲醇，乙酸乙酯-甲醇-水（100∶16.5∶13.5或相近的比例）是用途最广的展开剂，适用于分离蒽醌苷元和蒽醌苷；正丙醇-乙酸乙酯-水（4∶4∶3）和异丙醇-乙酸乙酯-水（9∶9∶4）适于分离番泻苷和二蒽酮苷；不含水或甲醇的混合溶剂适合分离蒽醌类的苷元，如常用石油醚（30~60℃）-甲酸乙酯-甲酸（15∶5∶1，上层溶液）为展开剂，可使大黄素、大黄酚、大黄酸、大黄素甲醚、芦荟大黄素得到较好分离。

聚酰胺对于分离羟基蒽醌衍生物效果较好。因为不同的羟基蒽醌类成分，其羟基的数目和位置不同，与聚酰胺形成氢键的能力也不同，因而吸附强弱亦不相同。

一般不用氧化铝作吸附剂。

2. 显色剂　显色方法主要有喷碱性试剂或醋酸镁甲醇液、氨气熏及在紫外光灯（365nm）下观察荧光，亦可在可见光下直接观察斑点颜色。

【例 7-15】一捻金中大黄的鉴别（薄层色谱法）

（1）主要组成：大黄、牵牛子（炒）、槟榔、人参、朱砂。

（2）鉴别：取本品1.5g，加甲醇25mL，浸渍1小时，滤过，滤液蒸干，残渣加水20mL使溶解，再加盐酸2mL，置水浴中加热30分钟，立即冷却，用乙醚振摇提取2次，每次20mL，合并乙醚液，蒸干，残渣加乙酸乙酯1mL使溶解，作为供试品溶液。另取大黄对照药材0.1g，同法制成对照药材溶液。吸取上述两种溶液各1~2μL，分别点于同一硅胶G薄层板上，以石油醚（30~60℃）-甲酸乙酯-甲酸（15∶5∶1）的上层溶液为展开剂，展开，取出，晾干，置紫外光灯（365nm）下检视。供试品色谱中，在与对照药材色谱相应的位置上，显相同的5个橙黄色荧光斑点；置氨蒸气中熏后，日光下检视，显相同的红色斑点。

（3）说明：大黄中含有多种游离蒽醌和结合蒽醌。其中游离蒽醌含量较低，而鉴别蒽醌苷较难，故本实验先用甲醇提取总蒽醌，经酸水解成游离蒽醌，再用乙醚提取后进行色谱鉴别更容易。

三、含量测定

（一）总蒽醌含量测定

中药中游离蒽醌和结合蒽醌常同时存在。蒽醌类总成分含量测定，可分为游离蒽醌含量测定、结合蒽醌含量测定和总蒽醌含量测定。

1. 游离蒽醌的测定　《中国药典》（2020年版）收载的中药中游离蒽醌的含量测定法均为HPLC法，采取测定多个游离单体蒽醌累加的方式。如大黄中游离蒽醌的含量测定，样品采用甲醇加热回流提取制备供试液，采用HPLC法测定其中的芦荟大黄素、大黄酸、大黄素、大黄酚和大黄素甲醚等游离蒽醌的总量。

也可采用加5%氢氧化钠-2%氢氧化铵混合碱液或醋酸镁甲醇溶液显色后比色测定，但应注意选择合适的对照品。

2. 结合蒽醌的测定　结合蒽醌含量测定可采用HPLC法或比色法。HPLC法测定的是单一或数个结合蒽醌成分含量；而比色法测定的是总结合蒽醌的含量。结合蒽醌的含量可通过分析相应的供试品溶液测定，也可采用将样品中总蒽醌含量减去游离蒽醌含量计算得到。

3. 总蒽醌的测定　一般是将样品提取后，用酸水解使成游离蒽醌，再测定。

（二）蒽醌类单体成分的含量测定

含蒽醌类中药中多同时含有游离蒽醌和结合蒽醌，测定中药中蒽醌类单体成分的含量时，游离蒽醌可直接测定，而结合蒽醌需经酸水解后再进行测定，测定方法主要是高效液相色谱法。采用十八烷基键合相硅胶为固定相，流动相多采用甲醇-水（或酸水）系统。蒽醌类成分在紫外光区有强吸收，利用高效液相色谱（紫外检测器）测定蒽醌类单体成分，具有灵敏、准确、简便等特点。

（三）萘醌、菲醌类成分含量测定

萘醌类成分见于紫草、地下明珠及其制剂中，如紫草素、肌松素（白花丹醌）等。菲醌类成分多见于含丹参及其制剂中，较重要的如丹参酮Ⅰ、丹参酮ⅡA等。萘醌、菲醌类总成分的含量测定常采用分光光度法，单体成分的含量测定常采用高效液相色谱法。

四、应用实例

【例7-16】 六味安消散中结合蒽醌中的大黄酚和大黄素总量的测定（HPLC法）

（1）主要组成：藏木香、大黄、山奈、北寒水石（煅）、诃子、碱花。

（2）含量测定

①色谱条件与系统适用性试验：以十八烷基硅烷键合硅胶为填充剂；以乙腈-甲醇-0.1%磷酸溶液（42∶23∶35）为流动相；检测波长为254nm。理论板数按大黄酚峰计算应不低于3000。

②对照品溶液的制备：取大黄酚对照品和大黄素对照品适量，精密称定，加甲醇制成每1mL含大黄酚18μg、大黄素8μg的混合溶液，即得。

③供试品溶液的制备

a. 取本品0.8g，精密称定，置具塞锥形瓶中，精密加入甲醇-盐酸（10∶1）混合溶液25mL，称定重量，置80℃水浴中加热回流30分钟，若瓶壁有黏附物，须超声处理去除，再称定重量，用甲醇补充减失的重量，摇匀，滤过，精密量取续滤液2mL，置5mL量瓶中，加2%的氢氧化钠溶液1mL，加甲醇至刻度，摇匀，滤过，取续滤液，用于测定总大黄酚和总大黄素的含量。

b. 取本品0.7g，精密称定，置具塞锥形瓶中，精密加入甲醇25mL，称定重量，超声处理30分钟（功率160W，频率50kHz），放冷，再称定重量，用甲醇补充减失的重量，摇匀，滤过，取续滤液，用于测定游离大黄酚和游离大黄素的含量。

④测定：分别精密吸取对照品溶液与上述两种供试品溶液各10~20μL，注入液相色谱仪，测定，计算总大黄酚和总大黄素的总量与游离大黄酚和游离大黄素的总量；用总大黄酚和总大黄素的总量与游离大黄酚和游离大黄素总量的差值，作为结合蒽醌中大黄酚和大黄素的总量，即得。

（3）说明：方中大黄含有游离蒽醌和结合蒽醌。供试品溶液a用于测定总大黄酚和总大黄素的含量，制备时采用甲醇提取的同时进行酸水解，再加适量的氢氧化钠溶液以中和盐酸。供试品溶液b用于测定游离大黄酚和游离大黄素的含量。游离蒽醌可溶于甲醇，本法直接采用甲醇提取，利用 HPLC 将游离大黄酚和游离大黄素与杂质（包括结合蒽醌）分离并测定。

【例7-17】新清宁片中总蒽醌衍生物的测定（混合碱液比色法）

（1）主要组成：本品为熟大黄经加工制成的片。

（2）含量测定

①对照品溶液的制备：精密称取 1,8-二羧基蒽醌对照品 25mg，置 50mL 量瓶中，加冰醋酸适量使溶解，并稀释至刻度，摇匀。精密量取 2mL，置 100mL 量瓶中，加混合碱溶液（10%氢氧化钠溶液与 4%氨溶液等量混合）至刻度，摇匀，在暗处避光放置 30 分钟即得（每 1mL 含 1,8-二羟基蒽醌 10μg）。

②供试品溶液的制备：取本品 10 片，除去糖衣，精密称定，研细，精密称取 25mg，置 100mL 圆底烧瓶中，加混合酸溶液（取冰醋酸 10mL 与 25%盐酸溶液 2mL，混匀）6mL，置沸水浴中回流 15 分钟，立即冷却，用乙醚分 3 次振摇提取（30mL、5mL、5mL），乙醚液经同一脱脂棉滤入分液漏斗中，药渣再加混合酸溶液 4mL，继续加热回流 15 分钟，立即冷却，用乙醚分 3 次振摇提取（20mL、20mL、5mL），用同一脱脂棉滤入上述分液漏斗中，乙醚提取液用水洗涤 2 次，每次 20mL，弃去水层。乙醚液用混合碱溶液分 3 次振摇提取（50mL、20mL、20mL），合并提取液，置 100mL 量瓶中，加混合碱溶液至刻度，摇匀，取约 20mL 置 100mL 锥形瓶中，称定重量，置沸水浴中回流 15 分钟，立即冷却至室温，再称定重量，用氨试液补足减失的重量，混匀，即得。

③测定：分别取供试品溶液和对照品溶液，在 525nm 波长处立即测定吸收度，计算，即得。

（3）说明：在制备总蒽醌供试品溶液采用了酸水解后再用乙醚萃取得游离醌化合物；在乙醚液中加入混合碱，是根据醌类化合物分子结构中酚羟基具有一定的酸性，在碱性水溶液中易溶，从而达到与其他极性小的化合物分离的目的。

【例7-18】紫草中羟基萘醌总色素的测定（紫外-可见分光光度法）

取本品适量，在 50℃ 干燥 3 小时，粉碎（过三号筛），取约 0.5g，精密称定，置 100mL 量瓶中，加乙醇至刻度，4 小时内时时振摇，滤过。精密量取续滤液 5mL，置 25mL 量瓶中，加乙醇至刻度，摇匀。照紫外-可见分光光度法，在 516nm 波长处测定吸光度，按左旋紫草素（$C_{16}H_{16}O_5$）的吸收系数（$E_{1cm}^{1\%}$）为 242 计算，即得。

第四节　挥发性成分分析

一、概述

挥发性成分是指中药中一类具有芳香气并易挥发的成分，其化学成分复杂，主要包括挥发油类成分和其他分子量较小、易挥发的化合物。挥发油具有止咳、平喘、发汗、解表、祛风、镇痛、抗菌等生物活性。因此，分析含有挥发性成分的中药时，常选择该中药含有的挥发性成分作为定性、定量的指标成分。《中国药典》（2020 年版）中有 108 个中药测定挥发性成分的含量，有 193 个中药以挥发性成分为对照品进行定性鉴别。在含量测定中用 GC 的有 56 个，用 HPLC 的有 50 个。同时测定两种或两种以上挥发性成分的有 26 个。测定中药总挥发油的 32 个。

二、鉴别

挥发性成分的极性较小，制备供试品溶液时，常采用极性小的有机溶剂提取。当中药中含有非挥发性、极性小的干扰杂质时，可采用挥发油提取器法提取挥发性成分，也可采用水蒸气蒸馏法提取，从而与干扰杂质分离。有时可采用升华法提取升华性成分，供鉴别用。

中药中挥发油类成分定性鉴别可采用化学反应法、薄层色谱法、气相色谱法、GC-MS 联用及 GC-FTIR 联用分析。其中薄层色谱法为最常用的鉴别方法。

（一）化学反应法

根据中药中所含挥发油各组分的结构或功能基的化学性质进行鉴别。如含有双键萜类成分可与溴起加成反应使溴水褪色；不饱和萜类成分可被高锰酸钾氧化，而使高锰酸钾溶液褪色；大多数挥发油成分能在浓硫酸（或浓盐酸）存在下与香草醛形成各种颜色的化合物。但由于中药中成分复杂，干扰因素众多，化学反应法的专属性不强。

【例 7-19】 万应锭中冰片的鉴别（化学反应法）

（1）主要组成：胡黄连、黄连、儿茶、冰片、香墨、熊胆粉、人工麝香、牛黄、牛胆汁。

（2）鉴别：取本品 0.15g，研细，进行微量升华，升华物置显微镜下观察，呈不定形的无色片状结晶，加新配制的 1% 香草醛硫酸溶液 1 滴，渐显紫红色。

（3）说明：冰片具有升华性，可以利用升华法提取、分离。利用显微镜观察升华物形状，或加入一定试剂处理后显色加以鉴别。还可取升华物进一步做薄层色谱鉴别。

（二）色谱法

1. 薄层色谱法

（1）吸附剂与展开剂：挥发油中成分复杂，根据其中各组分的结构或功能基可分为萜、醚、酯等类型成分，各类化合物的极性大小不同，其极性大小顺序为烃（萜）<醚<酯<醛、酮<醇、酚<酸。因此，挥发油类成分的薄层鉴别常用硅胶为吸附剂，用不同极性的展开剂进行分离。用正己烷或石油醚可使不含氧的烃类成分展开，而含氧化合物一般留在原点。在正己烷（或石油醚）中加入少量的乙酸乙酯，增大展开剂极性，可将不含氧的烃类成分与含氧化合物较好分离。

（2）显色剂：经薄层分离后的挥发性成分，常需用显色剂显色，少数具有荧光吸收特征的成分可直接在紫外光灯（365nm）下观察荧光。常用显色剂有 0.5%~1.0% 茴香醛（香草醛）-浓硫酸试剂（适用于各类成分），2% 高锰酸钾水溶液（适用于不饱和化合物），2,4-二硝基苯肼试剂（适用于醛、酮类化合物），荧光素-溴试剂（适用于乙烯基化合物），异羟肟酸铁试剂（适用于内酯类化合物），三氯化铁试剂（适用于酚类化合物），0.05% 溴酚蓝乙醇溶液（适用于酸类化合物），硝酸铈铵试剂（适用于醇类化合物），对二甲氨基苯甲醛试剂（适用于薁类化合物），碘化钾-冰醋酸-淀粉试剂（适用于过氧化物）等。

【例 7-20】 香附丸中香附的鉴别（薄层鉴别法）

（1）主要组成：醋香附、当归、川芎、炒白芍、熟地黄、炒白术、砂仁、陈皮、黄芩。

（2）鉴别：取本品水蜜丸 2g，研碎，加石油醚（30~60℃）10mL；或取大蜜丸 4.5g，剪碎，加硅藻土 3g，研匀。加石油醚（30~60℃）25mL，冷浸 30 分钟，时时振摇，滤过，药渣备用；滤液挥干，残渣加乙酸乙酯 1mL 使溶解，作为供试品溶液。另取 α-香附酮对照品，加乙酸乙酯制成每 1mL 含 1mg 的溶液，作为对照品溶液。照薄层色谱法（通则 0502）试验，吸取上述两种溶液各 5μL，分别点于同一硅胶 G 薄层板上，以正己烷-乙酸乙酯（17∶3）为展开剂，展开，取出，晾干，喷以二硝基苯肼乙醇试液，放置片刻。供试品色谱中，在与对照品色谱相应的位置上，显相同的橙红色斑点。

（3）说明：香附中所含香附酮为酮类化合物，可用二硝基苯肼试剂进行显色鉴别。

2. 气相色谱法 常用对照品对照法进行鉴别，即在相同的色谱条件下测定供试品与对照品的保留时间，以确定某组分的存在与否。

【例7-21】西瓜霜润喉片中薄荷脑、冰片的鉴别（GC法）

（1）主要组成：西瓜霜、冰片、薄荷素油、薄荷脑。

（2）鉴别

①供试品、对照品溶液的制备：取本品研细，取约0.5g，精密称定，置具塞锥形瓶中，精密加入水杨酸甲酯0.2mg/mL 5mL摇匀，称定重量，超声处理（功率250W，频率50kHz）20分钟，放冷，再称定重量，用无水乙醇补足减失的重量，摇匀，离心，吸取上清液作为供试品溶液。取薄荷脑对照品、冰片对照品，加无水乙醇制成每1mL含薄荷脑0.6mg和冰片0.3mg的混合溶液，作为对照品溶液。

②色谱条件：气相色谱法测定，改性聚乙二醇20000（PEG-20M）毛细管柱（柱长为30m，柱内径为0.53mm，膜厚度为1.2μm），柱温135℃。

③测定：分别吸取上述对照品溶液和供试品溶液适量，注入气相色谱仪。供试品色谱中应呈现与对照品色谱峰保留时间相同的色谱峰。

（3）说明：本品中薄荷素油、薄荷脑和冰片均含挥发性成分，利用对照品法，采用GC法进行定性鉴别，根据供试品与对照品的保留时间一致，判断薄荷脑和冰片的存在。

3. GC-MS联用与GC-FTIR联用分析 气相色谱具有高分离功能，质谱仪作为气相色谱的检测器，具有测定分子量、快速定性和推断分子结构的高鉴别能力，因此GC-MS特别适合于做多组分混合物中未知组分的定性鉴别，还可修正色谱分析的错误判断，利用多离子检测技术可以检出部分分离甚至未分离开的色谱峰，以增加定性鉴别的准确性和可靠性。

气相-傅立叶变换红外分光光度仪联用，同样具有分离分析的双重功能，增加了定性鉴别能力。

【例7-22】薄荷油中挥发油成分的鉴别（GC-MS联用）

（1）色谱条件：HP-5880A气相色谱仪。检测器FID；SE-52石英毛细管柱，50m×0.2mm；柱温60℃，保持1分钟后以6℃/min程序升温至240℃；载气N₂；柱前压200kPa。

（2）分析条件：岛津QR-1000色谱-质谱仪。载气He；柱前压200kPa；电子轰击离子源（EI），70eV；扫描周期2秒。

（3）测定：取薄荷油，直接进样分析。各分离组分通过标准已知化合物进行GC-MS分析后，得到标准图谱及保留时间，鉴定出11种主要成分，并用归一化法对其主要成分进行定量分析。薄荷油的毛细管气相色谱图见图7-1~图7-4。

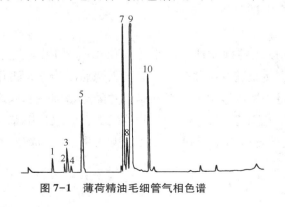

图7-1 薄荷精油毛细管气相色谱

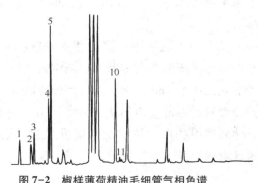

图7-2 椒样薄荷精油毛细管气相色谱

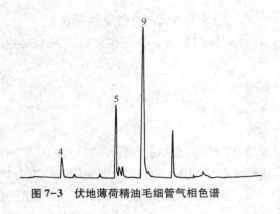
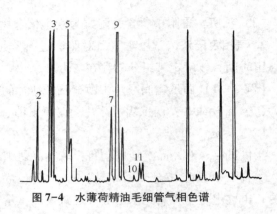

图 7-3 伏地薄荷精油毛细管气相色谱　　　　图 7-4 水薄荷精油毛细管气相色谱

三、含量测定

（一）总挥发油的含量测定

总挥发油的测定常采用挥发油测定器，用蒸馏法测定，可分别测定相对密度在 1.0 以下和 1.0 以上的挥发油含量。

测定用的供试品，除另有规定外，须粉碎使能通过二号至三号筛，并混合均匀。

1. 仪器装置 如图 7-5 所示。A 为 1000mL（或 500mL、2000mL）的硬质圆底烧瓶，上接挥发油测定器 B，B 的上端连接回流冷凝管 C。以上各部均用玻璃磨口连接。测定器 B 应具有 0.1mL 的刻度。全部仪器应充分洗净，并检查接合部分是否严密，以防挥发油逸出。

注：装置中挥发油测定器的支管分岔处应与基准线平行。

2. 测定法

（1）甲法：本法适用于测定相对密度在 1.0 以下的挥发油。取供试品适量（相当于含挥发油 0.5~1.0mL），称定重量（准确至 0.01g），置烧瓶中，加水 300~500mL（或适量）与玻璃珠数粒，振摇混合后，连接挥发油测定器与回流冷凝管。自冷凝管上端加水使充满挥发油测定器的刻度部分，并溢流入烧瓶时为止。置电热套中或用其他适宜方法缓缓加热至沸，并保持微沸约 5 小时，至测定器中油量不再增加，停止加热，放置片刻，开启测定器下端的活塞，将水缓缓放出，至油层上端到达刻度 0 线上面 5mm 处为止。放置 1 小时以上，再开启活塞使油层下降至其上端恰与刻度 0 线平齐，读取挥发油量，并计算供试品中挥发油的含量（%）。

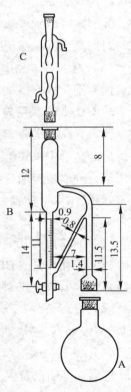

图 7-5 挥发油测定器

（2）乙法：本法适用于测定相对密度在 1.0 以上的挥发油。取水约 300mL 与玻璃珠数粒，置烧瓶中，连接挥发油测定器。自测定器上端加水使充满刻度部分，并溢流入烧瓶时为止，再用移液管加入二甲苯 1mL，然后连接回流冷凝管。将烧瓶内容物加热至沸腾，并继续蒸馏，其速度以保持冷凝管的中部呈冷却状态为度。30 分钟后，停止加热，放置 15 分钟以上，读取二甲苯的容积。然后照甲法自"取供试品适量"起，依法测定，自油层量中减去二甲苯量，即为挥发油量，再计算供试品中含挥发油的含量（%）。

（二）挥发性单体成分含量测定

中药中所含的挥发油均为混合物，常由十几种乃至上百种化合物组成，成分复杂。因此在进行单一成分含量测定时，分离是关键。所以色谱法成为挥发油类成分含量分析的主要方法，尤其是气相色谱法。此外，液相色谱法、紫外分光光度法亦有应用。

1. 气相色谱法　采用气相色谱分析挥发油成分时，多采用毛细管柱。早期使用的填充柱，多用经酸洗并硅烷化处理的硅藻土或高分子多孔小球作为载体。固定液常用聚乙二醇类、硅氧烷类（SE-30、SE-52 等）、阿皮松类和聚酯类等。聚乙二醇和聚酯类对醇、醛、酮、酯等挥发油类成分分离效果好。常用氢火焰离子化检测器（FID），检测器温度为 250~350℃。

测定法有内标法和外标法，常用内标法，以克服进样误差。

为定量克服气相色谱分析中药成分周期长，操作复杂，可能破坏或损失某些成分的缺点，可采用闪蒸气相色谱法，也可用顶空气相色谱分析。

2. 液相色谱法　具有紫外吸收特征的挥发性成分，如桂皮醛、丹皮酚、丁香酚等芳香族化合物，可用高效液相色谱法进行测定。

四、应用实例

【例 7-23】 十滴水中樟脑、桉油精的含量测定（GC 法）

（1）主要组成：樟脑、干姜、大黄、小茴香、肉桂、辣椒、桉油。

（2）含量测定

①色谱条件及系统适用性试验：改性聚乙二醇 20000（PEG-20M）毛细管柱（柱长 30m，内径 0.53mm，膜厚度 1μm）；柱温为程序升温，初始温度为 65℃，以每分钟 6℃ 的速率升温至 155℃。理论板数按樟脑峰计算应不低于 12000。

②校正因子测定：取环己酮适量，加 70% 乙醇溶解制成每 1mL 含 10mg 的溶液，作为内标溶液。分别取樟脑对照品 20mg、桉油精对照品 10mg，精密称定，置同一 10mL 量瓶中，精密加入内标溶液 1mL，加 70% 乙醇至刻度，摇匀。吸取 1μL，注入气相色谱仪，计算校正因子。

③测定：精密量取本品 1mL，置 10mL 量瓶中，精密加入内标溶液 1mL，加 70% 乙醇至刻度，摇匀。吸取 1~2μL，注入气相色谱仪，测定，即得。

（3）说明：本法以樟脑对照品和桉油精对照品作为对照，以环己酮为内标物，采用了内标法对供试品中樟脑、桉油精同时进行含量测定。

【例 7-24】 六味地黄软胶囊中丹皮酚的含量测定（HPLC 法）

（1）主要组成：熟地黄、山茱萸（酒制）、牡丹皮、山药、茯苓、泽泻。

（2）含量测定

①色谱条件与系统适用性试验：以十八烷基硅烷键合硅胶为填充剂；以甲醇-水（65：35）为流动相；检测波长为 274nm。理论板数按丹皮酚峰计算应不低于 3500。

②对照品溶液的制备：取丹皮酚对照品适量，精密称定，加甲醇制成每 1mL 含 20μg 的溶液，即得。

③供试品溶液的制备：取装量差异项下的本品内容物约 0.4g，精密称定，置具塞锥形瓶中，精密加 70% 乙醇 50mL，密塞，称定重量，加热回流 1 小时，放冷，再称定重量，用 70% 乙醇补足减失的重量，摇匀，滤过，取续滤液，即得。

④测定：分别精密吸取上述两种溶液各 10μL，注入液相色谱仪，测定，即得。

（3）说明：本法以丹皮酚对照品作为对照，采用了外标一点法对供试品中牡丹皮的活性成分丹皮酚进行含量测定。

第五节 甾体类成分分析

一、概述

甾体类化合物是广泛存在于自然界中的一类化学成分，包括植物甾醇、胆汁酸、C_{21}甾类、昆虫变态激素、强心苷、蟾毒配基、甾体皂苷、醉茄内酯、甾体生物碱等。这类化合物种类繁多，但它们的结构中都具有环戊烷骈多氢菲的甾体母核。

天然甾类成分的甾核为四个环的稠合方式，A/B 环有顺式或反式稠合，B/C 环为反式（少数例外），C/D 环有顺式、反式两种稠合反式。这类成分的甾体母核上，在 C_3 位有羟基，并可和糖结合成苷，C_{10} 和 C_{13} 有角甲基取代，而 C_{17} 侧链上有显著差别，根据 C_{17} 链结构不同，可以分为胆酸类、强心苷、甾醇和昆虫变态激素、C_{21} 甾体类、甾体皂苷和甾体生物碱等。

《中国药典》（2020 年版）中有 17 个中药饮片，43 个中药制剂测定甾体类含量。有 20 个中药饮片，127 个中药制剂以甾体类为对照品进行定性鉴别。

二、鉴别

用于中药中甾体成分鉴别的方法有颜色反应法、薄层色谱法及高效液相色谱法。其中薄层色谱法为《中国药典》（2020 年版）收载的主要方法。

常用薄层板为硅胶 G 和硅胶 GF_{254}。常用展开剂为：①脂蟾酥配基、华蟾酥配基多以环己烷-三氯甲烷-丙酮为展开剂；②甾体皂苷多以三氯甲烷-甲醇-水为基本展开剂，同时可加入一定量的正丁醇、乙酸乙酯等改善分离效果，苷元多以丙酮-苯丙酮-三氯甲烷、三氯甲烷-甲醇为展开剂；③甾醇类多以乙醚-三氯甲烷、异辛烷-乙酸、异辛烷-乙酸乙酯、正己烷-乙酸乙酯等为展开剂；④胆汁酸多以异辛烷-乙酸乙酯-冰醋酸、异辛烷-正丁醇-水、正丁醇-醋酸-水为展开剂。

显色剂：①10%硫酸乙醇溶液；②5%香草醛硫酸溶液；③10%磷钼酸乙醇溶液；④30%硫酸；⑤五氯化锑试剂等。甾体成分与试剂反应后大多在日光下呈绿色或紫红色，有时显色后也可在紫外光灯（365nm）下观察荧光。

【例 7-25】六应丸（薄层色谱法）

（1）主要组成：丁香、蟾酥、雄黄、牛黄、珍珠、冰片。

（2）鉴别：取本品 30 丸，研碎，加三氯甲烷 1mL 振摇放置 1 小时，取上清液作为供试品溶液。另取脂蟾毒配基对照品，加三氯甲烷制成每 1mL 含 1mg 的溶液，作为对照品溶液。吸取上述两种溶液各 4μL，分别点于同一硅胶 G 薄层板上，以环己烷-三氯甲烷-丙酮（4∶3∶3）为展开剂，在用展开剂预平衡 15 分钟的展开缸内，展开，取出，晾干，喷以 10%硫酸乙醇溶液，加热至斑点显色清晰。供试品色谱中，在与对照品色谱相应的位置上，显相同的蓝绿色斑点。

脂蟾毒配基可溶于三氯甲烷，在强酸性条件下能发生显色反应，因此，本法用三氯甲烷提取脂蟾毒配基，在 10%硫酸条件下显色，日光下观察其颜色。

《中国药典》（2020 年版）收载含蟾酥的中药制剂，如果以蟾毒配基为特征性组分进行鉴别时，大多采用如上薄层色谱条件。

【例 7-26】复方熊胆滴眼液（薄层色谱法）

（1）主要组成：熊胆粉、天然冰片。

（2）鉴别：取本品 2mL，加 30%氢氧化钠溶液 1.5mL，置沸水浴上水解 10 小时，放冷，滴加盐酸调节 pH 值至 1~2，用乙酸乙酯振摇提取 4 次，每次 10mL，合并乙酸乙酯提取液，蒸干，残渣加甲醇 2mL 使溶解，作为供试品溶液。另取熊去氧胆酸对照品和鹅去氧胆酸对照品，加甲醇制成每 1mL 各含 0.6mg 的混合溶液，作为对照品溶液。吸取上述两种溶液各 1μL，分别点于同一硅胶 G 薄层板上，以异辛烷-异丙酸-正丁醇-冰醋酸-水（6：3：1.8：3：0.6）的上层溶液为展开剂，展开，取出，晾干，喷以 20%硫酸乙醇溶液，在 105℃加热至斑点显色清晰，置紫外光灯（365mn）下检视。供试品色谱中，在与对照品色谱相应的位置上，显相同颜色的荧光斑点。

（3）说明：熊胆中特征性胆汁酸成分为牛磺熊去氧胆酸和牛磺鹅去氧胆酸，采用 30%氢氧化钠可将成分提取，并碱解为熊去氧胆酸和鹅去氧胆酸，经盐酸调节提取液 pH 值之后，熊去氧胆酸和鹅去氧胆酸以游离态存在，其易溶于亲脂性溶剂，可用乙酸乙酯提取出来。胆汁酸类成分可用 10%硫酸或 10%磷钼酸加热后显色。

《中国药典》（2020 年版）收载含牛黄、人工牛黄、熊胆粉、猪胆粉的中药制剂，常以胆酸、去氧胆酸、熊去氧胆酸、鹅去氧胆酸、猪去氧胆酸为特征性组分进行鉴别。若以胆酸为指标，大多数直接采用甲醇、乙酸或三氯甲烷提取；若以熊去氧胆酸、鹅去氧胆酸、猪去氧胆酸为指标，大多数采用如上薄层色谱条件。

【例 7-27】二母安嗽丸（薄层色谱法）

（1）主要组成：知母、玄参、罂粟壳、麦冬、款冬花、紫菀、苦杏仁、百合、浙贝母。

（2）鉴别：取本品 9g，剪碎，加硅藻土 6g，研匀，加乙醇 50mL，加热回流 40 分钟，放冷，滤过，滤液蒸干，残渣加水 5mL 使溶解，通过 D101 型大孔吸附树脂柱（内径为 1cm，柱高为 10cm），用水 50mL 洗脱，弃去水洗液，再用 70%甲醇 50mL 洗脱，收集洗脱液，加盐酸 2mL，加热回流 40 分钟，蒸干，残渣加水 20mL 使溶解，加乙酸乙酯振摇提取 2 次，每次 20mL，合并乙酸乙酯液，蒸干，残渣加甲醇 2mL 使溶解，作为供试品溶液。另取菝葜皂苷元对照品，加甲醇制成每 1mL 含 1mg 的溶液，作为对照品溶液。吸取上述两种溶液各 5~10μL，分别点于同一硅胶 G 薄层板上，以甲苯-丙酮（9：1）为展开剂，展开，取出，晾干，喷以 5%香草醛硫酸溶液，在 105℃加热至斑点显色清晰。供试品色谱中，在与对照品色谱相应的位置上，显相同颜色的斑点。

（3）说明：采用乙醇将知母中知母皂苷提取，因制剂中药材种类较多，故经大孔树脂富集知母皂苷类成分，富集液经盐酸水解为菝葜皂苷元后，极性降低，易溶于亲脂性溶剂，可用乙酸乙酯提取出来。甾体皂苷可用香草醛硫酸或硫酸类的通用显色剂显色。

《中国药典》（2020 年版）收载含知母、菝葜、重楼的中药制剂，常以甾体皂苷或苷元为特征性组分进行鉴别，若以苷元为指标大多采用如上薄层色谱条件。

三、含量测定

中药制剂中甾体类成分的定量分析包括甾体总皂苷测定和单一甾体成分的测定。

测定甾体总皂苷类成分一般用重量法。单一甾体成分的含量测定主要为薄层色谱法和高效液相色谱法。

（一）甾体总皂苷的含量测定

可采用重量法测定，将甾体成分从中药制剂中提取分离出来，用适宜的方法使其生成沉淀，直接称重并计算样品甾体总皂苷的含量。

【例 7-28】 地奥心血康胶囊中甾体总皂苷的含量测定

（1）主要组成：地奥心血康（黄山药或穿龙薯蓣的根茎提取物）。

（2）含量测定：取装量差异项下的本品内容物，混合均匀，取适量（约相当于甾体总皂苷元 0.12g），精密称定，置 150mL 圆底烧瓶中，加硫酸 40% 乙醇溶液（取 60mL 硫酸，缓缓注入适量的 40% 乙醇溶液中，放冷，加 40% 乙醇溶液至 1000mL，摇匀）50mL 置沸水浴中回流 5 小时，放冷，加水 100mL 摇匀，用 105℃ 干燥至恒重的 4 号垂熔玻璃坩埚滤过，沉淀用水洗涤至滤液不显酸性，105℃ 干燥至恒重，计算，即得。

本品每粒含甾体总皂苷以甾体总皂苷元计，不得少于 35mg。

（二）单一甾体成分的含量测定

1. 薄层色谱扫描法　薄层色谱法是测定中药制剂中单一甾体成分的有效方法之一。样品经提取后，分离纯化制成供试品，采用薄层色谱操作，在薄层板上显色或直接扫描测定。

2. 高效液相色谱法　高效液相色谱法是甾体类成分含量测定常用的方法，如脂蟾毒配基、华蟾毒配基、胆酸、皂苷、牛磺熊去氧胆酸等的含量测定。该方法具有灵敏度高、专属性强、分离效果好、分离速度快、样品用量少等优点。

甾体类成分分子结构较大，带有少量的羟基或羧基，化合物为中性或弱酸性，一般以十八烷基硅烷键合硅胶为填充剂，乙腈-水或甲醇-水为流动相，为了改善峰形和分离度，有时可加入一定量的酸或缓冲盐。多采用紫外光检测器，检测波长为 200~210nm，也可采用蒸发光散射检测器。

四、应用实例

【例 7-29】 牙痛一粒丸中脂蟾毒配基和华蟾毒配基的含量测定（HPLC 法）

（1）主要组成：蟾酥、朱砂、雄黄、甘草。

（2）色谱条件与系统适用性试验：以十八烷基硅烷键合硅胶为填充剂；以乙腈-水（50∶50）为流动相；检测波长为 296nm。理论板数按华蟾酥毒基峰计算应不低于 4000。

（3）对照品溶液的制备：取华蟾酥毒基对照品、脂蟾毒配基对照品各适量，精密称定，加甲醇制成每 1mL 含华蟾酥毒基、脂蟾毒配基各 50μg 的混合溶液，即得。

（4）供试品溶液的制备：取本品研细，取约 75mg，精密称定，置具塞锥形瓶中，精密加入甲醇 25mL 密塞，称定重量，超声处理（功率 250W，频率 33kHz）30 分钟，放冷，再称定重量，用甲醇补足减失的重量，摇匀，滤过，取续滤液，即得。

（5）测定：分别精密吸取对照品溶液与供试品溶液各 10μL，注入液相色谱仪，测定，即得。

本品每 1g 含蟾酥以华蟾酥毒基（$C_{26}H_{34}O_{60}$）和脂蟾毒配基（$C_{24}H_{32}O_4$）的总量计，不得少于 5mg。

【例 7-30】 牛黄蛇胆川贝液中胆酸的含量测定（HPLC 法）

（1）主要组成：人工牛黄、川贝母、蛇胆汁、薄荷脑。

（2）色谱条件与系统适用性试验：以十八烷基硅烷键合硅胶为填充剂；以甲醇-0.2% 醋酸溶

液（75∶25）为流动相；用蒸发光散射检测器检测。理论板数按胆酸峰计算应不低于3000。

（3）对照品溶液的制备：取胆酸对照品适量，精密称定，加甲醇制成每1mL含80μg的溶液，即得。

（4）供试品溶液的制备：精密量取本品10mL，加稀盐酸1mL，用三氯甲烷振摇提取5次，每次15mL，合并三氯甲烷液，蒸干，残渣加甲醇使溶解并转移至10mL量瓶中，加甲醇至刻度，摇匀，滤过，取续滤液，即得。

（5）测定：分别精密吸取对照品液5μL、20μL，供试品溶液10μL，注入液相色谱仪，测定，以外标两点法对数方程计算，即得。

本品每1mL含人工牛黄和蛇胆汁以胆酸（$C_{24}H_{40}O_5$）计，不得少于45μg。

第六节　多糖类成分分析

一、概述

多糖又称多聚糖（polysaccharides），是存在于自然界的醛糖和（或）酮糖通过糖苷键连接在一起的高分子聚合物。一般分为两类，一类为水不溶性多糖，主要是动植物体内的支撑组织，如纤维素、甲壳素等，分子呈直糖链型；另一类为水溶性多糖，如动植物体内的营养物质菊糖、淀粉、树胶和黏液质等，多为支糖链型。

研究发现，植物多糖也是中药药效物质基础之一。黄芪多糖、人参多糖、香菇多糖、灵芝多糖、猪苓多糖等均具有调节免疫作用；昆布多糖具有调节血脂的作用；银耳多糖能够保护CCl_4引起的肝损伤；南瓜多糖具有调节血糖作用；鹿茸多糖具有抗溃疡作用；车前子多糖具有止泻作用。多糖已经成为中药分析中非常重要的一类成分分析。

《中国药典》（2020年版）中有11个中药材或饮片测定总多糖含量；1个中药制剂测定总多糖的含量。

二、鉴别

（一）薄层色谱法

多糖可采用酸水解将其水解成较小的片段，控制酸的浓度、温度、时间等，可达到部分水解的目的，然后进行薄层鉴别。

薄层色谱法分离糖常用的吸附剂或载体有硅胶、纤维素、硅藻土等。由于糖是多羟基化合物，极性强，容易吸附，常用含有无机盐的水溶液，如0.3mol/L磷酸二氢钠水溶液制备硅胶薄层板，使硅胶吸附能力降低，斑点集中，改善分离效果，提高载样量。由于糖的极性大，展开剂常用极性较大的含水溶剂系统，如丙酮-水（96∶4）、正丁醇-醋酸-水（4∶1∶5）、正丁醇-乙酸乙酯-异丙醇-醋酸-水-吡啶（7∶20∶12∶7∶6∶6）；显色剂有1,3-二羟基萘硫酸溶液（0.2% 1,3-二羟基萘乙醇溶液与硫酸临用前按1∶0.04体积比混合），或苯胺-邻苯二甲酸的正丁醇饱和水溶液等。

（二）纸色谱法

多糖可用硫酸将其水解成单糖，然后进行纸色谱鉴别。常用的展开系统有正丁醇-乙醇-水

（4:1:5）、正丁醇-乙醇-水（10:1:2）、乙酸乙酯-吡啶-水（8:2:1）、正丁醇-吡啶-水（6:4:3）、正丁醇-吡啶-水-苯（50:30:30:4.5）、75%异丙醇-乙醇（9:1）、氯仿-甲醇-5%醋酸（8:2:0.5）、正丁醇-丙酮-水（4:5:1）；显色剂有改良 Seliwanoff 试剂、α-萘酚试剂、苯胺-邻苯二甲酸的正丁醇饱和水溶液、甲苯胺蓝试剂、Somogyi 试剂、1%碘乙醇试剂。

如南瓜多糖的鉴别，以氯仿-甲醇-5%醋酸（8:2:0.5）或正丁醇-丙酮-水（4:5:1）展开，喷硫酸-苯酚试剂，显3个紫红色斑点。

（三）电泳法

用于多糖鉴别的电泳法主要有滤纸电泳、玻璃纤维纸电泳、醋酸纤维薄膜电泳和凝胶电泳，以凝胶电泳较为常用。

1. 琼脂糖电泳　离琼脂糖板下端边缘 1cm 处挖直径 0.2cm 的孔，加样量 3~5μL（1~10μg 多糖）。用毛细管或微量进样器点样。在电压 150V 下电泳 1.5 小时，取出晾干后，甲苯胺蓝溶液染色，并以醋酸-乙醇-水（0.5:5:5）脱色，斑点清晰，向阳极泳动。因甲苯胺蓝不易使中性糖染色，故样品以酸性多糖为宜。琼脂糖凝胶的浓度、厚度、供试品的点样浓度及点样量对电泳结果均有影响。

2. 聚丙烯酰胺凝胶电泳　聚丙烯酰胺凝胶垂直管型盘状电泳，电压 500V，电泳每管 2mA，电泳 2.5 小时，用高碘酸 Schiff 试剂染色，中性多糖得紫红色带。如多糖分级不好，则色带宽，不均一。如有未除净的蛋白，一般移动速度较快，呈较深的紫色窄带。也可用麝香草酚溶液或阿利新蓝染色。

（四）高效液相色谱法

由于结构复杂，多糖中单糖组成测定是多糖定性鉴别的重要环节，因此，可将多糖水解，用氨基柱，以乙腈-水（75:25）为流动相，示差折光检测器可检出不同单糖组分。此外，还可利用糖在碱性条件下，能够阴离子化的特性，以氢氧化钠和去离子水为洗脱剂，用离子色谱仪测定。该法不需对糖进行衍生化能够，样品处理方法简单，干扰小，灵敏度高。

（五）气相色谱-质谱联用

多糖水解液中和后，制成硅烷化衍生物可增加其挥发性，进行气相色谱分析，也可用质谱检测。GC-MS 不仅可测出多糖的组成，并且可测得单糖之间的摩尔比。酸水解是否完全的条件控制对单糖组分的检测尤为重要。如聚己糖水解条件通常为 1mol/L 硫酸于 100℃水解 4~6 小时；戊聚糖水解条件为 0.25mol/L 硫酸于 70℃水解 8 小时；氨基葡聚糖则为 4mol/L 硫酸于 100℃水解 9 小时；对连有阿拉伯呋喃糖的多糖，其阿拉伯糖部分极易水解，必须严格控制水解条件，以防发生降解反应。

三、含量测定

（一）总多糖的测定

总多糖的含量测定多采用在样品中加入适当的试剂显色后，在可见光区测定吸光度，计算含量。其原理是根据糖的还原性将糖转为糠醛衍生物后进行测定。常用的比色方法有苯酚-硫酸比色法、蒽酮-硫酸比色法、3,5-二硝基水杨酸（DNS）比色法等。

1. 苯酚-硫酸比色法 糖经浓无机酸处理脱水产生糠醛或糠醛衍生物，生物能与酚类化合物缩合成有色物质。苯酚-硫酸试剂可与游离的己糖、戊糖或多糖中的己糖、戊糖、糖醛酸起显色反应，己糖在490nm波长处、戊糖及糖醛酸在480nm波长处有最大吸收，吸收度与糖的含量成正比。

该方法简便，快速，灵敏。苯酚-硫酸比色法为测定多糖的经典方法之一，苯酚、硫酸的用量、显色时间、温度、放置时间等因素均会影响测定结果。

2. 蒽酮-硫酸比色法 是测定样品中总糖量的一个灵敏、快速、简便的方法。其原理是糖类在较高温度下被硫酸作用脱水生成糠醛或糠醛衍生物后与蒽酮（$C_{14}H_{10}O$）缩合成蓝色化合物，在620nm处有最大吸收。溶液含糖量在每毫升150微克以内，与蒽酮反应生成的颜色深浅与糖量成正比。

蒽酮不仅能与单糖，也能与双糖、糊精、淀粉等直接起作用，样品不必经过水解。

3. 3,5-二硝基水杨酸（DNS）比色法 在碱性溶液中，3,5-二硝基水杨酸与还原糖发生氧化还原反应，生成3-氨基-5-硝基水杨酸，该产物在煮沸条件下显棕红色，且在一定浓度范围内，其颜色的深浅与还原糖含量成比例关系，可用于比色法测定还原糖含量。因其显色的深浅只与糖类游离出还原基团的数量有关，而对还原糖的种类没有选择性，故DNS方法适合用在多糖（如纤维素、半纤维素和淀粉等）水解产生的多种还原糖体系中。

取样品（含糖50~100μg），加入3mL DNS试剂，沸水浴煮沸15分钟显色，冷却后用蒸馏水稀释至25mL，在550nm波长处测吸收度。以葡萄糖作对照，计算样品中糖含量。

该方法为半微量定量法，操作简单、快速，杂质干扰小，尤其适合批量测定。如样品中含酸，可加入2%的氢氧化钠。显色剂不能放置太久。

4. 氧化-还原滴定法 将多糖水解后可利用氧化-还原滴定法测定含量。

（二）多糖组分的测定

具有特定相对分子质量的多糖组分也可采用HPLC法（凝胶柱、离子交换柱），以已知分子量的多糖对照品作对照，确定其分子量；再将其酸水解后进行HPLC法测定，确定其组成（单糖种类、比例），以单糖的量推算多糖的含量。检测器多用示差折光检测器，通常用氨基键合硅胶柱分离，但其稳定性差，可在流动相中加入0.01%TEPA（四乙酸胺）来避免这一问题。如乙腈-水（85∶15，含0.01%TEPA）为流动相，果糖、蔗糖、葡萄糖、山梨糖醇均能得到良好分离。

四、糖谱法

糖谱法（saccharide mapping）通过系列定位酶切技术联用各种色谱，如高效分子排阻色谱法（HPSEC）、高效薄层色谱（HPTLC）和聚丙烯酰胺凝胶色谱（PAGE）等分析技术，实现对多糖的定性分析和定量检测。糖谱法的基本流程如下。首先采用色谱技术建立待测多糖酶解前的特征图谱；随后采用糖苷酶定位水解待测多糖，并采用相应的色谱方法比较多糖对糖苷定位酶解的响应特征，实现待测多糖的辨别；进一步采用色谱技术分离分析待测多糖酶解产物，并以其中稳定和特异的多糖水解片段为指标，实现多糖的定性定量分析。与多糖其他定性定量方法相比，糖谱法以酶催化水解，具有选择性好、特异性高、反应条件温和、产物稳定等优点，是一种高效、特异的多糖质量控制策略。

PAGE是一种十分便捷的多糖酶解产物分离技术，适用于高聚合度的糖分析。其具有分辨率高、重复性好、稳定性高、可多个样品同时分析等特点。由于糖类化合物不带紫外或荧光基团，通常在进行 PACE 分析之前，需要对水解产物做衍生化处理，8-氨基萘-1,3,6-三磺酸钠（ANTS）和1-氨基芘-3,6,8-三磺酸（APTS）是针对糖类化合物还原端的衍生化试剂，2 种试剂均同时具有紫外和荧光基团，具有较高的灵敏度。HPTLC 同样具备简便快速、高效灵敏等特点，适合低聚合度糖和单糖的分析，检测用苯胺-二苯胺显色法灵敏度优于液相色谱常用的示差检测器（RID）和蒸发光散射（ELSD）检测器。PACE 和 HPTLC 组合使用可全面分析多糖的水解特征。

高效分子排阻色谱-示差折光检测器（HPSEC-RID）和高效分子排阻色谱-蒸发光散射检测器（HPSEC-ELSD）法是通过选用凝胶排斥色谱柱，以不同分子量的葡聚糖作为标准，在 RID 或 ELSD 检测器中检测样品。HPSEC-RID 和 HPSEC-ELSD 法需要建立相应多糖对照品的标准曲线，通过标准曲线对多糖定量。但由于多糖较为复杂，很难获得相应多糖的对照品。高效分子排阻色谱联用多角度激光散射检测器和示差检测器（HPSEC-MALLS-RID）通过 HPSEC 分离多糖后，采用 MALLS 测定多糖的相对分子质量，最后采用多糖浓度与多糖比折光指数增量值的关联方程求算出多糖含有量。

五、应用实例

【例 7-31】泌石通胶囊中槲叶干浸膏的测定（3,5-二硝基水杨酸比色法）

（1）主要组成：槲叶干浸膏、滑石粉。

（2）含量测定

①对照品溶液的制备：取无水葡萄糖对照品适量，精密称定，加水溶解制成每 1mL 含无水葡萄糖 0.25mg 的溶液，摇匀，即得。

②供试品溶液的制备：取本品内容物，研匀，取 2g，精密称定，置索氏提取器中，加入85%乙醇提取至无色，取出，残渣挥尽乙醇，置 100mL 量瓶中，加沸水使溶解，放冷，加水至刻度，摇匀，即得。

③总糖供试品溶液的制备：精密量取供试品溶液 5mL，加 6mol/L 的盐酸溶液 5mL，置沸水浴中加热 30 分钟后，取出，冷却，加酚酞指示液 1 滴，用 6mol/L 的氢氧化钠中和至微红色，定量转移至 25mL 的量瓶中，并稀释至刻度，摇匀，离心，取上清液，备用。

④还原糖供试品溶液的制备：精密量取供试品溶液 5mL，置 25mL 量瓶中，加水稀释至刻度，摇匀，即得。

⑤测定法：精密量取对照品溶液、总糖供试品溶液、还原糖供试品溶液各 2mL，置 25mL 量瓶中，分别加入 3,5-二硝基水杨酸溶液 1.5mL，摇匀，置沸水浴中加热 5 分钟，迅速用凉水冷却，加水至刻度，摇匀，以水 2mL，同法制成空白溶液，照紫外-可见分光光度法（通则 0401 测定）。在 530nm 波长处分别测定吸光度，计算，即得。

本品每粒含槲叶干浸膏以槲叶多糖［以无水葡萄糖（$C_6H_{12}O_6$）计算］计，不得少于 10.0mg。

【例 7-32】复方雄蚕蛾胶囊中总多糖的含量测定（苯酚-硫酸比色法）

（1）主要组成：雄蚕蛾、枸杞子。

（2）含量测定

①对照品溶液的制备：精密称取 105℃ 干燥至恒重的无水葡萄糖对照品 25mg，置 250mL 量瓶中，加适量水溶解，稀释至刻度，摇匀，配制成每毫升含无水葡萄糖 0.1mg 的对照品溶液。

②标准曲线的制备：精密量取对照品溶液 0.2mL、0.4mL、0.6mL、0.8mL、1.0mL，分别置

具塞试管中，加水至 2.0mL，各精密加入 5% 苯酚溶液 1mL，摇匀，迅速精密加入硫酸 5mL，摇匀，放置 10 分钟，置 40℃ 水浴中保温 15 分钟，取出后迅速冷却至室温，以相应的试剂为空白。照紫外分光光度法，在 490nm 波长处测定吸收度，以吸收度为纵坐标，对照品溶液浓度为横坐标，绘制标准曲线。

③测定：取 6 颗胶囊，将其内容物置于三角瓶中，加蒸馏水溶解并稀释至刻度，摇匀，超声待糖全溶后，将杂质过滤，滤液置旋转蒸发仪中蒸发，蒸发完全后用无水乙醇溶解，超声溶解充分，滤掉杂质，然后将滤液置旋转蒸发仪中蒸发，再用蒸馏水溶解，溶液移至 250mL 容量瓶中加蒸馏水溶解并稀释至刻度，摇匀，精密量取 0.1mL，照标准曲线制备项下的方法，自"加水至 2mL"起，依法测定吸光度，计算，即得。

【例 7-33】 补阳还五汤中多糖的含量测定（蒽酮-硫酸比色法）

（1）主要组成：黄芪、川芎、赤芍、桃仁、地龙、当归、红花。

（2）含量测定

①对照品溶液的制备：取无水葡萄糖对照品适量，精密称定，加水制成每 1mL 含无水葡萄糖 10.0mg 的溶液，即得。

②标准曲线的制备：分别取 0、0.5mL、1.0mL、1.5mL、2.0mL、2.5mL 定容于 25mL 容量瓶中，配成 0μg/mL、200μg/mL、400μg/mL、600μg/mL、800μg/mL、1000μg/mL 的溶液，用加样枪取 0.1mL 葡萄糖于各试管中，加入蒽酮 7mL，摇匀，迅速浸入水中冷却，沸水浴 10 分钟，冷却，以相应的试剂为空白。照紫外分光光度法，在 620nm 处测定，以吸收度为纵坐标，对照品溶液浓度为横坐标，绘制标准曲线。

③供试品溶液的制备：取补阳还五汤浓缩液 100mL，加入 95% 乙醇沉淀 2 小时，离心取残渣，用 Sevag 法除蛋白（重复 4~5 次），加适量水，置于微波反应器中水浴回流提取，加入活性炭脱色，再离心得到多糖溶液，稀释至适当倍数。

④测定：用加样枪从稀释后的提取液中取出 0.1mL，加入 7mL 蒽酮试剂，摇匀，沸水浴 10 分钟后，及时取出，放入冷水中冷却，以相应试剂为空白，照紫外-可见分光光度法，在 620nm 处测定吸光度，计算。

第七节　其他类型成分分析

一、有机酸类成分分析

有机酸类（organic acid）是指一些具有酸性的有机化合物。最常见的有机酸是羧酸，其酸性源于羧基（—COOH），磺酸（—SO₃H）、亚磺酸（RSOOH）、硫羧酸（RCOSH）等也属于有机酸。有机酸可与醇反应生成酯。有机酸广泛存在于植物的叶、花、茎、果、种子、根等各部分，如中药木瓜、山楂、乌梅、川芎、五倍子、肿节风、当归等。

（一）概述

有机酸类成分是中药中一类重要的有效成分，具有多方面的生理活性。如阿魏酸具有抑制血小板聚集的作用；齐墩果酸具有防治脂肪肝、抗动脉粥样硬化的作用；绿原酸具有抗炎、利胆的作用；琥珀酸、水杨酸、丁香酸等具有防治冠心病的作用；胆酸、熊去氧胆酸等成分具有清热、消炎、解痉等作用；油酸具有抗癌的作用等。

羧酸的官能团是羧基，除甲酸外，都是由烃基和羧基两部分组成。中药中的有机酸根据烃基的结构不同可以分为脂肪族有机酸、芳香族有机酸和萜类有机酸。羧基与脂肪烃基相连结者，称为脂肪族有机酸；若脂肪烃基中仅有饱和键，则称为饱和脂肪族有机酸（琥珀酸、柠檬酸、苹果酸、酒石酸、棕榈酸等）；若脂肪烃基中含有不饱和键，则称为不饱和脂肪族有机酸（油酸、巴豆酸、巴豆油酸等）。羧基与芳香烃基相连结者，称为芳香族有机酸（咖啡酸、阿魏酸、香草酸、原儿茶酸、没食子酸等）。如果有机酸中含有萜类结构，就可称为萜类有机酸（甘草酸、甘草次酸、齐墩果酸、灵芝酸、熊果酸、山楂酸等）。此外还可以根据其分子中所含羧基的数目不同分为一元有机酸、二元有机酸和多元有机酸。

有机酸结构中常含有的羧基、磺酸基等酸性官能团使分子酸性较高，在植物体内常与金属离子或生物碱结合成盐存在，其一价金属盐都易溶于水，而二价或三价金属盐较难溶于水。有机酸具有一般羧酸的性质，可生成酯、酰氯、酰胺等衍生物。八碳以下的低级脂肪酸及不饱和脂肪酸常温时多为液体，脂肪二羧酸、三羧酸和芳香酸等则为固体化合物。

有机酸的溶解度与其结构有关，低级脂肪酸比高级脂肪酸更易溶于水，含极性基团（如羧基、羟基等）越多，则在水中溶解度越大，故三羟酸、二羟酸比单羧酸在水中溶解度大，含羟基的羧酸比不含羟基的更易溶于水。而芳香酸类难溶于水。一般有机酸能溶于酒精或乙醚等有机溶剂，但难溶或不溶于石油醚。

《中国药典》（2020年版）中，对有机酸类成分的鉴别主要采用薄层色谱法；含量测定项分析对象为有机酸类成分，主要为熊果酸、绿原酸、枸橼酸、阿魏酸、没食子酸、齐墩果酸、胆酸等，分析方法主要为高效液相色谱法，薄层色谱扫描法少量使用，采用滴定法或分光光度法进行总酸含量测定。

（二）鉴别

中药中有机酸类成分的鉴别方法有显色反应、薄层色谱法及高效液相色谱法。薄层色谱法为《中国药典》（2020年版）收载的主要方法。

1. 薄层色谱法 有机酸的鉴别多采用薄层色谱法，常用的吸附剂是硅胶、聚酰胺等。当硅胶为吸附剂时，采用极性较大的展开剂，为了防止有机酸在展开过程中发生离解，常在展开剂中加入一定量的甲酸、乙酸等以消除因解离而产生的拖尾现象。选择聚酰胺为吸附剂时，常用酸性溶剂展开。薄层色谱展开后，有荧光的有机酸如绿原酸、阿魏酸等，可在UV光下观察；无色又无荧光的有机酸需喷显色试剂，常用的显色剂有溴甲酚绿、溴甲酚紫、溴酚蓝、磷钼酸试剂、碘蒸气等。

【例7-34】山楂中有机酸鉴别（薄层色谱法）

取本品粉末1g，加乙酸乙酯4mL，超声处理15分钟，滤过，取滤液作为供试品溶液。另取熊果酸对照品，加甲醇制成每1mL含1mg的溶液，作为对照品溶液。照薄层色谱法，吸取上述两种溶液各4μL，分别点于同一硅胶G薄层板上，以甲苯-乙酸乙酯-甲酸（20∶4∶0.5）为展开剂，展开，取出，晾干，喷以硫酸乙醇溶液（3→10），在80℃加热至斑点显色清晰。供试品色谱中，在与对照品色谱相应的位置上，显相同的紫红色斑点；置紫外光灯（365nm）下检视，显相同的橙黄色荧光斑点。

2. 化学显色法 有机酸结构中含有羧基，可利用羧基与某些显色剂产生颜色反应进行鉴别。如有机酸能与氯化钙、醋酸铅或氢氧化钡生成不溶于水的盐产生沉淀；有机酸还可与醇反应生成酯，与氨或胺类缩合生成酰胺等。

3. 高效液相色谱法 可用于有机酸定性分析，具有准确、快速等优点。中药含有多种化学成分，采用高效液相色谱法鉴别有机酸类成分，供试品需进行预处理，以减少干扰。

（三）含量测定

中药中如含有有机酸类成分，可根据要求测定总有机酸含量、有机酸单体成分的含量。

1. 总有机酸含量测定

（1）酸碱滴定法：药材中总有机酸的含量测定，一般采用酸碱滴定法，根据指示剂的颜色变化来确定滴定终点。但中药提取液的颜色往往比较深，从而干扰了滴定终点的确定，这种情况可采用电位滴定法，此法用于中药中总有机酸含量的测定更为准确。或在酸碱滴定前对中药提取液进行预处理，进一步纯化，使其澄清，便于准确地确定滴定终点。如以 0.1mol/L 的氢氧化钠溶液为滴定液，以枸橼酸为对照品，测定中药山楂中总有机酸的含量。

【例 7-35】 山楂中总有机酸含量测定（滴定法）

取本品细粉约 1g，精密称定，精密加入水 100mL，室温下浸泡 4 小时，时时振摇，滤过。精密量取续滤液 25mL，加水 50mL，加酚酞指示液 2 滴，用氢氧化钠滴定液（0.1mol/L）滴定，即得。每 1mL 氢氧化钠滴定液（0.1mol/L）相当于 6.404mg 的枸橼酸（$C_6H_8O_7$）。

本品按干燥品计算，含有机酸以枸橼酸（$C_6H_8O_7$）计，不得少于 5.0%。

（2）分光光度法：部分有机酸可与显色剂反应生成有色物质，可采用分光光度法测定总有机酸含量。选择恰当的方法进行前处理，除去干扰杂质，提高准确性和灵敏度。如以咖啡酸为对照，采用三氯化铁-铁氰化钾显色，在 700nm 处测定冬葵果中总有机酸的含量。

2. 单体有机酸类成分的含量测定

（1）高效液相色谱法：中药中的各种有机酸均可采用高效液相色谱法进行含量测定。检测器、色谱柱、流动相则根据化合物的具体理化性质进行选择。如绿原酸、没食子酸、桂皮酸、阿魏酸等有较强的紫外吸收，可选择紫外检测器进行测定。而齐墩果酸、灵芝酸、熊果酸、山楂酸等成分紫外吸收弱，选择蒸发光散射检测器效果较好。需要注意的是，有机酸在水中很容易发生电离，产生多峰现象，一般使用酸性流动相来抑制有机酸的离解，如在流动相中加入磷酸盐缓冲液、冰醋酸、磷酸等。如采用高效液相色谱法，测定中药金银花中绿原酸的含量。《中国药典》（2020 年版）中有机酸类单体成分的定量分析主要采用高效液相色谱法。

【例 7-36】 夏枯草中迷迭香酸的含量测定（高效液相色谱法）

①色谱条件与系统适用性试验：以十八烷基硅烷键合硅胶为填充剂；以甲醇-0.1%三氟醋酸溶液（42∶58）为流动相；检测波长为 330nm。理论板数按迷迭香酸峰计算应不低于 6000。

②对照品溶液的制备：取迷迭香酸对照品适量，精密称定，加稀乙醇制成每 1mL 含 0.5mg 的溶液，即得。

③供试品溶液的制备：取本品粉末（过二号筛）约 0.5g，精密称定，置具塞锥形瓶中，精密加入稀乙醇 50mL，超声处理（功率 90W，频率 59kHz）30 分钟，放冷，再称定重量，用稀乙醇补足减失的重量，摇匀，滤过，取续滤液，即得。

④测定法：分别精密吸取对照品溶液与供试品溶液各 5μL，注入液相色谱议，测定，即得。

本品按干燥品计算，含迷迭香酸（$C_{18}H_{16}O_8$）不得少于 0.20%。

（2）高效毛细管电泳法：在中药有机酸类成分的分析应用研究中，以毛细管区带电泳（CZE）法应用最多，它是根据带电溶质在电场中的电泳淌度的差异而实现分离的，CZE 较适合带电溶质的分离，其次应用较多的为毛细管胶束电泳（MECC）法。如山茱萸、夏枯草、女贞子、枇杷叶中齐墩果酸和熊果酸的测定。

（3）气相色谱法：在中药有机酸类成分的测定中，气相色谱主要用于长链脂肪酸的分析和测定，其次为萜酸，在酚酸和小分子脂肪酸方面的应用较少。脂肪酸甲酯化是气相色谱测定脂肪酸的关键步骤，常用的如重氮甲烷法、三氟化硼催化法、硫酸盐酸催化法及快速甲酯化法等。如 γ-亚麻酸，在碱性条件下，同三氟化硼-甲醇试剂反应生成具有挥发性的 γ-亚麻酸甲酯后，可用气相色谱法测定。如小半夏汤中琥珀酸、苹果酸、柠檬酸、亚油酸的测定。

二、萜类成分分析

（一）单萜、倍半萜及二萜类成分分析

1. 概述

（1）单萜（monoterpenes）：通常指由两分子异戊二烯聚合而成的化合物及其含氧与饱和程度不等的衍生物。单萜广泛分布于高等植物的腺体、油室和树脂道等分泌组织中，多数是挥发油的主要组成部分。单萜的含氧衍生物（醇类、醛类、酮类）具有较强的香气和生物活性，是医药、食品和化妆品工业的重要原料，常用作芳香剂、防腐剂、矫味剂、消毒剂及皮肤刺激剂。如樟脑有局部刺激作用和防腐作用，斑蝥素可作为皮肤发赤、发泡剂，其半合成产物 N-羟基斑蝥胺具有抗癌活性。芍药苷属于单萜蒎烷苷类成分，存在于白芍、赤芍、牡丹皮等中药中，具有扩张冠状动脉、镇静、镇痛、抗炎、解热等作用。因此含有单萜类成分的中药制剂，常选择单萜类成分作为鉴别、定量的依据。《中国药典》（2020 年版）中用于鉴别和含量测定的常见单萜类成分主要有樟脑、龙脑、芍药苷、胡薄荷酮、薄荷脑等。

（2）倍半萜类（sesquiterpenes）：是由 3 个异戊二烯单位构成，含 15 个碳原子的化合物类群。倍半萜广泛存在于植物、微生物、海洋生物及某些昆虫中，很多具有重要的生物功能和生理活性，特别是倍半萜内酯，有抗菌、抗肿瘤、抗病毒、细胞毒、免疫抑制、植物毒、昆虫激素、昆虫拒食剂等活性，也有一些具有神经系统活性。《中国药典》（2020 年版）中用于鉴别和含量测定的常见倍半萜类成分主要有 α-香附酮、β-榄香烯、㖈牛儿酮等。

（3）二萜类（diterpenes）：含 4 个异戊二烯单位。二萜类化合物在自然界分布很广，不少二萜含氧衍生物具有很好的生物活性。穿心莲内酯具有抗菌消炎的作用；紫杉醇、雷公藤甲素、雷公藤乙素、冬凌草素、欧瑞香素均具有抗癌活性；芫花酯甲 A 具有致流产作用；银杏内酯具有防治心脑血管疾病的作用。《中国药典》（2020 年版）中用于鉴别和含量测定的常见二萜类成分主要有穿心莲内酯、银杏内酯等。

2. 鉴别 基于理化性质，单萜、倍半萜常采用的提取方法有水蒸气蒸馏法（复方草珊瑚含片中薄荷脑的鉴别）、溶剂提取法（如珍黄胶囊中冰片、薄荷脑的鉴别），具有升华性的可采用升华法（治糜康栓中冰片的鉴别）；提取二萜类化合物时，可选用适当的有机溶剂提取后，再净化以除去干扰成分，如银杏叶胶囊/滴丸中银杏内酯 A、银杏内酯 B、银杏内酯 C 的鉴别；消炎利胆片中穿心莲内酯的鉴别。

单萜、倍半萜常用的鉴别方法有 GC 法（珍黄胶囊中冰片、薄荷脑的鉴别）、TLC 法（复方草珊瑚含片中薄荷脑的鉴别）等；二萜类成分的鉴别多用 TLC 法。薄层色谱展开后，有色二萜可直接日光观察；有荧光的二萜在 UV 光下观察；无色无荧光的二萜需喷显色试剂后进行观察，最常用的是 10%硫酸乙醇液、5%香草醛硫酸液试剂，105℃加热显色，还可用 5%~10%茴香醛硫酸乙醇液、5%~10%磷钼酸乙醇液显色，碘蒸气熏蒸显色或 2%的 3,5-二硝基苯甲酸乙醇溶液与 7%氢氧化钾溶液等量混合液显色。有的二萜也可用硅胶 GF$_{254}$板，在紫外光灯（254nm）下直接观察。

【例7-37】珍黄胶囊中冰片、薄荷素油的鉴别（气相色谱法）

（1）主要组成：珍珠、人工牛黄、三七、黄芩浸膏粉、冰片、猪胆粉、薄荷素油。

（2）鉴别：取本品内容物0.4g，加无水乙醇10mL，超声处理5分钟，滤过，滤液作为供试品溶液。取冰片对照品、薄荷脑对照品适量，分别加无水乙醇制成每1mL含0.5mg的溶液，作为对照品溶液。照气相色谱法试验，用聚合/交联聚乙二醇20000（PEG-20M）毛细管柱（柱长为30m，内径为0.25mm，膜厚度为0.25μm）；柱温为程序升温，初始温度为100℃，每分钟10℃的速度升温至200℃，保持3分钟；载气流速为每分钟2.2mL；分流进样，分流比为20∶1。分别吸取对照品溶液与供试品溶液各1μL，注入气相色谱仪。供试品色谱中应呈现与对照品色谱峰保留时间相同的色谱峰。

【例7-38】小青龙合剂中白芍的鉴别（薄层色谱法）

（1）主要组成：麻黄、桂枝、白芍、干姜、细辛、炙甘草、法半夏、五味子。

（2）鉴别：取本品10mL，用乙醚振摇提取2次，每次10mL，弃去乙醚液，水溶液用正丁醇振摇提取2次，每次15mL，合并正丁醇液，加水20mL洗涤，弃去水溶液，正丁醇液蒸干，残渣加甲醇1mL使溶解，作为供试品溶液。另取芍药苷对照品，加甲醇制成每1mL含2mg的溶液，作为对照品溶液。照薄层色谱法试验，吸取上述两种溶液各2~3μL，分别点于同一硅胶G薄层板上，以氯仿-乙酸乙酯-甲醇-浓氨试液（8∶1∶4∶1）为展开剂，展开，取出，晾干，喷以5%香草醛硫酸溶液，加热至斑点显色清晰。供试品色谱中，在与对照品色谱相应的位置上，显相同颜色的斑点。

3. 含量测定 具有挥发性的单萜、倍半萜和二萜类成分的含量测定可选用GC法（马应龙八宝眼膏、马应龙麝香痔疮膏中冰片的测定）；其他二萜类成分的含量测定多采用HPLC法。

【例7-39】加味逍遥丸中白芍、牡丹皮含量测定（高效液相色谱法）

（1）主要组成：柴胡、当归、白芍、白术（麸炒）、茯苓、甘草、牡丹皮、栀子（姜炙）、薄荷。

（2）含量测定

①色谱条件与系统适用性试验：以十八烷基硅烷键合硅胶为填充剂；以甲醇-0.05mol/L磷酸氢二钾溶液（23∶77）为流动相，检测波长230nm。理论板数按芍药苷峰计算应不低于5000。

②对照品溶液的制备：取芍药苷对照品适量，精密称定，加甲醇制成每1mL含60μg的溶液，即得。

③供试品溶液的制备：取本品研细，取约1g，精密称定，置具塞锥形瓶中，精密加入稀乙醇50mL，密塞，称定重量，超声处理（功率260W，频率40kHz）30分钟，放冷，再称定重量，用稀乙醇补足减失的重量，摇匀，滤过，取续滤液，即得。

④测定：分别精密吸取对照品溶液和供试品溶液各10μL，注入液相色谱仪，测定，即得。

本品每1g含白芍和牡丹皮以芍药苷（$C_{23}H_{28}O_{11}$）计，不得少于1.9mg。

【例7-40】马应龙麝香痔疮膏中冰片的含量测定（气相色谱法）

（1）主要组成：人工麝香、人工牛黄、珍珠、煅炉甘石粉、硼砂、冰片、琥珀。

（2）含量测定

①色谱条件与系统适用性试验：以聚乙二醇20000（PEG-20M）为固定相的毛细管柱（柱长为30m，内径为0.32mm，膜厚度为1.0μm），柱温为160℃。理论板数按龙脑峰计算，应不低于10000。

②校正因子测定：取水杨酸甲酯适量，精密称定，加环己烷-乙酸乙酯（1∶1）制成每1mL

含 0.3mg 的溶液，作为内标溶液。另取龙脑对照品 20mg，精密称定，置 100mL 量瓶中，加入内标溶液溶解并稀释至刻度，摇匀。吸取 1μL，注入气相色谱仪，计算校正因子。

③测定法：取本品约 0.1g，精密称定，置具塞锥形瓶中，精密加入内标溶液 10mL，混匀，称定重量，超声处理（功率 200W，频率 53kHz）15 分钟，放冷，再称定重量，用环己烷-乙酸乙酯（1∶1）补足减失的重量，摇匀，滤过，吸取续滤液 1μL，注入气相色谱仪，测定，即得。本品每 1g 含冰片以龙脑（$C_{10}H_{18}O$）计，不得少于 19.0mg。

（二）三萜类成分分析

1. 概述　三萜是由 30 个碳原子组成的萜类化合物，大多数三萜化合物均可看作由 6 个异戊二烯单位联结而成。萜类化合物在自然界分布很广泛，有的游离存在于植物体，有的则与糖结合成苷的形式存在。游离三萜类化合物通常不溶于水，而与糖结合成苷后，则大多可溶于水，振摇后产生持久性似肥皂溶液的泡沫，故有三萜皂苷之称。

三萜苷一般可溶于水，易溶于热水、含水稀醇、热甲醇和热乙醇中，几乎不溶于或难溶于乙醚、苯等极性小的有机溶剂。三萜苷在含水丁醇或戊醇中溶解度较好，且又能与水分成两相，可利用此性质从水溶液中用正丁醇或戊醇提取三萜苷，借以与亲水性的糖、蛋白质等分离。三萜苷元能溶于石油醚、苯、乙醚、三氯甲烷等有机溶剂，而不溶于水。三萜化合物在无水条件下，与强酸（硫酸、磷酸、高氯酸）、中等强酸（三氯乙酸）或 Lewis 酸（氯化锌、三氯化铝、三氯化锑）作用，会出现呈色变化或呈荧光，利用此性质，可以用于显色反应或薄层色谱显色剂。

《中国药典》（2020 年版）中用于鉴别和含量测定的常见三萜类成分主要有人参皂苷、三七皂苷、甘草酸、黄芪甲苷、人参二醇、人参三醇等。

2. 鉴别　在含有三萜苷的成分样品处理中，一般需经净化处理，常见的净化方法有萃取法、柱色谱法等，在色谱法中利用三萜苷具有水溶性的特性，一般先用甲醇提取，挥干后用水溶解，再用正丁醇萃取，以达到净化的目的。当杂质较多时，可以采用碱水萃取、柱色谱处理等方法纯化。

由于三萜苷类成分大多无明显的紫外吸收，故经薄层色谱分离，然后选用适当的显色剂显色观察，是皂苷鉴别中最常用的方法。

三萜苷类成分进行薄层层析时通常采用硅胶为吸附剂，也有采用氧化铝、硅藻土等为吸附剂。三萜苷一般极性较大，因而展开剂的极性也要求大些，才能得到较好的分离效果。常用的溶剂系统有三氯甲烷-甲醇-水（13∶7∶2，10℃以下放置，下层）、正丁醇-乙酸乙酯-水（4∶1∶5）、正丁醇-3mol/L 氢氧化铵-乙醇（5∶2∶1）、三氯甲烷-甲醇（7∶3）、正丁醇-乙酸-水（4∶1∶5，上层）等。

三萜苷元的极性较小，如以硅胶为吸附剂，展开剂要有较强的亲脂性，才能适应三萜苷元的强亲脂性，所用的溶剂系统常以苯、三氯甲烷、己烷、异丙醚等为主要组分，再加以少量其他极性溶剂。常用的溶剂系统有环己烷-乙酸乙酯（1∶1）、苯-乙酸乙酯（1∶1）、三氯甲烷-丙酮（9∶1）、三氯甲烷-乙酸乙酯（1∶1）、苯-丙酮（1∶1）、三氯甲烷-乙醚（1∶1）、苯-乙醇（17∶3）等。

薄层层析后，可选用 50% 及 10% 硫酸乙醇液、浓硫酸-醋酸酐、碘蒸气等显色剂进行显色，其中以不同浓度的硫酸乙醇液为最常用，加热后观察薄层斑点颜色，也可以在荧光下观察色谱斑点。

【例 7-41】 人参健脾丸中人参皂苷与黄芪甲苷的鉴别

（1）主要组成：人参、白术（麸炒）、茯苓、山药、陈皮、木香、砂仁、炙黄芪、当归、酸枣仁（炒）、远志（制）。

（2）鉴别：取本品水蜜丸8g，研碎；或取大蜜丸12g，剪碎，加硅藻土6g，研匀，置索氏提取器中，加甲醇100mL，加热回流提取3小时，放冷，滤过，滤液蒸干，残渣用水30mL溶解，转移至分液漏斗中，用水饱和的正丁醇振摇提取3次，每次20mL，合并正丁醇提取液，用氨试液洗涤2次，每次20mL，正丁醇液蒸干，残渣用水30mL溶解，滤过，滤液通过D101型大孔吸附树脂柱（内径为1.5cm，柱高为12cm），先后用水50mL、40%乙醇30mL和70%乙醇50mL洗脱，收集70%乙醇洗脱液，蒸干，残渣加甲醇0.5mL使溶解，作为供试品溶液。另取人参皂苷Rg₁对照品、人参皂苷Re对照品、人参皂苷Rb₁对照品及黄芪甲苷对照品，分别加甲醇制成每1mL含1mg的溶液，作为对照品溶液。照薄层色谱法试验，吸取上述五种溶液各5~10μL，分别点于同一硅胶G薄层板上，以三氯甲烷-甲醇-水（13∶6∶2）10℃以下放置过夜的下层溶液为展开剂，展开，取出，晾干，喷以10%硫酸乙醇溶液，在105℃加热至斑点显色清晰。供试品色谱中，在与对照品色谱相应的位置上，显相同颜色的斑点。

【例7-42】 生脉饮中人参二醇、人参三醇的鉴别

（1）主要组成：红参、麦冬、五味子。

（2）鉴别：取本品20mL，用正丁醇20mL振摇提取，正丁醇液蒸干，残渣加硫酸的45%乙醇溶液（7→100）15mL，加热回流1小时，挥去乙醇，用三氯甲烷10mL振摇提取，分取三氯甲烷液，用水洗至中性，用适量无水硫酸钠脱水，滤过，滤液浓缩至1mL，作为供试品溶液。另取人参二醇对照品、人参三醇对照品，加无水乙醇制成每1mL各含1mg的混合溶液作为对照品溶液。照薄层色谱法，吸取上述两种溶液各10μL，分别点于同一硅胶G薄层板上，以环己烷-丙酮（2∶1）为展开剂，展开，取出，晾干，喷以硫酸甲醇溶液（1→2），在105℃加热约10分钟，置紫外光灯（365nm）下检视，供试品色谱中，在与对照品色谱相应的位置上，显相同颜色的荧光斑点。

3. 含量测定　三萜类成分测定的方法虽有多种，但检测难度和灵敏度明显不如其他类型化合物。这是因为三萜类成分除少数化合物如甘草酸、远志皂苷等外，大多无明显的紫外吸收或仅在200nm附近有末端吸收，故直接用紫外分光光度法和高效液相色谱紫外检测器测定的不多。但随着高效液相色谱检测器技术的发展，蒸发散射检测器的出现，越来越多的文献报道利用高效液相色谱法测定三萜类成分。

三萜苷的含量测定一般需要用适当的溶剂提取。由于三萜苷在极性溶剂中溶解度较大，因此提取溶剂可为各种浓度的甲醇（70%~95%）、乙醇、异丙醇、丁醇、戊醇。提取后经分离得到总三萜苷成分，分离可用有机溶剂，如水饱和的正丁醇萃取，也可用大孔吸附树脂处理后用溶剂洗脱。测定总三萜苷类成分最常用的方法是比色法，也有用重量法。

三萜苷元的含量测定时可按上述总三萜苷的提取分离方法得到总三萜苷，再加酸（如硫酸、盐酸）加热水解，得到三萜苷元；也可以将样品先行水解，再用有机溶剂从水解后的混合液中提取三萜苷元。测定三萜苷元含量的方法主要有薄层色谱法、高效液相色谱法和比色法。但在中药中如无特殊原因，应尽量避免将药品水解后测定水解产物，因为如此测定已不能客观反映药品自身的质量，更无法进行稳定性考察。

（1）总三萜苷的含量测定

①重量法：根据三萜苷类成分的溶解性进行提取、分离及纯化后得总三萜苷，恒重，称量并计算得样品中总三萜苷含量，该方法主要用于含三萜苷的原料药质量控制。在中药中，如含皂苷类成分较多时，常用正丁醇作溶剂，测定正丁醇浸出物。

【例7-43】甘草浸膏中甘草酸含量测定

A. 主要组成：甘草。

B. 测定法：取本品约6g，精密称定，加水50mL溶解后，移至100mL量瓶中，用乙醇稀释至刻度，混匀，静置12小时，精密吸取上清液25mL置烧杯中，加氨试液3滴，置水浴上蒸发至稠膏状，加水30mL使溶解，缓缓加入盐酸溶液（3→10）5mL，在冰水中静置约30分钟，滤过，沉淀用冰水洗涤4次，每次5mL，弃去洗液及滤液，沉淀在滤纸上放置2~3小时，使水分自然挥散，再用预先加热至60~70℃的乙醇10mL使沉淀溶解，滤过，滤器用热乙醇洗涤至洗液无色，合并乙醇液，置已干燥至恒重的烧杯中，在水浴上蒸干，并在105℃干燥3小时，精密称定，计算供试品中甘草酸的含量，即得。

②比色法

【例7-44】人参总皂苷提取物的含量测定

A. 对照品溶液的制备：取人参皂苷Re对照品适量，精密称定，加甲醇制备成每1mL含1mg的溶液，即得。

B. 标准曲线的制备：精密吸取对照品溶液20μL、40μL、80μL、120μL、160μL、200μL，分别置于具塞试管中，低温挥去溶剂，加入1%香草醛高氯酸试液0.5mL，置于60℃恒温水浴上充分混匀后加热15分钟，立即用冰水浴冷却2分钟，加入77%硫酸溶液5mL，摇匀；以试剂作空白。消除气泡后用紫外-可见分光光度法，在540nm波长处测定吸光度，以吸光度为纵坐标，浓度为横坐标绘制标准曲线。

C. 测定法：取本品约50mg，精密称定，置25mL量瓶中，加甲醇适量使溶解并稀释至刻度，摇匀，精密量取50μL，照标准曲线制备项下的方法，自"置于具塞试管中"起依法操作，测定吸光度，从标准曲线上读出供试品溶液中人参皂苷Re的量，计算结果乘以0.84，即得。

本品按干燥品计，含人参总皂苷以人参皂苷Re（$C_{48}H_{82}O_{18}$）计，应为65%~85%。

（2）三萜类单体成分含量测定

①薄层色谱法：样品经适当的提取、纯化后，用薄层色谱法分离，可排除其他组分的干扰，常用于测定中药制剂中的皂苷元或单体皂苷，定量方法可采用薄层扫描法。

②高效液相色谱法：大多数三萜皂苷类成分，如人参皂苷、三七皂苷等可利用其在紫外区的末端吸收来检测，但灵敏度相对要低。若中药制剂中所含三萜苷类成分本身具有较强的紫外吸收，如甘草酸、远志皂苷等，可用HPLC法分离并用紫外检测器检测。近年来，蒸发光散射检测器（ELSD）这一通用型质量检测器日渐成熟，使得高效液相色谱法检测三萜苷类成分的文献报道越来越多。

在用ELSD检测时，系统平衡快（大约30分钟），基线相当稳定，重现性、灵敏度均较好，且通过自然对数拟合，峰面积值与进样量之间呈良好的线性关系，因而结果较准确；而用UV检测，系统平衡慢（1~2小时），基线不稳定，再加上人参皂苷Rg_1和人参皂苷Re等为末端吸收（其UV光谱图与流动相相似），因而重现性、灵敏度均较差，因此当样品含量较低时结果不准确，与ELSD所测结果相差较大。

【例7-45】三七片中人参皂苷Rg_1、人参皂苷Rb_1、三七皂苷R_1含量测定（高效液相色谱法）

A. 主要组成：三七。

B. 色谱条件：以十八烷基键合相硅胶为填充剂；以乙腈为流动相A，以水为流动相B，梯度洗脱（0~12分钟，19%A；12~60分钟，19%A→36%A）。检测波长为203nm。

C. 对照品溶液的制备：取人参皂苷Rg_1对照品、人参皂苷Rb_1对照品和三七皂苷R_1对照品适量，精密称定，加甲醇制成每 1mL 含人参皂苷 Rg$_1$ 0.4mg、人参皂苷 Rb$_1$ 0.4mg、三七皂苷 R$_1$ 0.1mg 的混合溶液，即得。

D. 供试品溶液的制备：取本品 10 片，精密称定，研细，取约 0.8g，精密称定，置具塞锥形瓶中，精密加入甲醇 50mL，称定重量，放置过夜，置 80℃水浴上加热回流 2 小时，放冷，再称定重量，用甲醇补足减失的重量，摇匀，滤过，取续滤液，即得。

E. 测定法：分别精密吸取对照品溶液与供试品溶液各 10μL，注入液相色谱仪，测定，即得。

【例 7-46】 乙肝宁颗粒中黄芪甲苷含量测定（高效液相色谱法）

A. 主要组成：黄芪、白花蛇舌草、茵陈等。

B. 色谱条件：以十八烷基键合相硅胶为填充剂；以甲醇-水（75∶25）为流动相；用蒸发光散射检测器检测。柱温为 40℃。

C. 对照品溶液的制备：取黄芪甲苷对照品适量，精密称定，加甲醇制成每 1mL 含 60μg 的溶液，即得。

D. 供试品溶液的制备：取装量差异项下的本品，混匀，取适量，研细，取约 5g 或 1g（含乳糖），精密称定，加水 20mL 使溶解，用水饱和的正丁醇振摇提取 4 次，每次 20mL，合并正丁醇液，用氨试液 20mL 分 2 次洗涤，再用以正丁醇饱和的水 20mL 分 2 次洗涤，取正丁醇液，蒸干，残渣用适量甲醇溶解，转移至 5mL 量瓶中，加甲醇至刻度，摇匀，滤过，取续滤液，即得。

E. 测定法：分别精密吸取对照品溶液 10μL、30μL 及供试品溶液 20μL，注入液相色谱仪中，用外标两点法对数方程计算，即得。

（三）环烯醚萜类成分分析

1. 概述　环烯醚萜是一类特殊的单萜，由两个异戊二烯构成，含有 10 个碳原子，其母核都为环状，具有烯键和醚键，常与糖结合成苷。植物界常见的环烯醚萜苷主要是环烯醚萜葡萄糖苷、4-去甲基环烯醚萜葡萄糖苷和裂烯醚萜苷。环烯醚萜苷存在于栀子、鸡矢藤、马钱子、肉苁蓉、金银花等中药中；而 4-去甲基环烯醚萜苷则是地黄、玄参、车前子、车前草、胡黄连等中药的主要成分；裂烯醚萜苷类成分是环烯醚萜的开环衍生物，在龙胆科植物中发现较多，如龙胆、当归、獐牙菜、秦艽。

因此分析含有环烯醚萜类成分的中药，常选择环烯醚萜成分作为定性、定量的依据。《中国药典》（2020 年版）中用于鉴别和含量测定的常见环烯醚萜类成分主要有栀子苷、哈巴俄苷、京尼平苷酸、梓醇、地黄苷 D 等。环烯醚萜成分分析已经成为中药制剂分析中非常重要的一类成分分析。

环烯醚萜类化合物大多为无色结晶，味苦，易溶于水、甲醇，可溶于乙醇、丙酮、正丁醇；对酸敏感，成苷后苷键易被酸水解断裂，苷元结构中 C$_1$ 位的羟基和 C$_2$ 位的氧是一个半缩醛结构，化学性质活泼，易发生进一步的氧化聚合反应，尤其在酸碱作用下更是如此。

2. 鉴别　环烯醚萜类化合物多数以苷的形式存在，只有少数以苷元形式存在，所以这类化合物一般都易溶于极性溶剂中，常用溶剂提取法。可选溶剂水、甲醇、乙醇、正丁醇、乙酸乙酯等，常用的是 70%乙醇。提取过程中，应注意灭活酶活性，如加入少量碳酸钙。温度一般控制在溶媒微沸状态即可。目前对环烯醚萜的提取方法，主要采用回流提取、超声提取等；而纯化方法可用大孔吸附树脂色谱法等。TLC 法是鉴别环烯醚萜类成分常用方法，常用的载体有硅胶 G、硅胶 GF$_{254}$ 和聚酰胺薄膜；硫酸乙醇液、茴香醛试液、香草醛硫酸试液和对二甲氨基苯甲醛-硫酸溶液是常用的显色剂。

【例 7-47】黄连上清片中栀子的鉴别（薄层色谱法）

（1）主要组成：黄连、栀子、连翘、炒蔓荆子、防风、荆芥穗、白芷、黄芩、菊花、薄荷、酒大黄、黄柏、桔梗、川芎、石膏、旋覆花、甘草。

（2）鉴别：取本品 10 片，除去包衣，研细，加乙醚 30mL，超声处理 10 分钟，滤过，弃去乙醚液，药渣挥干乙醚，加乙酸乙酯 40mL，加热回流 1 小时，滤过，滤液蒸干，残渣加甲醇 1mL 使溶解，作为供试品溶液。另取栀子苷对照品，加甲醇制成每 1mL 含 1mg 的溶液，作为对照品溶液。照薄层色谱法，吸取上述两种溶液各 2~4μL，分别点于同一硅胶 G 薄层板上，以乙酸乙酯-丙酮-甲酸-水（10：6：2：0.5）为展开剂，展开，取出，晾干，喷以 10%硫酸乙醇溶液，加热至斑点显色清晰。供试品色谱中，在与对照品色谱相应的位置上，显相同颜色的斑点。

【例 7-48】乳癖消胶囊中玄参的鉴别（高效液相色谱法）

（1）主要组成：鹿角、蒲公英、昆布、天花粉、鸡血藤、三七、赤芍、海藻、漏芦、木香、玄参、牡丹皮、夏枯草、连翘、红花。

（2）鉴别：取本品内容物 1.5g，置具塞锥形瓶中，加 30%甲醇 30mL，超声处理 1 小时，放冷，滤过，滤液作为供试品溶液。另取哈巴俄苷对照品适量，加 30%甲醇制成每 1mL 含 25μg 的溶液，作为对照品溶液。照高效液相色谱法，以十八烷基硅烷键合硅胶为填充剂；以乙腈为流动相 A，以 1%醋酸溶液为流动相 B，梯度洗脱（0~20 分钟，20%A→50%A）；检测波长 278nm。理论板数按哈巴俄苷峰计算应不低于 4000。分别精密吸取对照品溶液 5μL 和供试品溶液 10~20μL，注入液相色谱仪，记录色谱图。供试品应呈现与对照品色谱峰保留时间相同的色谱峰。

3. 含量测定

（1）HPLC 法：主要用于有紫外吸收的环烯醚萜苷类成分，如栀子苷、龙胆苦苷、獐牙菜苦苷、马钱苷、哈巴俄苷、胡黄连苷Ⅰ、胡黄连苷Ⅱ等；梓醇、桃叶珊瑚苷等结构中虽无共轭双键，但有一个双键，也可利用末端吸收进行测定，或用蒸发光散射检测器进行测定。

（2）TLCS 法：TLCS 法测定环烯醚萜苷类成分可用硅胶 GF_{254}，检测荧光淬灭斑点；也可用硅胶 G 薄层，用显色剂显色后扫描，如桃叶珊瑚苷用 Epstahl 试剂（取对二甲氨基苯甲醛 0.25g 溶于冰醋酸 50g、35%磷酸 5g 和水 20mL 混合液中）显色，最大吸收波长为 595nm。

（3）荧光分光光度法：对于 β-CD 包合后能产生荧光的有些环烯醚萜苷类成分，可用荧光分光光度法测定其含量。如荧光法测定龙胆苦苷的含量，利用 TLC 将试样分离，紫外灯下定位，刮去与龙胆苦苷对照品相应位置的紫红色斑点，用溶剂提取，离心后取上清液，加入 5%尿素增溶的 β-CD 溶液中，于混匀器上震荡 10 分钟，静置 12 小时，使包合物形成完全，测定荧光强度。激发波长 360nm，发射波长 470nm。β-CD 具有中空圆锥形结构，腔内的疏水区微环境改变就可达到增溶作用。龙胆苦苷可嵌入 β-CD 空腔内形成包合物，使其在囊中溶解度增大，相互碰撞几率减小，荧光量子效率提高，从而有利于荧光强度增加，进而提高测定的灵敏度。

【例 7-49】桂附地黄胶囊中酒萸肉含量的测定（高效液相色谱法）

①主要组成：肉桂、制附子、熟地黄、酒萸肉、牡丹皮、山药、茯苓、泽泻。

②含量测定

A. 色谱条件与系统适用性试验：以十八烷基硅烷键合硅胶为填充剂；以甲醇为流动相 A，以 0.3%磷酸溶液为流动相 B，梯度洗脱（0~45 分钟，10%A；45~68 分钟，10%A→32%A；68~73 分钟，32%A→75%A；73~83 分钟，75%A）。检测波长为 240nm；柱温为 40℃。理论板数按莫诺苷峰计算应不低于 20000。

B. 对照品溶液的制备：取莫诺苷对照品和马钱苷对照品适量，精密称定，加 50% 甲醇制成每 1mL 含莫诺苷与马钱苷各 20μg 的混合溶液，即得。

C. 供试品溶液的制备：取装量差异项下的本品内容物，混匀，研细，取约 1g，精密称定，精密加入 50% 甲醇 25mL，称定重量，加热回流 1 小时，放冷，再称定重量，用 50% 甲醇补足减失的重量，摇匀，滤过，取续滤液，即得。

D. 测定法：分别精密吸取对照品溶液与供试品溶液各 10μL，注入液相色谱议，测定，即得。

本品每粒含酒萸肉以莫诺苷（$C_{17}H_{26}O_{11}$）和马钱苷（$C_{17}H_{26}O_{10}$）的总量计，不得少于 0.50mg。

三、动物药成分分析

动物药材及其制剂是中医药学宝库中的重要组成部分，临床使用十分广泛。常用动物药材品种有上百种，其中相当一部分为名贵药材，在临床上具有较高的医疗价值。但是动物药材资源较少，价格昂贵，有些品种甚至濒临灭绝，因此，国家 1987 年颁布了《野生药材资源保护管理条例》，将国家重点保护野生药材的物种分为三级，其中将濒临灭绝状态的稀有珍贵野生药材物种归为一级保护物种，如虎骨、豹骨、羚羊角、梅花鹿茸等，且明确规定禁止采猎。所以本节中只讨论几种常用的、较名贵的或者有人工培育、人工制品的动物药及其制剂的分析。

《中国药典》（2020 年版）一部收载的几十种动物药中，仍有很多品种没有鉴别项，如冬虫夏草、海龙、蛇蜕、鹿角、蜂蜜等常用动物药，而具有鉴别项的动物药也多以显微和薄层鉴定为主。

近年来，随着生物鉴别方法的发展，也可采用 DNA 分子鉴定技术鉴别动物类药物。DNA 分子标记作为遗传信息的直接载体，不受外在形态、发育阶段、取样部位和生长环境的影响，在缺乏特征性小分子成分的动物药鉴定中逐渐体现出明显的优势。凭借其特异性高、灵敏度好、检测方法拓展性强的特点，近年来在动物药鉴定领域得到了快速发展。《中国药典》（2020 年版）一部中，乌梢蛇饮片（还包括乌梢蛇肉饮片和酒乌梢蛇饮片）、金钱白花蛇药材和蕲蛇饮片（还包括蕲蛇肉饮片和酒蕲蛇饮片）三类动物药均采用聚合酶链式反应（PCR）法进行真伪鉴别。

（一）牛黄的分析

牛黄为牛科动物牛 *Bos taurus domesticus* Gmelin 干燥的胆结石。宰牛时，如发现有牛黄，即滤去胆汁，将牛黄取出，除去外部薄膜，阴干。牛黄甘，凉；归心、肝经。牛黄是常用名贵中药，并广泛配合其他中药制成各种制剂，如安宫牛黄丸、牛黄解毒片、牛黄上清丸、牛黄千金散等。但由于天然牛黄的药源十分紧缺，为解决牛黄药源稀缺，我国科学工作者研制了人工牛黄和人工培育牛黄，在临床上已得到广泛应用。

人工牛黄，亦称人工合成牛黄。由牛胆粉、胆酸、猪去氧胆酸、牛磺酸、胆红素、胆固醇、微量元素等制成。除了少数的几种急救名贵中成药外，几乎在绝大多数含有牛黄的中成药中，都用人工合成牛黄代替天然牛黄。人工牛黄和天然牛黄的化学成分差异较大，其疗效不及天然牛黄。

体外培育牛黄以牛科动物牛 *Bos taurus domesticus* Gmelin 的新鲜胆汁作母液，加入去氧胆酸、胆酸、复合胆红素钙等制成。

人工培育牛黄是在牛的腹部施胆囊手术，放进异物，注入经培养的大肠杆菌菌种，人为地造成胆结石，一般在牛体内埋植一年或更长时间，将核取出，凝集于核体表面的附着物，即为人工培育牛黄。对人工培育的牛黄进行胆红素、胆酸、胆固醇及钙等含量的测定，与天然牛黄比较接近。近年来，在其成分分析、人工培育、质量鉴定、药理作用、临床应用等方面的研究都取得了一定的进展。实验证明，人工培育的牛黄和天然牛黄在成分、质量、药理作用等方面都基本一致。

《中国药典》（2020年版）收载牛黄、人工牛黄和体外培育牛黄药材，收载含牛黄的中药制剂有90余种。对中药牛黄进行定性、定量分析，可更好地保证牛黄及含牛黄制剂的质量。

1. 牛黄的化学成分　天然牛黄及人工培育牛黄中均含有胆色素、胆汁酸、脂类、肽类、氨基酸和无机元素。

（1）胆色素：牛黄中含胆色素72%~76%。其中胆红素（bilirubin）含量为25%~70%，包括游离胆红素、胆红素钙、胆红素脂等；其他还有胆绿素（biliverdin）等。

胆红素不溶于水，溶于苯、氯仿、氯苯、二硫化碳及碱液中，微溶于乙醇、乙醚。其钠盐易溶于水，在碱液中或遇 Fe^{3+} 后极不稳定，很快被氧化。

胆红素

（2）胆汁酸类：其中胆酸（cholic acid）7%~10%，去氧胆酸（deoxycholic acid）0.45%，还有鹅去氧胆酸（chenodeoxycholic acid）、石胆酸（lithocholic acid）及甾族胆酸（sterocholic acid）。并有结合胆汁酸、牛磺胆汁酸盐、甘氨胆汁酸盐等。

主要成分是胆酸和去氧胆酸，较易溶于丙酮和乙醇中，其钠盐易溶于水。胆酸，mp198℃，pK_a6.4，溶解度0.28g/L（水）、30.5g/L（乙醇）、5.0g/L（氯仿）、0.36g/L（苯）、28.24g/L（丙酮），胆酸钠盐568.98g/L（水，15℃）。去氧胆酸，mp176~178℃，pK_a6.58，溶解度1∶4（冷乙醇）、0.248g/L（水）、0.128g/L（苯）、10.468g/L（丙酮），去氧胆酸钠盐>333g/L（水，15℃）。

胆酸　　　　　　去氧胆酸

2. 胆汁酸的化学反应　Pettenkofer 反应：利用蔗糖与浓硫酸作用生成羟甲基糠醛，可与胆汁酸结合生成紫色。一般操作可取一小试管，加入未稀释胆汁1滴、蒸馏水4滴、10%蔗糖液1滴，混匀，倾斜试管，沿壁加浓 H_2SO_4 5滴，不要振摇，并置于冰水中冷却，在两液分界处出现紫色环；或以3~4滴1%糠醛水溶液与0.5mL胆汁作用，沿管壁小心地加入2~3mL浓硫酸，注意接触面的红色环，振摇后变红色。

3. 胆红素的化学反应

（1）Gmelin 反应：将浓硝酸数滴沿管壁小心地加入含有胆色素的样品中，注意观察接触处的绿、蓝、紫、红及黄等颜色环。此反应的机制是胆色素被氧化成三烯胆素（呈蓝绿色），然后将甲炔基转变为羰基使键断裂。

（2）Van den Bergh 反应（重氮化反应）：胆红素和中胆红素与重氮化的对氨基苯磺酸偶合生成偶氮染料。由此产生的偶氮染料在强酸中呈蓝紫色，pH 值 2.0~5.5 时呈红色，pH 值 5.5 以上呈绿色。

4. 应用实例　中药制剂中牛黄的鉴别常用 TLC 法，以胆酸、胆红素、去氧胆酸等为对照品，在硅胶薄层板上，用一定极性的展开系统，展开。胆红素在 453nm 波长处有最大吸收，定性鉴别时可在自然光下检视牛黄中的胆红素特征斑点；而胆酸类的特征斑点需要显色加热后在紫外光下观察荧光。

定量测定中药制剂中牛磺胆酸的含量时，由于胆汁酸缺乏共轭结构，无紫外吸收，可用蒸发光散射检测器直接检测胆酸；也可利用衍生化技术，使胆酸类成分形成对硝基苯甲酸甲基酯，在 365nm 波长处用紫外检测器检测。

【例 7-50】片仔癀的鉴别

（1）主要组成：牛黄、麝香、三七、蛇胆等。

（2）鉴别：取本品研细，取 0.3g，置具塞锥形瓶中，加二氯甲烷-乙醇（7：3）混合溶液 10mL，依次加入 10% 亚硫酸氢钠 2 滴、盐酸 1 滴，摇匀，密塞，于暗处放置 2 小时，时时振摇，滤过，滤液作为供试品溶液。另取胆红素对照品，加二氯甲烷制成每 1mL 含 0.1mg 的溶液，作为对照品溶液。再取胆酸对照品、去氧胆酸对照品，加甲醇制成每 1mL 各含 1mg 的溶液，作为对照品溶液。照薄层色谱法试验，吸取胆红素对照品溶液 10μL 及其余三种溶液各 6μL，分别点于同一硅胶 G 薄层板上，以甲苯-冰醋酸-水（10：10：1）10℃ 以下放置分层的上层溶液为展开剂，展开，取出，晾干。供试品色谱中，在与胆红素对照品色谱相应的位置上，显相同的黄色斑点。喷以 10% 硫酸乙醇溶液，在 105℃ 加热至斑点显色清晰。供试品色谱中，在与胆红素对照品色谱相应的位置上，显相同绿色斑点。置紫外光灯（365mm）下检视，供试品色谱中，在与胆酸对照品及去氧胆酸对照品色谱相应的位置上，显相同颜色的荧光斑点。

【例 7-51】牛黄蛇胆川贝液的鉴别和含量测定

（1）主要组成：人工牛黄、川贝母、蛇胆汁、薄荷脑。

（2）鉴别：取本品 40mL，加稀盐酸 6mL，用三氯甲烷振摇提取 2 次，每次 40mL，合并三氯甲烷液，蒸干，残渣加乙醇 1mL 使溶解，作为供试品溶液。取人工牛黄对照药材 28mg，加乙醇 30mL，超声处理 5 分钟，滤过，滤液蒸干，残渣加水 40mL 使溶解，自"加稀盐酸 6mL"起同供试品溶液法制成对照药材溶液。照薄层色谱法试验，吸取上述两种溶液各 10μL，分别点于同一硅胶 G 薄层板上，以乙酸乙酯-正己烷-冰醋酸-甲醇（16：2：1：1）为展开剂，展开，取出，晾干。喷以硫酸-醋酐-无水乙醇（1：1：10）的混合溶液，在 110℃ 加热约 10 分钟，置紫外光灯（365nm）下检视。供试品色谱中，在与对照药材色谱相应的位置上，显相同颜色的荧光斑点。

（3）含量测定

①色谱条件与系统适用性试验：以十八烷基硅烷键合硅胶为填充剂；以甲醇-0.2% 醋酸溶液（75：25）为流动相；用蒸发光散射检测器检测。理论板数按胆酸峰计算应不低于 3000。

②对照品溶液的制备：取胆酸对照品适量，精密称定，加甲醇制成每 1mL 含 80μg 的溶液，即得。

③供试品溶液的制备：精密量取本品 10mL，加稀盐酸 1mL，用三氯甲烷振摇提取 5 次，每次 15mL，合并三氯甲烷液，蒸干，残渣加甲醇使溶解并转移至 10mL 量瓶中，加甲醇至刻度，摇匀，滤过，取续滤液，即得。

④测定法：分别精密吸取对照品溶液 5μL、20μL，供试品溶液 10μL，注入液相色谱仪，测

定，以外标两点法对数方程计算，即得。

本品每 1mL 含人工牛黄和蛇胆汁以胆酸（$C_{28}H_{34}O_{15}$）计，不得少于 45μg。

（二）麝香的分析

麝香为鹿科动物林麝 *Moschus berezovskii* Fleruv、马麝 *Moschus sifanicus* Przewalski 和原麝 *Moschus moschiferus* Linnaeus 成熟雄体脐下腺香囊中的干燥分泌物。野麝多在冬季至次春猎取。猎取后，割取香囊，阴干，习称"毛壳香囊"，除去囊壳，习称"麝香仁"。人工养麝可直接从其香囊中取出麝香仁，阴干或用干燥器密闭干燥。麝香性温，味辛，归心、脾经。其功能为开窍醒神、活血通经、消肿止痛。用于热病神昏，中风痰厥，气郁暴厥，闭经，难产死胎，癥瘕，心腹暴痛，痈肿瘰疬，咽喉肿痛，跌打伤痛，痹痛麻木等。

《中国药典》（2020 年版）收载约 70 多种含有麝香的中药制剂，如片仔癀、马应龙麝香痔疮膏、五味麝香丸、麝香祛痛气雾剂、麝香跌打风湿膏等。

1. 麝香的化学成分及性质 天然麝香中的化学成分极为复杂，既有亲脂性成分，也有亲水性成分；既有小分子，也有大分子，还有许多一般性成分。其中麝香酮是麝香中有香气的主要成分，一般含量为 2%～4%。另外，还有麝香吡啶和一些微量的麝香酮类似物。

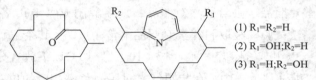

(1) $R_1=R_2=H$
(2) $R_1=OH;R_2=H$
(3) $R_1=H;R_2=OH$

麝香酮的结构　　　麝香吡啶类成分的结构

（1）大环化合物：麝香酮，降麝香酮，3-甲基环十三酮，环十四烷酮，5-顺式环十五烯酮，5-顺式（14-甲基）环十五烯酮，2,6-二壬撑二氢吡喃，2,6-癸撑二氢吡喃，麝香吡喃，2,6-壬撑吡啶，2,6-癸撑吡啶，麝香吡啶，羟基麝香吡啶-A，羟基麝香吡啶-B。

（2）甾族化合物：3α-羟基-5α-雄甾烷-17-酮，3α-羟基-5β-雄甾烷-17-酮，5α-雄甾烷-3,17-二酮，5α-雄甾烷-3,17-二酮，雄甾-4-烯-3,17-二酮，雄甾-4,6-二烯-3,17-二酮，3α-羟基-雄甾-5-烯-17-酮，3β-羟基-5α-雄烷-17-酮，3α-羟基-5α-雄烷，3α,17β-二羟基-5β-雄甾烷，3α,17α-二羟基-5β-雄甾烷，3α-羟基-雄甾-4-烯-17-酮，5β-雄烷-3α,17β-二醇，5β-雄烷-3α,17α-二醇，睾丸酮，雌二醇，胆甾-4-烯-3-酮，胆甾醇等。

2. 应用实例 麝香的鉴别可采用 GC 法，以麝香酮为对照品。因为麝香中还含有雄甾烷类成分，也可以雄甾烷类成分为对照品，用 TLC 法进行鉴别，经薄层分离后用硫酸乙醇液显色，置日光下或紫外光下检视。

麝香酮是麝香中的香气成分，具有很强的挥发性，可用 GC 法定量；定量分析麝香中的雄甾烷类成分，须将雄甾烷类成分衍生化后再进行检测，以达到最高的灵敏度。

【例 7-52】 片仔癀的含量测定

（1）主要组成：牛黄、麝香、三七、蛇胆等。

（2）含量测定

①色谱条件与系统适用性试验：以交联 5% 苯基甲基聚硅氧烷为固定相的毛细管柱（柱长为 30m，内径为 0.32mm，膜厚度为 0.25μm）；柱温为程序升温：初始温度为 150℃，保持 30 分钟，以每分钟 20℃ 的速率升温至 250℃，保持 15 分钟；进样口温度为 250℃，检测器温度为 300℃。理论板数按麝香酮峰计应不低于 5000。

②校正因子测定：取百秋李醇对照品适量，精密称定，加无水乙醇制成每 1mL 含 0.2mg 的溶液，作为内标溶液。另取麝香酮对照品约 10mg，精密称定，置 50mL 量瓶中，加无水乙醇适量溶解并稀释至刻度，摇匀，精密吸取 2mL，置 5mL 量瓶中，精密加入内标溶液 2mL，加无水乙醇稀释至刻度，摇匀，吸取 1μL，注入气相色谱仪，计算校正因子。

③测定法：取本品，研成粉末（过五号筛），混匀，取约 1g，精密称定，置具塞锥形瓶中，精密加入内标溶液 2mL，再精密加入无水乙醇 3mL，混匀，密塞，称定重量，超声处理（功率 300W，频率 40kHz）10 分钟，放置 2 小时，再称定重量，用无水乙醇补足减失的重量，摇匀，滤过，取续滤液 1μL，注入气相色谱仪，测定，计算，即得。

本品每 1g 含麝香以麝香酮（$C_{16}H_{30}O$）计，不得少于 0.27mg。

【例 7-53】 麝香风湿胶囊的含量测定

（1）主要组成：制川乌、全蝎、地龙（酒洗）、黑豆（炒）、蜂房（酒洗）、人工麝香、乌梢蛇（去头酒浸）。

（2）含量测定

①色谱条件与系统适用性试验：以 100% 二甲基聚硅氧烷为固定相的毛细管柱（柱长为 10m，柱内径为 0.32mm，膜厚度为 0.25μm），柱温为 180℃。理论板数按麝香酮峰计算应不低于 2000。

②对照品的制备：取麝香酮对照品适量，精密称定，加无水乙醇制成每 1mL 含 15μg 的溶液，即得。

③供试品溶液的制备：取本品 40 粒，精密称定内容物的重量，研匀，取约 5g，精密称定，精密加入无水乙醇 25mL，密塞，振摇，放置 24 小时，充分振摇，滤过，取续滤液，即得。

④测定法：分别精密吸取对照品溶液与供试品溶液各 1μL，注入气相色谱仪，测定，即得。

本品每粒含人工麝香以麝香酮（$C_{16}H_{30}O$）计，不得少于 13.5μg。

（三）熊胆的分析

熊胆是我国传统的名贵中药材，天然熊胆资源日益缺乏，自从国家把熊列为二级保护动物后，限制猎杀。为了扩大熊胆资源，可采用人工引流获取，一般一年采收 1~2 次，7~9 月份产胆汁量较高。经过对人工引流胆汁与天然熊胆的化学成分及药理作用的对比研究表明，人工引流胆汁与天然熊胆的化学成分和药效基本一致，可以把引流熊胆作为天然熊胆的代用品投放临床使用，以满足临床需要。

《中国药典》（2020 年版）收载 10 多种含有熊胆的制剂，如熊胆救心丸、熊胆胶囊、复方熊胆滴眼液等。

1. 熊胆的化学成分 熊胆中的主要化学成分为胆汁酸类（占胆汁中的 58%~59%）成分，其中主要含牛磺熊去氧胆酸（TUDCA），经碱水解后得熊去氧胆酸（UDCA）、牛磺鹅去氧胆酸（TCDCA），尚含有鹅去氧胆酸（CDCA），微量的熊去氧胆酸与微量的胆酸（CA）、去氧胆酸（DCA）、猪去氧胆酸（HDCA）、石胆酸（LCA）等。这些胆汁酸通常与牛磺酸、甘氨酸结合，以钠盐或钙盐的形式存在。

熊去氧胆酸（β-构型）　　　　　牛磺熊去氧胆酸

牛磺鹅去氧胆酸

熊胆中含有的胆色素以胆红素为主，尚有胆黄素、胆褐素。

2. 应用实例　中药制剂中熊胆的鉴别常用 TLC 法，以各单体胆酸为对照品，经 TLC 分离后，喷苯甲酸-硫酸-醋酸试液，加热后不同的胆酸显不同的颜色，如胆酸显黄棕色，猪去氧胆酸、熊去氧胆酸及鹅去氧胆酸显绿褐色，去氧胆酸显黄棕色及石胆酸显紫色。

因大多数胆汁酸不具共轭双键，采用 HPLC 定量时，用紫外检测器只能检测其末端吸收，可以用蒸发光散射检测器直接检测，定量分析。

【例 7-54】熊胆胶囊的鉴别和含量测定

（1）主要组成：熊胆粉。

（2）鉴别：取本品内容物适量（相当于熊胆粉 0.06g），加乙醇 5mL 使溶解，滤过，滤液蒸干，残渣加 10%氢氧化钠溶液 5mL，置水浴上加热水解 8 小时（或 120℃水解 2 小时），放冷，滴加盐酸调节 pH 值至 2~3，用乙酸乙酯振摇提取 2 次，每次 10mL，合并乙酸乙酯液，蒸干，残渣加乙醇 5mL 使溶解，静置，取上清液，作为供试品溶液。另取熊去氧胆酸对照品、鹅去氧胆酸对照品和胆酸对照品，加乙醇制成 1mL 各含 0.5mg 的混合溶液，作为对照品溶液。照薄层色谱法试验，吸取上述两种溶液各 4μL，分别点于同一硅胶 G 薄层板上，以异辛烷-异戊醚-正丁醇-冰醋酸-水（10：5：3：5：1）的上层溶液（临用配制）为展开剂，展开，晾干，喷以 10%硫酸乙醇溶液，在 105℃加热至斑点显色清晰，置紫外灯（365mm）下检视。供试品色谱中，在与对照品色谱相应的位置上，显相同颜色的荧光斑点。

（3）含量测定

①色谱条件与系统适用性试验：以十八烷基硅烷键合硅胶为填充剂；以甲醇-磷酸二氢钠溶液（0.03mol/L）（68：32，用磷酸调节 pH 值为 4.4）为流动相；检测波长为 210nm；柱温为 40℃。理论板数按牛磺熊去氧胆酸峰计算应不低于 2500。

②对照品溶液的制备：取牛磺熊去氧胆酸钠对照品适量，精密称定，加甲醇制成每 1mL 含 1mg 的溶液，即得（相当于牛磺熊去氧胆酸 0.9578mg）。

③供试品溶液的制备：取装量差异项下的本品内容物，研细，混匀，取适量（相当于熊胆粉 0.12g），精密称定，置 50mL 量瓶中，加甲醇适量，超声处理（功率 300W，频率 50kHz）10 分钟，放冷，用甲醇稀释至刻度，摇匀，滤过，取续滤液，即得。

④测定法：分别精密吸取对照品溶液与供试品溶液各 5~10μL，注入液相色谱仪，测定，即得。

本品每粒含熊胆粉以牛磺熊去氧胆酸（$C_{26}H_{45}NO_6S$）计，不得少于 60.0mg 或 15.0mg。

【例 7-55】 熊胆救心丸的鉴别

（1）主要组成：熊胆粉、蟾酥、冰片、人工麝香、人参、珍珠、人工牛黄、猪胆粉、水牛角浓缩粉。

（2）鉴别：取本品 1g，研细，加甲醇 20mL，加热回流 1 小时，放冷，滤过，滤液蒸干，残渣加 10%氢氧化钠溶液 10mL，置水浴中加热 5 小时，放冷，滴加盐酸调节 pH 值 2~3，用乙酸乙酯振摇提取 2 次，每次 20mL，合并乙酸乙酯液，蒸干，残渣加乙醇 4mL 使溶解，作为供试品溶液。另取熊去氧胆酸对照品，加乙醇制成每 1mL 含 1mg 的溶液，作为对照品溶液。照薄层色谱法试验，吸取上述两种溶液各 1μL，分别点于同一硅胶 G 薄层板上，以异辛烷-乙醚-正丁醇-冰醋酸-水（10∶5∶3∶5∶1）的上层溶液为展开剂，展开 15cm，取出，晾干，喷以 10%硫酸乙醇溶液，在 105℃加热至斑点显色清晰，置紫外光灯（365nm）下检视。供试品色谱中，在与对照品色谱相应的位置上，显相同颜色的荧光斑点。

（四）蛇胆的分析

蛇胆汁为眼镜蛇科、游蛇科或蝰蛇科动物多种蛇的胆汁。味苦，性寒；归肺、肝、胃经。具有行气化痰、祛风除湿、清肝明目、平肝息风、清热解毒等功效。常用于肝热目赤，肺热咳嗽，目热疼痛，急性风湿性关节炎，痔疮，皮肤热毒等。

《中国药典》（2020 年版）收载含有蛇胆的制剂约 10 种，如片仔癀胶囊、蛇胆川贝软胶囊、蛇胆陈皮胶囊等。

1. 化学成分　蛇胆汁中主要化学成分为胆汁酸类，且多数与牛磺酸结合，以结合型胆甾酸形式存在。在各种蛇胆汁中除蟒蛇外，均以牛磺胆酸含量最多，还有牛磺鹅去氧胆酸、牛磺去氧胆酸、石胆酸、胆固醇、游离胆酸、胆甾醇、甘氨胆酸、甘氨去氧胆酸等。

2. 应用实例　由于蛇胆中主要是胆汁酸类成分，制剂中蛇胆的分析与熊胆的定性、定量方法相似，多用 TLC 法定性鉴别，HPLC 法进行定量分析。

【例 7-56】 牛黄蛇胆川贝液的鉴别和含量测定

（1）主要组成：人工牛黄、川贝母、蛇胆汁、薄荷脑。

（2）鉴别：取本品 50mL，蒸干，残渣加水 30mL 使溶解，用水饱和的正丁醇振摇提取 2 次，每次 20mL，合并正丁醇液，用氨试液洗涤 2 次，每次 20mL，弃去氨试液，正丁醇液再用正丁醇饱和的水洗 3 次，每次 20mL，分取正丁醇液，蒸干，残渣用乙醇 1mL 使溶解，作为供试品溶液。另取蛇胆汁对照药材 10mg，加正丁醇 20mL，超声处理 30 分钟，滤过，取滤液自"用氨试液洗涤 2 次"起同法制成对照药材溶液。再取牛磺胆酸钠对照品，加乙醇制成每 1mL 含 1mg 的溶液，作为对照品溶液。照薄层色谱法试验，吸取供试品溶液 2~5μL、对照药材溶液和对照品溶液各 2μL，分别点于同一硅胶 G 薄层板上，以正丁醇-冰醋酸-水（4∶0.5∶4）的上层溶液为展开剂，展开，取出，晾干，喷以 10%硫酸乙醇溶液，在 105℃加热约 5 分钟，置紫外光灯（365nm）下检视。供试品色谱中，在与对照药材色谱和对照品色谱相应的位置上，显相同颜色的荧光斑点。

（3）含量测定

①色谱条件与系统适用性试验：以十八烷基硅烷键合硅胶为填充剂；以甲醇-0.2%醋酸溶液（75∶25）为流动相；用蒸发光散射检测器检测。理论板数按胆酸峰计算应不低于 3000。

②对照品溶液的制备：取胆酸对照品适量，精密称定，加甲醇制成每 1mL 含 80μg 的溶液，

即得。

③供试品溶液的制备：精密量取本品 10mL，加稀盐酸 1mL，用三氯甲烷振摇提取 5 次，每次 15mL，合并三氯甲烷液，蒸干，残渣加甲醇使溶解并转移至 10mL 量瓶中，加甲醇至刻度，摇匀，滤过，取续滤液，即得。

④测定法：分别精密吸取对照品溶液 5μL、20μL，供试品溶液 10μL，注入液相色谱仪，测定，以外标两点法对数方程计算，即得。

本品每 1mL 含人工牛黄和蛇胆汁以胆酸（$C_{24}H_{40}O_5$）计，不得少于 45μg。

（五）蟾酥的分析

本品为蟾蜍科动物中华大蟾蜍 *Bufo bufo gargarizans* Cantor 或黑眶蟾蜍 *Bufo melanostictus* Schneider 的干燥分泌物。多于夏、秋二季捕捉蟾蜍，洗净，挤取耳后腺及皮肤腺的白色浆液，加工，干燥。性味辛，温；归心经。主要功能为解毒、止痛、开窍醒神。用于痈疽疔疮，咽喉肿痛，中暑吐泻，腹痛神昏，手术麻醉及强心，升压，兴奋呼吸，抗肿瘤等。由于蟾酥具有较强的生物活性，同时其毒性也较大，因此，对蟾酥及其制剂需要严格控制质量。

《中国药典》（2020 年版）收载含有蟾酥的中药制剂 10 余种，如牙痛一粒丸、牛黄消炎片、梅花点舌丸等。

1. 化学成分　蟾酥为蟾蜍耳后腺及皮肤腺分泌的白色浆液经加工干燥而成，化学成分复杂，主要含蟾蜍甾二烯类、强心甾烯蟾毒类和吲哚碱类。蟾蜍甾二烯类又分为游离型和结合型。其游离型称蟾毒配基，其结合型多为脂溶性的蟾蜍毒素类、蟾蜍配基类和精氨酸类结合的酯类。这类成分往往在干燥加工或提取过程中分解为蟾蜍配基类。

蟾蜍甾二烯类结构特点是在 17 位碳上含有一个 α-吡喃酮（α-pyrone）基，凡具有这种骨架的物质称为蟾蜍二烯内酯。最常见的蟾毒配基如下：

HO—　　蟾毒灵　　　　HO—　　酯蟾毒配基　　　　HO—　　—OCOCH₃　华蟾毒精

2. 应用实例　TLC 法鉴别蟾酥时，可用三氯化锑或邻苯二醛显色，以区别不同的蟾蜍甾二烯内酯类成分。因蟾蜍甾二烯类、强心甾烯蟾毒类和吲哚碱类成分均具有紫外吸收，可直接用 HPLC-UV 法定量分析，灵敏度较高。

【例 7-57】牙痛一粒丸的鉴别

（1）主要组成：蟾酥、朱砂、雄黄、甘草。

（2）鉴别：取本品 0.5g，研碎，置索氏提取器中，加三氯甲烷 70mL，加热回流 2 小时，提取液浓缩至约 1mL，作为供试品溶液。另取脂蟾毒配基对照品，加三氯甲烷制成每 1mL 含 1mg 的溶液，作为对照品溶液。照薄层色谱法试验，吸取上述两种溶液各 5～10μL，分别点于同一硅胶 GF₂₅₄薄层板上使成条状，以环己烷-三氯甲烷-丙酮（4∶3∶3）为展开剂，展开，取出，晾干，置紫外灯（254nm）下检视。供试品色谱中，在与对照品色谱相应的位置上，显相同颜色的条斑。

（3）含量测定

①色谱条件与系统适用性试验：以十八烷基硅烷键合硅胶为填充剂；以乙腈-水（50∶50）为流动相；检测波长为296nm。理论板数按华蟾酥毒基峰计算应不低于4000。

②对照品溶液的制备：取华蟾酥毒基对照品、脂蟾毒配基对照品各适量，精密称定，加甲醇制成每1mL含华蟾酥毒基、脂蟾毒配基各50μg的混合溶液，即得。

③供试品溶液的制备：取本品研细，取约75mg，精密称定，置具塞锥形瓶中，精密加入甲醇25mL，密塞，称定重量，超声处理（功率250W，频率33kHz）30分钟，放冷，再称定重量，用甲醇补足减失的重量，摇匀，滤过，取续滤液，即得。

④测定法：分别精密吸取对照品溶液与供试品溶液各10μL，注入液相色谱仪，测定，即得。

本品每1g含蟾酥以华蟾酥毒基（$C_{26}H_{34}O_6$）和脂蟾毒配基（$C_{24}H_{32}O_4$）的总量计，不得少于19.5mg。

（六）斑蝥的分析

本品为芫青科昆虫南方大斑蝥 *Mylabris phalerata* Pallas 或黄黑小斑蝥 *Mylabris cichorii* Linnaeus 的干燥体。夏、秋两季捕捉，闷死或烫死，晒干。此药始载于《神农本草经》，列为下品，为次常用中药，但近些年来发现此药有很好的抗癌及抗病毒作用，得到医药界的重视。斑蝥味辛，性热；有大毒；归肝、胃、肾经。有破血消癥、攻毒蚀疮、引赤发泡之功能。用于癥瘕肿块，积年顽癣，瘰疬，赘疣，痈疽不溃，恶疮死肌。目前主要用于治疗各种癌症。

《中国药典》（2020年版）收载有庆余辟瘟丹、癣湿药水2种含斑蝥的制剂。

1. 化学成分　含斑蝥素（斑蝥酸酐，cantharidin，1%～2%）、脂肪（12%）、树脂、蚁酸、甲酸、色素、挥发油、甲壳质等。斑蝥素具有较好的抗癌作用，但毒性也较大。临床上已有用其半合成品羟基斑蝥胺者，疗效类似而毒性约为斑蝥素的1/500。

斑蝥素　　　　　　羟基斑蝥胺

2. 应用实例

【例7-58】斑蝥素乳膏含量测定

（1）主要组成：斑蝥油、麻油、维生素E、甘油、十二烷基硫酸钠、单硬脂酸甘油酯、尼泊金乙酯、蒸馏水。

（2）测定条件

①色谱柱：silicone OV-17 2%玻璃柱；柱温160℃；进样口温度220℃；FID检测器；载气为N_2；流速为50mL/min；进样量2μL；外标法定量。

②对照品储备液及对照品溶液的配制：精密称取在五氧化二磷干燥器中干燥至恒重的斑蝥素对照品20mg，置100mL容量瓶中，加氯仿适量使溶解，并稀释至刻度，摇匀，得对照品储备液。精密量取对照品储备液5mL，置10mL容量瓶中，加氯仿稀释至刻度，摇匀，得对照品溶液。

③供试品溶液的制备：取本品适量（约相当于斑蝥素2mg），精密称定，置烧杯中，加氯化钠-氢氧化钠溶液（取1mol/L氢氧化钠溶液1000mL与氯化钠2g，搅拌，溶解）15mL，置80℃水浴中加热3分钟，搅拌，使斑蝥素溶解，置冰水浴中冷却，滤过，滤液置50mL容量瓶中，同

法继续提取 3 次，每次 10mL，滤液并入容量瓶中，用氯化钠-氢氧化钠溶液稀释至刻度，摇匀。精密量取此液 25mL，置分液漏斗中，加盐酸 5mL，用氯仿提取 3 次（30mL、20mL、20mL），提取液置蒸发皿中，在水浴上浓缩至约 5mL，转移到 10mL 容量瓶中，用氯仿洗涤蒸发皿，洗液置容量瓶中，用氯仿稀释至刻度，摇匀，得供试品溶液，取 2μL 进样，记录色谱图，结果主峰后未见基质峰。

④测定法：分别精密吸取对照品溶液与供试品溶液，注入气相色谱仪。

四、矿物药成分分析

（一）概述

矿物类药材为中药中重要的一类，包括天然矿物、生物化石、人类加工品及纯粹化学制品，其主要成分为无机化合物。涉及的无机元素主要包括砷（如雄黄、雌黄、砒霜等）、汞（如朱砂、轻粉、红粉等）、铅（如红丹、铅粉、密陀僧等）、铜（如胆矾、铜绿、绿盐等）、铁（如赭石、磁石、禹余粮等）、钙（如石膏、钟乳石、花蕊石等）、硅（如滑石、白石英、麦饭石等）、硫（如芒硝、玄明粉、硫黄等）、氯（如大青盐、秋石、紫硇砂、白硇砂等），以及其他一些元素。

矿物药在进行鉴别和含量测定之前，通常需预先将样品粉碎并进行适当的分解，将待测组分转入溶液中，然后才可进行测定。矿物药分析的基本程序是取样→试样的分解→鉴别→检查→含量测定→分析结果。常用的分解方法可分为溶解法（湿法）和熔融法（干法）两种。溶解法是最简便的分解方法，即将试样溶解在水、酸或其他溶剂中的分解方法，通常采用水、稀酸、浓酸、混合酸的顺序进行处理。溶解法不能将试样完全分解时，可采用熔融法。熔融法就是将试样与固体溶剂混合，然后在高温下加热至全熔或半熔，使欲测组分转变为可溶于水或酸的化合物。溶剂可分为碱性溶剂（如碳酸钠、氢氧化钠）和酸性溶剂（如硫酸氢钾、焦硫酸钾）或氧化性溶剂（如过氧化钠、碳酸钠加硝酸钾）和还原性溶剂（如碳酸钠加硫）等。具体采用何种方法，可根据不同矿物药的性质加以选用。

《中国药典》（2020 年版）中有 26 个中药制剂测定了矿物药的含量，在含量测定中有 21 个中药制剂使用了滴定分析法，其他方法还有重量分析法、紫外光谱法和原子吸收光谱法。

目前临床上较广泛应用的矿物药有 60 多种，矿物药的药效越来越受到医学界的关注，对矿物药的开发和应用起了积极的推动作用。

（二）鉴别

矿物药的鉴别多用离子反应、火焰反应、沉淀反应、气体反应等。

1. 离子反应　如胆矾主要成分为 $CuSO_4 \cdot 5H_2O$，鉴别时采用了硫酸盐的鉴别反应。取供试品溶液适量，加氯化钡试液，即发生白色沉淀，分离，沉淀在盐酸或硝酸中均不溶解。

2. 火焰反应　如明矾石中钾盐的鉴别反应。明矾石为碱性硫酸铝钾 $KAl_3(SO_4)_2(OH)_6$，取本品适量溶于水，取铂丝，用盐酸湿润后，蘸取试样，在无色火焰中燃烧，火焰应显紫色。

3. 沉淀反应　如雄黄主含硫化砷（As_2S_2）。利用氧化还原反应和沉淀反应，将 As_2S_2 转化为 $BaSO_4$ 沉淀。

4. 气体反应　如硫黄主要成分为硫，燃烧时易熔融，火焰为蓝色，并有二氧化硫刺激性气味。

5. 显微鉴别　如紫石英主要成分为 CaF_2，取细粉 0.1g，置烧杯中，加盐酸 2mL 与 4% 硼酸溶液 5mL，加热微沸使溶解，取 1 滴置载玻片上，加硫酸溶液（1→4）1 滴，静置片刻，置显微镜下观察，可见针状结晶。

6. 热分析法　热分析法（thermal analysis）是在程序控制温度下，记录物质的理化性质随温度变化的关系，研究其在受热过程中所发生的晶形转化、熔融、蒸发、脱水等物理变化或热分解、氧化等化学变化，以及伴随发生的温度、能量或质量改变的仪器分析方法。用以对该物质进行物理常数、熔点和沸点的确定，以及作为鉴别和纯度检查的方法。

热分析法分为热重分析法（termogravimetric analysis，TGA）、差热分析法（differential thermal analysis，DTA）和差示扫描量热法（differential scanning calorimetry，DSC）等。这三种方法在矿物研究中比较常用。

（1）**热重分析法**：热重法是在程序控制温度下，测量物质重量与温度关系的一种技术。记录的重量变化对温度的关系曲线叫热重曲线。由测量曲线上平台之间的重量差值，可计算出待测物在相应温度范围内所失重量的比例（%）。本法适用于药物结晶水的测定和贵重药物或在空气中极易氧化药物的干燥失重分析。

（2）**差热分析法**：差热分析法是在程序控制温度下，测量待测物质和参比物之间的温度差与温度（或时间）关系的一种技术。差热分析曲线记录的纵坐标为样品与参比物的温度差（ΔT），ΔT 与热容量差（$C_R - C_S$）成正比，横坐标为温度。复杂的化合物常具有比较复杂的差热分析曲线，各种吸热和放热峰的个数、形状和位置与相应的温度可用来定性鉴别待测物质或其多晶型；与其对照品或标准品的差热分析曲线进行比较，亦可检查待测物质的纯度。

（3）**差示扫描量热法**：差示扫描量热法是在程序控制温度下，测量待测物质和参比物的能量差与温度（或时间）关系的一种技术。根据测量方法，又分为两种基本类型，即功率补停型和热流型。差示扫描量热法可用于待测物质的鉴别、纯度检查及熔点和水分等的测定。

（三）含量测定

矿物药的含量测定方法通常选择容量分析和重量分析法，对含量较低的药物可选择原子吸收光谱法、电感耦合等离子质谱法等。

1. 化学分析法　样品分解后，制备成适当的溶液，如有干扰物质存在，应设法消除其干扰，消除的方法主要有分离法和掩蔽法。然后选择适当的方法进行滴定，常用配位滴定、酸碱滴定和氧化还原滴定；或将样品分解液通过适当处理，得到纯的沉淀，干燥至恒重，根据重量换算出样品含量。

2. 可见－紫外分光光度法　利用一些无机金属元素可与某些化合物形成有色配合物，采用分光光度法对其制剂进行测定。如砷盐的检查，可利用砷化氢与 Ag-DDC 三乙胺的氯仿溶液作用，产生新生态的银，在 510nm 处有吸收，以测定砷的含量；高价汞与双硫腙作用生成橙色化合物；镉与双硫腙生成玫瑰红配合物等，生成的显色化合物都可用分光度法进行测定。

3. 原子吸收光谱法　本法近年来已广泛应用于矿物药及其制剂中各种微量元素的分析。该法能测定几乎全部金属元素，具有灵敏度高、选择性好、抗干扰能力强、适用范围广、操作方便的优点。原子吸收的定量分析基于被测元素基态原子特征辐射线的吸收程度。在一定的实验条件下，其吸光度（A）与样品中该元素的浓度（C）成正比，符合比尔定律 $A = KC$。通过测量标准溶液及未知溶液的吸光度，做标准曲线求得样品中待测元素的含量。

4. 电感耦合等离子光谱法（ICP）　该技术具有多谱线同时检测、检测速度快、动态线性范围宽、灵敏度高等优点，可应用于矿物药及其制剂中各种微量元素的分析。根据测定原理不同，分为电感耦合发射光谱法（ICP-OES）和电感耦合质谱法（ICP-MS）。电感耦合发射光谱法测定原理是样品由载气带入雾化后，以气溶胶形式进入等离子体的轴向通道，在高温和惰性气体中被充分蒸发、原子化、电离和激发，发射出的所含元素特征的谱线经分光系统进入光谱检测器，光谱检测器依据元素光谱进行定性、定量分析，在一定浓度范围内，元素特征谱线上的响应值与其浓度成正比。电感耦合质谱法（ICP-MS）测定原理是样品由载气带入雾化后，以气溶胶形式进入等离子体的轴向通道，在高温和惰性气体中被充分蒸发、原子化、电离和激发，转化成带电荷的正离子采集系统进入质谱仪，质谱仪根据离子的质荷比即元素的质量数进行分离并定性、定量分析。

（四）应用示例

1. 含砷矿物药分析 含砷的矿物药主要有雄黄（主要成分为 As_2S_2）、雌黄（主要成分为 As_2S_3）、砒石（主要成分为 As_2O_3）、砒霜（为砒石经升华而得的精制品）等，以雄黄应用最多。雄黄具有败毒抗癌、祛痰镇惊、杀虫疗疮、消炎退肿的功效，在临床上常与其他中药合用治疗肝癌、乳腺癌、宫颈癌等癌症。

很多砷化合物具有挥发性，因此测定砷的试样时不应任意灼烧，必须控制好温度。如含砷中药制剂可加入等量的氢氧化钙，加少量水调成糊状，先用小火加热使炭化，再于 500~600℃ 灼烧，使砷转化为砷酸钙，然后用盐酸提取。

对于中成药中雄黄的测定常用硫酸-过氧化氢或硫酸-硝酸钾作为分解试剂，具有既能分解雄黄，又破坏有机物的特点。在用硫酸-过氧化氢分解时，一般先在试样中加入浓硫酸，加热使有机物破坏，然后在热溶液中小心地逐滴加入 30% 过氧化氢溶液，以完成氧化作用，再进行化学成分的定性鉴别和含量测定。

（1）鉴别

①取适量样品，加水湿润后，加氯酸钾饱和的硝酸溶液 2mL，溶解后加入氯化钡，产生大量白色沉淀，放置后，倾出上层酸液，再加水 2mL，振摇，沉淀不溶解（鉴别硫）。

$$As_2S_2+2KClO_3+12HNO_3 \rightarrow 2KH_2AsO_4+2H_2SO_4+Cl_2\uparrow+12NO_2\uparrow+2H_2O$$

②取本品 0.2g 置坩埚内，加热熔融，产生白色或黄白色火焰，并伴有白色浓烟，取薄片覆盖后，有白色冷凝物，刮取少许置试管内加水煮沸使溶解，必要时滤过，滤液加硫化氢试液数滴即显黄色，加稀盐酸后产生黄色絮状沉淀，再加碳酸铵试液后，沉淀复溶解（鉴别砷）。

$$As_2O_3+3H_2O \xrightarrow{\triangle} 2H_3AsO_3$$

$$2H_3AsO_3+3H_2S \xrightarrow{H^+} As_2S_3\downarrow+6H_2O$$

$$4As_2S_3+12(NH_4)_2CO_3 \longrightarrow 4(NH_4)_3AsO_3+4(NH_4)_3AsS_3+12CO_2\uparrow$$

（2）含量测定

①碘量法：直接碘量法包括硫酸分解-直接碘量法和碱熔分解-直接碘量法两种，分别操作如下。

A. 硫酸分解-直接碘量法：取试样用硫酸分解，使转变成亚砷酸。中和至 pH 值 8.0，以淀粉作指示剂，用碘标准液滴至蓝色。

$$I_2+AsO_3^{3-}+H_2O = AsO_4^{3-}+2I^-+2H^+$$

（与浓硫酸反应产物）

B. 碱熔分解-直接碘量法：取样品粉末，加过氧化钠-碳酸钠混合溶剂（2∶1），搅匀，600~

650℃熔融5分钟，冷后用水浸出，加少量过氧化钠，煮沸除尽过氧化氢，冷后加酚酞指示剂，用硫酸中和至溶液无色，稍过量，加碘化钾，加热煮沸，至溶液呈浅黄色，冷却，加入20%酒石酸钾溶液，加淀粉指示剂，滴加0.1mol/L硫代硫酸钠溶液至蓝色消失，用氨水调至酚酞变红色，滴加1∶1硫酸至红色消失。冷却，加入碳酸氢钠饱和溶液，用0.1mol/L碘液调至蓝色。

C. 间接碘量法：主要是指硫酸与过氧化氢分解-间接碘量法。操作如下：取样品粉末，加硫酸，加热，在振摇下缓缓滴加30%过氧化氢溶液至澄明，继续加热3~5分钟以除尽剩余的过氧化氢，放冷，加水，分三次加入适量Na_2CO_3，待气泡冒尽后，立即加入KI，混匀，在暗处放置10分钟，加水稀释，用0.1mol/L硫代硫酸钠溶液滴定至呈浅黄色，加淀粉指示剂2mL，继续滴定至蓝色消失。

②分光光度法：取样品适量，精密称定，加稀盐酸适量，搅拌30分钟，滤过，残渣用稀盐酸洗涤2次，合并滤液，用稀盐酸定容于容量瓶中，精密量取此液一定体积至砷化氢发生器的三角瓶中，加硫酸，再加水稀释，加入一定量的碘化钾和氯化亚锡溶液，放置15分钟，加入锌粒，立即接上导管通入盛有二乙基二硫代氨基甲酸银-三乙胺-氯仿吸收液的吸收管中，反应40分钟后，取下吸收管，用氯仿补足吸收液至一定体积，在分光光度计上于510nm波长处测吸收度，同时绘制标准曲线，计算含量。

【例7-59】 克痢痧胶囊雄黄的含量测定（碘量法）

①主要组成：白芷、苍术、石菖蒲、细辛、荜茇、鹅不食草、猪牙皂、雄黄粉、丁香、硝石、枯矾、冰片。

②测定法：取装量差异项下的本品内容物，研细，取约2.8g，精密称定，置250mL凯氏烧瓶中，加硫酸钾2g、硫酸铵3g、硫酸12mL，置电热套中加热至溶液呈乳白色，放冷，用水50mL分4次转移至250mL锥形瓶中，加热微沸5分钟，放冷，加酚酞指示液2滴，用氢氧化钠溶液（40→100）中和至溶液显微红色，放冷，用0.25mol/L硫酸溶液中和至褪色，加碳酸氢钠5g，摇匀后，用碘滴定液（0.05mol/L）滴定，至近终点时，加淀粉指示液2mL，滴定至溶液显紫蓝色。

每1mL碘滴定液（0.05mol/L）相当于5.348mg的二硫化二砷（As_2S_2）。

2. 含汞矿物药分析　含汞的矿物药主要有水银（主要成分是Hg）、朱砂（主要成分HgS）、灵砂（主要成分HgS）、银朱（主要成分HgS）、红粉（主要成分HgO）、轻粉（主要成分Hg_2Cl_2）、粉霜（主要成分Hg_2Cl_2）、白降丹（主要成分Hg_2Cl_2与$HgCl_2$）等。《神农本草经》中收载有水银（汞）、丹砂（朱砂）两种，《本草纲目》中收载有汞、丹砂、水银粉（轻粉）、粉霜、银朱、灵砂六种。汞类矿物药中的汞既是有效成分，又是毒性成分。

对含汞类矿物药及其制剂进行分析时，常需要对样品进行分解，分解的方法主要是酸分解法。常用的有硝酸分解法、王水（3体积盐酸和1体积硝酸的混合酸）或逆王水（1体积盐酸和3体积硝酸的混合酸）分解法、硫酸-硝酸钾分解法。分解试样时，必须注意防止汞的挥发损失，应低温加热，最好安装回流冷凝管，切勿将样品溶液直接蒸干。

（1）鉴别

①亚汞盐：取供试品溶液，加氨试液或氢氧化钠试液，即变黑色。操作：取供试品溶液，加碘化钾试液，振摇，即生成黄绿色沉淀，瞬即变为灰绿色，并逐渐变为灰黑色。

②汞盐：取供试品溶液，加氢氧化钠试液，即生成黄色沉淀。

$$Hg^{2+}+2OH^- \longrightarrow HgO\downarrow +H_2O$$

取供试品的中性溶液，加碘化钾试液，即生成猩红色沉淀，能在过量的碘化钾试液中溶解，再以氢氧化钠溶液碱化，加铵盐即生成红棕色的沉淀。

$$Hg^{2+}+2I^- \longrightarrow HgI_2 \downarrow$$

$$HgI_2+2I^- （过量\ I^-） \longrightarrow HgI_4^{2-}$$

取不含过量硝酸的供试品溶液，涂于光亮的铜箔表面，擦拭后可见一层光亮似银的沉积物。

（2）含量测定

①硫氰酸盐法：硫氰酸盐法是测定含汞矿物中汞含量的最常用方法。在5%～20%的硝酸溶液中，以硫酸铁铵或硝酸铁铵为指示剂，用硫氰酸铵或硫氰酸钾标准溶液滴定。

滴定反应：$\qquad\qquad\qquad Hg^{2+}+2SCN^- \longrightarrow Hg（SCN）_2 \downarrow$

终点时：$\qquad\qquad\qquad\quad Fe^{3+}+SCN^- \longrightarrow FeSCN^{2+}$

氯离子能与汞离子形成配离子，严重干扰测定，因此分解试样时不宜用王水或逆王水，可选用硫酸-硝酸钾。如试样中含有有机化合物，此时也被破坏，生成的一氧化氮可与Fe^{3+}离子显红色，妨碍终点观察，必须除尽。溶液中形成的亚硝酸也影响测定，需预先用高锰酸钾氧化，过剩的高锰酸钾再用硫酸亚铁还原。测定时溶液的温度不宜超过25℃，否则将使指示剂生成的红色减退。硫氢化汞沉淀有吸附硝酸汞的作用，故标定硫氰酸盐标准溶液的条件应与测定试样的条件一致，否则将产生误差。

②分光光度法：用硝酸-硫酸-高氯酸对含汞试样进行消化，分解释放出Hg^{2+}。在pH值1～2的溶液中，高价汞与双硫腙作用生成橙色配合物，此配合物可溶于四氯化碳溶液，用四氯化碳提取后在波长492nm进行分光光度法测定吸光度。

③原子吸收分光光度法：含汞矿物药制剂往往含汞量较低，不宜用容量法，可选用原子吸收分光光度法进行含量测定。由于汞离子被还原成金属汞后较易挥发和蒸发，所以样品经适当处理后即可用冷原子吸收法进行测定；也可将样品处理成适当的溶液后，用火焰原子化法进行测定；如果是固体样品也可用无火焰原子化进行测定。

【例7-60】万氏牛黄清心丸中朱砂的含量测定（沉淀滴定法）

①主要组成：牛黄、朱砂、黄连、栀子、郁金、黄芩。

②测定方法：取样品适量，剪碎，取5g，精密称定，置250mL凯氏烧瓶中，加硫酸30mL与硝酸钾8g，加热后溶液至近无色，放冷，转入250mL锥形瓶中，用水50mL分次洗涤烧瓶，洗液并入溶液中，加1%高锰酸钾溶液至显粉红色，2分钟内不消失，再滴加2%硫酸亚铁溶液至红色消失后，加硫酸铁铵指示液2mL，用硫氰酸铵滴定液（0.1mol/L）滴定。每1mL硫氰酸铵滴定液（0.1mol/L）相当于11.63mg的硫化汞（HgS）。

第一节 制剂通则检查

中药制剂的质量与中药材、饮片的质量，提取、浓缩、干燥、制剂成型以及贮藏等过程的影响密切相关。应充分了解中药材、饮片、提取物、中间产物、制剂的质量概貌，明确其在整个生产过程中的关键质量属性，关注每个关键环节的量值传递规律。

一、中药制剂通用原则

制剂通则旨在通过对药物制剂的总体论述指导中医药工作者对不同剂型、亚剂型进行合理的应用。

制剂通则中提出了"剂量单位均匀性"的要求，逐渐落实保障制剂生产质量的"批间和批内药物含量等的一致性"，充分体现制剂全过程控制理念。在"稳定性"内容中引导性地提出了"复检期"概念，以期促进生产企业根据产品自身的稳定特性进行前瞻性的质量考察。同时在"安全性与有效性"内容中提出了"通过人体临床试验证明药物的安全有效性后，药物才能最终获得上市与临床应用"，提示上市制剂的处方和工艺不得随意变更。

（一）单位剂量均匀性

为确保临床给药剂量的准确性，应加强药品生产过程控制，保证批间和批内药物含量等的一致性。通常用含量均匀度、重量差异或装量差异等来表征。

（二）稳定性

药物制剂在生产、贮存和使用过程中，受各种因素影响，药品质量可能发生变化，导致疗效降低或副作用增加。稳定性研究是基于对原料药物、制剂及其生产工艺等的系统理解，通过特定试验了解和认识原料药物或制剂的质量特性在不同环境因素（如温度、湿度、光照等）下随时间的变化规律，为药品的处方、工艺、包装、贮藏条件和有效期/复检期的确定提供支持性信息。药物制剂应保持物理、化学、生物学和微生物学特性的稳定。

（三）安全性与有效性

药物的安全性与有效性研究包括动物试验和人体临床试验。根据动物试验结果为临床试验推荐适应证、计算进入人体试验的安全剂量。通过人体临床试验等证明药物的安全性与有效性后，药物才能最终获得上市与临床应用。

（四）剂型与给药途径

同一药物可根据临床需求制成多种剂型，采用不同途径给药，其疗效可能不同。给药途径有全身给药和局部给药。全身给药包括口服、静脉注射、舌下含化等，局部给药包括眼部、鼻腔、关节腔、阴道等。通常注射比口服起效快且作用显著，局部注射时水溶液比油溶液和混悬液吸收快，口服时溶液剂比固体制剂容易吸收。缓控释制剂主要通过口服或局部注射给药。剂型和给药途径的选择主要依据临床需求和药物性能等因素。

（五）包装与储存

直接接触药品的包装材料和容器应符合国家药品监督管理部门的有关规定，均应无毒、洁净，与内容药品应不发生化学反应，并不得影响内容药品的质量。药品的贮藏条件应满足产品稳定性要求。

二、制剂通则检查

表 8-1 常用剂型制剂通则检查

剂型	片剂	注射剂	胶囊剂	颗粒剂	丸剂	合剂	胶剂	酒剂	煎膏剂	贴膏剂	软膏剂乳膏剂
性状	+	+	+	+	+	+	+	+	+	+	+
重量差异	+				+						
崩解时限	+		+								
发泡量	+										
分散均匀性	+										
微生物限度	+		+	+	+	+	+	+	+	+	+
装量				+	+	+		+	+		
装量差异		+	+								+
渗透压摩尔浓度		+									
可见异物		+									
不溶性微粒		+									
中药注射剂有关物质		+									
重金属及有害元素残留量		+									
无菌		+									+
细菌内毒素		+									
水分			+	+	+				+		
粒度				+							+
干燥失重				+							
溶化性				+							
溶散时限					+						
总固体								+			
乙醇量								+			
甲醇量								+			

续表

剂型	片剂	注射剂	胶囊剂	颗粒剂	丸剂	合剂	胶剂	酒剂	煎膏剂	贴膏剂	软膏剂乳膏剂
相对密度									+		
不溶物									+		
含膏量										+	
耐热性										+	
规定										+	
黏附力										+	
含量均匀度										+	
细腻度											+
酸碱度											+

下面就常见的几种制剂通则检查做一介绍，不同的剂型要求检查项目不同（见表 8-1），要依据质量标准要求进行。

1. 重量差异检查

（1）片剂：取供试品 20 片，精密称定总重量，求得平均片重后，再分别精密称定每片的重量，每片重量与平均片重比较（凡无含量测定的片剂或有标示片重的中药片剂，每片重量应与标示片重比较），按《中国药典》规定，超出重量差异限度的不得多于 2 片，并不得有 1 片超出限度 1 倍。

（2）丸剂：取供试品 20 丸，精密称定总重量，求得平均丸重后，再分别精密称定每丸的重量。每丸重量与标示丸重相比较（无标示丸重的，与平均丸重比较），按《中国药典》规定，超出重量差异限度的不得多于 2 丸，并不得有 1 丸超出限度 1 倍。

2. 装量差异检查

（1）注射剂：取供试品 5 瓶（支），除去标签、铝盖，容器外壁用乙醇擦净，干燥，开启时注意避免玻璃屑等异物落入容器中，分别迅速精密称定；容器为玻璃瓶的注射用无菌粉末，首先小心开启内塞，使容器内外气压平衡，盖紧后精密称定。然后倾出内容物，容器用水或乙醇洗净，在适宜条件下干燥后，再分别精密称定每一容器的重量，求出每瓶（支）的装量与平均装量。每瓶（支）装量与平均装量相比较（如有标示装量，则与标示装量相比较），应符合下列规定，如有 1 瓶（支）不符合规定，应另取 10 瓶（支）复试，应符合规定。

（2）胶囊剂：取供试品 10 粒，分别精密称定重量，倾出内容物（不得损失囊壳），硬胶囊囊壳用小刷或其他适宜的用具拭净；软胶囊或内容物为半固体或液体的硬胶囊囊壳用乙醚等易挥发性溶剂洗净，置通风处使溶剂挥尽，再分别精密称定囊壳重量，求出每粒内容物的装量与平均装量。每粒装量与平均装量相比较（有标示装量的胶囊剂，每粒装量应与标示装量比较），超出装量差异限度的不得多于 2 粒，并不得有 1 粒超出限度 1 倍。

（3）颗粒剂：取供试品 10 袋（瓶），除去包装，分别精密称定每袋（瓶）内容物的重量，求出每袋（瓶）内容物的装量与平均装量。每袋（瓶）装量与平均装量相比较［凡无含量测定的颗粒剂或有标示装量的颗粒剂，每袋（瓶）装量应与标示装量比较］，超出装量差异限度的颗粒剂不得多于 2 袋（瓶），并不得有 1 袋（瓶）超出装量差异限度 1 倍。

3. 溶散时限检查　取供试品 6 丸，选择适当孔径筛网的吊篮（丸剂直径在 2.5mm 以下的用孔径约 0.42mm 的筛网；在 2.5~3.5mm 之间的用孔径约 1.0mm 的筛网；在 3.5mm 以上的用孔径约 2.0mm 的筛网)，照崩解时限检查法片剂项下的方法加挡板进行检查。

小蜜丸、水蜜丸和水丸应在 1 小时内全部溶散；浓缩水丸、浓缩蜜丸、浓缩水蜜丸和糊丸应在 2 小时内全部溶散。滴丸不加挡板检查，应在 30 分钟内全部溶散，包衣滴丸应在 1 小时内全部溶散。操作过程中如供试品黏附挡板妨碍检查时，应另取供试品 6 丸，以不加挡板进行检查。上述检查，应在规定时间内全部通过筛网。如有细小颗粒状物未通过筛网，但已软化且无硬心者可按符合规定论。

蜡丸照崩解时限检查法片剂项下的肠溶衣片检查法检查，应符合规定。除另有规定外，大蜜丸及研碎、嚼碎后或用开水、黄酒等分散后服用的丸剂不检查溶散时限。

4. 溶化性检查 颗粒剂照下述方法检查。含中药原粉的颗粒剂不进行溶化性检查。

（1）可溶颗粒检查法：取供试品 10g（中药单剂量包装取 1 袋），加热水 200mL，搅拌 5 分钟，立即观察，可溶颗粒应全部溶化或轻微浑浊。

（2）泡腾颗粒检查法取供试品 3 袋，将内容物分别转移至盛有 200mL 水的烧杯中，水温为 15~25℃，应迅速产生气体而呈泡腾状，5 分钟内颗粒均应完全分散或溶解在水中。

颗粒剂按上述方法检查，均不得有异物，中药颗粒还不得有焦屑。

5. 装量检查

（1）合剂：取单剂量灌装的合剂 5 支，将内容物分别倒入经标化的量入式量筒内，在室温下检视，每支装量与标示装量相比较，少于标示装量的不得多于 1 支，并不得少于标示装量的 95%。

多剂量灌装的合剂，照《中国药典》最低装量检查法检查。

（2）注射液：注射液及注射用浓溶液照下述方法检查。

供试品标示装量不大于 2mL 者，取供试品 5 支（瓶）；2mL 以上至 50mL 者，取供试品 3 支（瓶）。开启时注意避免损失，将内容物分别用相应体积的干燥注射器及注射针头抽尽，然后缓慢连续地注入经标化的量入式量筒内（量筒的大小应使待测体积至少占其额定体积的 40%，不排尽针头中的液体），在室温下检视。测定油溶液、乳状液或混悬液时，应先加温（如有必要）摇匀，再用干燥注射器及注射针头抽尽后，同前法操作，放冷（加温时），检视。每支（瓶）的装量均不得少于其标示装量。

也可采用重量除以相对密度计算装量。准确量取供试品，精密称定，求出每 1mL 供试品的重量（即供试品的相对密度）；精密称定用干燥注射器及注射针头抽出或直接缓慢倾出供试品内容物的重量，再除以供试品相对密度，得出相应的装量。

第二节 液体中药制剂的分析

液体中药制剂包括合剂、酒剂、酊剂、注射剂等。由于近年来国家对中药注射剂的质量有一些新的规定，而且中药注射剂在生产工艺、质量控制方面又存在着较多的问题，为方便讨论，将在本章第六节对中药注射剂的分析做专门介绍。

中药合剂是在汤剂基础上发展起来的一种剂型，所用的提取溶剂大多为水，有时也用乙醇。为便于长期保存，合剂中常常加防腐剂，单剂量灌装的合剂也可称为口服液。

酒剂和酊剂所用的溶剂为乙醇，乙醇浓度的高低应视药材中有关化学成分的性质而定。生产酒剂的蒸馏酒应符合国家关于蒸馏酒质量标准的规定，且口服酒剂应选用谷类酒为原料，有时为了改善口服酒剂的口感，常在这类酒剂中加入适量糖或蜂蜜。

一、液体中药制剂质量分析的特点

一般来说，对于液体中药制剂，当处方中药味较少且有效成分明确时，可选择主要有效成分作为质控指标，如柴黄口服液中的黄芩苷、银黄口服液中的绿原酸和黄芩苷等。对于药味较多的处方，则可选择一个或几个有代表性的成分作为质控指标，如小青龙合剂中的芍药苷、补中益气合剂中的黄芪甲苷等。对于处方中药味较多，成分复杂，选择质控指标成分目前尚有困难的酒剂，可采用测定药酒中总固体的方法控制其质量，如舒筋活络酒总固体定为不少于 1.1%（g/mL）。当然，采用这样的质控方法，必须是以药材质量合格，配方用量准确，并严格遵守工艺操作规程为前提，这是因为酒剂和酊剂在生产和长期贮存过程中常易发生变化，常见为溶剂浓度变化、产生沉淀、色泽和总固体变化等，这些均可影响其成品质量。在生产实践中发现，药酒中用糖量的增减，可显著影响总固体含量，因此，在酒剂的质量检查中，尤其是对其品质做出评价时，要充分考虑到这一因素。

另外，液体中药制剂中所含杂质的种类和数量，除与原料药材关系密切外，还与所用溶剂性质有关，如制备酒剂和酊剂的溶剂都含有较高浓度的乙醇，药材中的蛋白质、黏液质、树胶等成分不易溶出，与汤剂相比，药液中含有这类杂质的量相对较少，一般采用色谱法对酒剂、酊剂进行含量测定。供试液的制备多为将原制剂过滤或稀释，即可进样分析。

对液体中药制剂分析时，需根据被测成分的理化性质、溶剂的种类、杂质的多少，选择合适的分离、净化方法，以消除其他成分或杂质的干扰。另外，液体制剂分析时，取样要注意代表性，一般应摇匀后再取样。设计分析方案时，还要注意避免所加入的防腐剂、矫味剂等对分析方法的影响。

（一）合剂

合剂系指饮片用水或其他溶剂，采用适宜方法提取制成的口服液体制剂。因其含杂质量较大，且有一定的黏度，直接分析多有困难，大多需净化分离后方能进行。常用的净化方法有液-液萃取法及柱色谱法。液-液萃取法中还可利用被测成分的酸碱性，先将提取液调成碱性或酸性，然后再进行萃取，使被测成分更易提出。

单剂量灌装的合剂称为口服液，口服液是按注射剂工艺制成的口服液体制剂，杂质含量相对较少，有的可直接进行分析，但当药味较多、成分复杂时，也需经净化分离后分析，净化方法与合剂相似。

（二）酒剂与酊剂

酒剂与酊剂中含醇量较高，药材中的蛋白质、黏液质、树胶、糖类等成分不易溶出，故酒剂和酊剂中这类杂质较少，澄明度也好，样品的前处理相对较易，有的甚至可以直接进行分析。但对于一些成分复杂的样品，仍需经净化分离后才能进行分析。常用的净化方法是将酒剂或酊剂加热，蒸去乙醇，然后再用适当的有机溶剂萃取。当被测成分为生物碱类时，可蒸去制剂中的乙醇，加碱（氨水）碱化，再用有机溶剂萃取；当被测成分为酸性成分时，蒸去乙醇后，加酸酸化，再用有机溶剂萃取。有时也可用柱层析法（例如 C_{18}柱、氧化铝柱、大孔树脂柱等）对蒸去乙醇后的样品进行净化分离。

二、应用实例

【例 8-1】补中益气合剂

（1）主要组成：炙黄芪、炙甘草、当归、柴胡、党参、炒白术、升麻、陈皮。

（2）制法：以上八味，取炒白术、陈皮、当归提取挥发油，挥发油及蒸馏后的水溶液另器收集；药渣和生姜28g，用50%乙醇作溶剂，浸渍24小时后进行渗漉，收集渗漉液，回收乙醇至无醇味。其余炙黄芪等五味与大枣56g加水煎煮3次，每次2小时，煎液滤过，滤液合并，浓缩至1000mL，与上述蒸馏后的水溶液及浓缩液合并，静置，滤过，浓缩至约1000mL，加入苯甲酸钠3g，放冷，加入上述挥发油，加水至1000mL，搅匀，分装，即得。

（3）性状：本品为棕褐色的液体；气香，味甜、微苦。

（4）鉴别

①取本品20mL，用乙醚提取2次，每次20mL，合并乙醚液，蒸干，残渣加环己烷1mL使溶解，作为供试品溶液。另取白术对照药材0.5g，加水20mL，煎煮20分钟，放冷，滤过，滤液同法制成对照药材溶液。照薄层色谱法试验，吸取上述两种溶液各2μL，分别点于同一硅胶G薄层板上，以石油醚（60~90℃）-乙酸乙酯（2∶1）为展开剂，展开，取出，晾干，喷以10%硫酸乙醇溶液，在105℃加热至斑点显色清晰，置紫外光灯（365nm）下检视。供试品色谱中，在与对照药材色谱相应的位置上，显相同颜色的荧光斑点。

②取本品20mL，加稀盐酸5mL，超声处理5分钟，静置，离心，取沉淀物，加稀乙醇1mL使溶解，用10%碳酸氢钠溶液调节pH至中性，稍加热，作为供试品溶液。另取甘草酸单铵盐对照品，加稀乙醇制成每1mL含1mg的溶液，作为对照品溶液。照薄层色谱法试验，吸取上述两种溶液各5μL，分别点于同一硅胶GF₂₅₄薄层板上，以正丁醇-冰醋酸-水（6∶1∶3）的上层溶液为展开剂，展开，取出，晾干，置紫外光灯（254nm）下检视。供试品色谱中，在与对照品色谱相应的位置上，显相同颜色的斑点。

③取当归对照药材0.3g，加乙醚20mL，超声处理10分钟，滤过，滤液挥干，残渣加环己烷1mL使溶解，作为对照药材溶液。照薄层色谱法试验，吸取鉴别①项下的供试品溶液及上述对照药材溶液各2μL，分别点于同一硅胶G薄层板上，以环己烷-乙酸乙酯（9∶2）为展开剂，展开，取出，晾干，置紫外光灯（365nm）下检视。供试品色谱中，在与对照药材色谱相应的位置上，显相同颜色的荧光斑点。

④取本品20mL，用乙酸乙酯提取2次，每次20mL，合并乙酸乙酯液，挥干，残渣加甲醇1mL使溶解，作为供试品溶液。另取橙皮苷对照品，加甲醇制成饱和溶液，作为对照品溶液。照薄层色谱法试验，吸取上述两种溶液各5μL，分别点于同一硅胶G薄层板上，以乙酸乙酯-甲醇-水（100∶17∶13）为展开剂，展开，取出，晾干，喷以三氯化铝试液，置紫外光灯（365nm）下检视。供试品色谱中，在与对照品色谱相应的位置上，显相同颜色的荧光斑点。

（5）检查：①相对密度：应不低于1.08。②pH值：应为4.0~5.0。③其他：应符合合剂项下有关的各项规定。

（6）含量测定：照高效液相色谱法测定。

①色谱条件与系统适用性试验：以十八烷基硅烷键合硅胶为填充剂；以乙腈-水（35∶65）为流动相；用蒸发光散射检测器检测。理论板数按黄芪甲苷峰计算应不低于4500。

②对照品溶液的制备：取黄芪甲苷对照品适量，精密称定，加甲醇制成每1mL含0.5mg的溶液，即得。

③供试品溶液的制备：取装量项下的本品，混匀，精密量取20mL，用水饱和的正丁醇振摇提取6次，每次20mL，合并正丁醇提取液，用氨试液洗涤3次，每次40mL，正丁醇液回收溶剂至干，残渣用甲醇溶解，转移至10mL量瓶中，加甲醇至刻度，摇匀，滤过，取续滤液，即得。

④测定法：分别精密吸取对照品溶液 5μL、10μL、15μL、20μL 与供试品溶液 20μL，注入液相色谱仪，测定，用标准曲线对数方程计算，即得。

本品每 1mL 含炙黄芪以黄芪甲苷（$C_{41}H_{68}O_{14}$）计，不得少于 0.10mg。

第三节　半固体中药制剂的分析

半固体中药制剂包括流浸膏剂、浸膏剂、糖浆剂和煎膏剂（膏滋）等。

浸膏剂和流浸膏剂系指饮片用适宜的溶剂提取，蒸去部分或全部溶剂后，调整至规定浓度而成的制剂。除另有规定外，浸膏剂每 1g 应相当于原药材 2～5g；流浸膏剂每 1mL 应相当于原药材 1g。流浸膏剂可用浸膏剂稀释而成，至少应含有 20%的乙醇，以利于久贮。这两种剂型大多作为配制其他制剂的原料，只有少数品种直接用于临床。

糖浆剂系指含有提取物的浓蔗糖水溶液。糖浆剂中常加入其他附加剂，如防腐剂山梨酸钾、苯甲酸钠、羟苯酯类等，必要时可加入乙醇、甘油或其他多元醇等。煎膏剂又称为膏滋，系指饮片用水煎煮，取煎煮液浓缩，加炼蜜或糖（或转化糖）制成的半流体制剂。煎膏剂和糖浆剂均可根据需要加入适量的药材原粉。

一、半固体中药制剂质量分析的特点

一般来说，对于半固体中药制剂，当制剂中有效（指标）成分明确时，常以单一或多个代表性成分为指标进行评价，或结合特征图谱的方法进行质量控制，如肿节风浸膏。单味药或药味组成较少的制剂，杂质相对较少，可将样品稀释后直接测定，如当归流浸膏中阿魏酸的含量测定。对于成分复杂的制剂，可采用液-液萃取法和柱色谱法等方法进行分离和纯化，以排除杂质的干扰。对于指标成分尚不清楚的半固体中药制剂，可通过测定浸出物或总固体含量控制其质量。对于含有药材原粉的制剂，可选择显微鉴别等方法进行质量控制。

半固体中药制剂制备时，一般用水或不同浓度的乙醇为提取溶剂，水作溶剂时药液中含有大量的多糖、蛋白质等水溶性杂质；乙醇提取时药液中的脂溶性杂质相对较多，样品的前处理方法应结合待测成分的性质合理选择。此外，半固体中药制剂较为黏稠，分析时常采用水或稀醇稀释后，再进行纯化或检测，对于煎膏剂，也可加适量的惰性材料，如硅藻土、纤维素等，低温烘干后，按固体样品处理。浸膏剂、流浸膏剂、糖浆剂和煎膏剂中常含有乙醇、糖或蜂蜜等辅料，在样品预处理时应注意排除辅料对检测的干扰。

流浸膏剂久置若产生沉淀，可滤过除去沉淀，取样检测是否符合该品种项下相关规定。糖浆剂中常常且允许有少量轻摇易散的沉淀，取样时应注意摇匀取样。

二、应用实例

【例 8-2】刺五加浸膏的质量分析

（1）主要组成：本品为刺五加经加工制成的浸膏。

（2）制法：取刺五加 1000g，粉碎成粗粉，加水煎煮 2 次，每次 3 小时，合并煎液，滤过，滤液浓缩成浸膏 50g（水浸膏）；或取刺五加 1000g，粉碎成粗粉，加 75%乙醇，回流提取 12 小时，滤过，滤液回收乙醇至无醇味，浓缩成浸膏 40g（醇浸膏），即得。

（3）性状：本品为黑褐色的稠膏状物；气香，味微苦、涩。

（4）鉴别：取本品 0.5g，加 70%乙醇 20mL，超声处理 30 分钟，滤过，滤液蒸干，残渣加甲醇 1mL 使溶解，作为供试品溶液。另取刺五加对照药材 2.5g，加甲醇 20mL，加热回流 1 小时，滤过，滤液蒸干，残渣加甲醇 1mL 使溶解，作为对照药材溶液。再取异嗪皮啶对照品、紫丁香苷对照品，分别加甲醇制成每 1mL 含异嗪皮啶 0.5mg、紫丁香苷 1mg 的溶液，作为对照品溶液，照薄层色谱法试验，吸取上述供试品溶液与对照药材溶液各 10μL、对照品溶液各 2μL，分别点于同一硅胶 G 薄层板上，以三氯甲烷-甲醇-水（6：2：1）的下层溶液为展开剂，展开，取出，晾干，在紫外光灯（365nm）下检视。供试品色谱中，在与对照药材色谱相应的位置上，显相同颜色的荧光主斑点；在与异嗪皮啶对照品色谱相应的位置上，显相同颜色的荧光斑点。喷以 10% 硫酸乙醇溶液，在 105℃ 加热至斑点显色清晰，日光下检视。供试品色谱中，在与对照药材色谱相应的位置上，显相同颜色的主斑点；在与紫丁香苷对照品色谱相应的位置上，显相同的蓝紫色斑点。

（5）检查

①水分：水浸膏不得过 30.0%，醇浸膏不得过 20.0%；总灰分不得过 6.0%；其他应符合流浸膏剂与浸膏剂项下有关的各项规定。

②浸出物：水浸膏的水溶性浸出物不得少于 90.0%；醇浸膏的醇溶性（甲醇）浸出物不得少于 60.0%。

（6）特征图谱：照高效液相色谱法测定。

①色谱条件与系统适用性试验：以十八烷基硅烷键合硅胶为填充剂；以 30% 乙腈为流动相 A，0.2% 磷酸溶液为流动相 B，梯度洗脱；检测波长为 220nm，柱温为 20℃；流速为每分钟 0.8mL。理论板数按紫丁香苷峰计算应不低于 6000。

②参照物溶液的制备：取紫丁香苷对照品适量，精密称定，加甲醇制成每 1mL 含 45μg 的溶液，即得。

③供试品溶液的制备：取本品 0.5g，精密称定，置具塞锥形瓶中，精密加入 50% 甲醇 25mL，密塞，称定重量，超声处理（功率 250W，频率 50kHz）30 分钟，放冷，再称定重量，用 50% 甲醇补足减失的重量，摇匀，滤过，取续滤液，即得。

④测定法：分别精密吸取参照物溶液与供试品溶液各 10μL，注入液相色谱仪，测定，记录 60 分钟色谱图，即得。

供试品特征图谱中应呈现 9 个特征峰（图 8-1），其中与紫丁香苷参照物峰相应的峰为 S 峰，计算各特征峰与 S 峰的相对保留时间，其相对保留时间应在规定值的 ±5% 之内。规定值为 0.40（峰 1）、0.66（峰 2）、0.76（峰 3）、1.00（峰 S）、1.08（峰 5）、1.16（峰 6）、1.61（峰 7）、1.88（峰 8）、2.10（峰 9）。

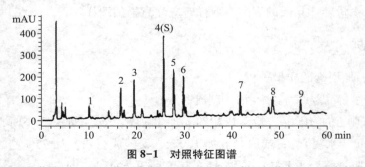

图 8-1　对照特征图谱

2. 原儿茶酸；4.（S）紫丁香苷；5. 绿原酸；7. 刺五加苷 E；8. 异嗪皮啶

（7）含量测定：照高效液相色谱法测定。

①色谱条件与系统适用性试验：以十八烷基硅烷键合硅胶为填充剂；以乙腈为流动相 A，以 0.1%磷酸溶液为流动相 B，进行梯度洗脱；检测波长为 220nm；柱温 30℃；理论板数按紫丁香苷峰计算应不低于 10000；异嗪皮啶峰与相邻杂质峰的分离度应大于 1.5。

②对照品溶液的制备：取紫丁香苷对照品、刺五加苷 E 对照品、异嗪皮啶对照品适量，精密称定，加甲醇（刺五加苷 E 对照品先加 50%甲醇溶解）制成每 1mL 含紫丁香苷、刺五加苷 E 各 40μg，异嗪皮啶 10μg 的混合溶液，即得。

③供试品溶液的制备：取本品约 0.2g，精密称定，置烧杯中，用 50%甲醇 20mL，分次溶解，转移至 25mL 容量瓶中，超声处理（功率 250W，频率 50kHz）10 分钟，取出，放冷，加 50%甲醇至刻度，摇匀，滤过，取续滤液，即得。

④测定法：分别精密吸取对照品溶液 10μL 与供试品溶液 10～20μL，注入液相色谱仪，测定，即得。

本品按干燥品计算，水浸膏含紫丁香苷（$C_{17}H_{24}O_9$）不得少于 0.60%、含刺五加苷 E（$C_{34}H_{46}O_{18}$）不得少于 0.30%、含异嗪皮啶（$C_{11}H_{10}O_5$）不得少于 0.10%；醇浸膏含紫丁香苷（$C_{17}H_{24}O_9$）不得少于 0.50%、含刺五加苷 E（$C_{34}H_{46}O_{18}$）不得少于 0.30%、含异嗪皮啶（$C_{11}H_{10}O_5$）不得少于 0.12%。

【例 8-3】阿胶三宝膏的质量分析

（1）主要组成：阿胶、大枣、黄芪。

（2）制法：以上三味，黄芪、大枣碎断，加水煎煮 3 次，煎液滤过，滤液合并，浓缩至相对密度为 1.21～1.25（55℃）的清膏；另取蔗糖 240g 和饴糖 90g，加水适量，加热使溶化，滤过；阿胶加水适量溶化，与上述清膏、糖水混匀，浓缩，制成 1000g，即得。

（3）性状：本品为暗棕红色的黏稠液体；味甜。

（4）检查：相对密度应不低于 1.18。其他应符合煎膏剂项下有关的各项规定。

（5）含量测定：照高效液相色谱法测定。

①色谱条件与系统适用性试验：以十八烷基硅烷键合硅胶为填充剂；以乙腈-水（32：68）为流动相；蒸发光散射检测器检测。理论板数按黄芪甲苷峰计算应不低于 5000。

②对照品溶液的制备：取黄芪甲苷对照品适量，精密称定，加甲醇制成每 1mL 含 0.6mg 的溶液，即得。

③供试品溶液的制备：取本品 10g，精密称定，置具塞锥形瓶中，加入等量的硅藻土，拌匀，在 60℃烘干（适时搅拌），放冷，精密加入甲醇 100mL，称定重量，超声处理（功率 250W，频率 40kHz）1 小时，放冷，再称定重量，用甲醇补足减失的重量，摇匀，滤过；精密量取续滤液 50mL，蒸干，残渣加水 25mL 使溶解，用水饱和的正丁醇提取 4 次，每次 25mL，合并正丁醇液，正丁醇液用氨试液洗涤 2 次，每次 25mL，合并氨试液，氨试液再用水饱和的正丁醇 25mL 提取，合并正丁醇提取液，回收正丁醇至干，残渣加甲醇适量使溶解并转移至 5mL 容量瓶中，加甲醇稀释至刻度，摇匀，滤过，取续滤液，即得。

④测定法：分别精密吸取对照品溶液 5μL、15μL 与供试品溶液 20μL，注入液相色谱仪，测定，以外标两点法对数方程计算，即得。

本品每 1g 含黄芪以黄芪甲苷（$C_{41}H_{68}O_{14}$）计，不得少于 60μg。

（6）分析：阿胶三宝膏为煎膏剂，其质量控制方法目前主要包括检查和含量测定项。该制剂在制备过程中加入了大量的蔗糖和饴糖，质地黏稠，因此，在对黄芪甲苷的 HPLC 含量测定中，样品首先用硅藻土分散，再用甲醇提取；提取液除去甲醇，用水溶解后，根据黄芪甲苷的溶解性采用正丁醇萃取，并通过氨水多次萃取以排除样品中的酚酸类成分对测定的干扰。阿胶三宝膏中阿胶为君药，《中国药典》（2020 年版）对阿胶药材的定性和定量方法进行了修订，采用液质联用法定性分析阿胶酶水解后的特征性肽段，并建立了 L-羟脯氨酸、甘氨酸、丙氨酸和 L-脯氨酸的 HPLC 含量测定方法。

第四节　固体中药制剂的分析

固体中药制剂主要包括丸剂、片剂、颗粒剂、散剂、栓剂、硬胶囊剂等。根据各类固体制剂的特点，《中国药典》（2020 年版）第四部制剂通则项下，对各类固体中药制剂的质量要求和检验方法均做了相应规定，主要包括外观性状、水分、重量（装量）差异、崩解（溶散）时限等。此外，在正文部分根据各自特点对各有关品种的分析项目进行了详细规定。

固体中药制剂中有些全部由提取物制成，有些含有药材细粉，对于含有药材细粉的制剂，可通过显微法对植物组织特征进行定性鉴别。此外，在制剂过程中常常会添加一些赋形剂、甜味剂、崩解剂等辅料，如蜜丸、颗粒剂中含有大量的蜂蜜、糖粉、淀粉等。因此，分析前必须根据待测成分及辅料的特点，选择合适的溶剂及方法进行提取纯化，除去辅料对分析的干扰。需要注意的是，含药材细粉的制剂，待测成分仍存在于植物组织、细胞中，尤其要注意溶剂和方法的选择，以便提取完全。总之，固体中药制剂的分析过程中，样品的提取纯化是非常重要的，必须保证待测组分的转移率达到要求，并应根据其性质制备成适应所选分析方法要求的供试品溶液。

根据各自不同特点，现将各类固体中药制剂分析特点分别进行阐述。

一、丸剂

（一）丸剂质量分析特点

中药丸剂是由药材细粉或药材提取物制备的，其组成非常复杂。此外，在制备过程中由于工艺要求，不同类型丸剂添加了各种赋形剂。所以，在对丸剂进行分析前，必须对样品进行适当处理。

1. 样品的预处理　水蜜丸、水丸、糊丸、蜡丸、浓缩丸等可直接研细或粉碎后进行提取。而蜜丸中由于含有大量的蜂蜜，不能直接研细或粉碎，可用小刀将其切成小块再进行处理。如果测定的是蜜丸中的脂溶性成分，可用水溶散、离心后，再对药渣进行提取；也可直接加溶剂对切成小块的蜜丸进行提取，但最好做一些处理再进行提取。蜜丸常用的处理方法：置研钵中，加入一定量硅藻土研磨，直至蜜丸均匀分散后再用溶剂提取；也可将蜜丸加适量水或醇使之溶散，然后加入适量硅藻土搅匀后用溶剂提取（或干燥后再用溶剂提取）。硅藻土用量为 1∶0.5~1∶2（g/g）。

但是当对黄酮等酚酸类成分进行定量分析时，应注意硅藻土的选择，如有的硅藻土含铁离子等，应先用稀盐酸将硅藻土浸泡数次，再用纯水洗至中性，干燥后才可使用，否则对测定结果有影响。另外还应注意，硅藻土有一定的吸附能力，有些成分可能会被部分吸附而丢失，造成回收率偏低。

2. 样品的提取　提取所用溶剂及方法均应根据待测成分及杂质的性质，以及不同类型丸剂的特点来选择。常用的提取方法有超声提取法、室温浸渍法、低温浸渍法、回流提取法、连续回流提取法等。

3. 样品的纯化　由于丸剂往往是由多种原料药直接粉碎制成的，所含成分十分复杂，通常提取后必须经过纯化处理方能进行检测。可综合考虑剂型特点、被测成分的性质及共存干扰组分的性质等，选择溶剂萃取法、沉淀法、柱色谱法等进行纯化处理。

（二）实例

【例 8-4】 补中益气丸（蜜丸）的质量分析

（1）主要组成：炙黄芪、党参、炙甘草、炒白术、当归、升麻、柴胡、陈皮。

（2）制法：以上八味，粉碎成细粉，过筛，混匀。另取生姜、大枣加水煎煮 2 次，滤液浓缩。每 100g 粉末加炼蜜 100~120g 及生姜、大枣浓缩煎液制成小蜜丸；或每 100g 粉末加炼蜜 100~120g 制成大蜜丸，即得。

（3）性状：本品为棕褐色至黑褐色的小蜜丸或大蜜丸；味微甜、微苦、辛。

（4）鉴别

①取本品，置显微镜下观察：纤维成束或散离，壁厚，表面有纵裂纹，两端断裂呈帚状或较平截（炙黄芪）。纤维束周围薄壁细胞含草酸钙方晶，形成晶纤维（炙甘草）。草酸钙针晶细小，长 10~32μm，不规则地充塞于薄壁细胞中（炒白术）。草酸钙方晶成片存在于薄壁细胞中（陈皮）。联结乳管直径 12~15μm，含细小颗粒状物（党参）。薄壁细胞纺锤形，壁略厚，有极微细的斜向交错纹理（当归）。木纤维成束，淡黄绿色，末端狭尖或钝圆，有的有分叉，直径 14~41μm，壁稍厚，具十字形纹孔时，有的胞腔中含黄棕色物（升麻）。油管含淡黄色或黄棕色条状分泌物，直径 8~25μm（柴胡）。

②取本品 9g，剪碎，加水 30mL，煎煮 30 分钟，滤过，滤液加稀盐酸 5mL，超声处理 5 分钟，静置，离心，取沉淀物加稀乙醇 1mL 使溶解，用 10% 碳酸氢钠调节 pH 值至中性，稍加热，作为供试品溶液。另取甘草酸单铵盐对照品，加稀乙醇制成每 1mL 含 1mg 的对照品溶液。吸取上述两种溶液各 5μL，分别点于同一硅胶 GF₂₅₄ 薄层板上，以正丁醇-冰醋酸-水（6∶1∶3）上层溶液为展开剂，展开，取出，晾干，置紫外光灯（254nm）下检视。供试品色谱中，在与对照品色谱相应的位置上，显相同颜色的斑点。

③取本品 5g，剪碎，加硅藻土 5g，研匀。加甲醇 25mL，加热回流 20 分钟，滤过，滤液蒸干，残渣加甲醇 2mL 使溶解，作为供试品溶液。另取橙皮苷对照品，加甲醇制成饱和溶液，作为对照品溶液。照薄层色谱法试验，吸取上述两种溶液各 10μL，分别点于同一硅胶 G 薄层板上，以乙酸乙酯-甲醇-水（100∶17∶13）为展开剂，展开，取出，晾干，喷三氯化铝溶液，置紫外光灯（365nm）下检视。供试品色谱中，在与对照品色谱相应的位置上，显相同颜色的斑点。

（5）含量测定：照《中国药典》高效液相色谱法测定。

①色谱条件与系统适用性试验：以十八烷基硅烷键合硅胶为填充剂；以乙腈-水（35∶65）为流动相；蒸发光散射检测器检测。理论板数按黄芪甲苷峰计算应不低于 4500。

②对照品溶液的制备：取黄芪甲苷对照品 10mg，精密称定，加甲醇制成每 1mL 含 0.5mg 的溶液，即得。

③供试品溶液的制备：取本品适量，剪碎，混匀，取 27.0g，加硅藻土 13.5g，研匀，粉碎成粗粉，取 13.5g，精密称定，置索氏提取器中，加甲醇适量，加热回流至提取液无色；提取液回收甲醇至干，残渣加水 25mL，微热使溶解，用水饱和的正丁醇振摇提取 6 次，每次 20mL；合

并正丁醇提取液，用氨试液洗涤 3 次，每次 40mL，正丁醇液回收溶剂至干，残渣用甲醇溶解，转移至 10mL 容量瓶中，加甲醇至刻度，摇匀，滤过，取续滤液，即得。

④测定法：分别精密吸取对照品溶液 5μL、10μL、15μL、20μL 与供试品溶液 20μL，注入液相色谱仪，测定，以标准曲线法对数方程计算，即得。

本品含炙黄芪以黄芪甲苷（$C_{41}H_{68}O_{14}$）计，小蜜丸每 1g 不得少于 0.20mg；大蜜丸每丸不得少于 1.80mg。

【例 8-5】 香连丸（浓缩丸）的质量分析

（1）主要组成：萸黄连、木香。

（2）制法：以上二味，木香粉碎成细粉；将萸黄连粉碎成粗粉或最粗粉，以 45% 乙醇浸渍 24 小时后渗漉，至渗漉液无色，收集漉液，回收乙醇，浓缩至适量，与上述细粉混匀，加适量淀粉或微晶纤维素制丸，干燥，打光，即得。

（3）性状：本品为棕色至棕褐色的浓缩丸；气微，味苦。

（4）鉴别

①取本品适量，研细，取约 0.3g，加乙醇 10mL，加热回流 1 小时，放冷，滤过，滤液作为供试品溶液。另取黄连对照药材 0.5g，同法制成对照药材溶液。再取盐酸小檗碱对照品，加乙醇制成每 1mL 含 1mg 的溶液，作为对照品溶液。照薄层色谱法试验，吸取上述三种溶液各 2μL，分别点于同一硅胶 G 薄层板上，以正丁醇-冰醋酸-水（7：1：2）为展开剂，展开，取出，晾干，置紫外光灯（365nm）下检视。供试品色谱中，在与对照品色谱和对照药材色谱相应的位置上，显相同颜色的荧光斑点。

②取本品适量，研细，取约 0.5g，加三氯甲烷 10mL，超声处理 20 分钟，放冷，滤过，滤液浓缩至约 2mL，作为供试品溶液。另取木香对照药材 0.1g，同法制成对照药材溶液。照薄层色谱法试验，吸取上述两种溶液各 5μL，分别点于同一硅胶 G 薄层板上，以三氯甲烷-环己烷（1：5）为展开剂，展开，取出，晾干，喷 5% 香草醛硫酸溶液，105℃加热至斑点显色清晰。供试品色谱中，在与对照药材色谱相应的位置上，显相同颜色的斑点。

（5）含量测定：照《中国药典》高效液相色谱法测定。

①色谱条件与系统适用性试验：以十八烷基硅烷键合硅胶为填充剂；以乙腈-0.05mol/L 磷酸二氢钾溶液（用磷酸调节 pH 值为 3.0）（25：75）为流动相；检测波长 347nm。理论板数按盐酸小檗碱峰计算应不低于 3000。

②对照品溶液的制备：取盐酸小檗碱对照品适量，精密称定，加盐酸-甲醇（1：100）混合溶液制成每 1mL 含 40μg 的溶液，即得。

③供试品溶液的制备：取本品适量，研细，取约 0.1g，精密称定，置具塞锥形瓶中，精密加入盐酸-甲醇（1：100）混合溶液 50mL，密塞，称定重量，超声处理（功率 120W，频率 40kHz）30 分钟，放冷，再称定重量，用盐酸-甲醇（1：100）混合溶液补足减失的重量，摇匀，静置；精密吸取上清液 5mL，置 25mL 容量瓶中，加盐酸-甲醇（1：100）混合溶液至刻度，摇匀，滤过，取续滤液，即得。

④测定法：分别精密吸取对照品溶液与供试品溶液各 10μL，注入液相色谱仪，测定，即得。

本品每 1 丸含黄连以盐酸小檗碱（$C_{20}H_{17}NO_4 \cdot HCl$）计，不得少于 6.8mg。

二、片剂

（一）片剂质量分析的特点

由于制剂工艺的要求，片剂中常含有的淀粉、糊精、糖粉、硫酸钙等赋形剂，会对其分析产生影响，但常用的这些赋形剂大多是水溶性的，在有机溶剂中溶解度较小，选择用适宜的有机溶剂提取待测组分，往往可去除它们的干扰。

对片剂进行提取前应进行研碎（糖衣片需先除去糖衣），并过一定目数的筛，根据待测成分的性质选择适宜的溶剂和方法进行提取，如有必要，可再进一步使用液-液萃取法、柱色谱法等适当的方法进行净化。

片剂的含量常以每片中所含被测成分的重量来表示。若有效成分明确、结构已知、规格具体，则常按标示量计算的百分含量来表示每片中有效成分测得的实际含量与标示量的符合程度。但是在实际生产中，不可能做到每个药片的重量完全一致，因此，常用平均片重作为片重进行计算。此外，为了使取样具有代表性，应取若干个药片，精密称出总重，研细、混匀后，从中精密称取适量，作为每次分析用的样品。按标示量计算百分含量的算式如下：

$$标示量（\%）=\frac{样品中被测成分测得的实际重量 \times 平均片重}{样品重量 \times 标示量} \times 100\%$$

为了保证片剂含量的准确性和均匀性，特别是为了保证治疗量与剂量接近、剂量小而作用强的药物的安全性和有效性，以及提高含辅料较多、主药与辅料分散性差、不易混合均匀的片剂的质量，可根据《中国药典》对其进行含量均匀度检查。具体的参考值、抽样方法和判断依据可参照《中国药典》（2020 年版）四部。

除另有规定外，含量均匀度系指小剂量片剂、膜剂、胶囊剂或注射用灭菌制剂中的单剂含量偏离标示量的程度。凡检查含量均匀度的制剂，不再检查重（装）量差异。

取供试品 10 片（个），照该药品项下规定的方法，分别测定每片以标示量为 100 的相对含量 x，求其均值 $\overline{X}$ 和标准差 S $\left[S = \sqrt{\dfrac{\sum_{i=1}^{n}(x_i - \overline{X})^2}{n-1}} \right]$，以及标示量与均值之差的绝对值 A（A = │100-X│）。

若 $A+2.2S \leqslant L$，即供试品的含量均匀度符合规定。

若 $A+S>L$，则为不符合规定。

若 $A+2.2S>L$，且 $A+S \leqslant L$，则应另取 20 片（个）复试。

根据初、复试结果，计算 30 片（个）的均值 $\overline{X}$、标准差 S 和标示量与均值之差的绝对值 A；再按下述公式计算并判断。

当 $A \leqslant 0.25L$ 时，若 $A^2+S^2 \leqslant 0.25L^2$，则供试品的含量均匀度符合规定；若 $A^2+S^2>0.25L^2$，则不符合规定。

当 $A>0.25L$ 时，若 $A+1.7S \leqslant L$，则供试品的含量均匀度符合规定；若 $A+1.7S>L$，则不符合规定。

上述中 L 为规定值，除另有规定外，L=15.0。如该药品项下规定含量均匀度的限度为±20%或其他百分数时，则 L=20.0 或其他相应数值，但各判断式中的系数不变。

（二）实例

【例8-6】 三黄片的质量分析

（1）主要组成：大黄、盐酸小檗碱、黄芩浸膏。

（2）制法：以上三味，黄芩浸膏系取黄芩加水煎煮3次，合并煎液，滤过，滤液用盐酸调节pH值至1~2，静置1小时，取沉淀水洗涤使pH值至5~7，烘干，粉碎成细粉。取大黄适量，粉碎成细粉；剩余大黄粉碎成粗粉，用30%乙醇回流提取3次，滤过，合并滤液，回收乙醇并浓缩成稠膏，加大黄细粉、盐酸小檗碱细粉、黄芩浸膏细粉及适量辅料，混匀，制成颗粒，干燥，压制成片，包糖衣或薄膜衣，即得。

（3）性状：本品为糖衣或薄膜衣片，除去包衣后显棕色；味苦、微涩。

（4）鉴别

①取本品，显微镜下观察：草酸钙簇晶大，直径60~140μm（大黄）。

②取本品5片，除去包衣，研细，取0.25g加甲醇5mL，超声处理5分钟，滤过，滤液作为供试品溶液。另取盐酸小檗碱对照品，加甲醇制成每1mL含0.2mg的溶液；再取黄芩苷对照品，加甲醇制成每1mL含1mg的溶液，作为对照品溶液。照薄层色谱法试验，吸取上述三种溶液各3~5μL，分别点于同一硅胶GF$_{254}$薄层板上，以乙酸乙酯-丁酮-甲酸-水（10∶7∶1∶1）为展开剂，展开，取出，晾干，分别在紫外光灯（365nm）和紫外光灯（254nm）下检视。供试品色谱中，在与盐酸小檗碱对照品色谱相应的位置上，紫外光灯（365nm）下显相同颜色的荧光斑点；在与黄芩苷对照品色谱相应的位置上，紫外光灯（254nm）下显相同颜色的斑点。

③取鉴别②项下的供试品溶液作为供试品溶液。另取大黄对照药材0.2g，加甲醇3mL，超声处理5分钟，取上清液作为对照药材溶液。照薄层色谱法试验，吸取上述两种溶液各5μL，分别点于同一硅胶G薄层板上，以环己烷-乙酸乙酯-甲酸（12∶3∶0.1）为展开剂，展开，取出，晾干，置紫外光灯（365nm）下检视。供试品色谱中，在与对照药材色谱相应的位置上，显相同颜色的荧光斑点。

（5）检查：取本品小片2片或大片1片，糖衣片除去糖衣，研细，加甲醇15mL，加热回流30分钟，放冷，滤过，滤液作为供试品溶液。另取土大黄苷对照品，加甲醇制成每1mL含0.3mg的溶液，作为对照品溶液。照薄层色谱法试验，吸取上述两种溶液各2μL，分别点于同一硅胶G薄层板上，以三氯甲烷-甲醇-甲酸-水（100∶30∶2∶3）为展开剂，展开，取出，晾干，置紫外光灯（365nm）下检视。供试品色谱中，在与对照品色谱相应的位置上，不得显相同颜色的荧光斑点。（检查土大黄苷）

（6）含量测定

①大黄

a. 色谱条件与系统适用性试验：以十八烷基硅烷键合硅胶为填充剂；以甲醇-0.1%磷酸溶液（85∶15）为流动相；检测波长254nm。理论板数按大黄素峰计算应不低于2000。

b. 对照品溶液的制备：取大黄素和大黄酚对照品适量，精密称定，加无水乙醇-乙酸乙酯（2∶1）的混合溶液制成每1mL含大黄素10μg、大黄酚25μg的混合溶液。

c. 供试品溶液的制备：取本品20片，除去包衣，精密称定，研细（过三号筛），取约0.26g，精密称定，置锥形瓶中，精密加入乙醇25mL，称定重量，加热回流1小时，放冷，用乙醇补足减失的重量，摇匀，滤过，精密量取续滤液10mL，置烧瓶中，蒸干，加30%乙醇-盐酸（10∶1）的混合溶液15mL，水浴回流1小时，立即冷却，用三氯甲烷强力振摇提取4次，每次

15mL，合并三氯甲烷液，蒸干，残渣用无水乙醇-乙酸乙酯（2∶1）的混合溶液溶解，转移至25mL容量瓶中，并稀释至刻度，摇匀，滤过，取续滤液，即得。

d. 测定法：分别精密吸取对照品溶液与供试品溶液各 10μL，注入液相色谱仪，测定，即得。

本品每片含大黄以大黄素（$C_{15}H_{10}O_5$）和大黄酚（$C_{15}H_{10}O_4$）的总量计，小片不得少于1.55mg；大片不得少于3.1mg。

②盐酸小檗碱

a. 色谱条件与系统适用性试验：以十八烷基硅烷键合硅胶为填充剂；以乙腈-水（1∶1）（每1000mL中加入磷酸二氢钾3.4g和十二烷基硫酸钠1.7g）为流动相；检测波长265nm。理论板数按盐酸小檗碱峰计算应不低于3000。

b. 对照品溶液的制备：取盐酸小檗碱对照品适量，精密称定，加甲醇制成每1mL含0.1mg的溶液，即得。

c. 供试品溶液的制备：取本品 10 片，除去包衣，精密称定，研细，取约 0.1g，精密称定，置具塞锥形瓶中，精密加入甲醇-盐酸（500∶1）混合溶液20mL，密塞，称定重量，超声处理（功率 160W，频率 40kHz）30 分钟，放冷，再称定重量，用甲醇补足减失的重量，摇匀，滤过，取续滤液，即得。

d. 测定法：分别精密吸取对照品溶液 5~10μL、供试品溶液 10μL，注入液相色谱仪，测定，即得。

本品每片含盐酸小檗碱（$C_{20}H_{17}NO_4 \cdot HCl \cdot 2H_2O$），小片应为 4.0~5.8mg；大片应为8.0~11.5mg。

③黄芩浸膏

a. 色谱条件与系统适用性试验：以十八烷基硅烷键合硅胶为填充剂；以甲醇-0.1%磷酸溶液（40∶60）为流动相；检测波长280nm。理论板数按黄芩苷峰计算应不低于3000。

b. 对照品溶液的制备：取黄芩苷对照品适量，精密称定，加甲醇制成每1mL含25μg的溶液，即得。

c. 供试品溶液的制备：取本品 10 片，除去包衣，精密称定，研细，取约 0.1g，精密称定，置具塞锥形瓶中，精密加入 70%甲醇25mL，密塞，称定重量，超声处理（功率 160W，频率50kHz）10 分钟，放冷，再称定重量，用 70%甲醇补足减失的重量，摇匀，滤过，精密量取续滤液 1mL，置 10mL 容量瓶中，加 70%甲醇至刻度，摇匀，滤过，取续滤液，即得。

d. 测定法：分别精密吸取对照品溶液与供试品溶液各 10μL，注入液相色谱仪，测定，即得。

本品每片含黄芩浸膏以黄芩苷（$C_{21}H_{18}O_{11}$）计，小片不得少于 13.5mg，大片不得少于27.0mg。

【例 8-7】 元胡止痛片的质量分析

（1）主要组成：醋延胡索、白芷。

（2）制法：以上二味，取白芷适量，粉碎成细粉，剩余白芷与醋延胡索粉碎成粗粉，用60%乙醇浸泡24小时，回流提取 2 次，合并滤液，浓缩成稠膏，加上述细粉，制成颗粒，压制成片，包糖衣或薄膜衣，即得。

（3）性状：本品为糖衣片或薄膜衣片，除去包衣后显棕褐色；气香，味苦。

（4）鉴别

①取本品 10 片，除去包衣，研细，加甲醇50mL，超声处理 30 分钟，滤过，滤液加中性氧

化铝5g，振摇数分钟，滤过，滤液蒸干，残渣加水适量使溶解，加浓氨试液调节pH值9~10，用乙醚振摇提取3次，每次10mL，乙醚液蒸干，残渣加甲醇1mL使溶解，作为供试品溶液。另取延胡索对照药材1g，加甲醇50mL，超声处理30分钟，滤过，自"滤液蒸干"起，同法制成对照药材溶液。吸取上述两种溶液各2~3μL，分别点于同一用1%氢氧化钠溶液制备的硅胶G薄层板上，以正己烷-三氯甲烷-甲醇（7.5∶4∶1）为展开剂，展开，取出，晾干，以碘蒸气熏至斑点显色清晰。供试品色谱中，在与对照药材色谱相应的位置上，显相同颜色的斑点；挥尽板上吸附的碘后，置紫外光灯（365nm）下检视，显相同颜色的荧光斑点。

②取本品10片，除去包衣，研细，加石油醚（60~90℃）20mL，超声处理20分钟，滤过，滤液挥至约1mL，作为供试品溶液。另取白芷对照药材0.5g，同法制成对照药材溶液。吸取上述两种溶液各10μL，分别点于同一硅胶GF$_{254}$薄层板上，以石油醚（60~90℃）-乙醚（3∶2）为展开剂，展开，取出，晾干。分别在紫外光灯（254nm）和紫外光灯（365nm）下检视。供试品色谱中，在与对照药材色谱相应的位置上，显相同颜色的斑点或荧光斑点。

（5）含量测定

①醋延胡索

a. 色谱条件与系统适用性试验：以十八烷基硅烷键合硅胶为填充剂；以乙腈为流动相A，以0.6%冰醋酸溶液（用三乙胺调节pH值6.0）为流动相B，梯度洗脱（0~20min，43%A；20~22min，43%A→80%A；22~25min，80%A→43%A；25~35min，43%A）；检测波长280nm。理论板数按延胡索乙素峰计算应不低于6000。

b. 对照品溶液的制备：取延胡索乙素对照品适量，精密称定，加甲醇制成每1mL各含30μg的溶液，即得。

c. 供试品溶液的制备：取本品20片，除去包衣，精密称定，研细，取约1g，精密称定，置具塞锥形瓶中，精密加入浓氨溶液-甲醇（1∶20）混合溶液50mL，称定重量，超声处理（功率250W，频率40kHz）30分钟，放冷，再次称定重量，用浓氨溶液-甲醇（1∶20）补足减失的重量，摇匀，滤过；取续滤液25mL，蒸干，残渣加甲醇溶解，转移至5mL容量瓶中，用甲醇稀释至刻度，摇匀，滤过，取续滤液，即得。

d. 测定法：分别精密吸取对照品溶液与供试品溶液各20μL，注入液相色谱仪，测定，即得。本品每片含醋延胡索以延胡索乙素（C$_{21}$H$_{25}$NO$_4$）计，不得少于75μg。

②白芷

a. 色谱条件与系统适用性试验：以十八烷基硅烷键合硅胶为填充剂；以乙腈-水（47∶53）为流动相；检测波长300nm。理论板数按欧前胡素峰计算应不低于6000。

b. 对照品溶液的制备：取欧前胡素对照品适量，精密称定，加甲醇制成每1mL含40μg的溶液，即得。

c. 供试品溶液的制备：取本品20片，除去包衣，研细，取约1g，精密称定，置具塞锥形瓶中，精密加入甲醇50mL，称定重量，超声处理（功率250W，频率40kHz）30分钟，放冷，再次称定重量，用甲醇补足减失的重量，摇匀，滤过，取续滤液25mL，蒸干，残渣加甲醇溶解，转移至5mL容量瓶中，用甲醇稀释至刻度，摇匀，滤过，取续滤液，即得。

d. 测定法：分别精密吸取对照品溶液与供试品溶液各10μL，注入液相色谱仪，测定，即得。本品每片含白芷以欧前胡素（C$_{16}$H$_{14}$O$_4$）计，不得少于50μg。

三、颗粒剂

（一）颗粒剂质量分析的特点

全部由提取物制备而不含药材细粉的颗粒剂，由于在制备过程中原药材已经被提取，除去了大部分杂质，而且待测成分较易溶出，因此在进行分析时，可针对待测成分的性质选择合适的溶剂直接进行提取。对于含药材细粉的颗粒剂，由于一些成分还存在于植物细胞中，在选择溶剂时要注意其渗透性，同时还应考虑药材中所含杂质的种类。

颗粒剂大多含有乳糖、糊精、淀粉等辅料，用水或低浓度乙醇提取时，所得提取液黏稠，而用有机溶剂直接提取时，又容易形成不溶性块状板结物，会包裹和吸附待测成分，影响提取效率。而且在颗粒剂制剂工艺中为使药物细粉湿润、黏合，常添加一些乙醇等作为润湿剂，也会对分析产生影响。因此，应根据所加辅料的不同特点选择合适的方法和溶剂进行提取、纯化，以免对分析结果产生干扰，必要时还应对辅料进行分析。

（二）应用实例

【例8-8】双黄连颗粒的质量分析

（1）主要组成：金银花、黄芩、连翘。

（2）制法：以上三味，黄芩加水煎煮3次，合并煎液，滤过，滤液浓缩至相对密度为1.05～1.10（80℃），于80℃加2mol/L盐酸溶液调节pH值1.0～2.0，保温1小时，静置24小时，滤过，沉淀水洗至pH值5.0，继续用70%乙醇洗至pH值7.0，低温干燥，备用；金银花、连翘加水温浸30分钟后，煎煮两次，合并滤液，浓缩至相对密度为1.20～1.25（70～80℃）的清膏，冷至40℃时，搅拌下缓缓加入乙醇，使含醇量达75%，静置12小时，滤取上清液，残渣加75%乙醇适量，搅匀，静置12小时，滤过，回收乙醇，并浓缩至相对密度为1.30～1.32（60～70℃）的清膏，减压干燥，与黄芩提取物一起粉碎成细粉，加糊精等辅料适量，混匀，制成颗粒，干燥（无蔗糖），或加蔗糖、糊精等辅料适量，混匀，制成颗粒，干燥，即得。

（3）性状：本品为棕黄色的颗粒；气微，味甜、微苦或味苦、微甜（无蔗糖）。

（4）鉴别

①取本品2g或1g（无蔗糖），加75%乙醇溶液10mL，摇匀，水浴中加热振摇使溶解，滤过，滤液作为供试品溶液。另取黄芩苷对照品、绿原酸对照品，分别加75%乙醇制成每1mL含0.1mg的溶液，作为对照品溶液。照薄层色谱法试验，吸取上述三种溶液各1～2μL，分别点于同一聚酰胺薄膜上，以醋酸为展开剂，展开，取出，晾干，置紫外光灯下（365nm）检视。供试品色谱中，在与黄芩苷对照品色谱相应的位置上，显相同颜色的斑点；在与绿原酸对照品色谱相应的位置上，显相同颜色的荧光斑点。

②取本品1g或0.5g（无蔗糖），加甲醇10mL，水浴中加热使溶解，滤过，滤液作为供试品液。另取连翘对照药材0.5g，加甲醇10mL，水浴回流20分钟，滤过，滤液作为对照药材溶液。照薄层色谱法试验，吸取上述两种溶液各5μL，分别点于同一硅胶G薄层板上，以三氯甲烷-甲醇（5∶1）为展开剂，展开，取出，晾干，喷以10%硫酸乙醇溶液，在105℃加热至斑点显色清晰。供试品色谱中，在与对照药材色谱相应的位置上，显相同颜色的斑点。

（5）含量测定

①黄芩

a. 色谱条件与系统适用性试验：以十八烷基硅烷键合硅胶为填充剂；甲醇-水-冰醋酸（50：50：1）为流动相；检测波长274nm。理论板数按黄芩苷峰计算应不低于1500。

b. 对照品溶液的制备：取黄芩苷对照品适量，精密称定，加50%甲醇制成每1mL中含0.1mg的溶液，即得。

c. 供试品溶液的制备：取装量差异项下的本品，研细，取约1g或0.5g（无蔗糖），精密称定，置50mL容量瓶中，加50%甲醇适量，超声20分钟使溶解，放冷，加50%甲醇稀释至刻度，摇匀，滤过，精密量取续滤液5mL，置10mL容量瓶中，加50%甲醇稀释至刻度，摇匀，即得。

d. 测定法：分别精密吸取对照品溶液与供试品溶液各5μL，注入液相色谱仪，测定，即得。

本品每袋含黄芩以黄芩苷（$C_{21}H_{18}O_{11}$）计，不得少于100mg或200mg（无蔗糖）。

②连翘

a. 色谱条件与系统适用性试验：以十八烷基硅烷键合硅胶为填充剂；以乙腈-水（25：75）为流动相；检测波长278nm。理论板数按连翘苷峰计算应不低于6000。

b. 对照品溶液的制备：取连翘苷对照品适量，精密称定，加甲醇制成每1mL含0.1mg的溶液，即得。

c. 供试品溶液的制备：取装量差异项下的本品，研细，取约1.5g或0.75g（无蔗糖），精密称定，置具塞锥形瓶中，精密加入甲醇25mL，密塞，称定重量，超声（功率250W，频率40kHz）30分钟，取出，放冷，再称定重量，用甲醇补足减失的重量，摇匀，滤过；精密量取续滤液10mL，蒸干，残渣用70%乙醇5mL使溶解，加在中性氧化铝柱（100～120目，6g，内径1cm）上，用70%乙醇40mL洗脱，收集洗脱液，浓缩至约1mL，用甲醇适量溶解，转移至5mL容量瓶中，加甲醇稀释至刻度，摇匀，滤过，取续滤液，即得。

d. 测定法：精密吸取对照品溶液10μL与供试品溶液5～10μL，注入液相色谱仪，测定，即得。

本品每袋含连翘以连翘苷（$C_{27}H_{34}O_{11}$）计，不得少于3.0mg或6.0mg（无蔗糖）。

【例8-9】驴胶补血颗粒的质量分析

（1）主要组成：阿胶、黄芪、党参、熟地黄、白术、当归。

（2）制法：以上六味，取阿胶粉碎，当归、白术进行蒸馏，收集蒸馏液备用；残渣与黄芪、党参、熟地黄加水煎煮3次，合并滤液浓缩至相对密度1.15～1.20（60～70℃）的清膏，冷却后加乙醇使含醇量为50%～55%，搅匀，冷却，静置，滤过，滤液回收乙醇，浓缩至相对密度1.25（75～80℃）的稠膏，加甜菊素、阿胶粉与糊精适量混匀，用上述蒸馏液制粒，或与甜菊素、阿胶粉、蒸馏液及适量糊精一起制粒，干燥，制成颗粒（无蔗糖），或加入阿胶粉与蔗糖粉适量混匀，用上述蒸馏液制粒，干燥，即得。

（3）性状：本品为浅黄棕色至棕色的颗粒和粉末；味甜。

（4）鉴别

①取本品10g或4g（无蔗糖），研细，加水50mL使溶解；用水饱和正丁醇振摇提取4次，每次30mL，合并正丁醇液，用氨试液洗涤2次，每次30mL，弃去洗涤液，再用正丁醇饱和的水洗涤2次，每次20mL，弃去水液，正丁醇液蒸干，残渣加甲醇0.5mL使溶解，作为供试品溶液。另取黄芪甲苷对照品，加甲醇制成每1mL含1mg的溶液，作为对照品溶液。照薄层色谱法试验，吸取供试品溶液10μL、对照品溶液2μL，分别点于同一硅胶G薄层板上使成条状，以三氯甲烷-

甲醇–水（13：7：2）10℃以下放置过夜的下层溶液为展开剂，展开，取出，晾干，喷10%硫酸乙醇溶液，105℃加热至斑点清晰。供试品色谱中，在与对照品色谱相应的位置上，显相同颜色的条斑。

②取本品30g或12g（无蔗糖），研细，加乙醇50mL，超声处理30分钟，放冷，滤过，滤液蒸至约1mL，作为供试品溶液。另取当归对照药材0.5g，加乙醇10mL，同法制成对照药材溶液。照薄层色谱法试验，吸取上述两种溶液各10μL，分别点于同一硅胶G薄层板上，以环己烷–乙酸乙酯（9：1）为展开剂，展开约9cm，取出，立即置紫外光灯（365nm）下检视。供试品色谱中，在与对照药材色谱相应的位置上，显相同颜色的荧光斑点。

（5）含量测定

①总氮量：取本品1.5g或0.6g（无蔗糖），精密称定，照《中国药典》氮测定法第一法（常量法）测定，即得。

本品每袋含总氮（N）不得少于0.26g。

②黄芪

a. 色谱条件与系统适用性试验：以十八烷基硅烷键合硅胶为填充剂；以乙腈–水（36：64）为流动相；蒸发光散射检测器测定。理论板数按黄芪甲苷峰计算应不低于5000。

b. 对照品溶液的制备：取黄芪甲苷对照品适量，精密称定，加甲醇制成每1mL含0.1mg的溶液，即得。

c. 供试品溶液的制备：取装量差异项下的本品内容物，混匀，取适量研细，取10g或4g（无蔗糖），精密称定，加甲醇100mL，回流提取1小时，用滤纸过滤，残渣用少量甲醇转移至滤纸中，残渣用甲醇洗涤4次，每次10mL，合并滤液与洗液，蒸干，残渣用水20mL溶解，用水饱和正丁醇振摇提取5次，每次30mL，合并正丁醇液，用氨试液洗涤两次，每次20mL，正丁醇液蒸干，残渣加甲醇适量使溶解，置5mL容量瓶中，加甲醇稀释至刻度，摇匀，滤过，取续滤液，即得。

d. 测定法：分别精密吸取对照品溶液10μL、20μL，与供试品溶液10~20μL，注入液相色谱仪，测定，以外标两点法对数方程计算，即得。

本品每袋含黄芪以黄芪甲苷（$C_{41}H_{58}O_{14}$）计，不得少于0.40mg。

四、散剂

（一）散剂质量分析的特点

中药散剂常是由药材饮片直接粉碎制成的，因此，组织碎片的显微鉴别是判断散剂真伪的重要依据。需要强调的是，散剂尤其要注意对毒性成分和贵重药材进行分析。含毒性药的散剂，多采用单独粉碎再以配研法与其他药粉混匀制成，或添加一定比例的稀释剂制成稀释散或称倍散；含液体药物的散剂，也可另加适量的赋形剂吸收。常用的稀释剂或赋形剂有磷酸钙、淀粉、糊精、蔗糖、乳糖、葡萄糖等。此外，为了保证散剂的均匀性，并易于与未稀释的原药粉区别，有时还可用食用色素如胭脂红、靛蓝等着色。因此，在分析此类散剂时，应注意所加辅料对分析结果的影响，在制备样品时，应尽量除去所添加稀释剂、赋形剂的干扰。

（二）应用实例

【例8-10】九分散的质量分析

（1）主要组成：马钱子粉、麻黄、乳香（制）、没药（制）。

（2）制法：以上四味，麻黄、乳香（制）、没药（制）三味粉碎成细粉，马钱子粉与上述粉末配研，过筛，混匀，即得。

（3）性状：本品为黄褐色至深黄褐色的粉末，遇热或重压易黏结；气微香，味微苦。

（4）鉴别

①取本品，置显微镜下观察，单细胞非腺毛形似纤维，多碎断，基部膨大似石细胞，木化（马钱子）。气孔特异，保卫细胞侧面观呈哑铃状，纤维上附有小晶体（麻黄）。不规则团块淡黄色或淡黄棕色，由无色或淡黄色油滴和小颗粒聚集而成，加苏丹Ⅲ试液，油滴呈红色（乳香）。不规则碎块淡黄色，碎块洞穴中含有微黄色油滴，加苏丹Ⅲ试液，油滴呈红色（没药）。

②取士的宁、马钱子碱对照品适量，用三氯甲烷溶解；取盐酸麻黄碱对照品适量，用甲醇溶解；分别制成每1mL含0.4mg的溶液，作为对照品溶液。照薄层色谱法试验，吸取含量测定项下的供试品溶液与上述三种对照品溶液各10μL，分别点于同一用0.2mol/L氢氧化钠溶液制备的硅胶G薄层板上，以环己烷-三氯甲烷-乙醇（1∶3∶1）为展开剂，展开，取出，晾干，喷茚三酮试液，105℃加热约10分钟。供试品色谱中，在与盐酸麻黄碱对照品色谱相应的位置上，显相同颜色的斑点；喷稀碘化铋钾试液，在与士的宁和马钱子碱对照品色谱相应的位置上，显相同颜色的斑点。

（5）含量测定

①供试品溶液的制备：取装量差异项下的本品，混匀，取约2g，精密称定，置具塞锥形瓶中，精密加三氯甲烷20mL与浓氨试液1mL，轻轻摇匀，称重，于室温放置24小时，再称重，用三氯甲烷补足减失的重量，充分振摇，滤过。精密量取续滤液10mL，用硫酸溶液（3→100）分次提取，至生物碱提尽，合并硫酸液，加浓氨试液使呈碱性，用三氯甲烷分次提取，合并三氯甲烷液，蒸干，精密加三氯甲烷5mL使残渣溶解，作为供试品溶液。

②对照品溶液的制备：取士的宁对照品，加三氯甲烷制成每1mL含0.4mg的溶液，作为对照品溶液。

③测定法：照薄层色谱法试验，吸取对照品溶液2μL、5μL，供试品溶液5μL，分别交叉点于同一硅胶GF_{254}薄层板上，以甲苯-丙酮-乙醇-浓氨试液（16∶12∶1∶4）上层溶液为展开剂，展开，取出，晾干，进行薄层扫描，$\lambda_s = 254nm$，$\lambda_R = 325nm$，测量供试品吸收度积分值与对照品吸收度积分值，计算，即得。

本品按干燥品计算，每袋含马钱子以士的宁（$C_{21}H_{22}N_2O_2$）计，应为4.5~5.5mg。

【例8-11】冰硼散的质量分析

（1）主要组成：冰片、硼砂（煅）、朱砂、玄明粉。

（2）制法：以上四味，朱砂水飞成极细粉，硼砂（煅）粉碎成细粉，将冰片研细，与上述粉末及玄明粉配研，过筛，混匀，即得。

（3）性状：本品为粉红色粉末；气芳香，味辛凉。

（4）鉴别

①取本品1g，加水6mL振摇，加盐酸使成酸性，滤过，分取滤液3mL，点于姜黄试纸上使润湿，即显橙红色，放置干燥，颜色变深，置氨蒸气中熏，变为绿黑色。

②取鉴别①项下的剩余滤液，加氯化钡试液1~2滴，即生成白色沉淀，分离后，沉淀在盐酸中不溶解。

③取本品1g，置试管中，加水10mL，用力振摇，在试管底部很快出现朱红色沉淀，分取少量沉淀用盐酸润湿，在光洁的铜片上摩擦，铜片表面即显银白色光泽，加热烘烤后银白色即消失。

④照含量测定冰片项下方法试验，供试品色谱中应呈现与对照品色谱峰保留时间相同的色谱峰。

（5）含量测定

①朱砂：取本品约 3g，精密称定，置锥形瓶中加硫酸 10mL 与硝酸钾 1.5g，加热使朱砂溶解，放冷，加水 50mL，并加 1% 高锰酸钾溶液至显粉红色，再滴加 2% 硫酸亚铁溶液至红色消失后，加硫酸铁铵指示液 2mL，用硫氰酸铵滴定液（0.1mol/L）滴定。每 1mL 硫氰酸铵滴定液（0.1mol/L）相当于 11.63mg 的硫化汞（HgS）。

本品每 1g 含朱砂以硫化汞（HgS）记，应为 40~60mg。

②冰片

a. 色谱条件与系统适用性试验：聚乙二醇 20000（PEG-20M）毛细管柱（柱长 30m，内径 0.25mm，膜厚度 0.25μm）；柱温为程序升温，初始温度 100℃，以每分钟 10℃ 的速率升温至 200℃；分流进样。理论板数按龙脑峰计算应不低于 5000。

b. 校正因子测定：取正十四烷适量，精密称定，加无水乙醇制成每 1mL 含 8mg 的溶液，作为内标溶液。另取龙脑对照品、异龙脑对照品各约 10mg，精密称定，置具塞锥形瓶中，精密加入无水乙醇 25mL 与内标溶液 2mL，摇匀。吸取 2μL，注入气相色谱仪，分别计算校正因子。

c. 测定法：取本品约 0.5g，精密称定，至具塞锥形瓶中，精密加入无水乙醇 25mL 与内标溶液 2mL，称定重量，超声处理 20 分钟，放冷，再称定重量，用无水乙醇补足减失的重量，摇匀，滤过。吸取续滤液 2μL，注入气相色谱仪，测定，即得。

本品每 1g 含冰片以龙脑（$C_{10}H_{18}O$）和异龙脑（$C_{10}H_{18}O$）的总量计，不得少于 30mg。

五、栓剂

（一）栓剂质量分析的特点

中药提取物或饮片细粉必须和适宜的基质混合后才能制成一定形状的栓剂，因此，在栓剂的质量分析过程中除了中药中成分复杂性的影响外，基质的存在也给栓剂的分析带来一定困难，在分析前，应采取适当方法将基质除去。栓剂常用的基质可分为油脂性基质和亲水性基质，油脂性基质常用的有可可脂、半合成或全合成脂肪酸甘油酯类、香果脂及氢化油类等；亲水性基质常用的主要有甘油、明胶、聚乙二醇类、吐温类等。

除去栓剂中基质的主要方法有：①将栓剂与硅藻土等惰性材料混合、研匀，根据待测组分性质和基质类型选择适宜的溶剂回流提取，如待测组分为脂溶性，基质为亲水性的，一般用有机溶剂提取；而待测组分极性较大，基质为油脂性的，一般用水或稀醇提取。②油脂性基质的栓剂还可将其切成小块，加适量水，于温水浴上加热使其融化，搅拌一定时间，取出于冰浴中再使基质凝固，将水溶液滤出，如此反复 2~3 次，可将水溶性成分提出。③针对具有一定酸碱性的成分也可使用酸碱萃取法将待测组分从基质中提取分离出来。可将切成小块的栓剂加适宜有机溶剂溶解后，置分液漏斗中，如待测成分为生物碱，可以适宜浓度的盐酸或硫酸萃取，至生物碱提尽后，合并酸液，碱化后，用有机溶剂萃取；如待测成分为酸性成分时，可以适宜浓度的碱水溶液萃取，提尽后，合并碱液，酸化后，用有机溶剂萃取即可。④对于一些待测成分溶出较好的栓剂，也可将其直接在一定温度（一般为 80℃ 或 90℃）的水浴中加热融化后，趁热加入适宜溶剂充分振摇提取，放冷，滤过，也可重复多次使提取完全。

（二）应用实例

【例 8-12】双黄连栓的质量分析

（1）主要组成：金银花、黄芩、连翘。

（2）制法：以上三味，黄芩加水煎煮 3 次，合并煎液，滤过，滤液浓缩至相对密度为 1.03~1.08（80℃），在 80℃时加 2mol/L 盐酸溶液，调节 pH 值 1.0~2.0，保温 1 小时，静置 24 小时，滤过。沉淀物加 6~8 倍量水，用 40%氢氧化钠溶液调节 pH 值 7.0~7.5，加等量乙醇，搅拌使溶解，滤过。滤液用 2mol/L 盐酸溶液调节 pH 值至 2.0，60℃保温 30 分钟，静置 12 小时，滤过，沉淀用水洗至 pH 值 5.0，继用 70%乙醇洗至 pH 值 7.0。沉淀物加水适量，用 40%氢氧化钠溶液调节 pH 值 7.0~7.5，搅拌使溶解，备用；金银花、连翘加水煎煮 2 次，合并煎液，滤过，滤液浓缩至相对密度为 1.20~1.25（70~80℃）的清膏，冷至 40℃时于搅拌下缓慢加入乙醇，使含醇量达 75%，静置 12 小时，滤取上清液，回收乙醇，浓缩液再加乙醇使含醇量达 85%，充分搅拌，静置 12 小时，滤取上清液，回收乙醇至无醇味。加上述黄芩提取物水溶液，搅匀，并调节 pH 值 7.0~7.5，减压浓缩成稠膏，低温干燥，粉碎；另取半合成脂肪酸酯 780g，加热溶化，温度保持在 40℃±2℃，加入上述干膏粉，混匀，浇模，即得。

（3）性状：本品为棕色或深棕色的栓剂。

（4）鉴别

①取本品 1 粒，加水 20mL，置温水浴中，用 10%氢氧化钠溶液调节 pH 值 7.0~7.5，使溶化，置冷处使基质凝固，滤过，取滤液 1mL，加无水乙醇 4mL，置水浴中振摇数分钟，放置，取上清液作为供试品溶液。另取黄芩苷对照品、绿原酸对照品分别用乙醇制成每 1mL 各含 0.4mg 的溶液，作为对照品溶液。照薄层色谱法试验，吸取上述三种溶液各 3~5μL，分别点于同一硅胶 G 薄层板上，以乙酸丁酯-甲酸-水（7∶4∶3）的上层溶液为展开剂，置展开缸中预饱和 30 分钟，展开，取出，晾干，置紫外光灯（365nm）下检视。供试品色谱中，在与黄芩苷对照品色谱相应的位置上，显相同颜色的斑点；在与绿原酸对照品色谱相应的位置上，显相同颜色的荧光斑点。

②取本品 1 粒，加水 20mL，置热水浴中加热使溶，取出，置冷处使基质凝固，滤过，取滤液 10mL，蒸干，残渣加甲醇 5mL 超声处理使溶解，取上清液作为供试品溶液。另取连翘对照药材 0.5g，加甲醇 10mL，加热回流 20 分钟，滤过，滤液作为对照药材溶液。照薄层色谱法试验，吸取上述两种溶液各 10μL，分别点于同一硅胶 G 薄层板上，以三氯甲烷-甲醇（5∶1）为展开剂，展开，取出，晾干，喷 10%硫酸乙醇溶液，105℃加热至斑点显色清晰。供试品色谱中，在与对照药材色谱相应的位置上，显相同颜色的斑点。

（5）含量测定

①黄芩

a. 色谱条件与系统适用性试验：以十八烷基硅烷键合硅胶为填充剂；以甲醇-水-冰醋酸（40∶60∶1）为流动相；检测波长 276nm。理论板数按黄芩苷峰计算应不低于 1500。

b. 对照品溶液的制备：取黄芩苷对照品适量，精密称定，加 50%甲醇制成每 1mL 含 0.1mg 的溶液，即得。

c. 供试品溶液的制备：取本品 10 粒，精密称定，研碎，取约 0.3g，精密称定，置烧杯中，加水 40mL，置温水浴中使溶解，用 10%氢氧化钠溶液调节 pH 值 7.0~7.5，移至 50mL 容量瓶中，放冷，加水至刻度，摇匀，滤过，精密量取续滤液 2mL，置 10mL 容量瓶中，加水至刻度，摇匀，即得。

d. 测定法：分别精密吸取对照品溶液与供试品溶液各 20μL，注入液相色谱仪，测定，即得。本品每粒含黄芩以黄芩苷（$C_{21}H_{18}O_{11}$）计，应不少于 65mg。

②连翘

a. 色谱条件与系统适用性试验：以十八烷基硅烷键合硅胶为填充剂；以乙腈-水（21∶79）为流动相；检测波长为 278nm。理论板数按连翘苷峰计算应不低于 6000。

b. 对照品溶液的制备：取连翘苷对照品适量，精密称定，加甲醇制成每 1mL 含 0.1mg 的溶液，即得。

c. 供试品溶液的制备：取本品 10 粒，精密称定，研碎，取约 1.5g，精密称定，置具塞锥形瓶中，精密加水 50mL，密塞，置水浴中加热 80 分钟使溶散，摇匀，取出，迅速冷冻（-4℃~-3℃）80 分钟（以不结冰为准），滤过；精密量取续滤液 10mL，蒸干，残渣加水 1mL 使溶解，置中性氧化铝柱（100~200 目，6g，内径 1cm）上，用 70% 乙醇 60mL 洗脱，收集洗脱液，浓缩至干，残渣加 50% 甲醇适量，温热使溶解，移至 5mL 量瓶中，并加 50% 甲醇至刻度，摇匀，即得。

d. 测定法：分别精密吸取对照品溶液与供试品溶液各 10μL，注入液相色谱仪，测定，即得。本品每粒含连翘以连翘苷（$C_{27}H_{34}O_{11}$）计，不得少于 2.0mg。

【例 8-13】消糜栓的质量分析

（1）主要组成：人参茎叶皂苷、紫草、黄柏、苦参、枯矾、冰片、儿茶。

（2）制法：以上七味，儿茶、枯矾粉碎成细粉，冰片研细；黄柏、苦参、紫草加水煎煮 3 次，合并煎液，滤过，滤液浓缩至相对密度为 1.10（80℃）的清膏，加乙醇使含醇量为 75%，静置 24 小时，滤过，回收乙醇，浓缩至相对密度为 1.36（80℃）的稠膏，干燥，粉碎成细粉，与上述细粉及人参茎叶皂苷粉混匀；另取聚氧乙烯单硬脂酸酯及甘油 22g，混合加热熔化，温度保持在 40℃±2℃，加入上述细粉，搅匀，注入栓剂模，冷却，制成，即得。

（3）性状：本品为褐色至棕褐色的栓剂；气特异。

（4）鉴别

①取本品 1 粒，置具塞锥形瓶中，90℃水浴加热溶化，取出，趁热加入乙酸乙酯 50mL，充分振摇，放冷，置 0℃以下放置 20 分钟，取出，滤过，取初滤液，作为供试品溶液。另取冰片对照品，加乙酸乙酯制成每 1mL 含 5mg 的溶液，作为对照品溶液。照薄层色谱法试验，吸取上述两种溶液各 2μL，分别点于同一硅胶 G 薄层板上，以环己烷-乙酸乙酯（17∶3）为展开剂，展开，取出，晾干，喷 5% 香草醛硫酸溶液，105℃加热至斑点显色清晰。供试品色谱中，在与对照品色谱相应的位置上，显相同颜色的斑点。

②取儿茶对照药材 0.2g，加甲醇 10mL，浸渍 20 分钟，滤过，滤液作为对照药材溶液。照薄层色谱法试验，吸取鉴别①项下的供试品溶液及上述对照药材溶液各 2μL，分别点于同一硅胶 G 薄层板上，以三氯甲烷-甲醇-甲酸（20∶5∶2）为展开剂，展开，取出，晾干，喷 5% 香草醛硫酸溶液，在 105℃加热至斑点显色清晰。供试品色谱中，在与对照药材色谱相应的位置上，显相同颜色的斑点。

（5）含量测定

①色谱条件与系统适用性试验：以十八烷基硅烷键合硅胶为填充剂；以乙腈-0.05% 磷酸溶液（20∶80）为流动相；检测波长 203nm；柱温 40℃。理论板数按人参皂苷 Re 峰计算应不低

于 2500。

②对照品溶液的制备：取人参皂苷 Re 对照品适量，精密称定，加甲醇制成每 1mL 含 0.25mg 的溶液，即得。

③供试品溶液的制备：取重量差异项下的本品，剪碎，取约 6g，精密称定，置具塞锥形瓶中，精密加入水饱和的正丁醇 100mL，称定重量，加热回流 1 小时，放冷，再称定重量，用水饱和正丁醇补足减失的重量，摇匀，滤过，精密量取续滤液 50mL，置分液漏斗中，用正丁醇饱和的氨试液洗涤 2 次，每次 50mL，再用正丁醇饱和的水 50mL 洗涤，分取正丁醇液，蒸干，残渣加甲醇适量使溶解，转移至 10mL 容量瓶中，加甲醇至刻度，摇匀，置 0℃ 以下放置 15 分钟，取出，立即滤过，取续滤液，放至室温，即得。

④测定法：分别精密吸取对照品溶液与供试品溶液各 20μL，注入液相色谱仪，测定，即得。本品每粒含人参茎叶皂苷以人参皂苷 Re（$C_{18}H_{82}O_{18}$）计，不得少于 2.4mg。

六、滴丸剂

（一）滴丸剂质量分析的特点

滴丸是将固体或液体药物与适宜基质混匀加热熔化后，滴制成的一种速效剂型。因此，在制剂过程中，会根据所含化学成分的性质及用药特点选择适宜的基质。滴丸常用的基质有水溶性基质，如聚乙二醇（6000、4000）、硬脂酸钠、甘油等；非水溶性基质，如硬脂酸、虫蜡、蜂蜡、植物油等。基质的存在对滴丸的分析影响较大，在分析前，必须先将其与待测成分分离，方法与栓剂基本一样。必要时，可使用柱色谱等分离方法进行多步骤的纯化处理，但要注意在此过程中待测成分的转移率应达到要求。此外，应注意薄膜衣丸需压破包衣。

（二）应用实例

【例 8-14】 复方丹参滴丸的质量分析

（1）主要组成：丹参、三七、冰片。

（2）制法：以上三味，冰片研细；丹参、三七加水煎煮，煎液滤过，浓缩，加乙醇，静置使沉淀，取上清液，回收乙醇，浓缩成稠膏，备用。取聚乙二醇适量，加热使熔融，加入上述稠膏和冰片细粉，混匀，滴入冷却的液体石蜡中，制成滴丸，或包薄膜衣，即得。

（3）性状：本品为棕色的滴丸，或为薄膜衣滴丸，除去包衣后显黄棕色至棕色；气香，味微苦。

（4）鉴别

①取本品 40 丸，薄膜衣丸压破包衣，加无水乙醇 10mL，超声处理 10 分钟，滤过，滤液作为供试品溶液。另取冰片对照品，加无水乙醇制成每 1mL 含 1mg 的溶液，作为对照品溶液。照薄层色谱法试验，吸取上述两种溶液各 5~10μL，分别点于同一硅胶 G 薄层板上，以环己烷-乙酸乙酯（17:3）为展开剂，展开，取出，晾干，喷 1%香草醛硫酸溶液，105℃加热至斑点显色清晰。供试品色谱中，在与对照品色谱相应的位置上，显相同颜色的斑点。

②取本品 20 丸，置离心管中，加稀氨溶液（浓氨试液 8mL，加水使成 100mL，混匀）9mL，超声处理使溶解，离心，取上清液，通过 D101 型大孔吸附树脂柱（内径 0.7cm，柱高5cm），用水 15mL 洗脱，弃去水洗脱液，再用甲醇洗脱，弃去初洗脱液约 0.4mL，收集续洗脱液约 5mL，浓缩至约 2mL，作为供试品溶液。另取三七对照药材 0.5g，同法（超声处理 15 分

钟）制成对照药材溶液。再取三七皂苷 R_1 对照品、人参皂苷 Rb_1 对照品、人参皂苷 Rg_1 对照品、人参皂苷 Re 对照品，加甲醇制成每 1mL 含三七皂苷 R_1 1mg，人参皂苷 Rb_1、人参皂苷 Rg_1 和人参皂苷 Re 各 0.5mg 的混合溶液，作为对照品溶液。照薄层色谱法试验，吸取供试品溶液 4~10μL、对照药材溶液和对照品溶液各 2~4μL，分别点于同一高效硅胶 G 薄层板上，以三氯甲烷-甲醇-水（13：7：2）10℃以下放置的下层溶液为展开剂，展开，展距 12cm 以上，取出，晾干，喷 10%硫酸乙醇溶液，105℃加热至斑点显色清晰，分别在日光和紫外光灯（365nm）下检视。供试品色谱中，在与对照药材色谱和对照品色谱相应位置上，日光下显相同颜色斑点，紫外光下显相同颜色荧光斑点。

③取本品 15 丸，置离心管中，加水 1mL 和稀盐酸 2 滴，振摇使溶解，加入乙酸乙酯 3mL，振摇 1 分钟后离心 2 分钟，取上清液作为供试品溶液。另取丹参素钠对照品，加 75%甲醇制成每 1mL 含 1mg 的溶液，作为对照品溶液。照薄层色谱法试验，吸取供试品溶液 10μL、对照品溶液 2μL，分别点于同一硅胶 G 薄层板上，以三氯甲烷-丙酮-甲酸（25：10：4）为展开剂，展开，取出，晾干，置氨蒸气中熏 15 分钟后，显淡黄色斑点，放置 30 分钟后置紫外光灯（365nm）下检视。供试品色谱中，在与对照品色谱相应的位置上，显相同颜色的荧光斑点。

（5）指纹图谱：含量测定项下的供试品色谱图中，应呈现 8 个与对照指纹图谱相对应的特征峰，按中药色谱指纹图谱相似度评价系统计算，供试品指纹图谱与对照指纹图谱的相似度不得低于 0.90，见图 8-2。

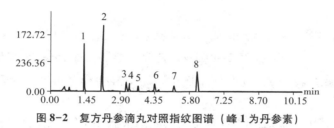

图 8-2 复方丹参滴丸对照指纹图谱（峰 1 为丹参素）

（6）含量测定

①色谱条件与系统适用性试验：用 Waters Acquity UPLC™ HSS T3（柱长为 100mm，内径为 2.1mm，1.8μm）色谱柱，以含 0.02%磷酸的 80%乙腈溶液为流动相 A，以 0.02%磷酸溶液为流动相 B，进行梯度洗脱（1~1.6min，9%A→22%A；1.6~1.8min，22%A→26%A；1.8~8.0min，26%A→39%A；8.0~8.4min，39%A→9%A；8.4~10min，9%A）；流速为每分钟 0.4mL；检测波长为 280nm；柱温为 40℃。理论板数按丹参素峰计算应不低于 8000。

②对照品溶液的制备：取丹参素钠对照品适量，精密称定，加 75%甲醇制成每 1mL 含 0.16mg 的溶液（相当于每 1mL 含丹参素 0.144mg），即得。

③供试品溶液的制备：取本品 10 丸，精密称定，置 10mL 容量瓶中，加水适量，超声处理（功率 120W，频率 40kHz）15 分钟使溶解，放冷，加水至刻度，摇匀，滤过，取续滤液，即得。

④测定法：分别精密吸取对照品溶液与供试品溶液各 2~4μL，注入液相色谱仪，测定，即得。

本品每丸含丹参以丹参素（$C_9H_{10}O_5$）计，不得少于 0.10mg。

【例 8-15】银杏叶滴丸的质量分析

（1）主要组成：银杏叶提取物 16g。

（2）制法：取银杏叶提取物，加 44g 聚乙二醇 4000，加热熔化，混匀，滴入甲基硅油冷却剂中，制成 1000 丸，除去表面油迹，或包薄膜衣，即得。

（3）性状：本品为棕褐色的滴丸或薄膜衣滴丸，除去包衣后显棕褐色；味苦。

（4）鉴别

①取本品 13 丸，研细，加温水 15mL 溶解，用含 1% 盐酸的乙酸乙酯溶液振摇提取 2 次，每次 15mL，合并乙酸乙酯液，蒸干，残渣加甲醇 2mL 使溶解，作为供试品溶液。另取银杏叶对照提取物 0.2g，同法制成对照提取物溶液。照薄层色谱法试验，吸取上述两种溶液各 1μL，分别点于同一含 4% 醋酸钠的羧甲基纤维素钠为黏合剂的硅胶 G 薄层板上，以乙酸乙酯-丁酮-甲酸-水（5∶3∶1∶1）为展开剂，展开，取出，晾干，喷 3% 三氯化铝乙醇溶液，置紫外光灯（365nm）下检视。供试品色谱中，在与对照提取物色谱相应的位置上，显相同颜色的荧光斑点。

②取本品，照含量测定萜类内酯项下的方法试验，供试品色谱中应呈现与银杏叶总内酯对照提取物色谱保留时间相对应的色谱峰。

（5）检查：检查黄酮苷元峰面积比。按含量测定项下的总黄酮醇苷色谱计算，槲皮素与山奈素的峰面积比应为 0.8~1.4。

（6）含量测定

①总黄酮醇苷

a. 色谱条件与系统适用性试验：以十八烷基硅烷键合硅胶为填充剂；以甲醇-0.4% 磷酸溶液（50∶50）为流动相；检测波长 360nm。理论板数按槲皮素峰计算应不低于 2500。

b. 对照品溶液的制备：取槲皮素对照品适量，精密称定，加甲醇制成每 1mL 中含 30μg 的溶液，即得。

c. 供试品溶液的制备：取本品 20 丸，精密称定，研细，混匀，取 0.15g，精密称定，加甲醇 20mL，超声处理（功率 120W，频率 40kHz）使完全溶解，加 25% 盐酸溶液 5mL，加热回流 30 分钟，迅速冷却至室温，转移至 50mL 容量瓶中，用甲醇稀释至刻度，摇匀，滤过，取续滤液，即得。

d. 测定法：分别精密吸取对照品溶液与供试品溶液各 10μL，注入液相色谱仪，测定，以槲皮素对照品的峰面积为对照，分别按表 8-2 相对应的校正因子计算槲皮素、山奈素和异鼠李素的含量，用待测成分色谱峰与槲皮素色谱峰的相对保留时间确定槲皮素、山奈素和异鼠李素的峰位，其相对保留时间应在规定值的 ±10% 范围内（若相对保留时间偏离超过 10%，则应以相应成分的对照品确证），即得。

表 8-2　相对保留时间及校正因子（F）表

待测成分（峰）	相对保留时间	校正因子（F）
槲皮素	1.00	1.0000
山奈酚	1.77	1.0020
异鼠李素	2.00	1.0890

总黄酮醇苷含量 =（槲皮素含量 + 山奈素含量 + 异鼠李素含量）×2.51

本品每丸含总黄酮醇苷应为 3.84~5.84mg。

②萜类内酯

a. 色谱条件与系统适用性试验：以十八烷基硅烷键合硅胶为填充剂；以正丙醇-四氢呋喃-水（1∶33∶66）为流动相；用蒸发光散射检测器检测。理论板数按白果内酯峰计算应不低于 2500；白果内酯峰与银杏内酯 A 峰的分离度应大于 1.5。

b. 对照提取物溶液的制备：取银杏叶内酯对照提取物适量，精密称定，加甲醇制成每 1mL

含 2.5mg 的溶液，即得。

c. 供试品溶液的制备：取本品 20 丸，精密称定，研细，混匀，取 0.5g，精密称定，用温水 10mL 分次溶解，加 2%盐酸溶液 2 滴，用乙酸乙酯振摇提取 4 次（15mL、10mL、10mL、10mL），合并提取液，用 5%醋酸钠溶液 20mL 提取，分取醋酸钠液，用乙酸乙酯 10mL 提取，合并乙酸乙酯液，用水洗涤 2 次，每次 20mL，分取水液，用乙酸乙酯 10mL 提取，合并乙酸乙酯液，回收至干，残渣用甲醇溶解并转移至 5mL 容量瓶中，加甲醇至刻度，摇匀，即得。

d. 测定法：分别精密吸取对照品溶液 5μL、10μL 及供试品溶液 5μL，注入液相色谱仪，测定，用外标两点法对数方程分别计算白果内酯、银杏内酯 A、银杏内酯 B、银杏内酯 C 的含量，即得。

本品每丸含萜类内酯以白果内酯（$C_{15}H_{18}O_8$）、银杏内酯 A（$C_{20}H_{24}O_9$）、银杏内酯 B（$C_{20}H_{24}O_{10}$）、银杏内酯 C（$C_{20}H_{24}O_{11}$）的总量计，应为 0.96~2.80mg。

七、硬胶囊剂

（一）硬胶囊剂质量分析的特点

应根据胶囊剂处方分析及所含药物成分的理化性质，选定被分析成分和所能采用的分析方法。注意在剂型分析时，应将药物从胶囊中全部取出。可以参考浸膏剂和散剂的特点，设计分离和排除干扰的方法。

2012 年曾报道"毒胶囊"事件。某企业将工业用明胶冒充药用明胶供给药企生产胶囊剂使用。经药检机构抽检，9 个药企生产的 13 批次药品重金属铬严重超标，最高者为 90 多倍，给公众健康带来不良影响。有效利用中药分析专业知识，打击假冒伪劣药品，守住道德底线，构建企业诚信，塑造健康中国任重道远。

（二）应用实例

【例 8-16】桂龙咳喘宁胶囊的质量分析

（1）主要组成：桂枝、龙骨、白芍、生姜、大枣、炙甘草、牡蛎、黄连、法半夏、瓜蒌皮、炒苦杏仁。

（2）制法：以上十一味，桂枝与部分白芍粉碎成细粉，过筛，混匀；剩余白芍与其余生姜等九味加水煎煮 3 次，第一次 2 小时，第二次 1 小时，第三次半小时，合并煎液，滤过，滤液减压浓缩至相对密度为 1.25~1.30（60℃），加入上述细粉，混匀，低温干燥，粉碎成细粉，过筛，混匀，装入胶囊，即得。

（3）性状：本品为硬胶囊剂，内容物为浅棕色的粉末；气芳香，味微苦而甜。

（4）鉴别

①取本品，置显微镜下观察：石细胞单个散在或成群，无色至棕色，类方形或长方形，直径 30~64μm，壁一面较薄（桂枝）。草酸钙簇晶直径 18~32μm，存在于薄壁细胞中，常排列成行，或一个细胞中含有数个簇晶（白芍）。

②取本品内容物 1.5g，加乙醇 10mL，密塞，冷浸 30 分钟，时时振摇，滤过，滤液作为供试品溶液。另取桂皮醛对照品，加乙醇制成每 1mL 含 1mg 的溶液，作为对照品溶液。照薄层色谱法试验，吸取供试品溶液 15μL、对照品溶液 2μL，分别点于同一硅胶 G 薄层板上，以石油醚（60~90℃）-乙酸乙酯（17∶3）为展开剂，展开，取出，晾干，喷以二硝基苯肼试液。供试品

色谱中，在与对照品色谱相应的位置上，显相同颜色的斑点。

③取本品内容物 1.5g，加乙醇 10mL，密塞，振摇 10 分钟，滤过，滤液蒸干，残渣加乙醇 1mL 使溶解，作为供试品溶液。另取芍药苷对照品，加乙醇制成每 1mL 含 1mg 的溶液，作为对照品溶液。照薄层色谱法试验，吸取上述两种溶液各 10μL，分别点于同一硅胶 G 薄层板上，以三氯甲烷-乙酸乙酯-甲醇（8：1：4）为展开剂，置氨蒸气饱和的展开缸内，展开，取出，晾干，喷以硫酸乙醇溶液（1→10），在 100℃ 加热至斑点显色清晰。供试品色谱中，在与对照品色谱相应的位置上，显相同颜色的斑点。

④取盐酸小檗碱对照品，加甲醇制成每 1mL 含 0.5mg 的溶液，作为对照品溶液。照薄层色谱法试验，吸取对照品溶液 5μL 与鉴别②项下的供试品溶液 10μL，分别点于同一硅胶 G 薄层板上，以正丁醇-冰醋酸-水（7：1：2）为展开剂，展开，取出，晾干，置紫外光灯（365nm）下检视。供试品色谱中，在与对照品色谱相应的位置上，显相同颜色的荧光斑点。

（5）含量测定

①色谱条件与系统适用性试验：以十八烷基硅烷键合硅胶为填充剂；以乙腈-0.1%磷酸溶液（30：70）为流动相；检测波长为 285nm。理论板数按肉桂酸峰计算应不低于 2000。

②对照品溶液的制备：取肉桂酸对照品适量，精密称定，置棕色容量瓶中，加 50%甲醇制成每 1mL 含 7μg 的溶液，即得。

③供试品溶液的制备：取装量差异项下的本品，混匀，取约 1g，精密称定，置具塞锥形瓶中，精密加入 50%甲醇 50mL，密塞，称定重量，超声处理（功率 250W，频率 33kHz）30 分钟，放冷，再称定重量，用 50%甲醇补足减失的重量，摇匀，滤过，取续滤液，即得。

④测定法：分别精密吸取对照品溶液与供试品溶液各 10μL，注入液相色谱仪，测定，即得。本品每粒含桂枝以肉桂酸（$C_9H_8O_2$）计，不得少于 116.7μg。

【例 8-17】正天胶囊的质量分析

（1）主要组成：钩藤、川芎、麻黄、细辛、黑顺片、白芍、羌活、独活、防风、地黄、当归、鸡血藤、桃仁、红花、白芷。

（2）制法：以上十五味，红花粉碎成细粉，过筛；钩藤粉碎成最粗粉，用 75%乙醇浸渍 2 次，每次 24 小时，滤过，合并滤液，回收乙醇，浓缩成稠膏，70℃ 以下减压干燥，粉碎成细粉；药渣与其余白芍等十三味，加水煎煮 2 次，每次 2 小时，同时收集馏出的挥发油；水煎液滤过，合并滤液，减压浓缩至相对密度为 1.10（80~85℃）的清膏，加入乙醇使含醇量为 60%，静置，分取上清液，减压回收乙醇，浓缩，干燥，粉碎成细粉；挥发油用 7 倍量的倍他环糊精包合，与上述干膏粉、红花细粉混合均匀，制粒，干燥，装入胶囊，即得。

（3）性状：本品为硬胶囊，内容物为褐色的颗粒；气微香，味微苦。

（4）鉴别

①取本品，置显微镜下观察；花粉粒圆球形或椭圆形，直径约 60μm，外壁有齿状突起，具 3 个萌发孔（红花）。

②取本品内容物 9g，用浓氨试液湿润，加乙醚 100mL，加热回流 1 小时，滤过，滤液用 5%盐酸溶液振摇提取 2 次，每次 20mL，合并提取液，用浓氨试液调节 pH 值至 9，再用乙醚振摇提取 2 次，每次 20mL，合并乙醚液，回收溶剂至干，残渣加无水乙醇 1mL 使溶解，作为供试品溶液。另取钩藤对照药材 1g，用浓氨试液湿润，加乙醚 30mL，同法制成对照药材溶液。照薄层色谱法试验，吸取供试品溶液 15μL、对照药材溶液 10μL，分别点于同一硅胶 G 薄层板上，以三氯甲烷-丙酮-浓氨试液（50：20：0.3）为展开剂，展开，取出，晾干，喷以稀碘化铋钾试液。供

试品色谱中，在与对照药材色谱相应的位置上，显相同颜色的斑点。

③取麻黄对照药材 1g，用浓氨试液湿润，加乙醚 40mL，加热回流 1 小时，滤过，滤液回收溶剂至干，残渣加无水乙醇 2mL 使溶解，作为对照药材溶液。再取盐酸麻黄碱对照品，加甲醇制成每 1mL 含 0.5mg 的溶液，作为对照品溶液。照薄层色谱法试验，吸取鉴别②项下供试品溶液 10μL 及上述对照药材溶液和对照品溶液各 5μL，分别点于同一硅胶 G 薄层板上，以三氯甲烷-甲醇-浓氨试液（20∶5∶0.5）为展开剂，展开，取出，晾干，喷以茚三酮试液，在 105℃加热至斑点显色清晰。供试品色谱中，在与对照药材色谱和对照品色谱相应的位置上，显相同颜色的斑点。

④取本品内容物 5g，加甲醇 60mL，超声处理 10 分钟，滤过，滤液用石油醚（60~90℃）振摇提取 2 次，每次 50mL，合并石油醚液，浓缩至约 2mL，作为供试品溶液。另取细辛对照药材 2g，加甲醇 60mL，加热回流 30 分钟，放冷，滤过，滤液自"用石油醚（60~90℃）振摇提取 2 次"起，同法制成对照药材溶液。照薄层色谱法试验，吸取上述两种溶液各 10μL，分别点于同一硅胶 G 薄层板上，以石油醚（60~90℃）-乙酸乙酯（17∶1）为展开剂，展开，取出，晾干，喷以 2%香草醛硫酸溶液，在 100℃加热至斑点显色清晰。供试品色谱中，在与对照药材色谱相应的位置上，显相同颜色的斑点。

⑤取本品内容物 1g，加甲醇 30mL，超声处理 15 分钟，滤过，滤液回收溶剂至干，残渣加水 50mL 使溶解，用三氯甲烷振摇提取 3 次，每次 30mL，弃去三氯甲烷液，水液用水饱和的正丁醇振摇提取 4 次，每次 30mL，合并正丁醇液，用正丁醇饱和的水 50mL 洗涤，分取正丁醇液，回收溶剂至干，残渣加水 20mL 使溶解，滤过，滤液蒸干，残渣加乙酸乙酯 30mL 使溶解，滤过，滤液蒸干，残渣加甲醇 1mL 使溶解，作为供试品溶液。另取白芍对照药材 1.5g，加水 50mL，煎煮 1 小时，滤过，滤液用水饱和的正丁醇提取 3 次，每次 30mL，合并正丁醇液，自"用正丁醇饱和的水 50mL 洗涤"起，同法制成对照药材溶液。再取芍药苷对照品，加甲醇制成每 1mL 含 1mg 的溶液，作为对照品溶液。照薄层色谱法试验，吸取上述三种溶液各 2μL，分别点于同一硅胶 G 薄层板上，以乙酸乙酯-甲醇（7∶1）为展开剂，展开，取出，晾干，喷以 5%香草醛硫酸溶液，在 105℃加热至斑点显色清晰。供试品色谱中，在与对照药材色谱和对照品色谱相应的位置上，显相同颜色的斑点。

⑥取本品内容物 5g，加水 20mL，再加石油醚（60~90℃）20mL，超声处理 25 分钟，分取石油醚液，回收溶剂至干，残渣加三氯甲烷 1mL 使溶解，作为供试品溶液。另取独活对照药材 1g，同法制成对照药材溶液。照薄层色谱法试验，吸取上述两种溶液各 5μL，分别点于同一硅胶 G 薄层板上，以石油醚（60~90℃）-乙酸乙酯（6∶3）为展开剂，展开，取出，晾干，置紫外光灯（365nm）下检视。供试品色谱中，在与对照药材色谱相应的位置上，显相同颜色的荧光斑点。

⑦取本品内容物 2g，加 80%丙酮溶液 5mL，密塞，振摇 20 分钟，静置，取上清液作为供试品溶液。另取红花对照药材 0.5g，同法制成对照药材溶液。照薄层色谱法试验，吸取上述两种溶液各 4μL，分别点于同一硅胶 G 薄层板上，以乙酸乙酯-甲醇-甲酸-水（7∶0.4∶2∶3）为展开剂，展开，取出，晾干。供试品色谱中，在与对照药材色谱相应的位置上，显相同颜色的斑点。

（4）检查：取本品内容物 5.0g，研细，加氨试液 15mL，振摇 10 分钟，使浸润，加乙醚 150mL，振摇 30 分钟，放置 2 小时，分取乙醚液，回收溶剂至干，残渣加无水乙醇 2mL 使溶解，作为供试品溶液。另取新乌头碱对照品、次乌头碱对照品、乌头碱对照品，加无水乙醇制成每 1mL 各含 1.0mg 的混合溶液，作为对照品溶液。照薄层色谱法试验，精密吸取上述两种溶液各

5μL，分别点于同一硅胶 G 薄层板上，以正己烷-乙酸乙酯-甲醇（6.4∶3.6∶1）为展开剂，置用氨蒸气饱和 20 分钟的展开缸内，展开，取出，晾干，喷以稀碘化铋钾试液。供试品色谱中，在与对照品色谱相应的位置上，出现的斑点应小于对照品的斑点或不出现斑点。

（5）含量测定

①色谱条件与系统适用性试验：以十八烷基硅烷键合硅胶为填充剂；以乙腈-0.15%磷酸溶液（15∶85）为流动相；检测波长为 230nm。理论板数按芍药苷峰计算应不低于 4000。

②对照品溶液的制备：取芍药苷对照品适量，精密称定，加甲醇制成每 1mL 含 0.1mg 的溶液，即得。

③供试品溶液的制备：取装量差异项下的本品内容物，混匀，取约 2g，精密称定，精密加水 100mL，称定重量，超声（功率 250W，频率 40kHz）30 分钟，放冷，再称定重量，用水补足减失的重量，摇匀，滤过。精密量取续滤液 25mL，用三氯甲烷振摇提取 2 次，每次 20mL，弃去三氯甲烷液，水液用水饱和的正丁醇 30mL 振摇提取，正丁醇液用饱和氯化钠溶液 10mL 洗涤，分取正丁醇液，加无水硫酸钠 8g，振摇，滤过；水液再同法提取三次，每次用同一饱和氯化钠溶液洗涤，并用同一无水硫酸钠处理，合并正丁醇液，回收溶剂至干，残渣加甲醇溶解并转移至 10mL 量瓶中，加甲醇至刻度，摇匀，即得。

④测定法：分别精密吸取对照品溶液与供试品溶液各 10μL，注入液相色谱仪，测定，即得。本品每粒含白芍以芍药苷（$C_{23}H_{28}O_{11}$）计，不得少于 1.1mg。

第五节　外用膏剂的质量分析

外用制剂是指以适宜的基质将药物制成专供外用的半固体或近似固体的一类剂型。外用软膏剂主要包括软膏剂、乳膏剂、膏药和贴膏剂。

一、软膏剂与乳膏剂

软膏剂是指原料药物与油脂性或水溶性基质混合制成的均匀半固体外用剂型。因原料药物在基质中分散状态不同，分为溶液型软膏剂和混悬型软膏剂。溶液型软膏剂为原料药物溶解（或共熔）于基质或基质组分中制成的软膏剂；混悬型软膏剂为原料药物细粉均匀分散于基质中制成的软膏剂。乳膏剂系指原料药物溶解或分散于乳状液型基质中形成的均匀半固体制剂。乳膏剂可分为水包油型乳膏剂和油包水型乳膏剂。软膏剂与乳膏剂基质可分为油脂性基质和水溶性基质。油脂性基质常用的有凡士林、石蜡、液状石蜡、硅油、蜂蜡、硬脂酸、羊毛脂等；水溶性基质主要有聚乙二醇。乳膏剂常用的乳化剂可分为水包油型乳化剂和油包水型乳化剂。水包油型乳化剂有钠皂、三乙醇胺皂类、脂肪醇硫酸（酯）钠类和聚山梨酯类；油包水型乳化剂有钙皂、羊毛脂、单甘油酯、脂肪酯等，必要时可添加适量的保湿剂、抑菌剂、抗氧剂等以增加稳定性。软膏剂与乳膏剂应色泽均匀，质地细腻，具适当黏稠性，易涂布于皮肤或黏膜上而不熔化，但能软化，无不良反应，无粗糙感并无刺激性。

（一）软膏剂与乳膏剂的质量分析特点

软膏剂与乳膏剂进行质量分析时，应注意基质对分析的影响，可采用加热、加电解质、加相反类型乳化剂使乳膏剂破裂，再使用适当的溶剂将药物提取出来后，进行鉴别和定量分析。

对于一般软膏剂可采用以下方法进行分析。

1. 滤除基质测定法　称取一定量软膏，加入适当溶剂，加热使软膏液化，再放冷，待基质凝固后，过滤，如此重复多次，合并滤液后测定。

2. 提取分离法　在适宜的酸性或碱性介质中，先用不混溶的有机溶剂将基质提取后除去，再进行测定；也可用有机溶剂将样品溶解，再用酸水或碱水进行液-液萃取分离后测定。

3. 灼烧法　如软膏中被测成分为无机物，可将样品灼烧，使基质分解除尽，然后对灼烧后的无机化合物进行测定。

4. 离心法　取样品，加适量溶剂，混匀，再进行离心，滤过，以滤液作为供试品溶液进行分析。

其他方法可参照栓剂项下的方法进行。

（二）应用实例

【例8-18】马应龙麝香痔疮膏的质量分析

（1）主要组成：人工麝香、人工牛黄、珍珠、煅炉甘石粉、硼砂、冰片、琥珀。

（2）制法：以上七味，分别粉碎成细粉，混匀。取凡士林785g及羊毛脂50g，加热，滤过，放冷至约50℃，加入人工麝香等细粉，搅匀至半凝固体，制成1000g，即得。

（3）鉴别

①取本品2g，置具塞试管中，加氯仿10mL，振摇使基质溶解，静置，倾去上清液，取残渣，挥干溶剂，置显微镜下观察，可见不规则碎块无色或淡绿色，半透明，有光泽，有的可见细密波状纹理。

②取本品2g，加稀盐酸5mL，置水浴上加热5分钟，冰浴冷却，滤过，滤液加10%氢氧化钠溶液6mL，摇匀，滤过，取滤液1mL，加稀盐酸2mL和亚铁氰化钾溶液2滴，即生成白色沉淀。

③取本品10g，加水5mL，置水浴上加热使融化，搅匀，放冷，滤过，滤液加稀盐酸使呈酸性，滴于姜黄试纸上，斑点变成棕红色，放干，斑点颜色变深，用氨试液湿润，斑点即变成蓝黑色。

④取本品10g，加乙醇20mL，置水浴上加热使溶解，搅拌约5分钟，在冰浴中冷却片刻，取出，滤过，取滤液，置水浴上蒸干至无冰片味，残渣加乙醇1mL使溶解，作为供试品溶液。另取胆酸对照品，加乙醇制成每1mL含0.5mg的溶液，作为对照品溶液。吸取上述两种溶液各10μL，分别点于同一硅胶G薄层板上，以乙酸乙酯-正己烷-甲醇-醋酸（32：6：1：1）为展开剂，展开，取出，晾干，喷以10%磷钼酸乙醇溶液，在110℃加热约10分钟至斑点显色清晰。供试品色谱中，在与对照品色谱相应的位置上，显相同颜色的斑点。

（4）含量测定

①冰片

a. 色谱条件与系统适用性试验：以丁二酸二乙二醇聚酯（DEGS）为固定相，涂布浓度为15%；不锈钢柱2m×3mm；柱温105℃。取冰片对照品约40mg，置10mL容量瓶中，加入水杨酸甲酯内标溶液溶解并稀释至刻度，摇匀，作为系统适用性试验用溶液，取1μL注入气相色谱仪，记录色谱图。理论板数按水杨酸甲酯峰计算，应不低于2000；龙脑、异龙脑峰与水杨酸甲酯峰的分离度应符合要求。

b. 校正因子测定：取水杨酸甲酯适量，精密称定，加环己烷-乙酸乙酯（1：1）溶解制成每1mL含3mg的溶液，作为内标溶液。另取龙脑对照品20mg，精密称定，置10mL容量瓶中，精密加入内标溶液并稀释至刻度，摇匀。吸取1μL注入气相色谱仪，连续注样3~5次，按平均峰面积计算校正因子。

c. 测定：取本品约 1g，精密称定，置具塞锥形瓶中，精密加入内标液 10mL，混匀，称定重量，超声处理 15 分钟，放冷，再称定重量，用环己烷-乙酸乙酯（1∶1）补足重量，滤过，取续滤液 1μL 注入气相色谱仪，测定，即得。

本品每 1g 含冰片以龙脑（$C_{10}H_{18}O$）计，不得少于 19mg。

②煅炉甘石粉：取本品约 2g，精密称定，置具塞锥形瓶中，加三氯甲烷 20mL，振摇使溶散，移入分液漏斗中，用稀盐酸强力振摇提取 4 次，每次 10mL，合并稀盐酸液，置 50mL 容量瓶中，加稀盐酸至刻度，摇匀。精密量取 10mL，置锥形瓶中，加入浓氨试液与氨-氯化铵缓冲液（pH 值 10.0）各 10mL，摇匀，加磷酸氢二钠试液 10mL，振摇，滤过，锥形瓶与残渣用氨-氯化铵缓冲液（pH 值 10.0）-水（1∶4）的混合溶液洗涤 3 次，每次 10mL，合并洗液与滤液，加 30%三乙醇胺溶液 15mL 与铬黑 T 指示剂少量，用乙二胺四乙酸二钠滴定液（0.05mol/L）滴至溶液由紫红色变为纯蓝色，即得。每 1mL 乙二胺四乙酸二钠液（0.05mol/L）相当于氧化锌（ZnO）4.069mg。

本品每 1g 含煅炉甘石粉以氧化锌（ZnO）计，不得少于 60.0mg。

【例 8-19】 肤疾灵软膏的质量分析

（1）主要组成：轻粉。

（2）轻粉的测定（容量沉淀法）：取软膏样品 2~4g，精密称定，置 250mL 磨口三角瓶中，加蒸馏水 20mL、氢氧化钾 4g、无砷锌 3g、丁醇 2mL，装回流冷凝管，煮沸 40~60 分钟，待反应完全即可停止加热，取下三角瓶，静置片刻，先倾泻过滤，再用滤纸过滤，滤渣用水洗涤（包括用热蒸馏水洗 2 次）至不显碱性。用 20mL 硝酸自滤器上通过冷凝管收集于滤渣中，使滤渣完全溶解，滤器、冷凝管用 20mL 蒸馏水洗涤，并入滤渣中，置水浴上加热 5~10 分钟，加脲 0.5g、蒸馏水 20mL，并滴加高锰酸钾试液至溶液呈现持续的红色，再加硫酸亚铁试液至红色消失，加硫酸铁铵指示剂 2mL，用 0.1mol/L 硫氰酸铵液滴定到红色为终点（每 1mL 0.1mol/L 硫氰酸铵液相当于 11.8025mg 的 Hg_2Cl_2）。

（3）说明：中药轻粉含氯化亚汞 99% 以上。本测定法的主要化学反应是在碱性溶液中，氯化亚汞与过量的金属锌反应生成锌汞齐。

$$Hg_2Cl_2+3Zn+4KOH \longrightarrow 2ZnHg+K_2ZnO_2+2KCl+2H_2O$$

与基质分离后，锌汞齐被硝酸溶解生成可溶性高汞化合物，Hg^{2+} 可用硫氰酸铵标准溶液滴定，计算软膏中轻粉的含量。

$$ZnHg+6HNO_3 \longrightarrow Hg(NO_3)_2+Zn(NO_3)_2+NO_2+NO+3H_2O$$

$$Hg^{2+}+2SCN^- \longrightarrow Hg(SCN)_2$$

硫酸铁铵作指示剂。

$$SCN^-+Fe^{3+} \longrightarrow Fe(SCN)^{2+}$$

二、膏药

膏药是指饮片、食用植物油与红丹（铁丹）或官粉（铅粉）炼制成膏料，摊涂于裱褙材料上制成的供皮肤贴敷的外用制剂。前者称为黑膏药，后者称为白膏药。膏药应光亮、油润细腻、老嫩适度、摊涂均匀、无红斑、无飞边缺口，加温后能黏贴于皮肤上且不移动。黑膏药应乌黑、无红斑；白膏药应无白点。此外，膏药应符合《中国药典》膏药项下软化点和重量差异的要求。

（一）膏药的质量分析特点

制备膏药时，处方中一部分粗料药，在下单成膏前与植物油一起"熬枯去渣"，还有一部分细料药的细粉是在下单成膏后，再向膏中兑入，混匀。细料大多为主要药物，是质量分析的主要对象。膏药的质量分析应设法排除基质的干扰，因膏药基质易溶于氯仿，当有效成分不溶于氯仿时，可利用该特点，将基质除去，再进行质量分析；也可根据被测定成分的性质采用适当溶剂提取后再进行分析。

（二）应用实例

【例 8-20】 骨刺止痛膏的质量分析

（1）主要组成：当归、独活、川乌、沉香、穿山甲、白芥子、磁石等。

（2）软化点测定：取本品 24g，在水浴中融化，倾入环球式软化点测定仪的环内，依法测定。本品软化点应在 55~60℃ 范围内。

（3）鉴别

①沉香、花椒及穿山甲的显微鉴别：取本品 12g，置索氏提取器中，加氯仿适量，回流提取至氯仿无色。取出残渣，置表面皿上自然挥去溶剂，按常规置显微镜下观察。

②取本品 36g，置索氏提取器中，加适量氯仿，加热回流至氯仿液无色，取用残渣，晾干后加甲醇 20mL，加热回流 2 小时，滤过，滤液浓缩至约 2mL，作为供试品溶液。另取浸有未兑入白芥子粉末的药膏，同上法操作，作为阴性对照液。再取白芥子对照药材粉末 0.5g，同上法操作，作为对照药材溶液。吸取上述三种溶液各 5μL，分别点于同一硅胶 G 薄层板上，以乙酸乙酯-丙酮-甲酸-水（5:3:1:0.5）为展开剂，展开，取出，晾干，置紫外光灯（365nm）下检视。供试品溶液与对照药材溶液的色谱，在相应的位置上应显相同的天蓝色荧光斑点，阴性对照溶液在该位置无荧光斑点。

③取本品 2g，置坩埚中，在电炉上加热至无烟后，于 500℃ 炽灼 1 小时，放冷，加盐酸 5mL 溶解残渣，滤过，取滤液 10 滴，加水 20mL 稀释，取稀释液 2 滴于白色点滴板上，加亚铁氰化钾试液 2 滴，即显淡蓝色。

三、贴膏剂

贴膏剂系指将原料药物与适宜的基质制成的膏状物，涂布于背衬材料上供皮肤贴敷，可产生全身性或局部作用的一种薄片状制剂，包括凝胶贴膏（原巴布膏剂或凝胶膏剂）和橡胶膏贴膏（原橡胶膏剂）。

凝胶膏剂系指原料药物与适宜的亲水性基质混匀后涂布于背衬材料上制成的贴膏剂。常用基质有聚丙烯酸钠、羧甲基纤维素钠、明胶、甘油和微粉硅胶等。橡胶膏剂系指原料药物与橡胶等基质混匀后涂布于背衬材料上制成的贴膏剂。橡胶膏剂的制备方法常用的有溶剂法和热压法。常用溶剂为汽油和正己烷，常用基质有橡胶、热塑性橡胶、松香、松香衍生物、凡士林、羊毛脂、氧化锌等。也可用其他适宜溶剂和基质。

（一）贴膏剂的质量分析特点

1. 橡胶贴膏剂　橡胶贴膏制剂的组成比较复杂，主药含量较少，定性或含量测定中要注意被测成分与基质的分离，以免影响测定结果，可考虑采用下列方法进行分析。

（1）**直接测定法**：利用一定的化学反应或者借助仪器，直接在橡胶膏剂表面上测定其药物的成分。

【**例 8-21**】 皲裂贴膏的质量分析

该品中所含的主要成分为维 A 酸，不稳定性强，易受强氧化剂氧化呈现特殊的显色反应，可直接测其中维 A 酸的成分。

取本品一片，直接滴加 70% 高氯酸试剂 1~2 滴，稍待片刻，即显明显的棕红色。

空白试验：取氯化锌橡胶膏一片，同上操作，不显棕红色。

对照试验：取维 A 酸原料少许，同上操作，即显棕红色。

（2）**提取测定法**：用适宜的方法提取橡胶膏剂中的待测成分，然后进行检测。

【**例 8-22**】 麝香活血化瘀膏（主要组分为麝香、三七）的质量分析

取麝香活血化瘀膏 4 片，撕去盖面，剪成小碎片，置烧杯中，加入 25mL 氯仿浸泡 5 分钟。倾去氯仿液，在搅拌下慢慢加入乙醇 75mL，静置，倾去上层液，过滤。滤液蒸干，用氯仿 1mL 洗涤残渣 1 次，弃去氯仿，转溶于蒸馏水中，过滤，滤液蒸干，转溶于 1mL 乙醇中作为供试溶液，可测定三七中的成分。

（3）**镜检测定法**：借助显微镜检查橡胶膏制剂中的待测成分。其原理是利用待测成分在一定条件下，可形成一定形状的结晶而加以鉴别。

【**例 8-23**】 消炎解痛膏的质量分析

本品中含有薄荷脑成分。根据薄荷脑沸点低（42~44℃）、易挥发的特性，可采用升华镜检法测定。

操作方法：取本品 1~2 贴，放在蒸发皿内，皿上放一张中间带小孔的滤纸，纸上再放一表面皿，皿上用湿布降温，然后水浴加热，至上表面皿遇冷析出结晶时，取出上表面皿，做显微镜镜检，可见棱柱状的结晶体。

（4）**色谱测定法**：本法主要适用于药物组成复杂的橡胶型硬膏制剂。利用色谱法分离出单个成分，然后以样品作为对照鉴别待测成分。当中药橡胶膏中含有樟脑、薄荷脑、冰片等挥发性成分时，可采用闪蒸-气相色谱法进行定性、定量分析，方法简便，样品用量少，不需特别处理。

2. 凝胶贴膏 凝胶贴膏的基质为亲水性，因此，可用极性溶剂将基质和药物先与盖衬分离，再进行净化。若测定的成分为非极性物质，可用非极性溶剂提取，再采用萃取法或色谱法进行净化分离。

（二）应用实例

【**例 8-24**】 代温灸膏的质量分析

（1）**主要组成**：辣椒、肉桂、生姜、肉桂油。

（2）**制法**：以上四味，辣椒、肉桂、生姜分别粉碎成粗粉，用乙醇浸渍 3 次，第一次 24 小时，第二次 72 小时，第三次 48 小时，浸渍液滤过，合并滤液，回收乙醇，浓缩成相对密度为 1.30~1.35（70℃）的稠膏，加入由橡胶、氧化锌、松香等制成的基质，再加入肉桂油，混匀，制成涂料，进行涂膏，切段，盖衬，切成小块，即得。

（3）**醇浸出物**：取本品 2 片，测量布面面积，除去盖衬，剪成小片，置 100mL 具塞锥形瓶中，加无水乙醇 50mL，密塞，浸泡 16 小时，滤过，滤渣及容器用无水乙醇洗涤 3 次，每次 10mL，合并洗液与滤液，置已干燥至恒重的蒸发皿中，置 60~70℃ 水浴挥干，置干燥器中干燥 3 小时，称定重量，计算，即得。每 $100cm^2$ 不得少于 0.20g。

（4）鉴别

①取本品 6 片，除去盖衬，剪成约 1cm 宽的条，置具塞锥形瓶中，加乙醇 50mL，浸泡过夜，滤过，滤液置 60~70℃水浴上挥干，残渣加乙醇 2mL 使溶解，作为供试品溶液。另取桂皮醛对照品，加乙醇制成每 1mL 含 1μL 的溶液，作为对照品溶液。吸取上述两种溶液各 2μL，分别点于同一硅胶 G 薄层板上，以石油醚（60~90℃）-乙酸乙酯（17：3）为展开剂，展开，取出，晾干，喷以二硝基苯肼试液。供试品色谱中，在与对照品色谱相应的位置上，显相同颜色的斑点。

②取本品 6 片，除去盖衬，加三氯甲烷 20mL，搅拌使基质溶解，加无水乙醇 30mL 搅拌使基质凝固，静置 10 分钟，滤过，再用三氯甲烷与无水乙醇同法处理 1 次，合并二次滤液，蒸干，残渣加无水乙醇 2mL 使溶解，离心，取上清液缓慢通过以十八烷基硅烷键合硅胶为填充剂的固相萃取小柱（300mg），用水 5mL 洗脱，弃去洗液，再用 30%甲醇 5mL 洗脱，弃去洗脱液，继用 70%甲醇 5mL 洗脱，收集洗脱液，作为供试品溶液。另取辣椒素对照品，加甲醇制成每 1mL 含 30μg 的溶液，作为对照品溶液。照高效液相色谱法，以十八烷基硅烷键合硅胶为填充剂，以乙腈-0.1%磷酸溶液（45：55）为流动相，柱温 35℃，检测波长为 227nm。理论塔数按辣椒素峰计算应不低于 3000。吸取上述两种溶液各 10μL，注入液相色谱仪。供试品色谱中，应呈现与对照品色谱峰保留时间相同的色谱峰。

第六节　中药注射剂的质量分析

注射剂系指原料药物或与适宜的辅料制成的供注入体内的无菌制剂。注射剂可分为注射液、注射用无菌粉末与注射用浓溶液等。注射液系指原料药物或与适宜的辅料制成的供注入体内的无菌液体制剂，包括溶液型、乳状液型或混悬型等注射液；可用于皮下注射、皮内注射、肌内注射、静脉注射、静脉滴注（体积大于 100mL 供静脉滴注用的注射液也称为输液）、鞘内注射、椎管内注射等。注射用无菌粉末系指原料药物或与适宜辅料制成的供临用前用无菌溶液配制成注射液的无菌粉末或无菌块状物；一般采用无菌分装或冷冻干燥法（该法所得也称注射用冻干粉）制得，可用适宜的注射用溶剂配制后注射，也可用静脉输液配制后静脉滴注。注射用浓溶液系指原料药物与适宜辅料制成的供临用前稀释后静脉滴注用的无菌浓溶液。

中药注射剂是以中医药理论为指导，采用现代科学技术和方法，以中药饮片为原料，经提取、纯化后制成的注射剂。中药注射剂是现代中医药创新取得的成果，20 世纪 70 年代有了很大发展，《中国药典》（1977 年版）一部收载了 23 个中药注射剂品种。但由于中药注射剂的原料药材存在来源、产地、采收季节、加工炮制等方面的差异，以及中药注射剂成分的复杂性、制备工艺和分析技术的局限等原因，使产品质量均一性较差，在临床使用中出现了诸多不良反应。《中国药典》（1985 年版）一部仅收载了盐酸麻黄碱注射液 1 个品种，该品种在 1990 年版移至二部。从《中国药典》（2000 年版）一部又开始收载中药注射剂，《中国药典》（2015 年版）一部收载止喘灵注射液、灯盏细辛注射液、清开灵注射液、注射用双黄连（冻干）和注射用灯盏花素等品种。

注射剂所用的原辅料应从来源及生产工艺等环节进行严格控制，并应符合注射用药的质量要求。除另有规定外，制备中药注射剂的饮片等原料药物应严格按各品种项下规定的方法提取、纯化，制成半成品、成品，并进行相应的质量控制。

注射剂所用溶剂应安全无害，并与其他药用成分兼容性良好，不得影响活性成分的疗效和质量。一般分为水性溶剂和非水性溶剂。水性溶剂最常用的为注射用水，也可用0.9%氯化钠溶液或其他适宜的水溶液。非水性溶剂常用植物油，主要为供注射用的大豆油，其他还有乙醇、丙二醇和聚乙二醇等。供注射用的非水性溶剂，应严格限制其用量，并应在各品种项下进行相应的检查。

2006年5月间，发生了震惊全国的"齐二药"事件，65名患者陆续使用了齐齐哈尔第二制药有限公司生产的亮菌甲素注射液，部分出现了肾衰竭等严重症状，其中13名患者死亡。后经调查，造成该事件的原因系该公司在购买生产亮菌甲素注射液所需要的溶剂丙二醇时，购入并使用了假冒的"丙二醇"，实为不法商贩将工业原料二甘醇冒充药用辅料丙二醇出售给企业。该事件造成的严重后果，向全国药企敲响了警钟，把好药品生产质量的每一道关口是医药工作者的责任所在。

一、中药注射剂的质量要求

对中药注射剂的基本要求是疗效确定、质量稳定、使用安全。由于注射剂直接注入机体，显效快，毒副反应发生也快，尤其是静脉注射剂，因此，对中药注射剂的质量要求更加严格，质量标准更加细化，不但要有鉴别、含量测定、指纹图谱、一般质量要求检查项目，还有针对性的有关物质检查和安全性检查等内容，以确保中药注射剂的安全性和有效性，使质量标准更加科学合理。

二、中药注射剂的检查

（一）有关物质检查

注射剂有关物质系指中药材经提取、纯化制成注射剂后，残留在注射剂中可能含有并需要控制的物质。一般包括蛋白质、鞣质、树脂，静脉注射液还应检查草酸盐、钾离子等。

1. 蛋白质检查　注射剂在生产过程中如未能将蛋白质除尽，则有可能影响注射剂的稳定性、澄明度，甚至注射后会引起过敏反应。

检查方法：取注射液1mL，加新配制的30%磺基水杨酸试液1mL，摇匀，放置5分钟，不得出现浑浊。注射液中如含有遇酸能产生沉淀的成分，用磺基水杨酸试液不适宜时，则改用鞣酸试液1~3滴，不得出现浑浊。

2. 鞣质检查　注射剂中若含有鞣质，易产生沉淀而影响澄明度，甚至注射引起疼痛或肌肉组织坏死。

检查方法：取注射液1mL，加新配制的含1%鸡蛋清的生理氯化钠溶液5mL（必要时，用0.45μm的微孔滤膜过滤），放置10分钟，不得出现浑浊或沉淀。如出现浑浊或沉淀，取注射液1mL，加稀醋酸1滴，再加氯化钠明胶试液4~5滴，不得出现浑浊或沉淀。

注意：含聚乙二醇、聚山梨酯等聚氧乙烯基物质的注射剂，按上述方法检查，虽有鞣质也不产生沉淀，这类注射剂应取未加附加剂前的半成品进行检查。

3. 树脂检查　取注射液5mL，加盐酸1滴，放置30分钟，不得出现沉淀。如出现沉淀，另取注射液5mL，加三氯甲烷10mL振摇提取，分取三氯甲烷液，置水浴上蒸干，残渣加冰醋酸2mL使溶解，置具塞试管中，加水3mL，摇匀，放置30分钟，不得出现沉淀。

4. 草酸盐检查　草酸盐进入血液可使血液脱钙，产生抗凝血作用，甚至引起痉挛，并由于生成不溶于水的草酸钙而引起血栓，所以中药注射剂特别是静脉注射必须进行草酸盐的检查。

检查方法：取溶液型静脉注射液适量，用稀盐酸调节 pH 值 1~2，滤过，取滤液 2mL，滤液调节 pH 值 5~6，加 3%氯化钙试液 2~3 滴，放置 10 分钟，不得出现浑浊或沉淀。

5. 钾离子检查 注射液中钾离子浓度过高，可引起明显的局部刺激（疼痛反应），尤其对心脏损害很大。静脉注射剂中如钾离子含量过高，注射后还会引起体内血钾浓度偏高，使电解质平衡失调。因此，静脉注射液钾离子浓度应在 1.0mg/mL 以下。

检查方法：取静脉注射液 2mL，蒸干，先用小火炽灼至炭化，再在 500~600℃炽灼至完全灰化，加稀醋酸 2mL 使溶解，置 25mL 容量瓶中，加水稀释至刻度，摇匀，作为供试品溶液。

取硫酸钾适量，研细，于 110℃干燥至恒重，精密称取 2.23g，置 1000mL 容量瓶中，加水适量使溶解并稀释至刻度，摇匀，作为贮备液。临用前，精密量取贮备液 10mL，置 100mL 容量瓶中，加水稀释至刻度，摇匀，得每 1mL 相当于 100μg 钾离子的标准溶液。

取 10mL 纳式比色管 2 支，甲管中精密加入标准钾离子溶液 0.8mL，加碱性甲醛溶液（取甲醛溶液，用 0.1mol/L 氢氧化钠溶液调节 pH 值 8.0~9.0）0.6mL、3%乙二胺四醋酸二钠溶液 2 滴、3%四苯硼酸钠溶液 0.5mL，加水稀释成 10mL，乙管中精密加入供试品溶液 1mL，与甲管同时依法操作，摇匀，甲、乙两管同置黑纸上，自上向下透视，乙管中显出的浊度与甲管比较，不得更深。

（二）安全性检查

中药注射剂安全性检查包括热原（或细菌内毒素）、异常毒性、降压物质（包括组胺类物质）、过敏反应、溶血与凝聚、刺激性等项。应根据注射剂处方、工艺、用法及用量等设定相应的检查项目并进行适用性研究。

静脉注射用注射剂应设热原（或细菌内毒素）、异常毒性、过敏反应、溶血与凝聚等安全性检查项，除功能主治中具有与降血压相关内容的注射剂外，还应考虑设降压物质检查项；肌内注射用注射剂应设异常毒性、过敏反应、溶血与凝聚等检查项；具有中度以上刺激性者应设刺激性检查项。

1. 热原或细菌内毒素检查 本法系利用家兔（或鲎试剂）测定供试品所含热原（或细菌内毒素）的限量是否符合规定。不合格供试品在临床应用时可能产生热原反应而造成严重的不良后果。

由于中药注射剂致人体发热成分和干扰细菌内毒素检查法的因素复杂多变，一般首选热原检查项，但若该药本身的药理作用或对家兔的毒性反应影响热原检测，可选择细菌内毒素检查项。

2. 异常毒性检查 本法系将一定量的供试品溶液注入小鼠体内，在规定时间内观察小鼠出现的死亡情况，以判定供试品是否符合规定。供试品若不合格，表明药品中混有超过正常毒性的毒性杂质，临床用药将可能增加急性不良反应。

3. 降压物质和组胺类物质检查

（1）降压物质检查：本法系通过静脉注射限值剂量供试品，观察对麻醉猫的血压反应，以判定供试品中所含降压物质的限值是否符合规定。供试品若不合格，表明药品中含有限值以上的影响血压反应的物质，临床用药时可能引起急性降压不良反应。

（2）组胺类物质检查：本法系将一定浓度的供试品和组胺对照品依次注入离体豚鼠回肠浴槽内，分别观察出现收缩反应幅度并加以比较，以判定供试品是否符合规定的一种方法。不合格供试品表明含有组胺和类组胺物质，在临床上可能引起血压下降和类过敏反应等严重的不良反应。

中药注射剂如临床发现有类过敏反应，应考虑设立降压物质或组胺类物质检查项。检查项目一般首选降压物质，但若降血压药理作用与该药具有的功能主治有关，或猫对本药的反应干扰血压检测，可选择组胺类物质检查项替代。

4. 过敏反应检查　本法系将一定量的供试品皮下或腹腔注射入豚鼠体内致敏，间隔一定时间后静脉注射供试品进行激发，观察豚鼠出现过敏反应的情况，以此判定供试品是否符合规定。供试品若不合格，表明注射剂含有过敏反应物质，临床用药时可能使患者致敏或产生过敏反应，引起严重不良反应。

5. 溶血与凝聚检查　本法系将一定量供试品与2%兔红细胞混悬液混合，温育一定时间后，观察其对红细胞的溶血与凝聚反应，以判定供试品是否符合规定。供试品若不合格，表明注射剂中污染了超过正常存在的溶血性物质和致血细胞凝聚物质，临床用药后将可能产生有关不良反应。

6. 刺激性物质检查　本法系将一定浓度的供试品注入小鼠腹腔内，在规定时间内观察出现的腹膜刺激和疼痛反应，以判定供试品刺激性是否符合规定的一种方法。不合格供试品表明含有刺激性杂质，将增加注射剂原有的刺激性，在临床上将产生由刺激性杂质引起的不良反应。中药注射剂刺激性检查包括肌肉刺激性试验和血管刺激性试验。

（1）肌肉刺激性试验：取体重2kg以上的健康家兔2只，雌者应无孕，分别在其左右两腿股四头肌以无菌操作法各注入供试品溶液1mL，注射后48小时处死动物，解剖取出股四头肌，纵向切开，观察注射局部刺激反应（必要时做病理检查），并按下表换算成相应的反应级。然后计算出4块股四头肌反应级的总和。如各股四头肌的反应级的最高和最低组之差大于2时，应另取2只家兔重新试验。如初试或重试的2只家兔4块股四头肌反应级之和小于10，则认为供试品的局部刺激试验符合规定；但连续注射在1周以上者，其总和应小于6。见表8-3。

表8-3　肌肉刺激性试验反应

反应级	刺激反应	反应级	刺激反应
0	无明显变化	3	重度充血，伴有肌肉变性
1	轻度充血，其范围在0.5×1.0以下	4	出现坏死，有褐色变性
2	中度充血，其范围在0.5×1.0以上	5	出现广泛坏死

（2）血管刺激性试验：每日给家兔静脉注射一定量供试品（按临床用药折算），连续3次后，解剖动物血管做病理切片，应无组织变性或坏死等显著刺激反应。

三、中药注射剂的质量分析特点

中药注射剂相对于其他剂型，制备时已进行了提取、净化，杂质相对较少，有效物质相对含量较高，多可直接分析或适当稀释后分析。但当药味较多，组成复杂，直接进样分析干扰较大时也需进行一定的净化。可根据被测组分的性质，采用液-液萃取、色谱等方法分离、纯化。若为注射用无菌粉末，相对更纯净，一般可直接将样品用适宜溶剂溶解后进行分析。

四、中药注射剂的质量分析

1. 鉴别　对于有效成分已知、化学结构明确的中药注射剂，可根据其理化性质选择鉴别方法。一般以薄层色谱法和化学反应法应用最多，特征图谱也可选用。若为静脉注射剂，必须对各组分进行鉴别。

2. 含量测定　色谱法在中药注射剂含量测定中应用最多，尤其是高效液相色谱法因灵敏度高、分离能力强、重现性好、适用范围广等优点，普遍用于中药注射剂的含量测定。另外，也可选用适当的生物测定法，直接测定其生物活性，其结果与药效之间的关系更为密切；此法更适用于干扰严重而且分离困难的品种。

与口服制剂比较，注射剂的品质要求更高。《中药注射剂研制指导原则》中规定，中药注射剂含量测定应按下述原则处理。

（1）总固体量测定：取注射剂 10mL，置于恒重的蒸发皿中，于水浴上蒸干后，在 105℃ 干燥 3 小时，移置干燥器中冷却 30 分钟，迅速称定重量。计算出注射剂中总固体的含量（mg/mL）。

（2）以有效成分制成的注射剂，主药成分含量应不少于 90%。多成分制成的注射剂，结构明确成分的含量因品种而异；所测各类成分之和应尽可能大于总固体的 80%。测定指标的选择应为大类成分含量测定加单一成分含量测定。如某注射剂中含黄酮、皂苷、生物碱等，需要分别建立总黄酮、总皂苷、总生物碱类的测定，还需分别对黄酮、皂苷、生物碱中的单一代表成分进行含量测定（HPLC 或 GC 法等）。

以有效部位为组分配制的注射剂应根据有效部位的理化性质，研究其单一成分或指标成分和该有效部位的含量测定方法，选择重现性好的方法，并应做方法学考察试验。所测定有效部位的含量应不少于总固体量的 70%（静脉用不少于 80%）。调剂渗透压等的附加剂应按实际加入量扣除，不应计算在内。如在测定有效部位时方法有干扰，也可选择其中某一成分测定含量，按平均值比例折算成有效部位量。应将总固体量、有效部位量和某一成分量均列入质量标准项目。

（3）以净药材为组分配制的注射剂应研究测定有效成分、指标成分或总类成分（如总多糖等），选择重现性好的方法，所测定成分的总含量应不低于总固体量的 20%（静脉用不少于 25%）。调剂渗透压等的附加剂应按实际加入量扣除，不应计算在内。

（4）以有效成分或有效部位为组分的注射剂含量均以标示量的上下限范围表示；以药材为组分的注射剂含量以限量表示。

（5）含有毒性药味时，必须制订有毒成分的限度范围。

（6）对含量测定方法的研究除理化方法外，也可采用生物测定法或其他方法。

（7）组分中含有化学药品的，应单独测定化学药品的含量，由总固体内扣除，不计算在含量测定的比例数内。

（8）组分中的净药材及相应的中间产品，其含待测成分量应控制在一定范围内，使与成品的含量测定相适应，用数据列出三者关系，必要时三者均应作为质量标准项目，以保证处方的准确性及成品的质量稳定。

（9）含量限（幅）度指标应根据实测数据（临床用样品至少有 3 批、6 个数据；生产用样品至少有 10 批、20 个数据）制定，一般应在实测值±20%以内。

3. 中药注射剂指纹图谱研究　中药注射剂由于受诸多因素影响，使产品质量不易稳定，不同批次之间差异较大，从而影响到药品的安全性和有效性。为了加强中药注射剂的质量管理，确保中药注射剂的质量稳定、可控，我国首先在中药注射剂中推行指纹图谱控制技术。国家药品监督管理局于 2000 年 8 月颁发了《中药注射剂指纹图谱研究的技术要求（暂行）》，2004 年 4 月又制定了《中药注射剂指纹图谱实验研究技术指南（试行）》。其中规定中药注射剂在固定中药材品种、产地和采收期的前提下，原料（药材、饮片、提取物、有效部位等）、中间体、制剂均应分别研究建立指纹图谱；还应进行原料、中间体、制剂指纹图谱的相关性研究，以全面控制中药注射剂的质量，保证不同批次之间质量的均一、稳定。

中药注射剂指纹图谱的研究应全面反映注射剂所含成分的信息。注射剂中含有的主要成分，一般都应在指纹图谱中得到体现，必要时应建立多张指纹图谱，以适应检测不同主要成分的需要。经研究明确结构的成分，应当在指纹图谱中得到体现，一般不低于已明确成分的90%，对于不能体现的成分应有充分合理的理由。指纹图谱的相似程度可采用相似度等指标进行评价，也可根据产品特点以特征峰比例等指标及指纹特征进行描述，并规定非共有峰数及相对峰面积限度等。指纹图谱的比对还可采用对照提取物对照的方法。

五、应用实例

【例8-25】 注射用双黄连（冻干）的质量分析

（1）**主要组成：** 连翘、金银花、黄芩。

（2）**制法：** 以上三味，黄芩加水煎煮2次，每次1小时，滤过，合并滤液，用2mol/L盐酸溶液调节pH值1.0~2.0，在80℃保温30分钟，静置12小时，滤过，沉淀加8倍量水，搅拌，用10%氢氧化钠溶液调节pH值至7.0，加入等量乙醇，搅拌使沉淀溶解，滤过，滤液用2mol/L盐酸溶液调节pH值至2.0，在60℃保温30分钟，静置12小时，滤过，沉淀用乙醇洗至pH值4.0，加10倍量水，搅拌，用10%氢氧化钠溶液调节pH值至7.0，每1000mL溶液中加入5g活性炭，充分搅拌，在50℃保温30分钟，加入等量乙醇，搅拌均匀，滤过，滤液用2mol/L盐酸溶液调节pH值至2.0，在60℃保温30分钟，静置12小时，滤过，沉淀用乙醇洗涤，于60℃以下干燥，备用；金银花、连翘分别用水温浸30分钟后煎煮2次，每次1小时，滤过，合并滤液，浓缩至相对密度为1.20~1.25（70℃），冷却至40℃，缓缓加入乙醇使含醇量达75%，充分搅拌，静置12小时以上，滤取上清液，回收乙醇至无醇味，加入4倍量水，静置12小时以上，滤取上清液，浓缩至相对密度为1.10~1.15（70℃），冷却至40℃，加乙醇使含醇量达85%，静置12小时以上，滤取上清液，回收乙醇至无醇味，备用。取黄芩提取物，加入适量的水，加热，用10%氢氧化钠溶液调节pH值至7.0使溶解，加入上述金银花提取物和连翘提取物，加水至1000mL，加入活性炭5g，调节pH值至7.0，加热至沸并保持微沸15分钟，冷却，滤过，加注射用水至1000mL，灭菌，冷藏，滤过，浓缩，冷冻干燥，制成粉末，分装；或取黄芩提取物，加入适量的水，加热，用10%氢氧化钠溶液调节pH值至7.0使溶解，加入上述金银花提取物和连翘提取物及适量的注射用水，每1000mL溶液中加入5g活性炭，调节pH值至7.0，加热至沸并保持微沸15分钟，冷却，滤过，灭菌，滤过，灌装，冷冻干燥，压盖，即得。

（3）**性状：** 本品为棕黄色的无定形粉末或疏松固体状物；有引湿性。

（4）**鉴别**

①取本品60mg，加75%甲醇5mL，超声处理使溶解，作为供试品溶液。另取黄芩苷对照品、绿原酸对照品，分别加75%甲醇制成每1mL含0.1mg的溶液，作为对照品溶液。照薄层色谱法试验，吸取上述三种溶液各1μL，分别点于同一聚酰胺薄膜上，以醋酸为展开剂，展开，取出，晾干，置紫外光灯（365nm）下检视。供试品色谱中，在与对照品色谱相应的位置上，显相同颜色的荧光斑点。

②取本品0.1g，加甲醇10mL，超声处理20分钟，静置，取上清液作为供试品溶液。另取连翘对照药材0.5g，同法制成对照药材溶液。照薄层色谱法试验，吸取上述两种溶液各10μL，分别点于同一硅胶G薄层板上，以三氯甲烷-甲醇（5∶1）为展开剂，展开，取出，晾干，喷以10%硫酸乙醇溶液，在100℃加热至斑点显色清晰。供试品色谱中，在与对照药材色谱相应的位

置上，显相同颜色的斑点。

（5）指纹图谱：取本品 5 支的内容物，混匀，取 10mg，精密称定，置 10mL 容量瓶中，加 50%甲醇 8mL，超声处理（功率 250W，频率 33kHz）20 分钟使溶解，放冷，加 50%甲醇至刻度，摇匀，作为供试品溶液。取绿原酸对照品适量，精密称定，加 50%甲醇制成每 1mL 含 40μg 的溶液，作为对照品溶液。照高效液相色谱法测定，以十八烷基硅烷键合硅胶为填充剂，YMC-Pack ODS-A 色谱柱（柱长为 150mm，内径为 4.6mm）；以甲醇为流动相 A，以 0.25%冰醋酸为流动相 B，进行梯度洗脱（10～15min，15%A→35%A；15～20min，35%A；20～50min，35%A→100% A）；检测波长为 350nm；柱温为 30℃；流速为每分钟 1mL。理论板数按绿原酸峰计算应不低于 6000。

分别精密吸取对照品溶液与供试品溶液各 10μL，注入液相色谱仪，记录 60 分钟内的色谱图。供试品色谱图应与对照指纹图谱基本一致，有相对应的 7 个特征峰。按中药色谱指纹图谱相似度评价系统，除溶剂峰和 7 号峰外，供试品指纹图谱与对照指纹图谱经相似度计算，相似度不得低于 0.90。

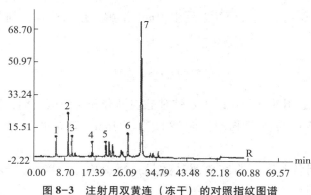

图 8-3　注射用双黄连（冻干）的对照指纹图谱

（6）检查

①pH 值：取本品，加水制成每 1mL 含 25mg 的溶液，依法测定，应为 5.7～6.7。

②水分：不得过 5.0%。

③蛋白质：取本品 0.6g，用水 10mL 溶解，取 2mL，滴加鞣酸试液 1～3 滴，不得出现浑浊。

④鞣质：取本品 0.6g，用水 10mL 溶解，取 1mL，依法检查。应符合规定。

⑤树脂：取本品 0.6g，加水 10mL 使溶解，取 5mL，置分液漏斗中，用三氯甲烷 10mL 振摇提取，分取三氯甲烷液，依法检查。应符合规定。

⑥草酸盐：取本品 0.6g，加水 10mL 使溶解，用稀盐酸调节 pH 值 1～2，保温滤去沉淀，调节 pH 值 5～6，取 2mL，加 3%氯化钙溶液 2～3 滴，放置 10 分钟，不得出现混浊或沉淀。

⑦钾离子：取本品 0.12g，称定，自"先用小火炽灼至炭化"起，依法检查。应符合规定。

⑧重金属：取本品 1.0g，依法检查。含重金属不得过 10mg/kg。

⑨砷盐：取本品 1.0g，加 2%硝酸镁乙醇溶液 3mL，点燃，燃尽后，先用小火炽灼至炭化，再在 500～600℃炽灼至完全灰化，放冷，残渣加盐酸 5mL 与水 21mL 使溶解，依法检查。含砷不得过 2mg/kg。

⑩无菌：取本品 0.6g，加灭菌注射用水制成每 1mL 含 60mg 溶液，依法照薄膜过滤法检查，应符合规定。

⑪溶血与凝聚

a. 2%红细胞混悬液的制备：取兔血或羊血数毫升，放入盛有玻璃珠的锥形瓶中，振摇 10 分钟，除去纤维蛋白原使成脱纤血，加约 10 倍量的生理氯化钠溶液，摇匀，离心，除去上清液，沉淀的红细胞再用生理氯化钠溶液洗涤 2~3 次，至上清液不显红色时为止，将所得的红细胞用生理氯化钠溶液配成浓度为 2% 的混悬液，即得。

b. 试验方法：取本品 600mg，用生理氯化钠溶液溶解并稀释成 20mL，摇匀，作为供试品溶液。取试管 6 支，按表 8-4 中的配比量依次加入 2% 红细胞混悬液和生理氯化钠溶液，混匀，于 37℃恒温箱中放置 30 分钟，按下表中的配比量分别加入供试品溶液，摇匀，置 37℃恒温箱中，分别于 15 分钟、30 分钟、45 分钟、60 分钟和 120 分钟时进行观察，以 3 号试管为基准，以 6 号试管为阴性对照。本品在 2 小时内不得出现溶血或红细胞凝聚。

表 8-4　供试品配比表

试管编号	1	2	3	4	5	6
2%红细胞混悬液（mL）	2.5	2.5	2.5	2.5	2.5	2.5
生理氯化钠溶液（mL）	2.0	2.1	2.2	2.3	2.4	2.5
供试品溶液（mL）	0.5	0.4	0.3	0.2	0.1	0.0

（7）热原：取本品 0.6g，用灭菌注射用水 10mL 溶解，依法检查，剂量按家兔体重每 1kg 注射 3mL。应符合规定。

（8）含量测定

①金银花

a. 色谱条件与系统适用性试验：以十八烷基硅烷键合硅胶为填充剂；以甲醇-水-冰醋酸-三乙胺（15：85：1：0.3）为流动相；检测波长为 324nm。理论板数按绿原酸峰计算应不低于 6000。

b. 对照品溶液的制备：取绿原酸对照品适量，精密称定，置棕色容量瓶中，加水制成每 1mL 含 20μg 的溶液，即得。

c. 供试品溶液的制备：取装量差异项下的本品内容物，混匀，取 60mg，精密称定，置 50mL 棕色容量瓶中，用水溶解并稀释至刻度，摇匀，即得。

d. 测定：分别精密吸取对照品溶液与供试品溶液各 20μL，注入液相色谱仪，测定，即得。本品每 1 支含金银花以绿原酸（$C_{16}H_{18}O_9$）计，应为 8.5~11.5mg。

②黄芩

a. 色谱条件与系统适用性试验：以十八烷基硅烷键合硅胶为填充剂；以甲醇-水-冰醋酸（40：60：1）为流动相；检测波长为 274nm。理论板数按黄芩苷峰计算应不低于 2000。

b. 对照品溶液的制备：取黄芩苷对照品适量，精密称定，加 50% 甲醇制成每 1mL 含 50μg 的溶液，即得。

c. 供试品溶液的制备：取装量差异项下的本品内容物，混匀，取 10mg，精密称定，置 50mL 容量瓶中，加 50% 甲醇适量，超声处理 20 分钟使溶解，加 50% 甲醇至刻度，摇匀，即得。

d. 测定：分别精密吸取对照品溶液与供试品溶液各 20μL，注入液相色谱仪，测定，即得。本品每 1 支含黄芩以黄芩苷（$C_{21}H_{18}O_{11}$）计，应为 128~173mg。

③连翘

a. 色谱条件与系统适用性试验：以十八烷基硅烷键合硅胶为填充剂；以乙腈-水-冰醋酸（25：75：0.1）为流动相；检测波长为 278nm。理论板数按连翘苷峰计算应不低于 4000。

b. 对照品溶液的制备：取连翘苷对照品适量，精密称定，加甲醇制成每 1mL 含 20μg 的溶液，即得。

c. 供试品溶液的制备：取装量差异项下的本品内容物，混匀，取 0.1g，精密称定，用 65% 乙醇 5mL 分次溶解，加在中性氧化铝柱（100~120 目，5g，内径 1cm）上，用 65% 乙醇洗脱，收集洗脱液近 25mL 于 25mL 容量瓶中，加 65% 乙醇至刻度，摇匀，即得。

d. 测定：分别精密吸取对照品溶液 10μL 与供试品溶液 20μL，注入液相色谱仪，测定，即得。本品每 1 支含连翘以连翘苷（$C_{27}H_{34}O_{11}$）计，应为 1.4~2.1mg。

第七节　其他中药制剂的分析

一、软胶囊剂

软胶囊剂（胶丸）系指将提取物、液体药物或与适宜辅料混匀后用滴制法或压制法密封于软质囊材中的胶囊剂，如十滴水软胶囊、藿香正气软胶囊、银翘解毒软胶囊等。

（一）分析特点

目前适宜制成软胶囊剂的药物主要为具有挥发性而易逸失的药物，对光敏感，遇湿热不稳定或者易氧化的药物，以及一些油性药物；常用的辅料有植物油、芳香烃酯类、有机酸、甘油、异丙醇及表面活性剂等。由于软胶囊剂内容物多为挥发油或油类物质，因此有些需做折光率或旋光度测定，含量测定可采用气相色谱法、液相色谱法等；其内容物混合均匀，含量偏差较小，质量分析时可以参考均一性好的液体制剂，但是要考虑到其中辅料的影响。在配制供试品溶液时，需充分了解药物和辅料的溶解性质，以选择合适的溶剂。处理样品时最大干扰是基质，可根据被分析成分的性质，采用不同的溶剂进行提取，测定脂溶性成分时，可直接将内容物用乙醚、乙醇等溶剂溶解，滤过，作为供试品溶液；测定极性较大的成分时，可用乙醚、石油醚等溶剂溶解，弃去溶液，再用水溶解残渣，用正丁醇萃取，蒸干后作为供试品溶液，如加味藿香正气软胶囊中橙皮苷的鉴别；也可以将内容物提取挥发油作为供试品，进行鉴别实验；或取内容物，加硅藻土，用环己烷、甲醇等不同极性溶剂分段超声提取，用于不同成分的分析。

（二）应用实例

【例 8-26】元胡止痛软胶囊的质量分析

（1）主要组成：醋延胡索、白芷。

（2）制法：以上二味，粉碎成粗粉，用 80% 乙醇浸泡 12 小时，加热回流提取 2 次，每次 2 小时，滤过，合并滤液，滤液回收乙醇并减压浓缩至相对密度为 1.30~1.32（80℃）的稠膏，与适量含 8% 蜂蜡的大豆油及聚山梨酯 80、山梨酸钾适量，混匀，过筛，压制成软胶囊 1000 粒，即得。

（3）性状：本品为软胶囊，内容物为棕黄色至棕褐色的油膏状物；气微，味苦。

（4）鉴别

①取本品内容物 0.5g，加甲醇 50mL，超声处理 30 分钟，滤过，滤液蒸干，残渣加水 10mL 使溶解，用浓氨试液调节 pH 值 9~10，用乙醚振摇提取 3 次，每次 10mL，合并乙醚液，挥干，残渣加甲醇 1mL 使溶解，作为供试品溶液。另取延胡索对照药材 1g，同法制成对照药材溶液。照薄层色谱法试验，吸取上述两种溶液各 5μL，分别点于同一硅胶 G 薄层板上，以正己烷-二氯甲烷-甲醇（7.5∶4∶1）为展开剂，置氨蒸气预饱和的展开缸内，展开，取出，晾干，置碘蒸气 10 秒钟后，置紫外光灯（365nm）下检视。供试品色谱中，在与对照药材色谱相应的位置上，

显相同颜色的斑点。

②取本品内容物 1g，加石油醚（60~90℃）10mL，浸泡 3~5 分钟，弃去石油醚液，残渣加乙酸乙酯 15mL，超声处理 20 分钟，滤过，滤液蒸干，残渣用甲醇溶解并移至 10mL 容量瓶中，加甲醇至刻度，摇匀，滤过，取续滤液作为供试品溶液。另取欧前胡素对照品，加甲醇制成每 1mL 含 0.1mg 的溶液，作为对照品溶液。照高效液相色谱法试验，以十八烷基硅烷键合硅胶为填充剂；以甲醇-水（55∶45）为流动相；检测波长为 300nm。分别吸取上述两种溶液各 10μL，注入液相色谱仪，记录色谱图，供试品色谱中应呈现与对照品色谱峰保留时间相同的色谱峰。

（5）含量测定

①色谱条件与系统适用性试验：以十八烷基硅烷键合硅胶为填充剂；以乙腈-磷酸盐缓冲液（取磷酸氢二钠 2.0g、磷酸二氢钠 8.0g，加水使溶解成 1000mL）（38∶62）为流动相；检测波长 280nm。理论板数按延胡索乙素峰计算应不低于 6500。

②对照品溶液的制备：精密称取延胡索乙素对照品适量，用甲醇制成每 1mL 含 30μg 的溶液，即得。

③供试品溶液的制备：取装量差异项下的本品内容物，混匀，取约 1g，精密称定，置具塞锥形瓶中，精密加入甲醇 50mL，密塞，称定重量，振摇使溶散，超声处理（功率 250W，频率 40kHz）10 分钟，放冷，再称定重量，用甲醇补足减失的重量，摇匀，滤过，取续滤液，即得。

④测定：分别精密吸取对照品溶液与供试品液各 10μL，注入液相色谱仪，测定，即得。

本品每粒含醋延胡索以延胡索乙素（$C_{21}H_{25}NO_4$）计，不得少于 0.30mg。

二、胶剂

胶剂系指动物皮、骨、甲或角用水煎取胶质，浓缩成稠胶状，经干燥后制成的固体块状内服制剂，如阿胶、鹿角胶等。

（一）分析特点

目前胶剂的质量评价主要围绕其中的蛋白质、氨基酸类成分，辅以水分、总灰分、重金属、砷盐、挥发性碱性物质等一般杂质或特殊杂质检查。胶剂含有丰富的蛋白质，在质量分析时以氨基酸类与特征多肽类成分为主。在定性与定量分析时，主要针对特征多肽类成分，分析之前，需要根据蛋白质的结构特性选择特定的化学试剂或酶，特异性地将蛋白质裂解为肽段，动物胶剂如阿胶、鹿角胶、龟甲胶等一般采用胰蛋白酶裂解。蛋白裂解效率取决于反应体系 pH 值、反应温度、反应时间等。胰蛋白酶最适 pH 值为微碱性（如 pH 值 8），故通常以碳酸氢铵溶液作为反应溶剂。定量分析同时可测定特定氨基酸的含量，分析前样品通常需在酸性条件下完全水解。

（二）应用实例

【例 8-27】 鹿角胶的质量分析

本品为鹿角经水煎煮、浓缩制成的固体胶。

（1）制法：将鹿角锯段，漂泡洗净，分次水煎，滤过，合并滤液（或加入白矾细粉少量），静置，滤取胶液，浓缩（可加适量黄酒、冰糖和豆油）至稠膏状，冷凝，切块，晾干，即得。

（2）性状：本品呈扁方形块或丁状。黄棕色或红棕色，半透明，有的上部有黄白色泡沫层。质脆，易碎，断面光亮。气微，味微甜。

（3）鉴别：取本品粉末 0.1g，加 1% 碳酸氢铵溶液 50mL，超声处理 30 分钟，用微孔滤膜滤过，取续滤液 100μL，置微量进样瓶中，加胰蛋白酶溶液 10μL（取序列分析用胰蛋白酶，加 1% 碳酸氢铵溶液制成每 1mL 中含 1mg 的溶液，临用时配制），摇匀，37℃恒温酶解 12 小时，作为供试品溶液。另取鹿角胶对照药材 0.1g，同法制成对照药材溶液。照高效液相色谱法-质谱法，以十八烷基硅烷键合硅胶为填充剂（色谱柱内径 2.1mm）；以乙腈为流动相 A，以 0.1%甲酸溶液为流动相 B，进行梯度洗脱（0~25 分钟，5%A→20%A；25~40 分钟，20%A→50%A）；流速为每分钟 0.3mL。采用质谱检测器，电喷雾正离子模式（ESI⁺），进行多反应监测（MRM），选择质荷比（m/z）765.4（双电荷）→554.0 和 m/z 765.4（双电荷）→733.0 作为检测离子对。取鹿角胶对照药材溶液，进样 5μL，按上述检测离子对测定的 MRM 色谱峰的信噪比均应大于 3∶1。

吸取供试品溶液 5μL，注入高效液相色谱-质谱联用仪，测定。以质荷比（m/z）765.4（双电荷）→554.0 和 m/z 765.4（双电荷）→733.0 离子对提取的供试品离子流色谱中，应同时呈现与对照药材色谱保留时间一致的色谱峰。见图 8-4。

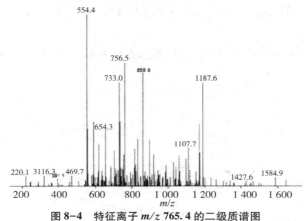

图 8-4　特征离子 m/z 765.4 的二级质谱图

（4）检查

①水分：取本品 1g，精密称定，加水 2mL，加热溶解后，置水浴上蒸干，使厚度不超过 2mm，照水分测定法测定，不得过 15.0%。

②总灰分：取本品 1.0g，依法检查，不得过 3.0%。

③重金属：取总灰分项下的残渣，依法检查，不得过 30mg/kg。

④砷盐：取本品 1.0g，加氢氧化钙 1g，混合，加少量水，搅匀，干燥后，先用小火烧灼使炭化，再在 500~600℃炽灼使完全灰化，放冷，加盐酸 5mL 与水 2mL，依法检查，不得过 2mg/kg。

⑤水中不溶物：取本品 1.0g，精密称定，加水 10mL，加热溶解，将溶液移入已恒重的 10mL 离心管中，离心，去除管壁浮油，倾去上清液，沿管壁加入温水至刻度，离心，如法清洗 3 次，倾去上清液，离心管在 105℃加热 2 小时，取出，置干燥器中冷却 30 分钟，精密称定，计算，即得。本品水中不溶物不得过 2.0%。

⑥其他：应符合胶剂项下有关的各项规定。

（5）含量测定

①色谱条件与系统适用性试验：以十八烷基硅烷键合硅胶为填充剂；以乙腈-0.1mol/L 醋酸钠溶液（用醋酸调节 pH 值至 6.5）（7∶93）为流动相 A，以乙腈-水（4∶1）为流动相 B，进行梯度洗脱（0~11 分钟，100%A→93%A；11~13.9 分钟，93%A→88%A；13.9~14 分钟，88%A

→85%A；14~29 分钟，85%A→66%A；29~30 分钟，66%A→0）；检测波长为 254nm。柱温为 43℃。理论板数按 L-羟脯氨酸峰计算应不低于 4000。

②对照品溶液的制备：取 L-羟脯氨酸对照品、甘氨酸对照品、丙氨酸对照品、L-脯氨酸对照品适量，精密称定，加 0.1mol/L 盐酸溶液制成每 1mL 含 L-羟脯氨酸 70μg、甘氨酸 0.14mg、丙氨酸 60μg、L-脯氨酸 70μg 的混合溶液，即得。

③供试品溶液的制备：取本品粗粉约 0.25g，精密称定，置 25mL 量瓶中，加 0.1mol/L 盐酸溶液 20mL，超声处理（功率 300W，频率 40kHz）30 分钟，放冷，加 0.1mol/L 盐酸溶液至刻度，摇匀。精密量取 2mL，置 5mL 安瓿中，加盐酸 2mL，150℃水解 1 小时，放冷，移至蒸发皿中，用水 10mL 分次洗涤，洗液并入蒸发皿中，蒸干，残渣加 0.1mol/L 盐酸溶液溶解，转移至 25mL 量瓶中，加 0.1mol/L 盐酸溶液至刻度，摇匀，即得。

精密量取上述对照品溶液和供试品溶液各 5mL，分别置 25mL 量瓶中，各加 0.1mol/L 异硫氰酸苯酯（PITC）的乙腈溶液 2.5mL，1mol/L 三乙胺的乙腈溶液 2.5mL，摇匀，室温放置 1 小时后，加 50%乙腈至刻度，摇匀。取 10mL，加正己烷 10mL，振摇，放置 10 分钟，取下层溶液，滤过，取续滤液，即得。

④测定法：精密吸取衍生化后的对照品溶液与供试品溶液各 5μL，注入液相色谱仪，测定，即得。

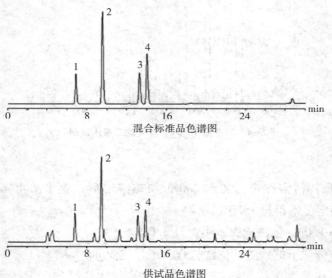

混合标准品色谱图

供试品色谱图

图 8-5　液相色谱图

峰 1. L-羟脯氨酸；峰 2. 甘氨酸；峰 3. 丙氨酸；峰 4. L-脯氨酸。

本品按干燥品计算，含 L-羟脯氨酸不得少于 6.6%，甘氨酸不得少于 13.3%，丙氨酸不得少于 5.2%，L-脯氨酸不得少于 7.5%。

三、气雾剂与喷雾剂

气雾剂系指提取物、饮片细粉与适宜抛射剂共同封装在具有特制阀门装置的耐压容器中，使用时借助抛射剂的压力将内容物喷出呈雾状、泡沫状或其他形态的制剂。不含抛射剂，借助手动泵的压力或其他方法将内容物以雾状等形态喷出的制剂称为喷雾剂。

（一）分析特点

气雾剂的给药是通过手揿压并借助抛射剂实现的，因此在质量分析时需注意将其中抛射剂排除后进行。由于抛射剂具有较强的挥发性，因此一般采用微孔排气法从容器中排出抛射剂。具体方法为将气雾剂冷却至5℃左右，在铝盖上钻一小孔，插入连接注射针头的干燥橡皮管（勿与药液面接触），橡皮管另一端放入水中，待抛射剂缓缓排出后，除去铝盖，备用。喷雾剂与排除抛射剂后的气雾剂药物纯度较高，多可直接分析或适当稀释后分析。若为复方制剂，且待测成分与其他成分有干扰时，可采用适当分离净化手段，再进行含量测定。

（二）应用实例

【例 8-28】 麝香祛痛气雾剂的质量分析

（1）主要组成：人工麝香、红花、樟脑、独活、冰片、龙血竭、薄荷脑、地黄、三七。

（2）制法：以上九味，取人工麝香、三七、红花，分别用50%乙醇10mL分三次浸渍，每次7天，合并浸渍液，滤过，滤液备用；地黄用50%乙醇100mL分三次浸渍，每次7天，合并浸渍液，滤过，滤液备用；龙血竭、独活分别用乙醇10mL分三次浸渍，每次7天，合并浸渍液，滤过，滤液备用；冰片、樟脑加乙醇100mL，搅拌使溶解，再加入50%乙醇700mL，混匀；加入上述各浸渍液，混匀；将薄荷脑用适量50%乙醇溶解，加入上述药液中，加50%乙醇至总量为1000mL，混匀，静置，滤过，灌装，封口，充入抛射剂适量，即得。

（3）性状：本品为非定量阀门气雾剂，在耐压容器中的药液为橙红色澄清液体；气芳香。

（4）鉴别

①取本品，照含量测定项下的方法试验，供试品色谱中应呈现与对照品色谱峰保留时间相同的色谱峰。

②取含量测定项下剩余药液50mL，加水200mL，摇匀，用石油醚（30~60℃）提取2次，每次100mL，合并石油醚液，自然挥干，残渣用无水乙醇2mL使溶解，取上清液作为供试品溶液。另取麝香酮对照品适量，加无水乙醇制成每1mL含0.1mg的溶液，作为对照品溶液。照气相色谱法试验，聚乙二醇20000（PEG-20M）毛细管柱（柱长为30m，内径0.32mm，膜厚度为0.5μm），柱温为程序升温：起始温度为130℃，保持5分钟，以每分钟8℃的速率升温至180℃，保持2分钟，再以每分钟20℃的速率升温至220℃，保持5分钟。分别吸取对照品溶液与供试品溶液各1μL，注入气相色谱仪，测定。供试品色谱中，应呈现与对照品色谱峰保留时间相同的色谱峰。

（5）检查

①乙醇量：应为47%~57%。

②喷射速率：应不低于0.80g/s。

（6）含量测定

①色谱条件与系统适用性试验：聚乙二醇20000（PEG-20M）毛细管柱（柱长为30m，内径0.53mm，膜厚度为1.0μm），柱温为160℃。理论板数按樟脑峰计算应不低于20000。

②校正因子测定：取萘适量，精密称定，加无水乙醇制成每1mL含4mg的溶液，作为内标溶液。另取樟脑对照品、薄荷脑对照品、冰片对照品各30mg、10mg、20mg，精密称定，置同一50mL容量瓶中，精密加入内标溶液5mL，加无水乙醇至刻度，摇匀，吸取1μL，注入气相色谱仪，计算校正因子。

③测定：取本品，除去帽盖，冷却至5℃，在铝盖上钻一小孔，插入连有干燥橡皮管的注射针头（勿与药液面接触），橡皮管另一端放入水中，待抛射剂缓缓排出后，除去铝盖，精密量取药液1mL，置50mL容量瓶中，精密加入内标溶液5mL，加无水乙醇至刻度，摇匀，作为供试品溶液。吸取1μL，注入气相色谱仪，测定，冰片以龙脑峰、异龙脑峰面积之和计算，即得。

本品每1mL中含樟脑（$C_{10}H_{16}O$）应为25.5~34.5mg；含薄荷脑（$C_{10}H_{20}O$）应为8.5~11.5mg；含冰片（$C_{10}H_{18}O$）应为17.0~23.0mg。

四、新剂型分析

为满足临床需要，获得理想的治疗效果，近年来涌现出多种中药新型制剂，包括分散片、缓释片、脂质体等。根据各新型制剂的特点，《中国药典》（2020年版）四部通则下，对部分中药新型制剂的质量要求和检验方法做了相应规定。

（一）分散片

分散片系指在水中能迅速崩解并均匀分散的片剂，一般含有难溶性的原料药，如益心酮分散片、芩暴红止咳分散片等。分散片可加水分散后口服，也可将分散片含于口中吮服或吞服。

1. 分散片的质量分析特点 一般而言，分散片中的原料药物应是难溶性的。因此，除一般的片剂质量检查外，分散片应进行分散均匀性和溶出度检查。

进行分散均匀性检查时所用的装置与崩解时限检查相同，水温应控制在15~25℃，所有分散片应在3分钟内全部崩解并通过筛网，如有少量不能通过筛网，但已软化成轻质上漂且无硬心者，亦符合要求。

溶出度系指活性药物从片剂、胶囊剂或颗粒剂等普通制剂在规定的介质和条件下溶出的速率和程度。溶出度检查是一种模拟口服固体制剂在胃肠道中的崩解和溶出的体外试验法。药物在体内的吸收速度与其溶解快慢密切相关，一般溶解度小的药物，在体内吸收会受到影响，因而一些难溶性药物片剂，需要测定溶出度。《中国药典》测定溶出度采用篮法（第一法）、桨法（第二法）、小杯法（第三法）、浆碟法（第四法），转筒法（第五法），流池法（第六法），往复筒法（第七法），具体装置、操作、结果判断参见《中国药典》（2020年版）四部。凡检查溶出度的制剂，不再进行崩解时限的检查。

2. 应用实例

【例8-29】益心酮分散片的质量分析

（1）主要组成：山楂叶提取物。

（2）制法：取山楂叶提取物，与微晶纤维素、羟丙纤维素、羧甲基淀粉钠混匀，取柠檬酸、糖精钠用70%的乙醇适量溶解，制成颗粒，60℃以下干燥，加入羟丙纤维素、微粉硅胶，混匀，压制成片〔规格（1）〕；或取山楂叶提取物，加入适量辅料，混匀，制成颗粒，干燥，加入硬脂酸镁等辅料，混匀，压制成片〔规格（2）〕；或取山楂叶提取物、微晶纤维素、乳糖、羧甲淀粉钠、阿司帕坦，分别过100目筛，混匀，用水适量制成颗粒，60℃以下干燥，加入硬脂酸镁2.5g，混匀，压制成片〔规格（3）〕；或取山楂叶提取物与微晶纤维素、乳糖及部分低取代羟丙基纤维素等辅料，混匀，制成颗粒，干燥，再加入剩余的低取代羟丙基纤维素、微粉硅胶，混匀，压制成片〔规格（4）〕，即得。

（3）性状：本品为棕黄色至黄褐色的片；气特异，味涩、微苦。

（4）鉴别：取本品，照含量测定项下的方法试验，供试品色谱中应呈现与对照品色谱峰保留时间相对应的色谱峰。

（5）检查

①释放度：取本品，照溶出度与释放度测定法，以水 200mL 为溶剂，转速为每分钟 75 转，依法操作，经 30 分钟时，取样 10mL，滤过，取续滤液，作为供试品溶液；另取重量差异项下的本品，研细，取约 1 片的量，精密称定，置 200mL 容量瓶中，加水适量，超声处理（功率600W，频率33kHz）30 分钟，取出，放冷，用水稀释至刻度，摇匀，滤过，取续滤液作为对照溶液。精密吸取供试品溶液、对照溶液和含量测定项下的对照品溶液各 10μL，照含量测定项下色谱条件进行试验，测定，以对照品色谱峰定位，以供试品溶液、对照溶液的相应色谱峰进行计算，牡荆素葡萄糖苷和牡荆素鼠李糖苷的溶出度均不得少于 70%。

②分散均匀性：照崩解时限检查法检查，不锈钢丝网的筛孔内径为 710μm，水温为 15～25℃；取供试品 6 片，应在 3 分钟内全部崩解并通过筛网，如有少量不能通过筛网，但已软化成轻质上漂且无硬心者，符合要求。

③其他：应符合《中国药典》片剂项下有关的各项规定。

（6）含量测定

①色谱条件与系统适用性试验：以十八烷基硅烷键合硅胶为填充剂；以四氢呋喃-甲醇-乙腈-醋酸-水（38∶3∶3∶4∶152）为流动相；检测波长为 330nm。理论板数按牡荆素鼠李糖苷峰计算应不低于 2500。

②对照品溶液的制备：取牡荆素葡萄糖苷对照品、牡荆素鼠李糖苷对照品适量，精密称定，加 60% 乙醇制成每 1mL 分别含 30μg 和 100μg 的混合溶液，即得。

③供试品溶液的制备：取重量差异项下本品，研细，精密称取适量（约相当于山楂叶提取物25mg），置 25mL 容量瓶中，加 60% 乙醇适量，振摇使溶解并稀释至刻度，摇匀，滤过，取续滤液，即得。

④测定法：分别精密吸取对照品溶液与供试品溶液各 5μL，注入液相色谱仪，测定，即得。

本品每片含山楂叶提取物以牡荆素葡萄糖苷（$C_{27}H_{30}O_{15}$）和牡荆素鼠李糖苷（$C_{27}H_{30}O_{14}$）的总量计，不得少于 3.3mg。

（二）缓释片

缓释片系指在规定的释放介质中缓慢地非恒速释放药物，与相应的普通片剂比较，给药频率比普通片剂减少一半或有所减少，且能显著增加患者用药依从性的片剂。除说明书标注可掰开服用外，一般应整片吞服。缓释片的释药原理主要有溶出、扩散、溶蚀、渗透压或离子交换作用，其药物释放主要为一级速度过程。

1. 缓释片的质量分析特点 缓释片目前的制备技术主要包括骨架技术、膜包衣技术和渗透泵技术，且在制备过程中，常使用到不同的材料。例如，在膜包衣过程中常用渗透型丙烯酸树脂、乙基纤维素和醋酸纤维素；在骨架技术中常用三种不同类型的骨架材料，包括亲水性凝胶骨架（羟丙基纤维素、海藻酸钠、琼脂、壳多糖、半乳糖、聚乙烯醇、聚羧乙烯等）、溶蚀性骨架（蜡质、脂肪酸及其酯类等）和不溶性骨架（乙基纤维素、聚乙烯、聚丙烯、聚甲基丙烯酸甲酯等）；在渗透泵片中，除含有渗透压活性物质（果糖、乳糖、葡萄糖、甘露醇、氯化钠等）及推动剂（聚羟甲基丙烯酸烷基酯、聚维酮等）外，还存在包衣膜（醋酸纤维素、乙基纤维素等）。因此，在中药缓释片的质量分析过程中，需注意缓释材料对含量分析的干扰，应采取适当的方法对样品进行处理，如除去衣膜、研细片芯等，再采用适当的提取方法和提取溶剂，延长提取时间，以保证被测成分提取完全。

此外，缓释片一般含有速释与缓释两部分药物，也可以只含有缓释部分。有的缓释片的速释部分和缓释部分同时释药，另一些缓释片中的速释部分和缓释部分间隔释药。因此，在缓释片的质量分析过程中应对其释药行为进行充分测定。一般而言，缓释片应符合《中国药典》中缓释制剂的有关要求并应进行释放度检查，包括体外释放度试验、体内试验和体内-体外相关性评价。除另有规定外，体外药物释放度试验可采用溶出度测定仪进行。

2. 应用实例

【例8-30】正清风痛宁缓释片的质量分析

（1）组成：盐酸青藤碱。

（2）制法：取盐酸青藤碱，粉碎成细粉，加辅料适量，加工，压制成片，即得。

（3）性状：本品白色或类白色；味苦。

（4）鉴别

①氯化物的鉴别：取本品1片，研细，加乙醇5mL，超声处理5分钟，滤过，滤液加氨试液使呈碱性，滤过，滤液加硝酸使成酸性后，加硝酸银试液，即生成白色凝乳状沉淀；分离，沉淀加氨试液即溶解，再加硝酸，沉淀生成。

②取本品1片，研细，加乙醇10mL，超声处理15分钟，滤过，滤液加氨试液使呈碱性，作为供试品溶液。另取青藤碱对照品，加乙醇制成每1mL中含2mg的溶液，作为对照品溶液。照薄层色谱法试验，吸取上述两种溶液各4μL，分别点于同一硅胶G薄层板上，以甲醇-浓氨试液-水（8:1:1）为展开剂，展开，取出，晾干，喷以稀碘化铋钾试液。供试品色谱中，在与对照品色谱相应的位置上，显相同颜色的斑点。

（5）检查

①释放度：取本品，照释放度测定法，以水900mL为溶剂，转速为每分钟100转，依法操作，在2、4与12小时分别取溶液10mL，滤过，自取样至滤过应在30秒内完成，并即时在操作容器中补充水10mL；取续滤液，照分光光度法试验，在265nm波长处分别测定吸收度，另精密称取经五氧化二磷干燥至恒重的青藤碱对照品适量，加0.01mol/L的盐酸溶液制成每1mL中含40μg的溶液，同法测定吸收度；按对照品的吸收度，分别计算出每片在不同时间的释放量，计算结果乘以换算系数1.22，本品每片在2、4和12小时的释放量应分别相应为标示量的30%~55%、45%~75%和75%以上。

②其他：应符合《中国药典》片剂项下有关的各项规定。

（6）含量测定

①色谱条件与系统适用性试验：以十八烷基硅烷键合硅胶为填充剂；以乙腈-0.78%的磷酸二氢钠溶液（12:88）为流动相；检测波长为265nm。理论板数按青藤碱峰计算应不低于1000。

②对照品溶液的制备：取经五氧化二磷干燥至恒重的青藤碱对照品适量，精密称定，加0.01mol/L的盐酸溶液制成每1mL中含100μg的溶液，作为对照品溶液。

③供试品溶液的制备：取本品20片，精密称定，研细，精密称取适量（约相当于盐酸青藤碱40mg），置5mL容量瓶中，加乙醇适量，超声处理20分钟，取出，放冷至室温，加乙醇稀释至刻度，摇匀，滤过，弃去初滤液，精密量取续滤液5mL，置50mL容量瓶中，加0.01mol/L的盐酸溶液稀释至刻度，摇匀，作为供试品溶液。

④测定法：分别精密吸取对照品溶液与供试品溶液各10μL，注入液相色谱仪，测定，结果

乘以换算系数 1.22，即得。

本品每片含盐酸青藤碱（$C_{19}H_{23}NO_4 \cdot HCl \cdot 2H_2O$）计，应为标示量的 90.0%～110.0%。

（三）脂质体

脂质体系将药物包封于类脂双分子层内而形成的微小囊泡。其粒径在几十纳米到几十微米之间，可包封水溶性与脂溶性药物，水溶性药物常常包含在水性隔室中，亲脂性药物则包含在脂质体的脂质双分子层中。

目前脂质体的质量评价主要包括形态、粒径及其分布，载药量及包封率，渗漏率及氧化程度等项目检查。

脂质体形态及粒径大小可采用光学显微镜、扫描或透射电子显微镜等进行观察。

载药量及包封率的测定一般需要先分离脂质体与游离药物，常用方法有凝胶柱色谱法、离心法、透析法、超滤法与鱼精蛋白沉淀法等，可根据待测药物与脂质体性质选择适当方法分离。分离后可通过直接测定脂质体内包封药物含量，以及间接测定游离药物含量来计算包封率与载药量。而脂质体中药物含量的测定需采用适当的方法破坏脂质体双层，完全释放药物，一般可采用有机溶剂如甲醇、乙醇、氯仿、异丙醇等与表面活性剂如曲拉通 X-100 等破乳。

渗漏率表示脂质体在贮存期包封率的变化情况，是反应脂质体稳定性的主要指标。可根据给药途径的不同，将脂质体分散贮存在一定的介质中，保持一定的温度，于不同的时间进行分离处理，测定介质中的药量，与贮藏前包封的药物量比较计算脂质体渗漏率。

脂质体磷脂易被氧化，在含有不饱和脂肪酸的脂质混合物中，磷脂的氧化分 3 个阶段：单个双键的偶合、氧化产物的形成、乙醛的形成及键的断裂。因为各阶段氧化产物的不同，氧化程度很难用一种试验方法评价。氧化指数是用来检测双键偶合的指标。氧化耦合后的磷脂在波长 230nm 左右具有紫外吸收峰而有别于未氧化磷脂，因此可采用吸光光度法测定氧化指数。

第八节　中药制剂过程分析

中药制剂过程分析与控制对解决中药制剂因生产工艺不稳定、原辅材料及中间产品质量可控性差而产生的中药制剂质量不稳定等问题具有重要意义，是制药装备和中药制剂生产行业急需提高和发展的重要方向，也是中药制剂质量控制的一项重要内容。

一、概述

过程分析是将现代化学、物理学、数学、生物学等学科理论与技术、风险管理整合为一体的综合性分析操作，通过使用一系列工具对原材料、在线物料及工艺过程的关键质量参数和性能特征进行实时测量，设计、分析和控制生产过程，准确判定中间产品和最终产品质量状况，以保证生产的顺利进行。对保证产品质量稳定均一、避免废品与损失、缩短生产周期、提高生产效率、保证设备安全、节省资源、降低能耗、降低生产成本、减少污染、减小生产中的人为因素、降低生产风险和提高管理效率具有一定意义。

（一）过程分析分类

按照分析操作程序的不同，过程分析可分为在线分析法和离线分析法两大类。其中，在线分析法能与生产进程同步或几乎同步地给出分析结果，及时反馈信息，是现代制药工业首选分析方法。

在线分析法是利用自动取样和样品预处理装置，将分析仪器与生产过程直接联系起来，实现连续自动分析，包括原位分析和非接触分析。原位分析或称内线分析，是将具有化学响应的传感器直接插入生产流程内，将生产线上的物料和其质量信息转化为光电信号输送给分析仪器进行分析处理并快速输出结果，实现连续或实时、自动监测。原位分析可对生产过程做多点实时监测，同时随着芯片技术的发展，还可将微传感器、微处理器和微执行器阵列，进行多组分测量。非接触分析是采用不与试样接触的探头进行的在线分析技术，大大缓解了令人困扰的取样问题。

按测试过程是否连续，在线分析法又可分为间歇式和连续式两种。其中，连续式在线分析法大多是在线光谱类分析方法，如紫外-可见分光光度计经过改造已有商品仪器用于在线过程分析。连续式在线分析法使真正的实时分析成为可能，它所提供的分析信息直接反映了当时的生产状态。

与在线分析法相比，离线分析法的工作方式实质上和一般的实验室分析检验工作没有多大区别，是制药工业传统分析方式，它们的分析结果都只能说明生产过程"过去"某一时间的状况，提供的是滞后信息。离线分析法分为离线分析和现场分析。离线分析即从生产现场采样后带回实验室进行处理和分析。现场分析是将分析仪器置于生产现场，就地取样、就地分析，加快了报出分析结果的速度，但仍不能解决生产的实时控制问题。

（二）过程分析特点

1. 分析对象的多样性　过程分析对象从监控工艺上看，可来自化学反应过程、提取分离过程、结晶过程等；从生产阶段上看，可以是原辅料、中间体、包装材料和成品等；从待测物聚集状态上看，可分为固态、液态、气态或多态并存。

2. 样品条件的特殊性　生产流程中的物料环境条件特殊，如酸碱度大、温度高、压力大、黏度大、高速运动、需密封等。

3. 分析方法的快速性　在生产线上采样，要求在较短时间内获取分析结果。

4. 监测的动态性和连续运行性　必须动态连续进行，要求分析设备具备对浓度的响应范围广和长时间工作的稳定性。

5. 采样的自动化　将影响中药制剂生产质量的关键工艺操作点选为采样点。如清开灵注射液在线质控选取了制剂单元的 10 个质量控制位点。又如片剂生产的过程分析，在混合过程和压片过程都设置了取样点，以便分析软材混合的均匀程度、颗粒粒径和干燥程度、压片重量差异和崩解时限等。

（三）过程分析仪器

在线分析仪器也称流程分析仪器或过程分析仪器，通常由取样装置与预处理系统、检测器系统、信号处理系统、结果输出（如显示、打印、报警等）系统、整机自动控制系统（控制五部分组成（图 8-6）。

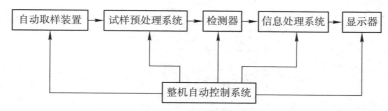

图8-6　过程分析仪器的一般组成

二、中药制剂过程分析方法

中药制剂过程分析方法大致可分为简单过程分析方法和复杂过程分析方法。简单过程分析方法常用仪器包括 pH 计、电导率计、密度计、水分分析仪等。复杂过程分析方法包括过程色谱法、在线紫外-可见光度法、在线近红外光谱法等。

（一）过程色谱分析系统

用于工业生产过程分析的色谱一般称为过程色谱。由于受分离过程的限制，过程色谱一般为间歇式循环分析。为缩短循环时间，主要通过多柱切换的方法。即每根色谱柱分离几个特定组分，然后进一步分析对过程控制有用的组分，而不重要的组分则通过色谱柱组合技术予以排除。

过程色谱系统主要由取样器、样品预处理装置、流路选择系统、分析单元（包括进样器、色谱柱和检测器）和程序控制单元组成（图 8-7）。

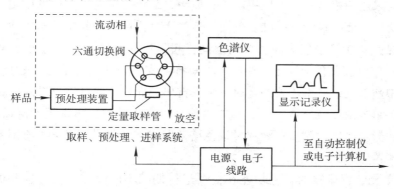

图8-7　过程色谱系统基本组成示意图

在程序控制单元的指挥下，取样器将样品从生产工艺装置中取出，通过导管输送到样品预处理装置，经处理后使其满足色谱分析要求。若为单流路系统，则预处理过的样品直接进入分析单元；若为多流路系统，则需先进入流路选择系统后再进入分析单元。经分离、检测，分析单元最后将各组分的浓度或质量转变成电信号再反馈给程序控制单元。至此完成一个分析循环。

1. 取样和样品预处理装置　取样器是将样品直接从生产工艺装置中取出，必须能够适应生产条件，即温度、压力、湿度、腐蚀性及聚集状态等。试样预处理装置一般包括过滤器、调节器、控制阀、转子流量计、压力表和冷凝器等部分。不同的制药工艺过程，流体性质差异很大，因此各种工艺监控系统取样和样品预处理装置要求是专用的。

2. 流路选择系统　流路选择系统处于接近分析单元的恒温室中，其功能是使用一个分析单元轮流分析几个流路的样品，以节约分析成本。流路选择系统的结构多种多样，基本结构有并联和串联两种，如图 8-8 所示。

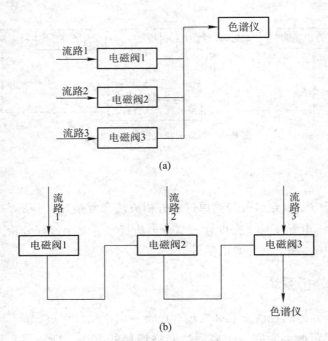

图 8-8　并联（a）和串联（b）流路选择系统示意图

3. 分析单元　分析单元包括进样器、色谱柱和检测器。进样器能在 405.30~607.95kPa 下正常工作，切换时间短，至少可进行上万次无故障切换，且易于清洗和更换。

色谱柱通常需采用两根或多根，以提高分离能力，缩短分析周期。根据使用目的，色谱柱可分为分离柱、保留柱、储存柱和选择柱。分离柱连接于分析通路中或切换阀的两个通道间，起分离组分的作用；保留柱连接于色谱阀两个通道间，起阻流样品中某些组分（通常是重组分和水分）的作用；储存柱可按照预定程序，在规定时间将某些组分（通常是轻组分）排出分析系统；选择柱能在样品中高浓度组分不需要测定时，将其排出，而使低浓度组分进入分离系统。

检测器能将各组分浓度或质量转变成相应电信号。气相过程色谱常用检测器有热导检测器、氢火焰离子化检测器及密度检测器；液相过程色谱常用紫外检测器、电化学检测器、折光检测器及蒸发光散射检测器。

4. 程序控制单元　程序器的各种功能在仪器运行期间不能改变。在过程分析循环中，它按照预先确定的分析程序在规定时间内向各部分发出动作指令，控制取样及样品预处理，完成样品注入、分析流路和色谱柱切换、信号衰减、基线校正、数据分析与存储、流路系统自动清洗等控制动作，从而使指令信号与组分在检测器中出现时间严格同步，保证色谱分析周期时间确定，实现实时监测、调整生产过程。

（二）在线紫外-可见光度法

过程分光光度计的光源、色散元件、光检验元件与分析型分光光度计基本相同，只是将样品池改为流通池，专门用于液体样品的分析。如果待测组分需经显色反应进行比色测定，则在取样器和分光光度计之间增加一个反应池。图 8-9 为间歇式过程分光光度计检测系统示意图。由自动采样器把样品从生产工艺流程中取出，并进行过滤、稀释、定容等预处理，然后放入反应池，加入显色剂等各种试剂，在电磁搅拌下反应完全后流入比色池进行测量。

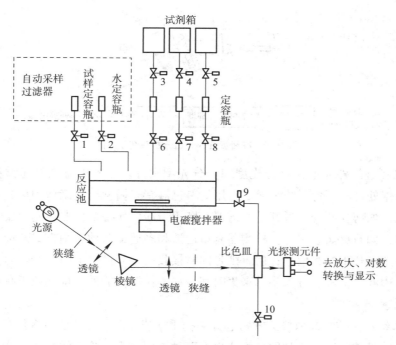

图 8-9　间歇式过程分光光度计检测系统

在线紫外-可见光度法可用于反应过程监测，首先应建立操作单元正常反应的紫外-可见吸收光谱分析模型。然后通过观察样品吸收光谱的形状和一定波长处的吸光度值来判断反应的起始、反应进行的程度和反应的终止。在线紫外-可见光谱分析也可用来优化过程的条件。在过程分析中有时不需标准物质，只需通过观察特定波长处吸光度值的增加、减小和变化趋势，从而对反应过程做出相应的判断。

（三）在线近红外光谱法

近红外光谱（near infrared spectrometry，NIRS）主要是由分子振动的非谐振性使分子振动从基态向高能级跃迁时产生的，反映的是含氢基团 C—H、O—H、N—H、S—H、P—H 振动的倍频和合频吸收。不同基团（如甲基、亚甲基、苯环等）或同一基团在不同化学环境中的近红外吸收波长与强度有明显差别。与中红外光谱（$4000 \sim 400 cm^{-1}$）相比，近红外光谱的吸收强度较低，吸收峰重叠严重，且受物质颗粒大小、多态、残留试剂和湿度等多种因素影响，因此无法采用常规分析方法对被测物质进行定性、定量分析，而必须对测得的近红外光谱数据用验证过的化学计量学方法处理。

在线近红外光谱法系通过测定物质在近红外光谱区（波长 $780 \sim 2526 nm$）的特征光谱并利用适宜的化学计量学方法提取相关信息后，对被测物质进行定性、定量分析的一种方法。由于近红外光在常规光纤中良好的传输特性，使近红外光谱在在线分析领域得到很好应用。

1. 仪器组成　在线近红外光谱分析系统主要包括光谱仪、自动取样系统、测样装置、样品预处理系统和数控系统等部分，如图 8-10 所示。

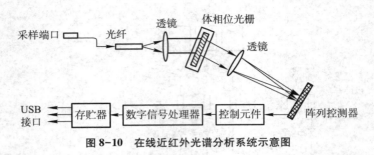

图 8-10　在线近红外光谱分析系统示意图

（1）光谱仪：近红外光谱仪有分光型和非分光型之分。分光型近红外光谱仪由光源、单色器、检测器、数据处理和评价系统组成。常用的单色器有光栅型、棱镜型和声光可调型。非分光型近红外光谱仪，如傅立叶变换近红外光谱仪，则用干涉仪代替单色器。光源常用稳定的、高强度的石英壳钨灯，如石英卤素钨灯。检测器有单通道和多通道两种检测方式。前者是经过光谱扫描，逐一接收每个波长下的光信号；后者则是同时接收指定光谱范围内的光信号。选择在线光谱仪时，除了要考虑波长范围、分辨率、采集时间、信噪比等性能外，抗环境干扰的稳定性指标亦是重要的考虑因素。

（2）取样系统：液体样品取样方式常选择泵抽采样或压差引样，前者多用于取样点与测样装置之间无压力差的过程。固体样品取样方式也有两种，即靠重力输送的被动方式和靠压缩空气或电动输送带传输的主动方式。

（3）测样装置：常用测样装置有普通样品池、光纤探头、液体透射池和积分球等。用于液体的测样装置主要有流通池和插入式光纤探头两种。将光纤探头或流通池直接安装到生产装置或管线中，是一种无需取样的原位测量方式。流通池主要用于流动性好、以透射方式测量的样品。固态粉末、颗粒样品的测定常使用积分球。

（4）控制及数据处理系统：一般由仪器控制、采集和光谱处理分析两个软件系统和相应的硬件设备构成。前者主要功能是控制仪器各部分的工作状态，设定光谱采集的有关参数，设定检测器的工作状态并接收检测器的光谱信号。后者主要对所采集的光谱进行处理，实现定性或定量分析。

2. 在线近红外光谱法的特点

（1）分析对象广泛，样品一般无需预处理。

（2）可使用光纤传输信号。一台近红外光谱仪能连接多条（2~6条）光纤，同时在线测定多个质量控制点的样品，从而节约分析成本。

（3）无损的分析技术。光谱测量过程中不消耗样品，不使用试剂，不产生任何污染，样品测定后一般可送回生产地或容器。

（4）分析快速简便，定量精密度较高。采用多元校正方法及一组已知的同类样品所建立的定量矫正模型，可使光谱测量过程在一分钟内完成，得到相对误差低于±0.5%的测量结果。

（5）分析效率高，测试重现性好。在线近红外光谱法可连续测定多个成分和参数，缩短分析时间，提高分析效率。

在线近红外光谱法的灵敏度相对较低，检测限一般为0.1%，只能做常量分析。它是一种间接分析技术，方法所依赖的模型必须事先用标准方法或参考方法对一定范围内的样品测定出其组成或性质数据，需要一定的化学计量学知识、费用和时间，另外分析结果的准确性与模型建立的质量和模型的合理使用有很大关系。

3. 在线近红外光谱分析基本流程　在线近红外光谱分析技术需先以标准方法测定一定范围

的大批量样品的质量参数，再以样品光谱和其质量参数进行关联，建立数学模型，然后利用数学模型预测样品的组成和性质。图 8-11 为在线近红外光谱技术建模分析过程示意图。

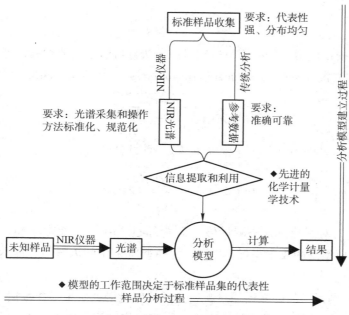

图 8-11 在线近红外光谱技术建模分析过程示意图

（1）收集校正样本，测定 NIRS：校正集样本（也称为训练集样本）是用来建立校正模型的样本集。校正集样本要有代表性，其浓度或性质必须涵盖未来要分析样品的范围，有时根据需要可建立对应浓度宽与窄两种模型。样本集中各样本构成应保持一致（如水分、pH 值和辅料等），否则背景干扰将非常严重，导致模型适用性差甚至不能使用。校正集中样本的数量也必须满足一定的要求。例如单组分体系需要 10~15 个样本，或为偏最小二乘回归（PLSR）模型因子数的 3~4 倍。

采集固体样品的 NIR 光谱常用积分球样品杯和固体光纤探头。前者可收集各个方向的漫反射光，同时积分球器件在样品光谱扫描期间匀速旋转，使样品充分接受 NIR 光源的照射，并用多次扫描的平均光谱作为最终输出，从而使获得的光谱信噪比较高。

（2）测定校正样本基础数据：在对校正集样本进行近红外光谱测量的同时，要根据需要使用有关标准分析方法对校正集样本的基础数据进行测量，得到样品的各种质量参数，称为参考数据。近红外光谱分析的准确度取决于模型的准确度，而模型的准确度很大程度上取决于参考数据的准确性。

（3）光谱预处理：NIRS 分析的误差主要来自高频随机噪声、基线漂移、信号低、样品不均匀与光散射等。为克服各种干扰，从光谱中充分提取有效特征信息，在光谱与基础数据关联、建立校正模型前必须对光谱进行预处理。常用的预处理方法有平滑处理、微分处理、归一化处理和小波变换等。

（4）建立 NIRS 校正模型：对预处理后的光谱进行化学计量学处理，并将其与基础数据关联，这种在光谱图和基础数据之间建立的映射关系称为校正模型。最常用的建模方法有光谱匹配法、多元线性回归、偏最小二乘回归、人工神经网络和拓扑等。

（5）校正模型适用性评价：预测集样本是指用来验证校正模型效果的样本集。对建立好的校正模型必须通过预测集样本的预测来判断它是否适合对未知样本进行测定。一般采用如下指标来评定。

相关系数 R^2（correlation coefficient），计算公式为：

$$R^2 = 1 - \frac{\sum (C_i - \hat{C}_i)^2}{\sum (C_i - C_m)^2}$$

R^2 越接近 1，则校正模型的预测值与标准对照方法分析值之间的相关性越强。

交叉验证误差均方根（root mean square error of cross validation，$RMSECV$），计算公式为：

$$RMSECV = \sqrt{\frac{\sum (\hat{C}_i - C_i)^2}{n - p}}$$

相对预测误差（relative suspected error，RSE），计算公式为：

$$RSE = \sqrt{\frac{\sum (\hat{C}_i - C_i)^2}{\sum C_i^2}} \times 100\%$$

上述各式中，C_i 为对照分析方法测量值；$\hat{C}_i$ 为通过 NIR 测量及数学模型预测的结果；C_m 为 C_i 的均值；n 为建立模型用的校正集样本数；p 为模型所采用的因子数；m 为用于检验模型的预测集样本数。

（6）样品分析：测得样品的光谱通过映射关系，就能得到质量参数数据。近红外光谱中的定性分析一般是用于确定分析样品在已知类别中的归宿或将样品集划为子集，提高定量校正模型的预测精度。常见的定性识别法有判别分析、主成分分析、欧氏距离法、马氏距离法等。对近红外光谱数据的定量分析也需在多波长下进行。

4. 在线近红外光谱法在中药过程检测中的应用 通过将近红外在线检测集成到生产线的多个环节中，可形成一个利用智能化建模方法和智能控制手段，根据中药内在质量进行自动控制的中药生产在线智能控制系统（图 8-12）。通常采用的智能控制方法模式如图 8-13 所示。

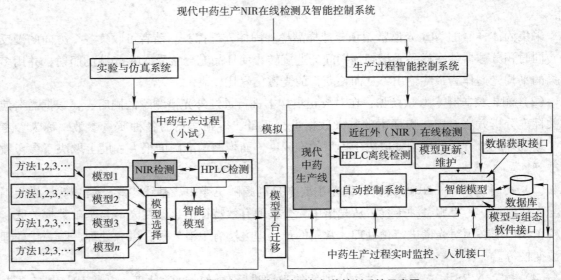

图 8-12 中药生产 NIR 在线检测与智能控制系统示意图

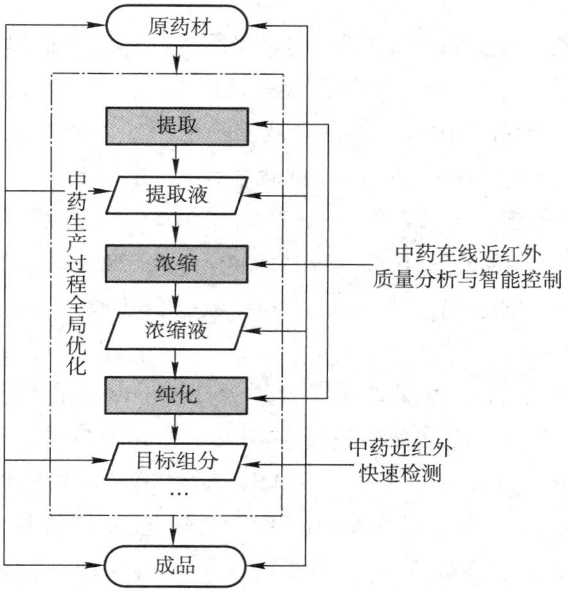

图 8-13　中药质量系统化智能控制方法体系

目前，在线近红外检测技术在中药制剂生产各环节中的应用主要包括以下几方面。

（1）中药的质量分析：通过适当校正样本建立起数学模型，应用优化后的数学模型和未知样品的近红外光谱，快速、非破坏性地测定有效成分或指标成分的含量。

（2）提取过程：中药提取过程实时监测提取液中目标成分的变化，与事先建立的提取终止模型数据比较，进而判断提取时间及提取次数等。

（3）浓缩过程：通过检测水分（溶剂）或目标成分浓度、密度等，对浓缩过程终点做出即时判断。

（4）纯化过程：实时监测流出液中目标成分变化情况，控制流动相和洗脱液的切换及终止洗脱，并能减少杂质引入量，以最小溶剂使用量和最短洗脱时间获得最大量的目标收集成分。

（5）制粒和干燥过程：在线监测制粒过程中颗粒的水分含量。

（6）混合过程：利用近红外光反射和透射等形式可监测粉末、浸膏等中药半成品混合的均匀程度。

（7）包衣过程：使用带光纤探头的 NIR 漫反射光谱仪 PLSR 模式对片剂包衣层进行检测。

三、应用实例

【例 8-31】 中试规模和不同提取时段黄芩配方颗粒质量参数的在线近红外监测

以黄芩苷为指标，实时在线采集黄芩提取过程中近红外光谱信息。以高效液相色谱法作为参考方法，运用组合间隔偏最小二乘法（SiPLS）进行建模波段筛选，建立黄芩苷校正模型并对其进行相对误差分析，实现对黄芩配方颗粒提取过程的实时监测和在线质量控制。

1. 仪器　XDS Rapid Liquid Analyzer 近红外光谱仪及其透射光纤（美国 Foss 公司），VISION 工作站（美国 Foss 公司）；Waters 2695 高效液相色谱仪、Waters2996 二极管阵列检测器（美国 Waters 公司）。

2. 黄芩饮片提取过程　称取黄芩饮片 6kg，置 100L 夹套式多功能提取罐中，加 12 倍水，提取 3 次，每次 1 小时。在提取过程中每隔一定时间在线采集近红外光谱，同时进行 HPLC 离线检测。

3. 在线 NIR 采集光谱　在光程 2mm 下，通过光纤附件在线采集提取液吸收光谱，光谱范围为 800~2200nm，每个样品扫描 32 次。光谱采集条件如下：第一次提取过程中，提取液沸腾后每 4 分钟采集光谱一次；第二次提取过程中，提取液沸腾后每 5 分钟采集光谱一次；第三次提取过程中，提取液沸腾后每 5 分钟采集光谱一次。共收集到 39 份样品。

4. 黄芩苷含量 HPLC 测定　色谱条件：DIKMA Diamonsil C_{18}色谱柱（250mm×4.6mm，5μm）；甲醇-水-磷酸（47∶53∶0.2）为流动相；柱温30℃；检测波长280nm；流速1mL/min。

5. 数据处理和软件　数据处理选择 Unscrambler 数据分析软件（version9.6，挪威 CAMO 软件公司）和 MATLAB 软件（version7.0，美国 Math Works 公司）。采用 Kennard-Stone 法（KS）划分 39 个样本集，划分后的校正集和验证集分别为 26 和 13。采用不同的预处理方法建立全波段偏最小二乘（PLS）模型，以交叉验证误差均方根（RMSECV）作为评价指标，选出最优预处理方法。采用组合间隔偏最小二乘法（SiPLS）对建模波段进行筛选，建立偏最小二乘模型，评价参数为交叉验证误差均方根（RMSECV）、校正误差均方根（RMSEC）、预测误差均方根（RMSEP）及其相应决定系数 R^2。采用相对误差法对模型进行评价，进一步验证模型可靠性。

6. 光谱预处理方法筛选　图 8-14 是黄芩苷三次提取阶段的样品光谱图（每条光谱曲线代表一个取样样品）。在建立偏最小二乘模型前，需要对样品的原始吸收光谱进行预处理，以消除噪声和基线漂移影响等，提高模型的预测精度。通过比较原始光谱、一阶导数、二阶导数和 Savitzky-Golay 平滑法等光谱预处理方法，采用四折内部交叉验证法，通过考察潜变量因子数对预测残差平方和（PRESS）的影响，选择合适的预处理方法。结果显示，采用 SG11 点平滑预处理方法建立黄芩苷 PLS 模型，其 PRESS 值最小，较其他方法理想（图 8-15，表 8-5）。

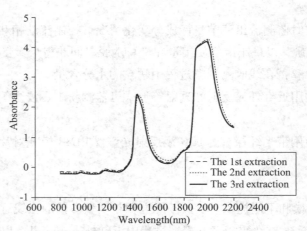

图 8-14　黄芩提取液在线近红外光谱图

表 8-5　黄芩苷不同预处理方法结果

预处理方法	模型评价参数					
	RMSEC	R^2	RMSECV	R^2	RMSEP	R^2
RAW	0.1141	0.9934	0.2094	0.9795	0.2392	0.9749
SG9	0.1154	0.9933	0.1786	0.9851	0.2083	0.9809
SG11	0.1151	0.9933	0.1733	0.9860	0.2004	0.9824

续表

预处理方法	模型评价参数					
	RMSEC	*R*²	*RMSECV*	*R*²	*RMSEP*	*R*²
SG11+1D	0.4584	0.8939	0.9536	0.5756	1.3182	0.2375
SG11+2D	0.1201	0.9927	0.9811	0.5508	1.6080	0.1346
Normalize	0.0607	0.9981	0.2637	0.9675	0.3256	0.9534
MSC	0.1118	0.9936	0.2920	0.9602	0.3577	0.9438
SNV	0.1118	0.9936	0.2920	0.9602	0.3569	0.9441

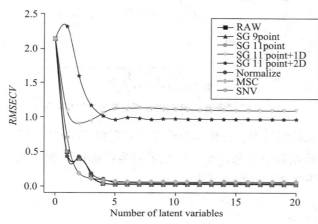

图 8-15 不同预处理方法下黄芩苷 *PRESS* 值

7. 建模波段选择 SiPLS 法主要用于筛选 PLS 建模的波段,将精度较高的几个局部模型组合,以组合模型的 *RMSECV* 值作为模型精度衡量标准,选出最佳子区间组合。采用该法筛选出的黄芩苷最优建模波段为 1290~1360nm、1360~1430nm 和 1500~1570nm(图 8-16 中蓝线部分),其筛选过程参数为间隔数 20,最大潜变量因子数 10,组合数 3。

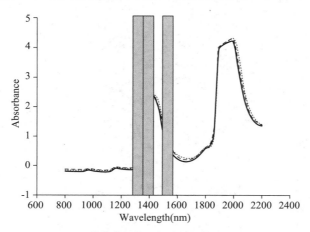

图 8-16 黄芩苷最优建模波段结果图(SiPLS)

8. 模型建立与预测 对样本校正集采用 SG11 点平滑建立偏最小二乘模型,采用内部样本集对模型预测性能进行验证,模型评价参数 *RMSECV* 为 0.0927、*RMSEC* 为 0.1344、*RMSEP* 为 0.1148、校正集决定系数 R^2_{cal} 为 0.9957、验证集决定系数 R^2_{val} 为 0.9938、预测集决定系数 R^2_{pre} 为 0.9921。由黄芩苷 NIR 光谱预测值与参考值的相关图(图 8-17)可以看出,样品紧密分散在直线两侧，R^2 均在 0.99 以上。为进一步验证模型的预测结果，采用相对误差法对所建模型预测集样本进行预测，结果表明黄芩苷在三次提取过程中其相对误差分别为 3.94%、5.97% 和 4.03%，平均相对误差为 4.74%，低于 10%，说明预测性能良好。

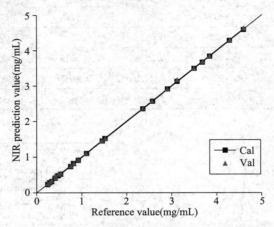

图 8-17　黄芩苷 NIR 光谱预测值与参考值相关图

　　该例采用近红外在线检测技术，在线监测黄芩配方颗粒不同提取时段中主要成分黄芩苷的含量变化，并建立了相应的偏最小二乘模型，实现了对生产提取过程有效成分变化情况的生产控制，可以满足生产环境下对在线监控的要求。

扫一扫，查阅本章数字资源，含PPT、音视频、图片等

第一节 概 述

一、制定质量标准的目的、意义

药品质量标准是对药品质量规格及检测方法所做的技术规定，是药品生产、供应、使用、检验和管理部门必须共同遵守的法定依据，以确保用药的安全有效。药品标准一经制定批准即具有法律效力。所以，药品标准的制定必须坚持"科学性、先进性、规范性和权威性"的原则。

质量标准是中药新药研究中重要的组成部分，中药组分多、成分复杂，且疗效是物质群整体的作用，质量标准对于保证中药安全有效、稳定及质量可靠具有重要意义。由于中药本身的特点，中药有效成分尚不完全明确，影响中药质量的因素繁多，因此制定出具有中药特色、科学性强、技术先进而又不脱离生产实际、切实可行的质量标准，才能保证中药的质量均一，安全有效。

研究者应根据中药新药的处方组成、制备工艺、药用物质的理化性质、制剂的特性和稳定性，有针对性地选择并确定质量标准控制指标，还应结合相关科学技术的发展，不断完善质量标准的内容，提高中药新药的质量控制水平，保证药品的安全性和有效性。

二、制定质量标准的基本原则

（一）质量标准应能反映中药质量

质量标准应根据中药的特点反映中药的质量，并与药物的安全性、有效性相关联。对处方中所有药味均应建立相应的鉴别方法；通常应选择所含有效（活性）成分、毒性成分和其他指标特征明显的化学成分等作为检测指标。

（二）质量标准研究的关联性

中药饮片或提取物、中间产物、制剂等质量标准构成了中药的质量标准体系，完善的质量标准体系是药品质量可追溯的基础；反映了中药生产过程中，定量或质量可控的药用物质从饮片或提取物、中间体到制剂的传递过程，也体现了中药质量标准与工艺设计、质量研究、稳定性研究等的关系。

（三）质量标准研究应反映制剂特点

质量标准应结合制剂的处方组成、有效成分或指标成分、辅料，以及剂型的特点开展针对性研究。不同药物制剂的药用物质基础各不相同，其质量标准的各项检测指标、方法及相关要求等也应分别体现各自不同的特点。质量标准各项指标限度及其范围应根据临床试验用样品等的研究数据来确定。

（四）质量标准应科学、规范、可行

中药新药质量标准应符合《中国药典》凡例、制剂通则和各检验检测方法等的要求。质量标准研究应参照《国家药品标准工作手册》的规范，按照《中国药典》的《分析方法验证指导原则》进行系统研究和验证，以证明分析方法的合理性、可行性。

（五）质量标准研究的阶段性

中药新药质量标准研究随着新药研究的不断推进而逐步完善。在临床试验前的研究阶段，应着重研究建立包括毒性成分在内的主要指标的检验检测方法，质量标准涉及安全性的指标应尽可能全面。在临床试验期间，应研究建立全面反映制剂质量的指标、方法，提高药品质量的可控性。新药上市前的研究阶段，应重点考虑制剂质量标准的各项指标与确证性临床试验样品质量标准相应指标的一致性。基于风险评估的考虑，合理选择纳入质量标准的检验检测项目，并根据临床试验用样品的检验检测数据制定合理的限度、含量范围等。药品上市后，还应积累生产数据，继续修订完善质量标准。

（六）质量标准应具有先进性

质量标准采用的方法应具有科学性、先进性和实用性，并符合简便、灵敏、准确和可靠的要求。对于提高和完善质量标准的研究，若有采用新方法替换标准中的原方法的情况，应开展对比研究，合理确定相关指标的质量控制要求。

第二节 中药质量标准的主要内容

质量标准是中药新药研究的重要组成部分。质量标准中的各项内容都应做细致的考察及试验，各项试验数据要求准确可靠，以保证药品质量的可控性和重现性。中药质量标准研究应遵循中医药发展规律，坚持继承和创新相结合，体现药品质量全生命周期管理的理念；在深入研究的基础上，运用现代科学技术，建立科学、合理、可行的质量标准，保障药品质量可控。根据中药新药的处方组成、制备工艺、药用物质的理化性质、制剂的特性和稳定性的特点，有针对性地选择并确定质量标准控制指标，还应结合相关科学技术的发展，不断完善质量标准的内容，提高中药新药的质量控制水平，保证药品的安全性和有效性。

一、中药材质量标准内容

中药材质量标准内容包括名称、来源、性状、鉴别、指纹图谱（特征图谱）、检查、浸出物、含量测定等项。项目内容的技术要求如下。

（一）名称、汉语拼音、药材拉丁名

按中药命名原则要求制定。

（二）来源

来源包括原植（动、矿）物的科名、中文名、拉丁学名、药用部位、采收季节和产地加工等，矿物药包括矿物的类、族、矿石名或岩石名、主要成分及产地加工。上述的中药材（植物、动物、矿物等）均应固定其产地。

1. 原植（动、矿）物需经有关单位鉴定，确定原植（动）物的科名、中文名及拉丁学名；矿物的中文名及矿物分类、族、矿石名或岩石名、主要成分。
2. 药用部位是指植（动、矿）物经产地加工后可药用的某一部分或全部。
3. 采收季节和产地加工系指能保证药材质量的最佳采收季节和产地加工方法。

（三）性状

性状系指药材的外形、颜色、表面特征、质地、断面及气味等的描述，除必须鲜用的按鲜品描述外，一般以完整的干药材为主；易破碎的药材还须描述破碎部分。描述要抓住主要特征，文字要简练，术语需规范，描述应确切。

（四）鉴别

选用方法要求专属、灵敏。包括经验鉴别、显微鉴别（组织切片、粉末或表面制片、显微化学）、一般理化鉴别、色谱或光谱鉴别及其他方法的鉴别。色谱鉴别应设对照品、对照提取物或对照药材。

（五）指纹图谱（特征图谱）

指纹图谱是对中药质量控制的补充和提高，中药指纹图谱分为中药化学指纹图谱和中药生物指纹图谱。目前有部分中药材使用了指纹图谱进行质量控制，而在植物油脂和提取物的质量标准中已经广泛使用。具体方法详见第五章。

（六）检查

检查包括杂质、水分、灰分、酸不溶性灰分、重金属、砷盐、农药残留量、有关的毒性成分及其他必要的检查项目。

（七）浸出物测定

可参照《中国药典》通则浸出物测定要求，结合用药习惯、药材质地及已知化学成分类别等选定适宜的溶剂，测定其浸出物量以控制质量。浸出物量的限（幅）度指标应根据实测数据制定，并以药材的干品计算。

（八）含量测定

应建立有效成分含量测定项目，操作步骤叙述应准确，术语和计量单位应规范。含量限（幅）度指标应根据实测数据制定。在建立化学成分的含量测定有困难时，可建立相应图谱测定或生物测定等方法。

二、中药饮片质量标准内容

饮片标准应突出中药炮制特色，注重对传统炮制经验进行总结，反映饮片的质量特点，体现饮片与药材、中药制剂质量标准的关联性，制定合理的饮片标准，并对饮片炮制进行全过程质量控制，有利于保证饮片质量的稳定。饮片标准的内容一般包括基原、产地、炮制、性状、鉴别、检查、浸出物、含量测定、性味与归经、功能与主治、用法与用量、注意、贮藏等。另外，鼓励针对饮片特点和染色、增重、掺杂使假、易霉烂变质等常见问题加强研究，根据风险管理的需要，建立相应的检测方法。以下就中药饮片质量标准中部分项目进行简要说明。

（一）名称

饮片的命名按中药命名原则要求制定，可分为中文以及对应的汉语拼音和拉丁文三部分，除此之外在命名时，饮片名称需要加上前缀或者后缀，这是炮制手段的表示方式。

（二）基原

保障中药饮片质量基础的重要体现是原药材的质量，确定该药用部位的理由及试验资料，确定该药材最佳采收季节及产地加工方法的研究资料。

（三）炮制

要以饮片的洗净、切制和干燥等流程作为参照依据，研究饮片的物理特性和药物有效成分。如果饮片属于直接入药的，则需要对饮片粉碎手段和粒度范围进行明确规范。

（四）鉴别

采用传统经验方法、显微鉴别法、化学反应法、色谱法、光谱法等手段建立饮片的专属性鉴别方法，尤其是存在伪品、易混淆品的饮片，应进行充分的对比研究说明其专属性。

（五）检查

对饮片中水分、总灰分、酸不溶性灰分、二氧化硫残留量等项目进行研究，并制定合理的限度。对于重金属及有害元素、农药残留、真菌毒素等安全性检查项目，应结合药材来源、生产加工过程等研究。毒性饮片或现代研究公认有毒性的饮片，标准中应建立毒性成分的限量检查项。饮片直接粉碎入药的，应根据中药制剂工艺情况，在质量标准中增加微生物检查项。

（六）浸出物

按《中国药典》规定，参考对应中药材浸出物检测方法进行饮片的检查。

（七）含量测定

根据饮片及中药制剂的质量特点，研究建立与安全性、有效性相关联的有效成份、指标成份或大类成分等的含量测定方法，考察与药材、中药制剂的相关性，并规定合理的含量限度。饮片中既是毒性成分又是有效成分的，应建立其含量测定方法，并规定合理的含量限度。中药制剂质量标准中建立的质控项目与饮片质量相关的，应在饮片标准中建立相应质控项目，并根据研究结果确定合理的质量要求。

（八）包装与贮藏

饮片的包装、贮藏应便于保存和使用，根据饮片的特性，结合实际生产加工经验，确定合适的包装材料（容器）和贮藏条件。

（九）其他

性味与归经、功能与主治、用法与用量、注意等项，根据该药材研究结果制定。

三、中药配方颗粒质量标准内容

（一）基本要求

中药配方颗粒是由单味中药饮片经水加热提取、分离、浓缩、干燥、制粒而成的颗粒，在中医药理论指导下，按照中医临床处方调配后，供患者冲服使用。其具备汤剂的基本属性，并符合颗粒剂通则有关要求。

1. 具备汤剂的基本属性 中药配方颗粒的制备，除成型工艺外，其余应与传统汤剂基本一致，即以水为溶媒加热提取，采用以物理方法进行固液分离、浓缩、干燥、颗粒成型等工艺生产。

2. 符合颗粒剂通则有关要求 除另有规定外，中药配方颗粒应符合《中国药典》现行版制剂通则颗粒剂项下的有关规定。根据各品种的性质，可使用颗粒成型必要的辅料，辅料用量以最少化为原则。除另有规定外，辅料与中间体（浸膏或干膏粉，以干燥品计）之比一般不超过 1:1。

3. 符合品种适用性原则 对于部分自然属性不适宜制成中药配方颗粒的品种，原则上不应制备成中药配方颗粒。

（二）研究用样品及对照物质的要求

1. 研究用样品 研究用样品应具有代表性，所用中药材产地应覆盖品种生产拟采用中药材的道地产地或主产区，每个中药材产地的样品不少于 3 批，并对样品批次数量从产地环境条件、质量水平等方面的代表性进行合理评价，应收集 15 批以上中药材样品，经相关专业技术人员鉴定合格后，制成中药配方颗粒。其中至少有 3 批应达到商业规模的量，以满足备案用样品的要求。样品保存应符合各品种项下的贮藏要求。所有样品均应按要求留样。

2. 对照物质 标准制定应使用国家法定部门认可的对照物质（包括对照品、对照提取物和对照药材）。

（三）原辅料要求

1. 中药材 供饮片生产用中药材应符合现行版《中国药典》、其他国家标准或省级中药材标准中的相关规定。应固定基原、采收时间、产地加工方法、药用部位等并说明选择依据。

2. 中药饮片

（1）供中药配方颗粒生产用饮片应符合现行版《中国药典》或省级中药饮片炮制规范中饮片相关要求及炮制通则的规定。企业应结合中药材实际质量情况和工艺控制水平制定企业内控标准及关键控制指标，并提供三批检验报告书。

（2）应明确中药饮片炮制方法及条件，明确关键生产设备、规模、收率及辅料、包材、包装、贮藏条件等，说明相应的生产过程质量控制方法。

3. 提取用溶媒 中药配方颗粒提取用溶媒为制药用水，不得使用酸碱、有机溶媒。

4. 药用辅料 供中药配方颗粒生产用辅料应符合药用要求，并提供相关的证明性文件、来源、质量标准、检验报告书及选用依据。

5. 直接接触药品的包装材料和容器 直接接触药品的包装材料或容器应符合药用要求，并提供相关的证明性文件、来源、质量标准、检验报告书及选用依据，必要时应进行相容性研究。

（四）质量标准制定的要求

中药配方颗粒的标准内容主要包括名称、来源、制法、性状、鉴别、检查、浸出物、指纹图谱或特征图谱、含量测定、规格、贮藏等。

1. 名称 包括中文名和汉语拼音。

2. 来源 本品为 XXX 经炮制并按标准汤剂的主要质量指标加工制成的配方颗粒。例如，"本品为毛茛科植物芍药 *Paeonia lactiflora* Pall. 的干燥根经炮制并按标准汤剂的主要质量指标加工制成的配方颗粒。"来源如为多基原药材，应固定一个基原，不同基原的药材不可相互混用。

3. 制法 根据"生产工艺要求"项下记载的制备工艺进行简要描述，包括投料量、制备过程、主要参数、出膏率范围、辅料及其用量范围、制成量等。

4. 性状 包括颜色、形态、气味等特征。

5. 鉴别 根据中药配方颗粒各品种及其原料的性质可采用一般理化鉴别、色谱鉴别等方法，建立的方法应符合重现性、专属性和耐用性的验证要求。

理化鉴别应根据所含成分的化学性质选择适宜的专属性方法。色谱鉴别，包括薄层色谱法、高效液相色谱法、气相色谱法，具有直观、承载信息量大、专属性强等特点，可作为中药配方颗粒鉴别的主要方法。

6. 检查 中药配方颗粒应符合现行版《中国药典》制剂通则颗粒剂项下的有关规定，另应根据原料中可能存在的有毒有害物质、生产过程中可能造成的污染、剂型要求、贮藏条件等建立检查项目。检查项目应能真实反映中药配方颗粒质量，并保证安全与有效。所有中药配方颗粒都应进行有毒有害物质的检查研究。以栽培中药材为原料生产的中药配方颗粒，农药残留检查可根据可能使用农药的种类进行研究；以易于霉变的中药材（如种子类、果实类中药材等）为原料生产的中药配方颗粒，应进行真菌毒素的检查研究。根据研究结果制订合理限度，列入标准正文。

7. 浸出物 应根据该品种所含主要成分类别，选择适宜的溶剂进行测定，根据测定结果制定合理限度。由于中药配方颗粒均以水为溶剂进行提取，同时其辅料多为水溶性辅料，因此，浸出物检查所用的溶剂一般选择水、乙醇或适宜的溶剂，并考察辅料的影响。

8. 特征图谱或指纹图谱 由于中药配方颗粒已经不具备饮片性状鉴别特征，应建立以对照药材、对照提取物或多个对照品为随行对照的特征图谱、指纹图谱。见图 9-1、图 9-2。

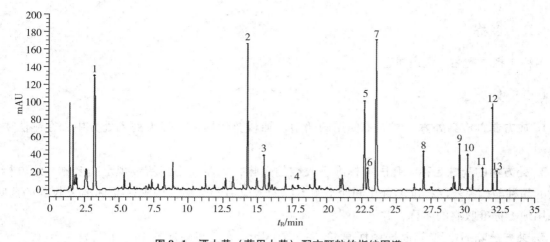

图 9-1　酒大黄（药用大黄）配方颗粒的指纹图谱

峰 1. 没食子酸；峰 3. 大黄酸-8-O-β-D-葡萄糖苷；峰 4. 番泻苷 A

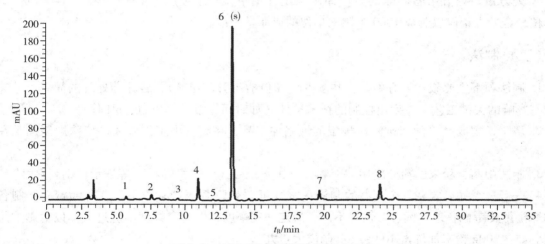

图 9-2　炒栀子配方颗粒的对照特征图谱

峰 4. 京尼平-1-β-D-龙单双糖苷；峰 5. 绿原酸；峰 6（S）. 栀子苷；峰 8. 西红花苷 I

9. 含量测定　应选择与功能主治及活性相关的专属性成分作为含量测定的指标，并尽可能建立多成分含量测定方法。应选择样品中原型成分作为测定指标，避免选择水解、降解等产物或无专属性的指标成分及微量成分作为指标。对于被测成分含量低于 0.01% 者，可增加有效组分的含量测定，如总黄酮、总生物碱、总皂苷等。

10. 规格　根据制法项下投料量和制成量计算规格，以"每 1g 配方颗粒相当于饮片 XXg"来表示。如规格不是整数，一般保留不多于两位的小数。

四、中药制剂质量标准内容

中药制剂必须在处方固定和原料（饮片、提取物）质量、制备工艺稳定的前提下方可拟订质量标准草案，质量标准应确实反映和控制最终产品质量。质量标准正文按名称、处方、制法、性状、鉴别、指纹图谱（特征图谱）、检查、含量测定、功能与主治、用法与用量、注意、规格、贮藏等顺序编写。具体要求参照《中国药典》（2020 年版）。其内容如下。

（一）名称

名称包括中文名、汉语拼音。

（二）处方

1. 成方制剂应列处方 制剂中使用的药引、辅料及附加剂一般不列入处方中，在制法中加以说明。

2. 处方中的药味名称 凡国家标准已收载的药味，一律采用最新版规定的名称。地方标准收载的品种与国家药品标准名称相同而来源不同的，应另起名称。国家药品标准未收载的药味，应采用地方标准收载的名称，并加注明。

3. 处方药味的排列 根据中医理论，按君、臣、佐、使顺序排列，书写从左到右，从上到下。

4. 处方量 处方中各药味的量一律用法定计量单位，重量以"g"为单位，容量以"mL"为单位，全处方量应以制成 1000 个制剂单位的成品量为准。

（三）制法

1. 制法项下主要叙述处方中药物共多少味（包括药引、辅料），各味药处理的简单工艺。对质量有影响的关键工艺，应列出控制的技术条件（如时间、温度、压力、pH 值等）。

2. 属于常规或《中国药典》已规定的炮制加工品，在制法中不需叙述，特殊炮制加工在附注中叙述。

3. 制法中药材粉末的粉碎度用"粗粉""中粉""细粉""极细粉"等表示，不列筛号。

4. 一般一个品名收载一个剂型的制法；蜜丸可并列收载水蜜丸、小蜜丸与大蜜丸；制备蜜丸的炼蜜量要考虑各地气候、习惯等不同，规定一定幅度，但规定幅度不应过大，以免影响用药剂量。如"100g 粉末加炼蜜 100~120g 制成大蜜丸"。

（四）性状

一种制剂的性状往往与投料的原料质量及工艺有关。原料质量保证，工艺恒定，则成品的性状应该是基本一致，故质量标准中规定的制剂性状，能初步反映其质量情况。制剂的性状指成品的颜色、形态、形状、气味等。

1. 除去包装后的直观情况，按颜色、外形、气味依次描述；片剂、丸剂如有包衣的还应描述除去包衣后片心、丸心的颜色及气味，硬胶囊剂应写明除去胶囊后内容物的色泽。

2. 制剂色泽如以两种色调组合的，描写时以后者为主，如棕红色，以红色为主，书写时颜色、形态后用分号。色泽避免用各地理解不同的术语，如青黄色、土黄色、肉黄色、咖啡色等。

3. 外用药及剧毒药不描述味。

（五）鉴别

鉴别的常用方法有显微鉴别法、化学反应法、色谱法、光谱法和生物学方法等。制剂中若有直接入药的生药粉，一般应建立显微鉴别方法；若制剂中含有多种直接入药的生药粉，在显微鉴别方法中应分别描述各药味的专属性特征。化学反应鉴别法一般适用于制剂中含有矿物类药味以及有类似结构特征的化学成分的鉴别。色谱法主要包括薄层色谱法（TLC/HPTLC）、气相色谱法

（GC）和高效液相色谱法（HPLC/UPLC）等。若处方中含有动物来源的药味并且在制剂中仅其蛋白质、多肽等生物大分子成分具备识别特征，应研究建立相应的特异性检验检测方法。

（六）指纹图谱（特征图谱）

特征图谱是指主要有效成分的特征峰图，而指纹图谱除了主要有效成分的特征峰外，还包括更多内容，更具有专一性。建立内容包括：分析方法的建立、指纹图谱方法认证、方法验证、数据处理和分析。了解药材、中间体及成品中所含成分种类及其理化性质及指纹图谱的相关性。申报中药注射新药时必须进行指纹图谱技术研究。详见第五章。

（七）检查

1. 与剂型相关的检查项目　应根据剂型特点及临床用药需要，参照《中国药典》制剂通则的相应规定，建立反映制剂特性的检查方法。

2. 与安全性相关的检查项目　处方含易被重金属及有害元素污染的药味，或其生产过程中使用的设备、辅料、分离材料等有可能引入有害元素，应建立相应的重金属及有害元素的限量检查方法，在充分研究和风险评估的基础上制定合理的限度，并符合《中国药典》等标准的相关规定。

制剂工艺中若使用有机溶剂（乙醇除外）进行提取加工，在质量标准中应建立有机溶剂残留检查；若使用大孔吸附树脂进行分离纯化，应根据树脂的类型、树脂的可能降解产物和使用溶剂等情况，研究建立提取物中可能的树脂有机物残留限量检查方法，或参照国际人用药品注册技术协调会（ICH）的相关要求。

3. 与药品特性相关的检查项目　应根据药品的特点建立有针对性的检查项目，如提取的天然单一成分口服固体制剂应建立有关物质、溶出度等的检查方法；含难溶性提取物的口服固体制剂，应进行溶出度的检查研究。主要指标成分为多糖类物质的制剂，应研究建立多糖分子量分布等反映大分子物质结构特征的专属性检查方法。

（八）浸出物测定

根据剂型和品种的需要，依照《中国药典》现行版浸出物测定的有关规定，选择适当的溶剂和方法进行测定。并规定限（幅）度指标。

（九）含量测定

含量测定方法包括容量（滴定）法、色谱法、光谱法等，其中色谱方法包括 GC 法和 HPLC/UPLC 法等，挥发性成分可优先考虑 GC 法或 GC-MS 法，非挥发性成分可优先考虑 HPLC/UPLC 法。矿物类药的无机成分可采用容量法、原子吸收光谱法（AAS）、电感耦合等离子体原子发射光谱法（ICP-AES）、电感耦合等离子体质谱法（ICP-MS）等方法进行含量测定。含量测定所采用的方法应通过方法学验证。

（十）生物活性测定

生物活性测定方法一般包括生物效价测定法和生物活性限值测定法。由于现有的常规物理化学方法在控制药品质量方面具有一定的局限性，鼓励探索开展生物活性测定研究，建立生物活性测定方法以作为常规物理化学方法的替代或补充。

（十一）功能与主治

1. 功能要用中医术语来描述，力求简明扼要。要突出主要功能，使其能指导主治，并应与主治衔接。先写功能，后写主治，中间以句号隔开，并以"用于"二字连接。

2. 根据临床结果，如有明确的西医病名，一般可写在中医病症之后。

（十二）用法与用量

1. 先写用法，后写一次量及一日使用次数；同时可供外用的，则列在服法之后，并用句号隔开。如用温开水送服的内服药，则写"口服"；如需用其他方法送服的应写明。除特殊需要明确者外，一般不写饭前或饭后服用。

2. 用量，为常人有效剂量；儿童使用或以儿童使用为主的中药制剂，应注明儿童剂量或不同年龄儿童剂量。剧毒药要注明极量。

（十三）注意

包括各种禁忌，如孕妇及其他疾患和体质方面的禁忌、饮食的禁忌或注明该药为剧毒药等。

（十四）规格

1. 规格的写法有以重量计、以装量计、以标示量计等，以重量计的，如丸、片剂，注明每丸（或每片）的重量；以装量计的，如散剂、胶囊剂、液体制剂，注明每包（或瓶、粒）的装量；以标示量计的，注明每片的含量。同一品种有多种规格时，量小的在前，依次排列。

2. 规格单位在 0.1g 以下用"mg"，以上用"g"；液体制剂用"mL"。

3. 单味制剂有含量限度的，须列规格，是指每片（或丸、粒）中含有主药或成分的量；按处方规定制成多少丸（或片等）及散装或大包装的以重量（或体积）计算用量的中药制剂均不规定规格。规格最后不列标点符号。

（十五）贮藏

贮藏系指对中药制剂贮存与保管的基本要求。根据制剂的特性，注明保存的条件与要求。除特殊要求外，一般品种可注明"密封"；需在干燥处保存，又怕热的品种，加注"置阴凉干燥处"；遇光易变质的品种要加"避光"等。

第三节　中药质量标准起草说明

制定中药质量标准的同时，应编写起草说明，阐述列入正文内容的理由、研究方法和内容。起草说明是对质量标准的详细注释，充分反映质量标准的制定过程，有助于判断制定质量标准的合理性。

一、中药材质量标准起草说明

（一）名称、汉语拼音、拉丁名

阐明确定该名称的理由与依据。

（二）来源

1. 有关该药材的原植（动、矿）物鉴定详细资料，以及原植（动）物的形态描述、生态环境、生长特性、产地及分布。引种或野生变家养的植物、动物药材，应有与原种、养的植物、动物对比的资料。

2. 确定该药用部位的理由及试验研究资料。

3. 确定该药材最佳采收季节及产地加工方法的研究资料。

（三）性状

说明性状描述的依据、该药材标本的来源及性状描述中其他需要说明的问题。

（四）鉴别

应说明选用各项鉴别的依据并提供全部试验研究资料，包括显微鉴别的组织、粉末易察见特征及其墨线图或显微照片（注明放大倍数）、一般理化鉴别的依据和试验结果、色谱或光谱鉴别试验可选择的条件和图谱（原图复印件）及薄层色谱的彩色照片或彩色扫描图。试验研究所依据的文献资料及其他经过试验未选用的试验资料和相应的文献资料均列入新药（中药材）申报资料。色谱鉴别用的对照品、对照提取物及对照药材应符合"中药新药质量标准用对照品研究的技术要求"。

（五）检查

说明各检查项目的理由及其试验数据，阐明确定该检查项目限度指标的意义及依据。重金属、砷盐、农药残留量的考查结果及是否列入质量标准的理由。

（六）浸出物测定

说明溶剂选择依据及测定方法研究的试验资料和确定该浸出物限量指标的依据（至少应有10 批样品20 个数据）。

（七）含量测定

根据样品的特点和有关化学成分的性质，选择相应的测定方法。应阐明含量测定方法的原理；确定该测定方法的方法学考察资料和相关图谱（包括测定方法的线性关系、精密度、重现性、稳定性试验及回收率试验等）；阐明确定该含量限（幅）度的意义及依据（至少应有10 批样品20 个数据）。含量测定用对照品如非法定对照品，应按照《中国药典》"国家药品标准物质制备指导原则"进行验证。其他经过试验而未选用的含量测定方法也应提供其全部试验资料，试验资料及相应的文献资料均列入新药（中药材）申报资料。

二、中药饮片质量标准起草说明

以下就饮片标准中部分项目的主要研究内容及一般要求进行简要说明：

（一）炮制

明确饮片的炮制方法、关键工艺参数、辅料种类及用量、炮制程度的要求等。

（二）性状

根据实际生产用饮片的特点描述其形状、大小、色泽、味道、气味、质地等；必要时附饮片彩色图片。

（三）鉴别

在鉴别方法的研究过程中，采用对照药材（饮片）、对照提取物、标准图谱等为对照，根据研究结果，对鉴别斑点个数、颜色、位置等内容进行详细描述。

（四）检查

结合药材来源、生产加工过程等试验数据，确定检查项目限度指标的意义和依据。

（五）浸出物

说明溶剂选择依据并考察与药材、中药制剂的相关性，制定合理的限度。

（六）含量测定

对含量测定方法进行方法学验证，并提供试验资料及文献资料和相关图谱。

（七）包装与贮藏

1. 包装 饮片的包装应不影响饮片的质量，且方便储存、运输、使用。直接接触饮片的包装材料和容器应符合国家药品、食品包装质量标准。关注易挥发、易污染、受潮易变质等特殊饮片的包装。饮片包装上应有明显的包装标识，并应符合国家相关规定。

2. 贮藏 贮藏期间需进行必要的养护管理，如需采取防虫防蛀等处理的，应对所用方法、参数等进行研究，养护处理应不影响饮片质量，并详细记录。

三、中药配方颗粒质量标准起草说明

以下就中药配方颗粒质量标准起草说明中部分项目进行简要说明。

（一）名称、汉语拼音名

品种的命名规则应以国家标准收载的饮片品名为依据，名称按"XX 配方颗粒"进行命名，即"饮片名+配方颗粒"，如酒黄芩配方颗粒、何首乌配方颗粒。对于不同基原品种、或临床习用需区分特定产地的品种，在 XX 配方颗粒名称中加括号标注其植物的中文名，如"溪黄草（线纹香茶菜）配方颗粒"或"溪黄草（溪黄草）配方颗粒""党参（潞党参）配方颗粒"，对于来源植物名称与药材名称相同的可不标注。名称下标注汉语拼音。

（二）来源

1. 供中药配方颗粒生产用饮片应进行严格的品种鉴定，符合现行版《中国药典》或省级中药饮片炮制规范中饮片相关要求及炮制通则的规定。成品来源包括植物的科名（只写中文名，不附拉丁名）、中文名、拉丁学名、药用部位及其制成品。企业应结合中药饮片实际质量情况和工艺控制水平制定企业内控标准及关键控制指标，并提供三批检验报告书。

2. 应明确中药饮片炮制方法及条件，明确关键生产设备、规模、收率及辅料、包材、包装、贮藏条件等，说明相应的生产过程质量控制方法。

（三）制法

应附制备工艺路线图，应明确关键技术参数的含义，确定最终制备工艺及其技术条件的理由、关键工艺参数，根据"生产工艺要求"项下记载的制备工艺进行简要描述，包括投料量、制备过程、主要参数、出膏率范围、辅料及其用量范围、制成量等。若有辅料，需说明辅料品名及用量，附标准，并列入工艺研究资料中。

（四）性状

包括颜色、形态、气味等特征。说明正文中所描述性状的理由，叙述在性状描述中需要说明的问题。所描述性状的样品至少必须是中试产品。色泽的描述应明确，考虑到原料色泽差异所产生的影响，色泽可以有一定的幅度。

（五）鉴别

应说明确定鉴别方法和试验条件的依据。鉴别方法一般采用光谱鉴别或色谱鉴别，要求专属性强、灵敏度高、重现性好。色谱法应采用阳性对照（对照药材、对照提取物或对照品）和阴性对照（辅料），并附有关图谱或彩色照片，要求清晰、真实。对于原料品种混乱或难以建立专属性强的鉴别方法的产品，应建立特征指纹图谱。色谱鉴别所用的对照品、对照提取物或对照药材，应符合中药新药质量标准对照品研究的技术要求。起草过程中曾做过的鉴别试验，但未列入正文的方法，均应详尽地记述于起草说明中。

（六）检查

除《中国药典》现行版四部附录颗粒剂通则项下的检查项目外，各品种自行制订的检查项目应说明制订理由，列出实测数据及确定各检查限度的依据。重金属、砷盐检查必须考察，凡重金属超过百万分之二十、砷盐超过百万分之二的应列入正文。

（七）浸出物

应说明规定该项目的理由，所采用的溶剂和方法的依据，列出实测数据，制订浸出物量限（幅）度的依据和实验数据（至少 10 批中试以上样品的 20 个实测数据）。考察各种浸出条件对浸出物量的影响。

（八）特征图谱或指纹图谱

说明特征图谱或指纹图谱选择的依据，建立以对照药材、对照提取物或多个对照品为随行对照的特征图谱、指纹图谱。详见第五章。

（九）含量测定

说明含量测定选择的依据，测定成分应选择有效成分或指标性成分。根据所测成分的理化性质，选择相应的测定方法，阐明测定方法的原理，确定该测定方法的方法学考察资料和相关图谱，比如实验条件的选择（如提取、纯化、测定条件的比较）和各项方法学考察数据（包括测定方法的稳定性、精密度、重复性和回收率试验等），回收率应测定六份以上数据，相对标准偏差 RSD% 在规定之内。阐明确定该含量限（幅）度的意义及依据（至少应有 10 批样品 20 个数据）并附原药材用相同方法测定的 10 批数据。

含量测定所用的对照品应符合《中药新药质量标准用对照品研究技术要求》。

起草过程中曾做过的测定，但未列入正文的方法，均应详尽地记述于起草说明中。

（十）功能主治

参照《中国药典》现行版一部及部颁标准中相应品种项下的功能与主治叙述。

（十一）用法用量

因中药配方颗粒仅供配方用，原则上按照《中国药典》和部颁标准所规定的相应剂量使用或遵医嘱，如有特殊规定，应说明理由。

（十二）规格

根据各品种的情况，叙述需要说明的问题。

（十三）贮藏

说明制订贮藏条件的理由，需特殊贮存条件的应说明理由。

四、中药制剂质量标准起草说明

（一）名称

名称包括中文名、汉语拼音名。命名总的要求是明确、简短、科学，不用容易混淆、误解和夸大的名称，不应与已有的药品名称重复。另外，药品应一方一名，即使是不同剂型同一处方，应用同名称并加不同剂型命名，如十全大补丸、十全大补酒、十全大补口服液等。

1. 单味制剂（含提取物）　一般采用原料（药材）名与剂型名结合，如三七片、绞股蓝皂苷片。

2. 复方制剂

（1）采用方内主要药味缩写加剂型，如参芍片、香连丸、银黄口服液。

（2）采用方中主要药味缩写加功效加剂型，如龙胆泻肝丸、银翘解毒颗粒剂、参附强心丸。

（3）采用药味数与主要药名或功效加剂型，如六味地黄颗粒、十全大补丸。

（4）采用功效加剂型，如补中益气合剂、妇炎康复片。

（4）采用君药前加复方加剂型，如复方丹参注射液、复方天仙胶囊。

（5）采用方内药物剂量比例或服用剂量加剂型，如六一散、七厘散。

（6）采用形象比喻结合剂型，如玉屏风散、泰山磐石散。

（7）采用主要药材和药引结合并加剂型，如川芎茶调散，以茶水调服。

（二）处方

说明该药处方来源与方解（君、臣、佐、使）。处方中如有《中国药典》未收载的炮制品，应详细说明炮制方法及炮制品的质量要求。

（三）制法

在此说明制备工艺全过程中每一步骤的意义，解释关键工艺的各项技术要求的含义及相关半成品的质量标准。列出在工艺研究中各种技术条件及方法的对比数据，确定最终制备工艺及技术条件的理由。

（四）性状

1. 叙述在性状描述中需要说明的问题。

2. 小量研制品与中试或大量生产的成品，其色泽等可能不完全一致，故制定质量标准应以中试或大量生产的产品为依据，并至少观察 3~5 批样品，有的中药制剂在贮藏期间颜色会变深，因此可根据实际观察情况规定幅度。

（五）鉴别

在此说明中药制剂定性鉴别项目选定的原则及方法，以确保中药制剂鉴别项目的规范合理。

1. 鉴别项目的选定，可根据处方组成及研究资料确定建立相应的鉴别项目，原则上处方各药味均应进行试验研究，根据试验情况，选择列入标准中。

2. 鉴别方法的依据，试验条件的选定（如薄层色谱法的吸附剂、展开剂、显色剂的选定等）。理化鉴别和色谱鉴别需列阴性对照试验结果，以证明其专属性，并提供 3 批以上样品的试验结果，以证明其重复性。

3. 要求随资料附有关图谱。如显微鉴别的粉末特征墨线图或照片（注明扩大倍数）、薄层色谱照片、色谱法的色谱图（包括阴性对照图谱原图复印件）。

4. 色谱鉴别所用化学对照品及对照药材，现行国家药品标准已收载可直接采用。对照品的来源，由动物、植物提取的需要说明原料的科名、拉丁学名和药用部位。化学合成品注明供应来源。验证已知结构的化合物需提供必要的参数及图谱，并应与文献值或图谱一致，如文献无记载，则按未知物要求提供足以确证其结构的参数。如元素分析、熔点、红外光谱、紫外光谱、核磁共振谱、质谱等。

（六）特征图谱或指纹图谱

特征图谱或指纹图谱需有足够的实验数据和依据，确认其可重现性。

（七）检查

主要指检查制剂中可能引入的杂质或与质量标准有关的项目。

1. 中药制剂检查项目参照《中国药典》附录各有关制剂通则项下规定的检查项目和必要的其他检查项目进行检查，如与通则中某项检查要求不同的，要说明理由并列出具体数据，如还有通则以外的检查项目时，要说明理由、方法及数据。《中国药典》未收载的剂型可另行制定。

2. 中药制剂所用药材均应是经检验符合规定的药材，故一般制成制剂后不再做总灰分等检查。但对新药，需做重金属、砷盐等有害物质的考察，要提供所检测的数据。必要时，将重金属、砷盐列入正文检查项目中。此外，内服酒剂、酊剂是否含甲醇可用气相色谱法进行检测，提供所检测的数据，必要时列入正文检查项下。

3. 中药制剂凡规定限度指标的品种（指重金属、砷盐或甲醇等）要有足够的数据，至申报试生产用质量标准时，必须至少积累 10 批次 20 个数据指标，将限度指标列入正文之中。凡未列入正文中的检查项目研究，也应提供方法及检测数据。

4. 对有毒性的药材，应对其有毒成分制定限度指标。

5. 杂质检查所需对照品含量限度要求基本和含量测定用对照品相同。

（八）浸出物测定

1. 在确定无法建立含量测定时，可暂定浸出物测定作为质量控制项目，但必须具有针对性和控制质量的意义；凡收载含量测定项者，可不规定此项。但含量测定限度低于万分之一的，可增加一个浸出物测定。

2. 说明规定该项目的理由，所采用溶剂和方法的依据，列出实测数据，各种浸出条件对浸出物量的影响，制定浸出物量限（幅）度的依据和实验数据。

3. 浸出物测定的建立是以测试 10 个批次样品的 20 个数据为准。

（九）含量测定

1. 药味的选定

（1）中药制剂在确定含量测定成分的药味时，要以中医药理论为指导，首选处方中的主药、贵重药、毒剧药制定含量测定项目，以保证临床用药的安全性和有效性。在中药制剂中进行含量测定的药味，原料药必须要有含量限度，以保证成品质量。

（2）若上述药味基础研究薄弱或无法进行含量测定时，也可依次选择臣药及其他药味进行测定。

2. 测定成分的选定　测定药味选择以后，还应选定某一成分为定量指标，一般应遵循以下几项原则。

（1）测定有效成分：对于有效成分清楚，其药理作用与该味药的主治功能相一致的成分，应作为首选。

（2）测定毒性成分：如乌头中含有多种生物碱，其中双酯型生物碱毒性较强，要进行检查，规定限量。含量测定时可测定单酯型生物碱的含量，作为质控指标之一，保证中药制剂服用安全有效。

（3）测定总成分：有效部位或指标性成分类别清楚的，可进行总成分测定，如总黄酮、总皂苷、总生物碱、总有机酸、总挥发油等。

（4）有效成分不明确的中药制剂：可采用以下几种方法。

①测定指标性成分：指标性成分专属性要强，其含量高低可代表药材在制剂中的量。

②测定浸出物：溶剂的选择应具针对性，能达到控制质量的目的。一般不采用水和乙醇。因其溶出物量太大，难以反映出某些原料或工艺影响其质量的差异。

③在建立化学成分的含量测定方法有困难时，也可考虑建立生物测定等其他方法。

（5）测定易损失成分：测定在制备、贮存过程中易损失的成分。

（6）测定专属性成分：被测成分应归属于某一药味，若为两味或两味以上药材所共有的成分，则不适合作为首选定量指标。如处方中同时含有黄连、黄柏，最好不选小檗碱作为定量指标，可选取有专属性的黄连碱或黄柏碱进行测定。

3. 含量测定方法的确定　含量测定方法可参考有关质量标准或有关文献，根据处方工艺和剂型的特点及被测成分的性质、干扰成分的性质等因素进行综合考虑。对测定方法的选择应根据

"准确、灵敏、简便、快速"的原则，同时要按照《中国药典》的《药品质量标准分析方法验证指导原则》进行方法学考察。

4. 方法学考察

（1）提取条件的选定：当被测成分选定后，要选择合适的提取方法将被测成分从样品中提取出来。提取条件应以能最大限度地提取被测成分、样品含量高、测定结果稳定为标准。提取条件的确定，一般要用不同溶剂、不同提取方法、不同时间、不同温度及 pH 值等条件比较而定，可参考文献，重点对比某种条件，也可用正交试验全面优选条件。在正交试验中，因素水平的选择尤为重要，若选择不当，将失去实际意义，尽管从数学意义上讲已筛选出最佳条件，但可能不符合化学原则。因素水平的建立，要根据被测成分的化学性质、化学成分存在状态（是在原生药粉末中还是在提取物中）及存在剂型、干扰成分的性质等因素进行综合考虑。如果有可借鉴的，要经过预试才可纳入正交表。因为选择的正交表有限，若考察水平不能满足时，还可进行单因素选择。

（2）净化分离方法的选择：除去对测定有干扰的杂质，又不损失被检测物质，结合回收率试验，从而确定净化方法。

（3）测定条件的选择：测定条件合适与否对测定结果有直接影响。对于不同的方法，测定条件的选择也有所不同。要根据仪器性能和测试方法进行选择。如化学分析中指示剂种类、指示剂用量；比色法中最佳 pH 值、最佳显色温度、最佳显色时间及线性范围的选择；紫外-可见分光光度法中最佳 pH 值、最大吸收波长及吸收系数的确定；气相色谱法中固定相、检测器、内标物等的选择；高效液相色谱法中固定相、流动相、检测器、最大吸收波长（紫外检测器）等的选择。有些仪器参数与仪器型号有关，要酌情而定。选择灵敏度高、相对误差小及稳定性好的条件为测定条件。如分光光度法、高效液相色谱法中测定波长的选择为被测物质的最大吸收波长。

（4）专属性考察：常用的试验方法是阴性对照试验。在中药制剂分析中，因为常常是测量成药中某一味药中的某一化学成分，要想得到真正的"空白"比较困难，所以常用阴性对照法，可考察被测成分的峰（或斑点）位置是否与干扰组分重叠，以确定测定信息是否仅为被测成分的响应。阴性对照样品（空白样品）的制备一般有两种方法，一种是不含被测成分药材的"成药"，另一种是不含被测成分的"成药"（用色谱法把被测成分从成药中分离出去），以前者为常用。一般来说，阴性对照样品（空白样品）中因不产生响应值或响应值很小，而不能采用样品响应值减去阴性对照样品响应值的办法去消除误差，因为中药制剂组成复杂，阴性对照样品易受多种因素影响，具有不稳定性，所以当阴性对照样品中有响应时，应优化样品前处理方法或测定方法，尽量减小测定干扰。

（5）其他方法学验证指标：需考查准确度、精密度（包括重复性、中间精密度和重现性）、检测限、定量限、线性、范围和耐用性。具体详见第六章。

5. 含量测定用对照品　如为现行国家药品标准收载者可直接采用。但所使用的对照品必须是中国食品药品检定研究院统一下发的。如为现行国家标准以外的品种则应按申报注册要求制备，并同提供资料一同上报。

（十）功能与主治

说明药理试验及临床试验研究的结果；制定功能与主治项的理由。

（十一）用法与用量

说明制定方法与用量项的理由。

（十二）注意

说明制定注意项的理由。

（十三）规格

规格要考虑与常用剂量相衔接，方便临床使用。

（十四）贮藏

说明贮存理由；需特殊贮存条件的也应说明理由。名词术语如下：

（1）遮光：系指用不透光的容器包装，例如棕色容器或黑色包装材料包裹的无色透明、半透明容器。

（2）密闭：系指将容器密闭，以防止尘土及异物进入。

（3）密封：系指将容器密封，以防止风化、吸潮、挥发或异物进入。

（4）熔封或严封：系指将容器熔封或用适宜的材料严封，以防止空气与水分的浸入并防止污染。

（5）阴凉处：系指不超过 20℃。

（6）凉暗处：系指避光并不超过 20℃。

（7）冷处：系指 2～10℃。

（8）常温：系指 10～30℃。

第四节　中药的稳定性研究

中药的稳定性是指中药的化学、物理及生物学特性发生变化的程度。通过稳定性试验，考察中药在不同环境条件（如温度、湿度、光线等）下药品特性随时间变化的规律，以认识和预测药品的稳定趋势，为药品生产、包装、贮存、运输条件的确定和有效期的建立提供科学依据。稳定性研究是评价药品质量的主要内容之一。根据研究目的和条件的不同，稳定性研究内容可分为影响因素试验、加速试验和长期试验等。

一、稳定性研究实验设计

稳定性研究实验设计应根据不同的研究目的，结合原料药的理化性质、剂型的特点和具体的处方及工艺条件进行。

（一）样品的批次和规模

影响因素试验可采用一批小试规模样品进行；加速试验和长期试验应采用 3 批中试以上规模样品进行。

（二）包装及放置条件

加速试验和长期试验所用包装材料和封装条件应与拟上市包装一致。

稳定性试验要求在一定的温度、湿度、光照等条件下进行，这些放置条件的设置应充分考虑药品在贮存、运输及使用过程中可能遇到的环境因素。

二、中药稳定性考察内容

（一）考察项目

稳定性研究的考察项目（或指标）应根据所含成分和/或制剂特性、质量要求设置，应选择在药品保存期间易于变化，可能会影响药品质量、安全性和有效性的项目，以便客观、全面地评价药品的稳定性。一般以质量标准及《中国药典》制剂通则中与稳定性相关的指标为考察项目，必要时，应超出质量标准的范围选择稳定性考察指标。

（二）考察时间点

稳定性研究中需要设置多个时间点。考察时间点的设置应基于对药品理化性质的认识、稳定性变化趋势。如长期试验中，总体考察时间应涵盖所预期的有效期，中间取样点的设置要考虑药品的稳定特性和剂型特点。对某些环境因素敏感的药品，应适当增加考察时间点。

三、稳定性研究实验方法

（一）影响因素试验

中药制剂进行此项试验的目的是考察制剂工艺的合理性及包装条件。1 批供试品，如片剂、胶囊剂、注射剂（注射用无菌粉末如为西林瓶装，不能打开瓶盖，以保持严封的完整性），除去外包装，并根据试验目的和产品特性考虑是否除去内包装，置适宜的开口容器中，进行高温试验、高湿试验与强光照射试验。

1. 高温试验　供试品开口，置适宜的恒温设备中，设置温度一般高于加速试验温度 10℃ 以上，考察时间点应基于药物本身的稳定性，以及影响因素试验条件下稳定性的变化趋势设置。通常可设定为 0 天、5 天、10 天、30 天等取样，按稳定性重点考察项目进行检测。若供试品质量有明显变化，则适当降低温度试验。

2. 高湿试验　供试品开口，置恒湿密闭容器中，在 25℃ 分别于相对湿度 90%±5% 条件下放置 10 天，于第 5 天和第 10 天取样，按稳定性重点考察项目要求检测，同时准确称量试验前后供试品的重量，以考察供试品的吸湿潮解性能。若吸湿增重 5% 以上，则在相对湿度 75%±5% 条件下，同法进行试验；若吸湿增重 5% 以下，其他考察项目符合要求，则不再进行此项试验。恒湿条件可在密闭容器，如干燥器下部放置饱和盐溶液，根据不同相对湿度的要求，可以选择 NaCl 饱和溶液（相对湿度 75%±1%，15.5~60℃），KNO₃ 饱和溶液（相对湿度 92.5%，25℃）。

3. 强光照射试验　供试品开口，放在光照箱或其他适宜的光照装置内，可选择输出在 D65/ID65 的发射标准光源，或同时暴露于冷白荧光灯和近紫外灯下，照度为 4500±500lx，且光源总照度应不低于 1.2×106lux·hr、近紫外灯能量不低于 200W·hr/m²，于适宜时间取样，按稳定性重点考察项目进行检测，特别要注意供试品的外观变化。

（二）加速试验

加速试验是在加速条件下，通过加速中药制剂的化学或物理变化，探讨中药制剂的稳定性，为处方设计、工艺改进、质量研究、包装改进、运输、贮存提供必要的资料。供试品在温度 40℃±2℃、相对湿度 75%±5% 的条件下放置 6 个月。所用设备应能控制温度±2℃、相对湿度

±5%，并能对真实温度与湿度进行监测。在至少包括初始和末次的 3 个时间点（如 0、3、6 月）取样，按稳定性考察项目检测。如在 25℃±2℃、相对湿度 60%±5% 条件下进行长期试验。若加速试验 6 个月中任何时间点时，质量发生了显著变化，则应进行中间条件试验。中间条件为 30℃±2℃、相对湿度 65%±5%，建议考察时间为 12 个月，应包括所有稳定性重点考察项目，检测至少包括初始和末次的 4 个时间点（如 0、6、9、12 月）。溶液剂、混悬剂、乳剂、注射液等含有水性介质的制剂可不要求相对湿度。乳剂、混悬剂、软膏剂、乳膏剂、糊剂、凝胶剂、眼膏剂、栓剂、气雾剂、泡腾片及泡腾颗粒宜直接采用温度 30℃±2℃、相对湿度 65%±5% 的条件进行试验，其他要求与上述相同。

（三）长期试验

长期试验是在接近药品的实际贮存条件下进行，其目的是为制订药品的有效期提供依据。供试品在温度 25℃±2℃、相对湿度 60%±5% 条件下放置 12 个月，或在温度 30℃±2℃、相对湿度 65%±5% 条件下放置 12 个月。这是从我国南方与北方气候的差异考虑的，上述两种条件选择哪一种由研究者确定。每 3 个月取样一次，分别于 0 个月、3 个月、6 个月、9 个月、12 个月取样，按稳定性重点考察项目进行检测。12 个月以后，仍需继续考察的，分别于 18 个月、24 个月、36 个月取样检测。将结果与 0 个月比较以确定药品的有效期。由于实测数据的分散性，一般应按 95% 可信限进行统计分析，得出合理的有效期。如 3 批统计分析结果差别较小，则取其平均值为有效期限。若差别较大，则取其最短的为有效期。数据显示很稳定的药品，不作统计分析。

对于所有制剂，应充分考虑运输路线、交通工具、距离、时间、条件（温度、湿度、振动情况等）、产品包装（外包装、内包装等）、产品放置和温度监控情况（监控器的数量、位置等）等对产品质量的影响。

稳定性重点考察项目详见《中国药典》。

（四）药品上市后的稳定性考察

药品注册申请单位应在药品获准生产上市后，采用实际生产规模的药品进行留样观察，以考察上市药品的稳定性。根据考察结果，对包装、贮存条件进行进一步的确认或改进，并进一步确定有效期。

四、稳定性研究结果评价

药品稳定性评价是对有关试验（如影响因素试验、加速试验、长期试验）的结果进行系统分析和判断。其相关检测结果不应有明显变化。

（一）贮存条件的确定

新药应综合加速试验和长期试验的结果，同时结合药品在流通过程中可能遇到的情况进行综合分析。选定的贮存条件应按照规范术语描述。

（二）包装材料/容器的确定

一般先根据影响因素试验结果，初步确定包装材料或容器，结合稳定性研究结果，进一步验证采用的包装材料和容器的合理性。

（三）有效期的确定

药品的有效期应根据加速试验和长期试验的结果分析确定，一般情况下，以长期试验的结果为依据，取长期试验中与 0 月数据相比无明显改变的最长时间点为有效期。

第五节　中药质量标准制定及起草说明示例

以中药制剂达立通颗粒为例，阐述中药制剂质量标准需起草的文件。

一、药品的质量标准

达立通颗粒
Dalitong Keli

【处方】柴胡 154g，枳实 154g，木香 154g，陈皮 154g，清半夏 154g，蒲公英 231g，焦山楂 154g，焦槟榔 154g，鸡矢藤 154g，党参 92g，延胡索 92g，六神曲（炒）154g。

【制法】以上十二味，柴胡、枳实、木香、陈皮提取挥发油，挥发油用倍他环糊精包合，蒸馏后的水溶液另器收集，药渣与清半夏等其余八味，加水煎煮两次，每次 2 小时，合并煎液，滤过，滤液与上述蒸馏后的水溶液合并，减压浓缩至相对密度为 1.10~1.20（60℃），加乙醇使含醇量达 65%，静置 24 小时，滤过，滤液回收乙醇，减压浓缩至相对密度为 1.12~1.35（60℃），加入甜菊素、糊精，与上述倍他环糊精包合物混匀，制成 1000g，即得。

【性状】本品为黄棕色至棕褐色的颗粒；味微甜、微苦。

【鉴别】（1）取本品 10g，研细，加甲醇 20mL，超声处理 30 分钟，滤过，滤液蒸干，残渣用水饱和的正丁醇 60mL 使溶解，用 1% 氢氧化钠溶液振摇提取 3 次，每次 20mL，弃去氢氧化钠溶液，正丁醇液用正丁醇饱和的水 50mL 洗涤 1 次，弃去水液，正丁醇液蒸干，残渣加甲醇 1mL 使溶解，作为供试品溶液。另取柴胡对照药材 2g，加水 100mL 煎煮 1 小时，滤过，滤液蒸干，残渣加乙醇 10mL 使溶解，滤过，滤液蒸干，残渣加甲醇 20mL，同法制成对照药材溶液。照薄层色谱法试验，吸取上述两种溶液各 10μL，分别点于同一硅胶 G 薄层板上，以乙酸乙酯-乙醇-水（8∶2∶1）为展开剂，展开，取出，晾干，喷以 2% 对二甲氨基苯甲醛的 40% 硫酸溶液，在 60℃ 加热至斑点显色清晰。供试品色谱中，在与对照药材色谱相应的位置上，显相同颜色的斑点。

（2）取本品 12g，研细，加甲醇 50mL，超声处理 30 分钟，滤过，滤液蒸干，残渣加水 20mL 使溶解，用乙酸乙酯振摇提取 2 次，每次 20mL，合并乙酸乙酯液，蒸干，残渣加甲醇 1mL 使溶解，作为供试品溶液。另取去氢木香内酯对照品，加甲醇制成每 1mL 含 0.5mg 的溶液，作为对照品溶液。照薄层色谱法试验，吸取供试品溶液 10μL、对照品溶液 5μL，分别点于同一硅胶 G 薄层板上，以环己烷-甲酸乙酯-甲酸（15∶5∶1）的上层溶液为展开剂，展开，取出，晾干，喷以 1% 香草醛硫酸溶液，在 105℃ 加热至斑点显色清晰。供试品色谱中，在与对照品色谱相应的位置上，显相同颜色的斑点。

（3）取本品 30g，研细，加氨水 7.5mL、三氯甲烷 100mL，超声处理 30 分钟，滤过，滤液加稀盐酸 10mL、水 20mL，振摇，分取酸水液，加氨水调节 pH 值约至 9，用三氯甲烷振摇提取 2 次，每次 20mL，合并三氯甲烷提取液，挥干，残渣加甲醇 0.5mL 使溶解，作为供试品溶液。另取槟榔对照药材 1g，加氨水 3mL、三氯甲烷 20mL，同法制成对照药材溶液。照薄层色谱法试验，吸取供试品溶液 40μL、对照药材溶液 20μL，分别点于同一硅胶 G 薄层板上，以甲苯-三氯甲烷-甲醇-氨水（10：4：1.5：0.1）为展开剂，展开，取出，晾干，喷以稀碘化铋钾试液。供试品色谱中，在与对照药材色谱相应的位置上，显相同颜色的斑点。

（4）取本品 20g，研细，加氨水 5mL、三氯甲烷 60mL，超声处理 30 分钟，滤过，滤液蒸干，残渣加甲醇 1mL 使溶解，作为供试品溶液。另取延胡索乙素对照品，加甲醇制成每 1mL 含 1mg 的溶液，作为对照品溶液。照薄层色谱法试验，吸取供试品溶液 40μL、对照品溶液 2μL，分别点于同一用 1%氢氧化钠溶液制备的硅胶 G 薄层板上，以环己烷-乙酸乙酯（3：2）为展开剂，展开，取出，晾干，以碘蒸气熏至斑点显色清晰，挥尽板上吸附的碘后，置紫外光灯（365nm）下检视。供试品色谱中，在与对照品色谱相应的位置上，显相同颜色的荧光斑点。

（5）取山楂对照药材 2g，加水 100mL，煎煮 1 小时，滤过，滤液浓缩至 20mL，用稀盐酸调节 pH 值 1~2，用乙酸乙酯振摇提取 2 次，每次 20mL，合并乙酸乙酯液，蒸干，残渣加甲醇 1mL 使溶解，作为对照药材溶液。照薄层色谱法试验，吸取鉴别（2）项下的供试品溶液 10μL、对照药材溶液 30μL，分别点于同一硅胶 G 薄层板上，以环己烷-乙酸乙酯-甲酸（20：20：1）为展开剂，展开，取出，晾干，喷以 2%三氯化铁乙醇溶液，在 105℃加热至斑点显色清晰。供试品色谱中，在与对照药材色谱相应的位置上，显相同颜色的斑点。

（6）取本品 12g，研细，加乙醇 40mL，加热回流 30 分钟，滤过，滤液蒸干，残渣加水 10mL 使溶解，用乙醚振摇提取 2 次（15mL、10mL），弃去乙醚液，再用水饱和的正丁醇振摇提取 4 次（15mL、10mL、10mL、10mL），合并正丁醇液，蒸干，残渣加甲醇 2mL 使溶解，作为供试品溶液。另取橙皮苷对照品，加甲醇制成每 1mL 含 0.2mg 的溶液，作为对照品溶液。照薄层色谱法试验，吸取供试品溶液 1μL、对照品溶液 4μL，分别点于同一聚酰胺薄膜上使呈条状，以三氯甲烷-丙酮-甲醇（5：1：1）为展开剂，展开，取出，晾干，喷以 2%三氯化铝乙醇溶液，晾干，置紫外光灯（365nm）下检视。供试品色谱中，在与对照品色谱相应的位置上，显相同颜色的荧光斑点。

（7）取本品 12g，研细，加甲醇 50mL，超声处理 20 分钟，滤过，滤液蒸干，残渣加水 20mL 使溶解，用稀盐酸调节 pH 值 2~3，用乙酸乙酯振摇提取 2 次，每次 20mL，合并乙酸乙酯液，蒸干，残渣加甲醇 1mL 使溶解，作为供试品溶液。另取咖啡酸对照品，加甲醇制成每 1mL 含 0.5mg 的溶液，作为对照品溶液。照薄层色谱法试验，吸取供试品溶液 5μL、对照品溶液 2μL，分别点于同一硅胶 G 薄层板上，以乙酸丁酯-甲酸-水（7：2.5：2.5）的上层溶液为展开剂，展开，取出，晾干，置紫外光灯（365nm）下检视。供试品色谱中，在与对照品色谱相应的位置上，显相同颜色的荧光斑点。

【检查】应符合颗粒剂项下有关的各项规定。

【含量测定】照高效液相色谱法测定。

色谱条件与系统适用性试验：以磺酸基团键合硅胶（SCX）的阳离子交换剂为填充剂，以甲醇-0.2%磷酸溶液（用氨试液调节 pH 值至 3.8）（35：65）为流动相；检测波长为 223nm。理论板数按辛弗林峰计算应不低于 5000。

对照品溶液的制备：取辛弗林对照品适量，精密称定，加 50%甲醇制成每 1mL 含 45μg 的溶液，即得。

供试品溶液的制备：取装量差异项下的本品，研细，取约 3g，精密称定，置具塞锥形瓶中，精密加入 50%甲醇 50mL，称定重量，加热回流 1 小时，放冷，再称定重量，用 50%甲醇补足减失的重量，摇匀，用微孔滤膜（0.22μm）滤过，取续滤液，即得。

测定法：分别精密吸取对照品溶液与供试品溶液各 10μL，注入液相色谱仪，测定，即得。

本品每袋含枳实和陈皮以辛弗林（$C_9H_{13}NO_2$）计，不得少于 2.2mg。

【功能与主治】　清热解郁，和胃降逆，通利消滞。用于肝胃郁热所致痞满证，症见胃脘胀满、嗳气、纳差、胃中灼热、嘈杂泛酸、脘腹疼痛、口干口苦；运动障碍型功能性消化不良见上述症状者。

【用法与用量】　温开水冲服。一次 1 袋，一日 3 次。于饭前服用。

【规格】　每袋装 6g。

【贮藏】　密封，置干燥处。

二、达立通颗粒质量标准起草说明

1. 样品来源　质量标准研究所用样品有 10 批，批号分别为 130310、130322、130328、130629、130630、130634、131134、131136、131138、131140。

2. 制法　按工艺资料概述。

3. 性状　根据样品的实际情况，样品均为"黄棕色至棕褐色的颗粒；味微甜，微苦"。

4. 鉴别

（1）柴胡的薄层鉴别：分别制备供试品溶液、对照药材溶液和阴性对照溶液。吸取上述三种溶液各 10μL，分别点于同一硅胶 G 薄层板上，以乙酸乙酯-乙醇-水（8：2：1）为展开剂，展开，取出，晾干，喷以 2%对二甲氨基苯甲醛的 40%硫酸溶液，在 60℃加热至斑点显色清晰。供试品色谱中，在与对照药材色谱相应的位置上，显相同颜色的斑点。结果表明阴性对照对本法无干扰，结果见图 9-3。

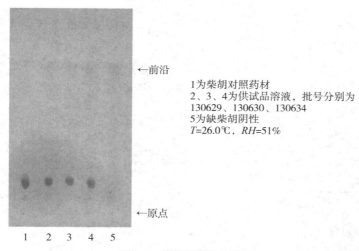

1为柴胡对照药材
2、3、4为供试品溶液，批号分别为
130629、130630、130634
5为缺柴胡阴性
T=26.0℃，RH=51%

图 9-3　柴胡的薄层色谱图

经耐用性试验（不同温度、不同湿度和不同薄层板比较），方法适用性好。

（2）木香的薄层鉴别：分别制备供试品溶液、对照药材溶液、对照品溶液、阴性对照溶液。吸取供试品溶液和阴性对照溶液各 10μL、对照药材溶液和对照品溶液各 5μL，分别点于同一硅胶 G 薄层板上，以环己烷-甲酸乙酯-甲酸（15：5：1）的上层溶液为展开剂，展开，取出，晾干，喷以 1%香草醛硫酸溶液，加热至斑点显色清晰。供试品色谱中，在与对照品色谱相应的位置上，显相同颜色的斑点，与对照药材色谱相应的位置少一斑点，故最终仅以去氢木香内酯对照品为对照进行试验。通过多次试验，重复性好，阴性对照无干扰，故收入正文。

耐用性考察方法简介如下：

①不同温度的比较：取去氢木香内酯对照品溶液和 3 批样品溶液，点于自制的硅胶 G 薄层板

上，分别考察常温常湿（$T=26.5℃$，$RH=55\%$）、高温常湿（$T=36.1℃$，$RH=50\%$）和低温常湿（$T=7.5℃$，$RH=53\%$）三种条件下的分离情况，结果表明在以上温度条件下均能达到良好的分离效果，温度对分离影响不大，见图9-4。

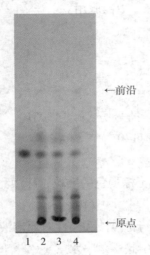 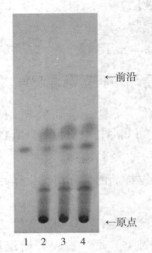

1为去氢木香内酯对照品
2、3、4为供试品溶液，批号分别为
130629、130630、130634
$T=36.1℃$，$RH=50\%$

1为去氢木香内酯对照品
2、3、4为供试品溶液，批号分别为
130629、130630、130634
$T=7.5℃$，$RH=53\%$

图9-4　温度的适用性试验

②不同湿度的比较：取去氢木香内酯对照品溶液和3批样品溶液（按正文拟订的方法制备），点于自制的硅胶G薄层板上，分别考察常温常湿（$T=26.5℃$，$RH=55\%$）、常温高湿（$T=25.1℃$，$RH=73\%$）和常温低湿（$T=25.3℃$，$RH=20\%$）三种条件下的分离情况，结果表明在以上湿度条件下均能达到良好的分离效果，湿度对分离影响不大，见图9-5。

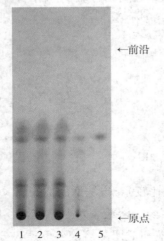 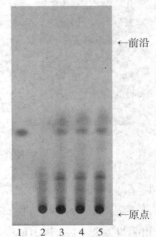

1、2、3为供试品溶液，批号分别为
130629、130630、130634
4为去氢木香内酯对照品
5为阴性对照溶液
$T=25.1℃$，$RH=73\%$

1为去氢木香内酯对照品
2为阴性对照溶液
3、4、5为供试品溶液，批号分别为
130629、130630、130634
$T=25.3℃$，$RH=20\%$

图9-5　湿度的适用性试验

③不同薄层板的比较：取去氢木香内酯对照品溶液和3批样品溶液（按正文拟订的方法制备），分别点于自制的硅胶G薄层板和普通预制硅胶G薄层板上，结果表明不同品牌的薄层板均

能达到良好的分离效果，薄层板对分离影响不大，见图9-6。

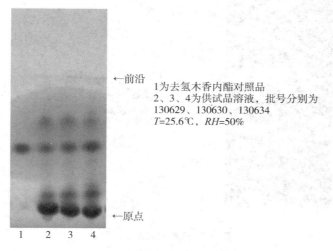

图9-6 薄层板的适用性实验

（3）槟榔的薄层鉴别：分别制备供试品溶液、对照药材溶液、阴性对照溶液，吸取供试品溶液及阴性对照溶液各40μL、对照药材溶液20μL，分别点于同一预制硅胶 G 薄层板上，以甲苯-三氯甲烷-甲醇-氨水（10：4：1.5：0.1）为展开剂，展开，取出，晾干，喷以稀碘化铋钾试液。供试品色谱中，在与对照药材色谱相应的位置上，显相同颜色的斑点。结果表明阴性对照对本法无干扰，结果见图9-7。

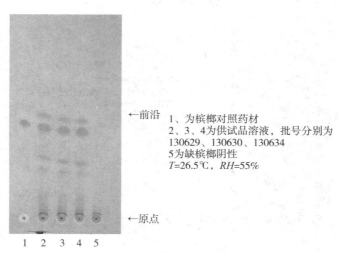

图9-7 槟榔的薄层色谱图

经耐用性试验（不同温度、不同湿度和不同薄层板的比较），方法适用性好。

（4）延胡索的薄层鉴别：分别制备供试品溶液、对照品溶液、阴性对照溶液。吸取供试品溶液和阴性对照溶液各40μL、对照品溶液2μL，分别点于同一预制硅胶 G 薄层板上，以环己烷-乙酸乙酯（3：2）为展开剂，展开，取出，晾干，以碘蒸气熏至斑点显色清晰，挥尽板上吸附的碘后，置紫外光灯（365nm）下检视。供试品色谱中，在与对照品色谱相应的位置上，显相同颜色的斑点。结果表明阴性对照对本法无干扰，结果见图9-8。

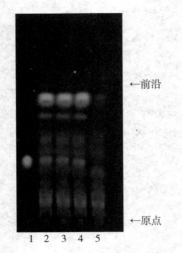

1为延胡索乙素对照品
2、3、4为供试品溶液，批号分别为
130629、130630、130634
5为缺延胡索阴性对照溶液
$T=26.2℃，RH=51\%$

←前沿

←原点

1　2　3　4　5

图9-8　延胡索的薄层色谱图

经耐用性试验（不同温度、不同湿度和不同薄层板的比较），方法适用性好。

（5）山楂的薄层鉴别：分别制备供试品溶液、对照药材溶液、阴性对照溶液。吸取供试品溶液和阴性对照溶液各10μL、对照药材溶液30μL，分别点于同一硅胶G薄层板上，以环己烷-乙酸乙酯-甲酸（20∶20∶1）为展开剂，展开，取出，晾干，喷以2%三氯化铁乙醇溶液，在105℃加热至斑点显色清晰。供试品色谱中，在与对照药材色谱相应的位置上，显相同颜色的斑点。通过多次试验，重复性好，阴性对照无干扰，故收入正文，结果见图9-9。

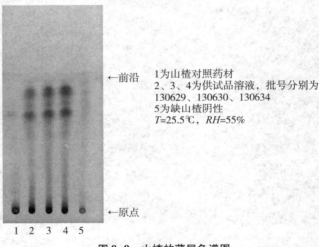

1为山楂对照药材
2、3、4为供试品溶液，批号分别为
130629、130630、130634
5为缺山楂阴性
$T=25.5℃，RH=55\%$

←前沿

←原点

1　2　3　4　5

图9-9　山楂的薄层色谱图

经耐用性试验（不同温度、不同湿度和不同薄层板的比较），方法适用性好。

（6）橙皮苷的薄层鉴别：陈皮的主要成分为橙皮苷，经查找资料证明，枳实中也含有橙皮苷，按处方取缺陈皮、枳实的其他药味，按达立通颗粒制备方法，制成缺陈皮、枳实阴性样品；按处方取缺陈皮的其他药味，按达立通颗粒制备方法，制成缺陈皮阴性样品。

分别制备供试品溶液、对照品溶液、阴性对照溶液1（按处方取缺陈皮、枳实）、阴性对照溶液2（按处方取缺陈皮）；吸取供试品溶液和阴性对照溶液各1μL、对照品溶液4μL，分别点于同一聚酰胺薄膜上，以三氯甲烷-丙酮-甲醇（5∶1∶1）为展开剂，展开，取出，晾干，喷以2%三氯化铝乙醇溶液，晾干，置紫外光灯（365nm）下检视。供试品色谱中，在与对照品色谱相应的位置上，显相同颜色的荧光斑点。通过多次试验，重复性好，缺陈皮阴性对照干扰严重，缺陈皮、枳实阴性对照无干扰，故收入正文，结果见图9-10。

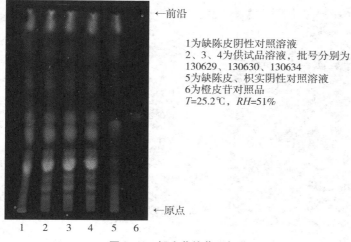

1为缺陈皮阴性对照溶液
2、3、4为供试品溶液，批号分别为
130629、130630、130634
5为缺陈皮、枳实阴性对照溶液
6为橙皮苷对照品
$T=25.2℃$，$RH=51\%$

1 2 3 4 5 6

图9-10 橙皮苷的薄层色谱图

经耐用性试验（不同温度、不同湿度和不同薄层板的比较），方法适用性好。

（7）蒲公英的薄层鉴别：蒲公英的主要成分为咖啡酸，以咖啡酸为对照的薄层色谱鉴别，分别制备供试品溶液、对照品溶液、阴性对照溶液，吸取供试品溶液和阴性对照溶液各5μL、对照品溶液2μL，分别点于同一硅胶G薄层板上，以乙酸丁酯-甲酸-水（7∶2.5∶2.5）的上层溶液为展开剂，展开，取出，晾干，置紫外光灯（365nm）下检视。供试品色谱中，在与对照品色谱相应的位置上，显相同颜色的荧光斑点。通过多次试验，重复性好，阴性对照无干扰，故收入正文，结果见图9-9。

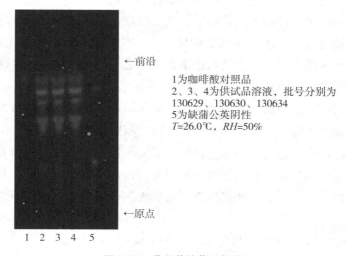

1为咖啡酸对照品
2、3、4为供试品溶液，批号分别为
130629、130630、130634
5为缺蒲公英阴性
$T=26.0℃$，$RH=50\%$

1 2 3 4 5

图9-11 蒲公英的薄层色谱图

经耐用性试验（不同温度、不同湿度和不同薄层板的比较），方法适用性好。

（8）党参的薄层鉴别：党参的主要成分为党参炔苷，经试验研究，薄层色谱鉴别和液相色谱鉴别时样品中均有杂质干扰，且阴性对照干扰严重，故未增加党参薄层色谱鉴别，见图9-11，各主要斑点阴性均有干扰。

分别制备供试品溶液、对照药材溶液、阴性对照溶液，吸取上述三种溶液各5μL，分别点于同一硅胶G薄层板上，以甲苯-乙酸乙酯-甲酸（20∶8∶10.5）为展开剂，展开，取出，晾干，喷以10%硫酸乙醇溶液，在105℃加热至斑点显色清晰。供试品色谱中，在与对照药材色谱相应的位置上，显相同颜色的斑点，但阴性对照干扰严重，故该方法不予收载入标准，结果见图9-12。

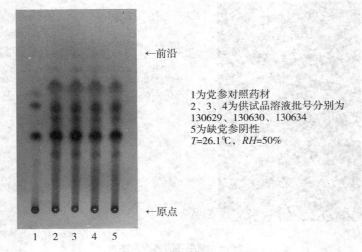

←前沿

1为党参对照药材
2、3、4为供试品溶液批号分别为
130629、130630、130634
5为缺党参阴性
T=26.1℃，RH=50%

←原点

1 2 3 4 5

图9-12 党参的薄层色谱图

5. 检查

（1）按《中国药典》（2020年版）通则颗粒剂项下的各项规定进行检查，10批样品粒度、装量差异、溶化性及水分均符合规定。

（2）重金属：取本品2g，缓缓炽灼至完全炭化，放冷，依法检查，含重金属均小于百万分之十。

（3）砷盐：取本品1g，精密称定，加入无砷氢氧化钙2g，加水10mL湿润，烘干，在小火上小心炽灼（注意不使内容物溅出）至烟雾除尽，移入高温炉中在500~600℃炽灼至灰化，取出，放冷，加蒸馏水5mL，再缓缓加入盐酸5mL及浓溴液数滴，置水浴上加热至溶液中的红色溴驱尽，滴加氯化亚锡数滴，再全部转入测砷瓶中，依法检查。另精密量取标准砷溶液2mL；按供试品溶液处理方法同法处理后，依法制备标准砷斑进行比较，结果标准砷斑斑点圆整，颜色均匀，而3批样品砷斑均小于标准砷斑，含砷盐均小于百万分之二，故正文未列入砷盐检查。

6. 含量测定 枳实为方中君药之一，苦、辛、酸、温，入脾、胃经。具破气消积、泻痰除痞之功能。用于积滞内停，痞满胀痛，泻痢后重，大便不通，痰滞气阻胸痹，结胸诸证。陈皮为方中臣药，辛、苦，温，入脾、肺经。用于脾胃气滞，脘腹胀满，恶心呕吐，消化不良等。

辛弗林为枳实和陈皮中均含有的一种生物碱，据文献报道辛弗林是间接β-肾上腺素激动剂，具有收缩血管、升高血压和较强的扩张气管和支气管的作用，且对胃肠运动具有调节作用，是枳实和陈皮中的重要有效成分。因此本研究建立了高效液相色谱法测定达立通颗粒中辛弗林的含量测定方法，并进行了方法学验证。

（1）仪器、药品与试剂：高效液相色谱仪：Agilent 1200四元低压梯度泵系列，Agilent 1200化学工作站，VWD DAD检测器。辛弗林对照品：来自中国食品药品检定研究院，批号110727-200306。

（2）色谱条件：CAPCELL PAK SCX UG80（4.6mm×250mm，5μm），流动相：甲醇-0.2%磷酸溶液（用氨试液调节pH值至3.8）（35：65），流速0.8mL/min。理论板数按辛弗林峰计算应不低于5000。

（3）检测波长的确定：取辛弗林对照品适量，加50%甲醇配制成一定浓度的溶液，以50%甲醇为空白，在200~400nm波长范围内进行光谱扫描，结果在223nm波长处有最大吸收（图9-13），故确定检测波长为223nm。

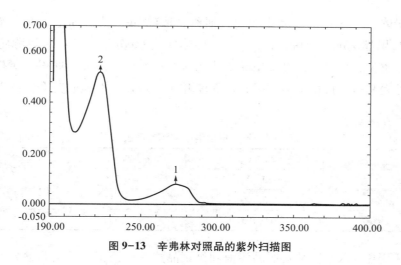

图 9-13　辛弗林对照品的紫外扫描图

（4）供试品溶液制备方法学考察

①提取溶剂的考察：取本品内容物，研细，取约 3g，精密称定，置具塞锥形瓶中，分别精密加入 50%甲醇、稀乙醇、甲醇各 50mL，称定重量，加热回流 1 小时，放冷，再称定重量，分别用 50%甲醇、稀乙醇、甲醇补足减失的重量，摇匀，用微孔滤膜（0.22μm）滤过，取续滤液，即得。对提取溶剂进行考察，结果见表 9-1。根据考察结果，确定 50%甲醇为最佳提取溶剂。

表 9-1　不同提取溶剂的考察结果

	50%甲醇提取	稀乙醇提取	甲醇提取
含量 1（mg/g）	0.728	0.700	0.673
含量 2（mg/g）	0.729	0.699	0.693
含量平均值（mg/g）	0.729	0.699	0.682

②不同提取方法的考察：取本品内容物，研细，取约 3g，精密称定，置具塞锥形瓶中，分别超声处理（功率 500W，频率 40Hz）30 分钟、加热回流 30 分钟、加热回流 60 分钟，放冷，再称定重量，用 50%甲醇补足减失的重量，摇匀，用 0.22μm 微孔滤膜滤过，取续滤液，即得。对提取方法进行考察，结果见表 9-2。根据考察结果，确定本品最佳提取方法为加热回流 60 分钟。

表 9-2　不同提取方法的考察结果

	超声 30 分钟	加热回流 30 分钟	加热回流 60 分钟
含量 1（mg/g）	0.739	0.729	0.746
含量 2（mg/g）	0.742	0.730	0.745
含量平均值（mg/g）	0.741	0.730	0.745

③提取时间的考察：取本品内容物，研细，取约 3g，精密称定，置具塞锥形瓶中，精密加入 50%甲醇 50mL，分别加热回流 30 分钟、60 分钟、90 分钟，放冷，再称定重量，用 50%甲醇补足减失的重量，摇匀，用 0.22μm 微孔滤膜滤过，取续滤液，即得。对提取时间进行考察，结果见表 9-3。根据考察结果，回流 60 分钟基本提取完全，故确定提取时间为 60 分钟。

表 9-3　不同提取时间的考察结果

	加热回流 30 分钟	加热回流 60 分钟	加热回流 90 分钟
含量 1（mg/g）	0.729	0.746	0.729
含量 2（mg/g）	0.730	0.745	0.722
含量平均值（mg/g）	0.730	0.745	0.726

④提取溶剂体积考察：取本品内容物，研细，取约 3g，精密称定，置具塞锥形瓶中，分别精密加入 50%甲醇 25mL、50mL、100mL，加热回流 60 分钟，放冷，再称定重量，用 50%甲醇补足减失的重量，摇匀，用 0.22μm 微孔滤膜滤过，取续滤液，即得。对提取溶剂体积进行考察，结果见表 9-4。根据考察结果，用 50%甲醇 50mL 基本提取完全，故确定提取溶剂体积为 50mL。

表 9-4　不同提取溶剂体积的考察结果

	25mL	50mL	100mL
含量 1（mg/g）	0.705	0.756	0.755
含量 2（mg/g）	0.706	0.755	0.756
含量平均值（mg/g）	0.705	0.756	0.756

（5）峰纯度检查：取辛弗林对照品溶液和供试品溶液，按正文"含量测定"项下色谱条件测定，在 DAD 检测器下比较供试品溶液与对照品溶液的光谱图，结果二者的吸收光谱图一致，说明供试品溶液分离较好，峰纯度能达到检测要求，见图 9-14、9-15。

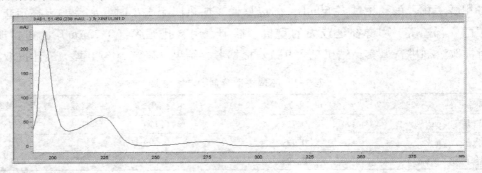

图 9-14　辛弗林光谱图

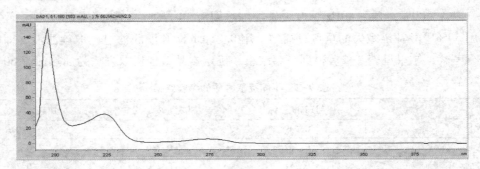

图 9-15　供试品光谱图

（6）专属性试验：取缺枳实和陈皮的阴性对照样品，取约 3g，精密称定，置具塞锥形瓶中，加热回流 60 分钟，放冷，再称定重量，用 50%甲醇补足减失的重量，摇匀，用 0.22μm 微孔滤膜滤过，取续滤液，制得空白溶液，按正文方法测定，比较供试品溶液色谱、对照品色谱及缺枳实和陈皮的阴性对照样品溶液色谱，结果供试品中辛弗林峰有较好的色谱分离，阴性样品中其他成分对辛弗林无干扰，见图 9-16~图 9-17。

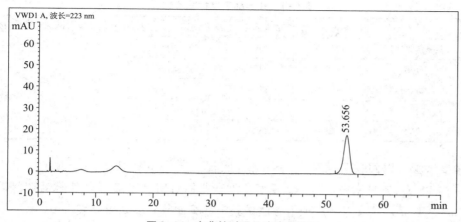

图 9-16　辛弗林对照品溶液色谱图

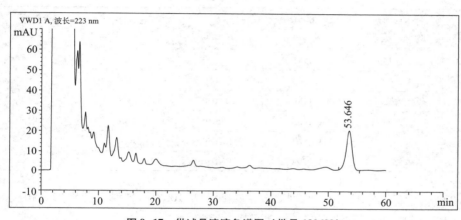

图 9-17　供试品溶液色谱图（批号 130629）

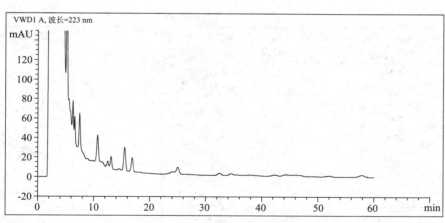

图 9-18　缺枳实、陈皮阴性对照样品色谱图

（7）线性关系的考察：精密称取辛弗林对照品 11.10mg，置 50mL 容量瓶中，加 50%甲醇使溶解并稀释至刻度，摇匀，作为辛弗林对照品母液。分别精密量取不同体积置不同的容量瓶中，加 50%甲醇稀释至刻度，摇匀；分别进样，以对照品浓度为横坐标，绘制标准曲线，回归方程为 $Y = 31570.6040X - 39.7502$，$r = 0.9999$。结果表明，辛弗林在 0.0044～0.2220mg/mL 之间呈良好线性关系。

（8）精密度试验：取本品内容物 5 份，取约 3g，精密称定，照含量测定项下方法测定，结果见表 9-5。

表 9-5　辛弗林重复性试验结果

取样量（g）	峰面积 1	峰面积 2	峰面积平均值	含量（mg/g）	平均含量（mg/g）	RSD（%）
3.1526	1538.7	1541.3	1540.00	0.807		
3.0703	1467.3	1475.9	1471.60	0.791		
3.0325	1481.4	1487.0	1484.20	0.808	0.7960	1.2
3.0310	1449.5	1454.1	1451.80	0.791		
3.2220	1525.5	1523.0	1524.25	0.781		

7. 准确度试验（以回收率表示）　采用加样回收试验，精密称取已知含量的本品内容物（批号 130630）约 1.5g，置具塞锥形瓶中，精密添加辛弗林对照品溶液（辛弗林对照品溶液浓度为 0.0241mg/mL）50mL，按含量测定项下方法试验，计算回收率，结果见表 9-6。

表 9-6　回收率试验结果

取样量（g）	测得辛弗林的量（mg）	制剂中辛弗林的量（mg）	添加辛弗林的量（mg）	回收率（%）	平均回收率（%）	RSD（%）
1.5026	2.3614	1.1961	1.2050	96.7		
1.4301	2.2908	1.1384	1.2050	95.6		
1.4056	2.2653	1.1189	1.2050	95.1	95.4	0.8
1.5053	2.3443	1.1982	1.2050	95.1		
1.5034	2.3337	1.1967	1.2050	94.4		
1.5073	2.3511	1.1998	1.2050	95.5		

8. 范围试验　取本品内容物，研细，按正文 25% 与 100% 取样量，分别加入相应的对照品溶液，照正文中含量测定项下方法测定，结果见表 9-7。

表 9-7　范围试验结果

取样量（g）	测得辛弗林的量（mg）	制剂中辛弗林的量（mg）	添加辛弗林的量（mg）	回收率（%）	平均回收率（%）	RSD（%）
0.7584	1.1564	0.6037	0.5295	104.4		
0.7593	1.1552	0.6044	0.5295	104.0		
0.7572	1.1535	0.6027	0.5295	104.0		
1.5053	2.3443	1.1982	1.2050	95.1		
1.5034	2.3337	1.1967	1.2050	94.4	98.6	4.4
1.5073	2.3511	1.1998	1.2050	95.5		
3.0026	4.4275	2.3901	2.1180	96.2		
3.0044	4.4130	2.3915	2.1180	95.4		
3.0029	4.4821	2.3903	2.1180	98.8		

9. 耐用性试验

（1）不同品牌色谱柱考察：使用不同品牌的色谱柱进样测定，考察不同色谱柱对结果的影响，结果见表 9-8。从表中可见 3 种不同品牌色谱柱测定结果均在规定的限度范围之内（RSD ≤ 3%），并且分离度均符合要求，说明不同色谱柱对测定结果影响不大。

表 9-8　不同色谱柱的比较结果

色谱柱	辛弗林含量（mg/g）	RSD（%）
CAPCELL PAK SCX UG80 4.6mm×250mm，5μm	0.796	
Welch Ultimate XB-SCX 4.6mm×250mm，5μm	0.771	1.7
TechMate SCX-ST 4.6mm×250mm，5μm 120	0.775	

（2）稳定性：精密吸取供试品溶液，按液相色谱条件，每隔一定时间进样一次，结果供试品溶液中辛弗林在 12 小时内峰面积无明显变化，$RSD<0.2\%$。

10. 样品测定　取本品 10 批，照正文中含量测定项下方法试验，测定结果见表 9-9。

表 9-9　样品测定结果

批号	辛弗林含量平均值（mg/袋）
130310	5.66
130322	5.88
130328	5.65
130629	4.68
130630	4.40
130634	4.20
131134	4.32
131136	5.49
131138	4.23
131140	4.18

第一节 概 述

一、生物样品内中药成分分析的意义和任务

生物样品内的药物化学成分分析（biopharmaceutical analysis 或 bioanalysis of drugs），又称为体液药物分析、生物药物分析，是随着临床药学、临床药理学的发展和需要建立起来的，是研究生物体内药物及其代谢物或内源性物质质与量变化规律的新兴学科，是药物分析的重要分支。生物样品内中药成分的分析直接关系到中药的研制、临床医疗、中药方剂配伍规律的探讨、中药质量评价等各阶段工作，在探求科学用药规律，保证临床用药安全、有效、合理等方面具有重要的作用。

（一）生物样品内中药成分分析的意义

中药不论以何种方式给药，中药成分在生物体内的过程一般可分为吸收（absorption）、分布（distribution）、代谢（metabolism）、排泄（excretion），简称药物的 ADME。由于中药成分代谢也可能包括有毒成分的代谢，有效成分也可能转变为毒性物质，因此，一般 ADME 改写成 ADME/Tox，即药物的吸收、分布、代谢和排泄及毒性。

过去很长时间，人们对中药质量的认识和控制主要着重于药物在体外方面的鉴别、检查和含量测定。现在对中药成分在生物机体内吸收、分布和代谢过程与疗效的关系有了进一步认识，药理作用的强度有时因机体差异所引起的体内药物浓度差别显著不同，即"化学上等价而生物学上不等价"。因此，不仅要研究生物体外的中药质量，还需要研究中药成分在生物体内的表现行为。中药成分在生物体内的某些代谢产物常具有一定的生理活性，它们在生物体内的变化规律对原型药物的药理及毒理学评价极为重要。

可以通过分析手段了解中药成分在生物样品内的数量与质量变化，获得中药成分在机体内代谢过程的信息及药代动力学各种参数，为在中药生产、实验研究、临床应用等方面提供科学数据。

（二）生物样品内中药成分分析的任务

1. 分析方法学的研究 进行分析方法学研究，提供合理的最佳分析条件，估计、评定各种方法能达到的灵敏、专属、准确程度，探讨各种分析方法应用于生物样品内中药成分分析中的规

律性问题。中药成分的复杂性决定了进入生物样品内代谢产物的复杂性，同时，由于分析的样品来源于生物体，基质组成亦很复杂，干扰物影响较大，且一般中药成分在基质中的含量低。当在进行生物样品内中药成分研究时，要求分析方法的灵敏度、专属性和可靠性较高。因此，有效的分析方法是进行生物样品内中药成分分析的关键性问题。

2. 生物样品内中药成分研究　中药成分进入生物体内后，有些成分以原型存在，有些成分会发生变化，生成新的代谢物质，这些成分有可能都是效应成分，需要对其进行测定和分析。由于生物样品内成分非常复杂，单凭一种分析方法有时难以完成分析任务，常需结合联用分析技术进行研究，如 LC-MS/MS、GC-MS/MS、LC-NMR 等手段，才有可能对生物样品中的成分进行定性、定量分析。

3. 生物样品内内源性物质的测定和研究　生物样品内的内源性物质，如氨基酸、激素、肌酐、儿茶酚酸、过氧化脂质、尿酸、草酸等，在机体生理条件下均处于一定的浓度范围内，机体在中药成分的作用下，这些物质的体内含量可能发生显著的变化，当超过正常范围时，提示机体发生了病理改变。因此，有必要用代谢组学的方法分析内源性物质的浓度变化，这对药物作用机理的研究、某些疾病的诊断和治疗具有重要的作用。

二、生物样品内中药成分分析的对象与特点

（一）生物样品内中药成分分析的对象

凡是生物样品内中药成分到达之处，如体液、器官、组织、排泄物等都是分析的对象，所以生物样品内中药成分分析的样本有血液、尿液、唾液、胆汁、淋巴液、泪液、脊髓液、汗液、乳汁、羊水、粪便、各种器官、组织及呼出的气体等。

生物样品内中药成分分析的目标，不仅是中药成分原型，也包括代谢产物。因为代谢产物常具有生物活性，弄清它们的种类、结构、数量及分布情况，可了解中药成分在生物体内的变化及消除规律，这对安全用药和正确评价中药质量也是非常重要的。

此外，由于新药进入临床试验之前或对老药在某一方面作用进行重新评价时，一般要求先在动物体上进行实验，所以生物样品内药物分析对象不仅是人体，也包括动物体。

（二）生物样品内中药成分分析的特点

生物样品内中药成分的分析，微量成分存在于大量的生物介质中，样品中含有内源性干扰杂质，而这些干扰物质随机体状况不同而不同；另外，很多中药化学成分在生物体内经过代谢可产生一种或多种代谢物，母体药物和代谢物又能与生物大分子结合。以上过程都会给中药成分的分析带来困难，与体外药物分析相比，这就要求体内分析方法具有更高的选择性。此外，生物样品中的药物含量很低，一般血药浓度在 ng·mL^{-1}~μg·mL^{-1}，且生物样品的采集量有限，故要求分析方法有较高的灵敏度。综上所述，生物样品内中药成分分析具有以下特点。

1. 干扰物质多　生物样品中含有蛋白质、脂肪、尿素等有机物和 Na$^+$、K$^+$等大量杂质，不仅能与生物样品内的内源性物质结合，也能干扰测定，因此，样品一般均需经过分离、净化后才能分析。同时，生物样品中有多种代谢酶，取样后仍可作用于被测物，使被测物不稳定。

2. 生物样品量少　供分析的样品量少，多数在特定条件下采集，尤其是在连续测定过程中，不易重新获得；样品内含药物浓度低，在分离提取后，在测定前需要浓缩、富集以适应分析方法要求。

3. 分析方法要求高　由于生物样品量少、浓度低，故对分析方法的灵敏度及专属性要求较高。为了满足生物样品分析要求，掌握利用先进分离测定技术与仪器设备，对开展分析工作具有决定性作用。

第二节　中药成分在生物样品内的存在状态与生物转化

一、中药成分在生物样品内的存在状态

药物进入机体后，经过吸收、分布、代谢、排泄等过程，被血液运输到作用部位、靶器官或受体，达到一定浓度才能产生特征性的药理效应。一部分药物在血浆中与生物大分子蛋白质结合，不能自由通过生物膜，但这种结合是可逆的。药物到达受体、组织后又可以与受体及组织处于动态平衡。药物经生物转化后生成的代谢物亦可能具有上述性质，因此生物体内的药物浓度不是始终保持在某一水平，而是在一定范围内不断波动的。

（一）中药成分与血浆蛋白结合

中药成分进入机体后，经过吸收、分布、代谢、排泄等过程，其中许多成分将生成新的化合物，即代谢物。中药化学成分及其代谢物能与生物大分子不同程度结合，如受体、组织、血浆蛋白等。中药成分在体内转运、转化过程中，可与组织蛋白和体液蛋白结合，因此在组织和体液中，会含有游离的、结合的药物及其代谢物，分别成为游离型和结合型药物。

中药成分与血浆蛋白的结合过程是可逆的、非特异性的。清蛋白（白蛋白）是血浆中的主要蛋白质，占含量的50%，它在与药物结合中起着重要的作用，常用于药物结合的模型研究；另外还有 α_1-酸性糖蛋白和脂蛋白。有机酸类成分通常与白蛋白结合，有机碱类亲脂性成分多与 α_1-酸性糖蛋白和脂蛋白结合。

（二）竞争血浆蛋白结合的中药成分间的相互作用

因为药物成分与血浆蛋白的结合是非特异性的，所以理化性质相似的母体成分或其代谢物有可能竞争相同的结合点，将其他药物置换出来。竞争血浆蛋白结合位点能否使被置换出的药物的游离药物血药浓度显著升高而增强其药理或毒性效应，还需根据是否满足被置换出的药物必须具有高蛋白结合率（即 PPBR>90%），且其亲和力必须低于置换药物的条件。若具有高蛋白结合率的药物被置换出来，使得血中游离药物浓度成倍增加，而这些游离药物会透过细胞膜屏障，产生药理效应，故此置换过程导致的游离药物浓度增加应引起足够的重视。

二、中药成分代谢特点

药物代谢，又称为药物的生物转化，是指药物经过体内吸收、分布之后，在药酶作用下经历化学结构变化的过程。药物代谢是机体对药物进行化学处置的一个非常重要的环节。中药成分代谢的主要部位为肝脏和肠道，其他还包括肾、脾、肺、血浆、皮肤等器官。

（一）基本特点

1. 大部分中药为水煎剂，其中含有大量极性糖苷类化合物，肠内细菌首先将其水解成苷元。很多萜类化合物如芍药苷、环烯醚萜类等，由于苷元具有半缩醛等不稳定结构，导致其结构进行

重排，形成与原型药物结构差别较大的代谢物。

2. 肠道中肠内细菌产生的氨、脂肪酸等可以与一些中药成分或其代谢中间体反应，形成一些特殊的转化产物。

3. 与肝脏 P450 酶的单加氧氧化反应不同，中药成分，尤其是黄酮成分被肠内细菌氧化时表现为骨架的开环反应。

4. 虽然肝脏代谢中还原反应较少，但肠菌对中药成分表现出大量的还原反应，尤其是双键、羰基的还原，脱羟基反应，硝基及亚硝基的还原反应等。

5. 肠菌对中药成分的生物转化反应具有高度选择性，尤其是立体选择性，还可进行一般化学方法难以实现的反应。

6. 很多中药成分在体内要先后经过肠菌、肝脏的生物转化后才形成最终的代谢产物。

（二）肝脏对中药成分的生物转化

在肝脏中引起中药成分代谢的细胞部位主要是肝微粒体中存在的药物代谢酶，肝细胞的微粒体、线粒体及胞浆中都含有不同的代谢酶，参与药物的生物转化。亲脂性中药成分容易通过细胞膜，不易从肾排泄，易于堆积体内，肝脏通过一系列代谢反应将其转化为水溶性高的化合物使之易于排出体外。药物在以细胞色素 P450 为核心的酶系作用下，分子结构发生改变，极性增加，水溶性增强，药物的活性发生变化，这个过程称为药物代谢的第一相（phase I）反应。通过药物代谢的第一相反应，生成的初级代谢产物在二磷酸葡萄糖醛酸基转移酶等催化作用下，经与葡萄糖醛酸、硫酸盐等结合，转化为水溶性更高的化合物，使其易于从尿中排出，这个过程称为药物代谢的第二相（phase II）反应，药物经过第二相反应后几乎丧失了活性。

1. 氧化反应　氧化反应是中药成分在肝脏中最常见、最重要的反应，大部分氧化反应由肝脏微粒体单加氧酶系细胞色素 P450 催化而发生。

川芎嗪是中药川芎中能够扩张血管、增加冠脉血流及脑血流、抑制血小板聚集、降低血小板活性的有效成分。给家兔腹腔注射磷酸川芎嗪后，川芎嗪分子结构中的一个甲基首先被氧化成 2-羟甲基-3,5,6-三甲基吡嗪，后者的 2-羟甲基继续被氧化生成 3,5,6-三甲基吡嗪-2-甲酸（图10-1）。五味子醇甲是五味子种子中的主要木脂素成分之一，具有明显的中枢安定作用。将五味子醇甲经腹腔给予大鼠，在尿液中可检出 3 个代谢产物（图10-2）。

2. 还原反应　与氧化代谢反应相比，还原反应较少，但对于药物的生物转化也有重要的意义。能够进行还原反应的官能团有环氧化物、过氧化物、N- 和 S- 氧化物、羰基（醛、酮）、烯基、二硫化物、C- 卤素等。

3. 水解反应　酯酶和酰胺酶分布于机体各器官，分别催化水解外源性和内源性的酯酶和酰胺类化合物，但一般酰胺类的水解比酯类慢，因此酰胺类药物具有较长的半衰期。如青蒿素是我国首创的抗疟新药，属于新型倍半萜内酯。给人口服青蒿素，可检出 4 个代谢产物，即氢化青蒿素（M1）、还原氢化青蒿素（M2）、9,10-二羟基氢化青蒿素（M3）、五元环内酯甲酮化合物（M4），见图10-3。

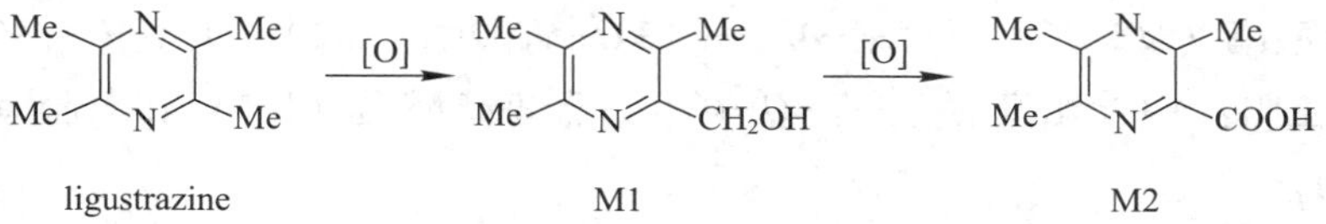

图 10-1　川芎嗪（**ligustrazine**）在家兔体内的生物转化

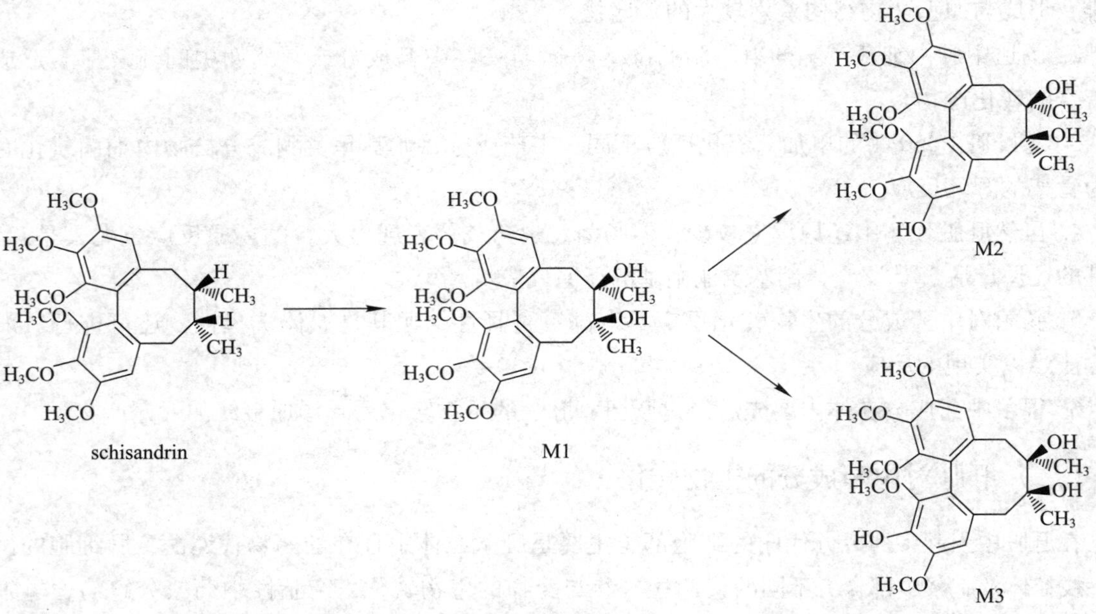

图 10-2　五味子醇甲（schisandrin）在大鼠体内的生物转化

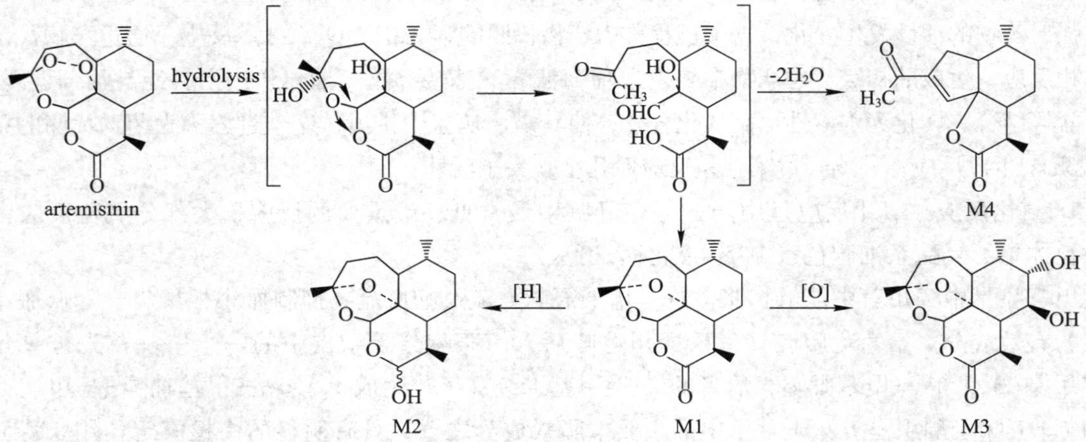

图 10-3　青蒿素（artemisinin）在人体内的生物转化

4. 结合反应　药物的结合反应是具有羟基、羧基、氨基等官能团的药物与作为生物体成分的糖、硫酸盐、氨基酸等结合；而不具有这些官能团的药物需经氧化、还原、水解等转化产生这些官能团，随后与生物体成分结合，从尿液或胆汁排出体外。

中药中的黄酮类化合物分布广泛，大多具有酚羟基。成苷存在的黄酮苷类成分在口服情况下首先经胃肠道水解，苷元通过肝吸收入血转运至肝脏被氧化代谢或与葡萄糖醛酸结合，在尿中排泄，或经肝肠循环后随粪便排泄或从尿中排泄。

如葛根素［野葛 *Pueraria lobata*（Willd.）Ohwi 或甘葛藤 *P. thomsonii* Benth. 的主要化学成分］大鼠口服后，在尿液中除检测出原型药物外，还检出四种代谢产物，即大豆黄素（M1）、大豆黄素-4′-*O*-硫酸酯（M2）、大豆黄素-4′,7-二-*O*-硫酸酯（M3）、大豆黄素-7-*O*-β-D-葡萄糖醛酸（M4）；在胆汁中检出葛根素-7-*O*-β-D-葡萄糖醛酸（M5）和葛根素 4′-*O*-硫酸酯（M6）（图 10-4）。

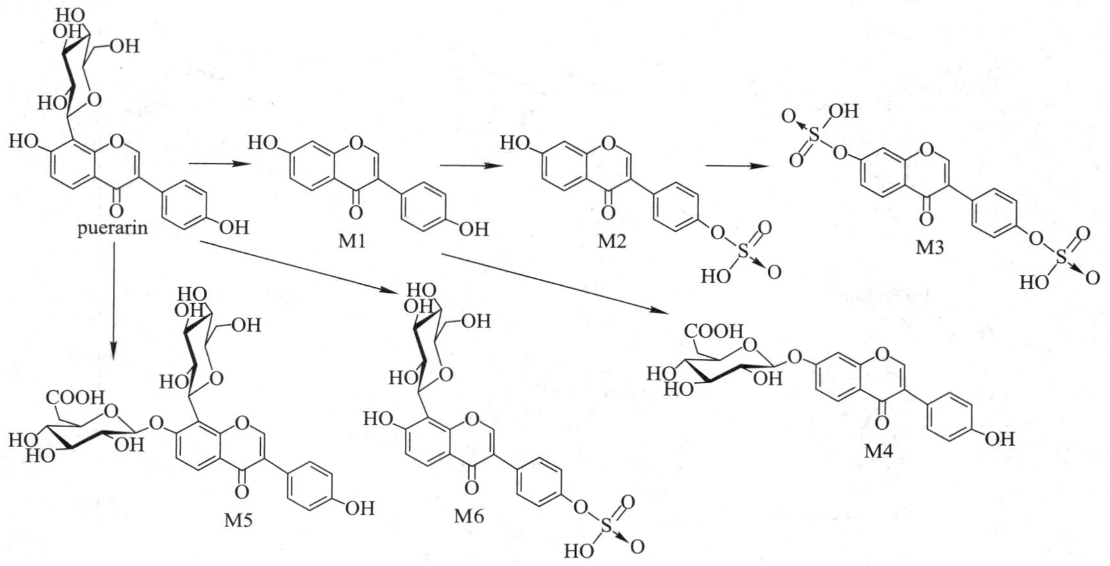

图 10-4 葛根素（puerarin）在大鼠体内的生物转化

（三）肠内细菌对中药成分的生物转化

肠菌种类多、含酶丰富，可进行多种生物转化反应，具有高度选择性，尤其是立体选择性，还可进行一般化学方法难以实现的反应。肠内细菌对中药成分结构的生物转化以水解为主，其次为还原反应，其他还有氧化、异构化、酯解、聚合、碳苷的水解等。

1. 水解反应 中药通常都是水煎后服用，水提物中含有大量的苷类，其中大部分为 O-糖苷。大量的研究结果证明，很多苷类本身生物活性很差，而其代谢物常常才是活性作用实体。肠内进行的主要生物转化反应是水解反应，是由肠菌分泌的 β-葡萄糖苷酶、β-鼠李糖苷酶、β-葡萄糖醛酸苷酶和硫酸酯酶等催化完成的。如环烯醚萜类化合物，当药苦苷灌胃给予大鼠后，在血中并没有发现其相应的苷元，而是苷元结构重排后的产物红百金花内酯（M1）及其进一步被还原产物（M2）（图 10-5）。灌胃给予大鼠单萜类化合物芍药苷后，血中芍药苷浓度很低，在血浆中主要以其代谢物形式存在（paeonimetabolin I）（图 10-6）。

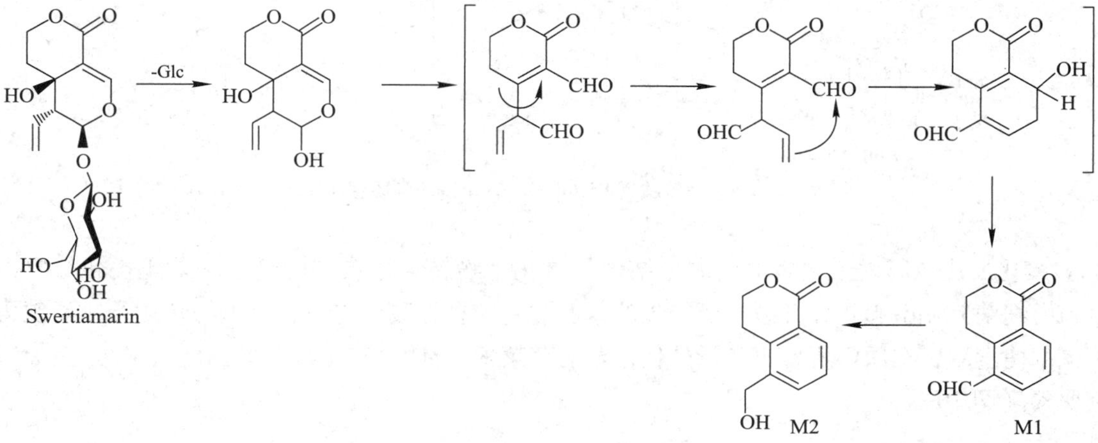

图 10-5 当药苦苷（swertiamarin）在大鼠体内的生物转化

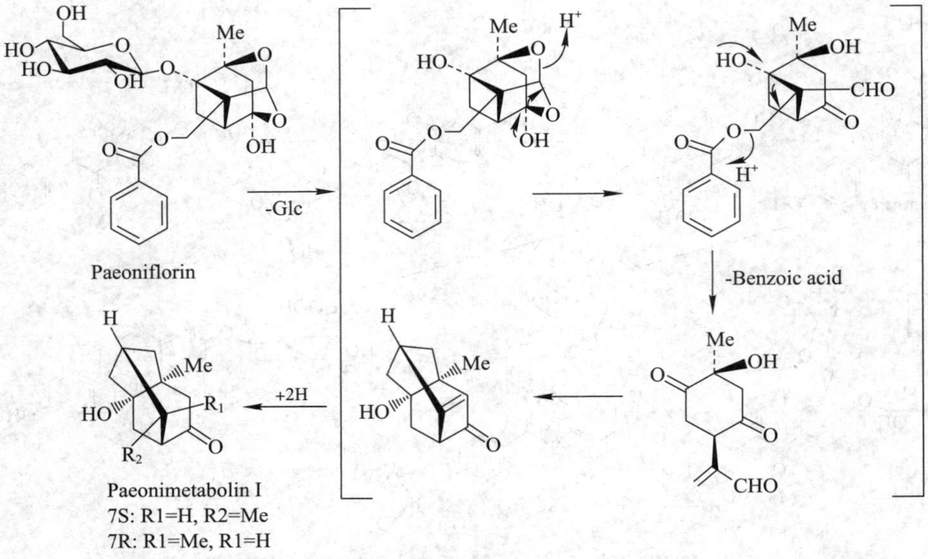

图 10-6 芍药苷（paeoniflorin）在大鼠体内的生物转化

2. 还原反应 肠内微生物也可以进行多种还原反应，如可将大黄酸还原为大黄酸蒽酮（M1）（图 10-7）。另外，肠内细菌含有丰富的硝基还原酶和亚硝基还原酶，而肝脏不含有这些酶，如可将马兜铃酸还原为马兜铃内酰胺（M1）（图 10-8）。

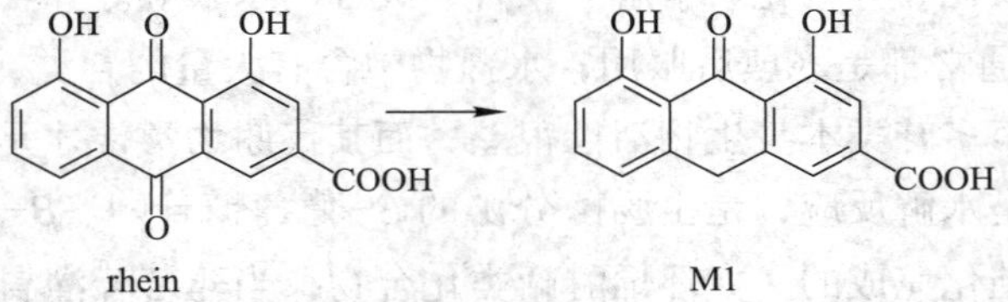

图 10-7 大黄酸（rhein）的肠菌生物转化

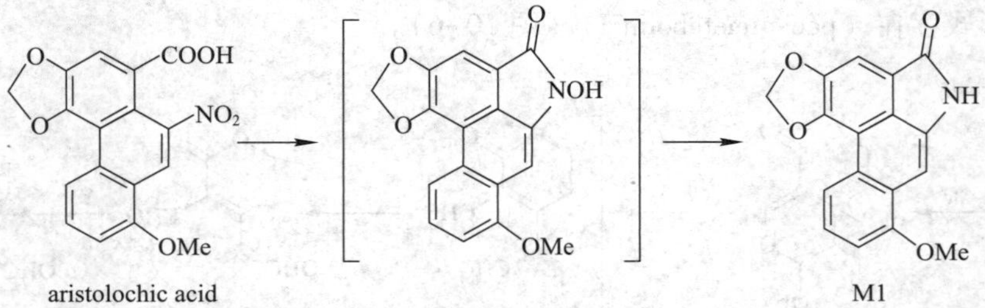

图 10-8 马兜铃酸（aristolochic acid）的肠菌生物转化

3. 氧化反应 肠内细菌对中药成分结构的氧化生物转化最典型的例子是黄酮类化合物，它们由肠内细菌氧化引起骨架开裂，所产生的苯乙酸、安息香酸等均为氧化生物转化产物。灌胃给予大鼠刺槐素后，在尿中可检出微量的代谢产物芹菜素（M1）和对羟基苯丙酸（M2）及原型药物刺槐素（图 10-9）。

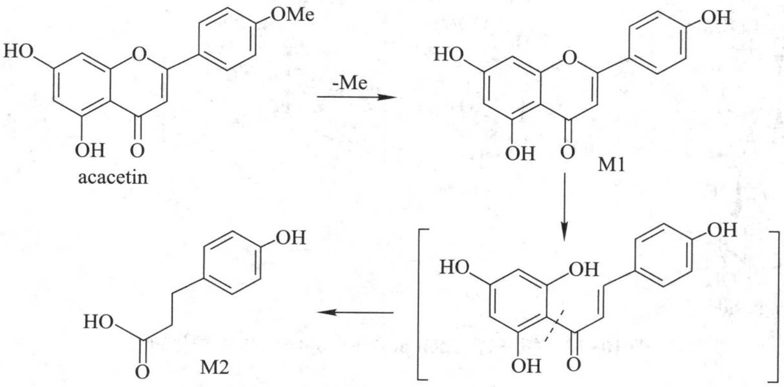

图 10-9　刺槐素（acacetin）在大鼠体内的生物转化

4. 异构化反应　某些肠菌能够立体选择转化某些中药化合物，如肠内细菌可使厚朴酚产生一系列异构体（图 10-10）。

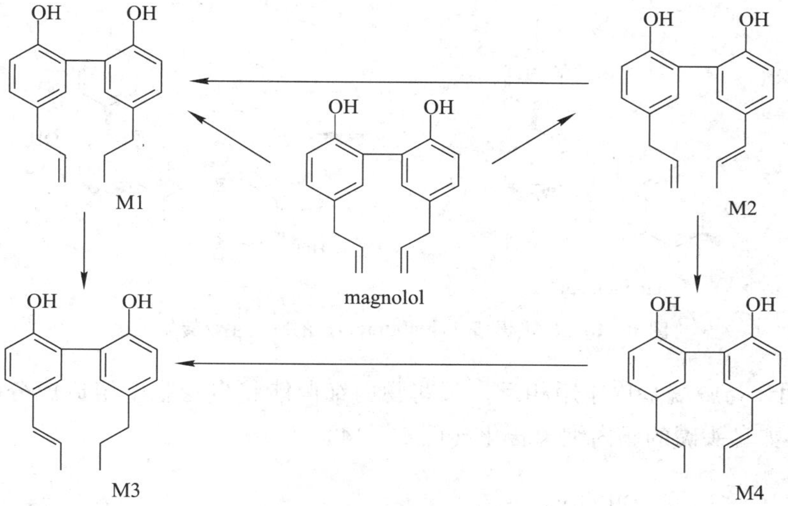

图 10-10　厚朴酚（magnolol）的肠菌生物转化过程

5. 含氧化合物向含氮化合物的转化　肠内细菌分解肠内容物时会产生氨气，氨气可与某些含氧化合物的代谢中间体反应，并与之形成含氮化合物。如桃叶珊瑚苷可代谢为珊瑚碱 A（M1）与 B（M2）（图 10-11）；栀子苷除了可生成不稳定的苷元（M1），还可代谢为京尼平碱（M2）（图 10-12）。

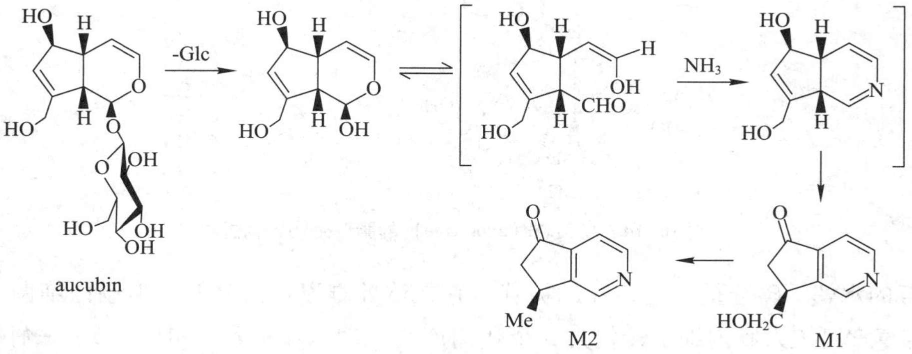

图 10-11　桃叶珊瑚苷（aucubin）的肠菌生物转化过程

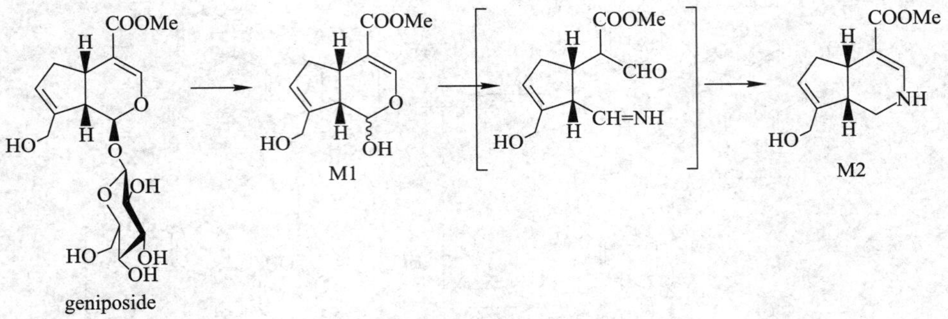

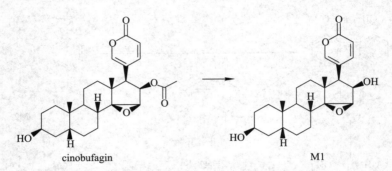

图 10-12　栀子苷（geniposide）的肠菌生物转化过程

6. 脱酰基化（酯解）作用　含有酯基的中药成分进入消化道后可能被肠内细菌中含有的酯酶脱酰基，转化产物活性减弱或丧失。如华蟾毒精可被人肠内细菌转化为脱乙酰华蟾毒精（M1）（图 10-13）。华蟾毒精对肿瘤细胞的生长有很强的抑制作用，而转化产物无活性。

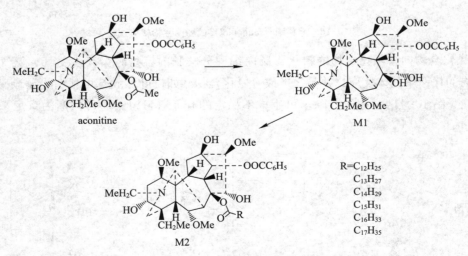

图 10-13　华蟾毒精（cinobufagin）的肠菌生物转化过程

7. 酯化作用　与脱酰基化作用相反，某些肠内细菌能将自身胞壁组成成分脂肪酸与药物结合产生新的酯，如乌头碱的肠内细菌转化（图 10-14）。

图 10-14　乌头碱（aconitine）的肠菌生物转化过程

8. 碳苷的水解　碳苷是一类特殊的糖苷，它在体外难以被酸水解，但肠内细菌可以将其水解。如异荭草素可被人肠内细菌转化为 5 个代谢产物，即木犀草素（M1）、6-C-葡萄糖圣草酚（M2）、圣草酚（M3）、间苯三酚（M4）和 3,4-二羟基苯甲酸（M5），见图 10-15。

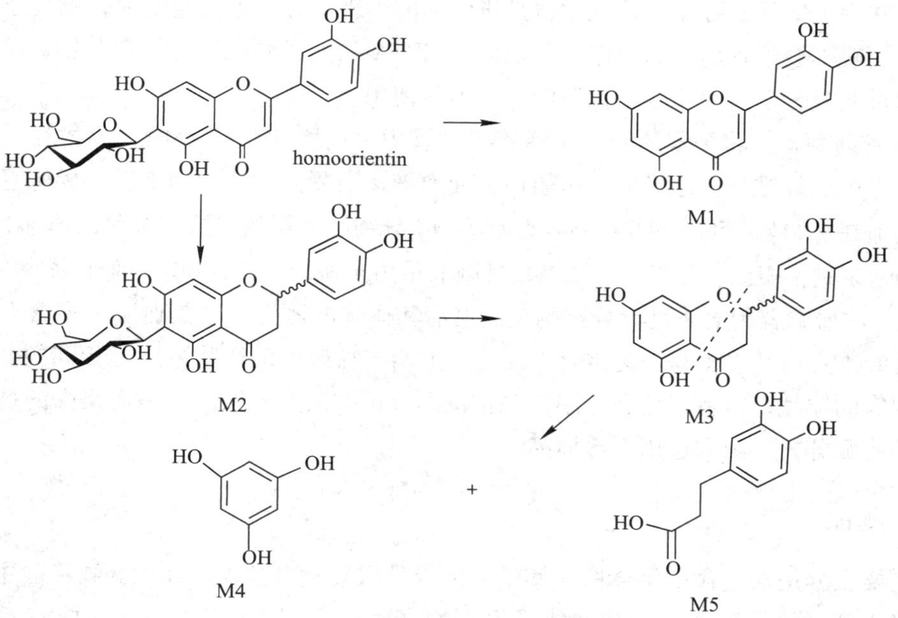

图 10-15　异荭草素（homoorientin）的肠菌生物转化过程

第三节　生物样品的制备

一、常用生物样品的采集与制备

生物样品是指来自生物机体的各种体液及组织的样品，包括血液、尿液、唾液、头发、胆汁、脑脊液、胃液、胰液、淋巴液、脏器及组织、乳汁、精液等，其中常用的生物样品是血液（血清、血浆、全血）、尿液、唾液及胆汁。

（一）血样

血液样品包括血浆（blood plasma）、血清（blood serum）、全血（whole blood），主要用于血清化学、药物动力学、临床治疗药物浓度检测，以及代谢组学等的研究。血药浓度通常指血浆或血清中药物浓度，而不是全血药物浓度。药物在体内达到稳态血药浓度时，认为血浆中药物浓度可以反映药物在体内作用部位的状况，故血浆是进行体内药物分析最常用的样品。

1. 血样的采集　动物实验时，宜直接从心脏或动脉取血，人体取血时通常采取静脉血。采血量可根据临床或动物实验要求、血中药物浓度和分析方法的灵敏度等，一般每次采血 1~5mL，不宜超过实验动物全血量的 1/10。采血的方法通用是用注射器、负压管、毛细管或特殊的微量采血管采集。

2. 血样的制备　血清和血浆的化学成分与组织液相似，内含药物可与组织液直接接触并达到平衡；而全血含有血细胞，药物在血细胞内与血浆中的浓度比由于受各种因素影响而变化，如血细胞膜剂红细胞中的血红蛋白妨碍药物浓度的测定，故全血不能作为作用部位药物浓度的可靠指标，而血浆或血清是体内药物分析最常用的样本，其中选用最多的是血浆。

（1）血浆的制备：将采集的血液置于含有抗凝剂的试管中，混合后以 2500~3000r/min 离心 5~15 分钟，使之与血细胞分离，淡黄色上清液即为血浆。抗凝剂常用肝素，它是一种含有硫酸的黏多糖，常用其钠盐、钾盐，并且它也是机体内的生理成分，不会改变血样的化学组成或引起药物改变，一般不会干扰药物的测定。其他还有 EDTA 二钠、枸橼酸盐、氟化钠、草酸盐等，但它们可引起被测成分发生变化或干扰测定，故不常使用。

　　（2）血清的制备：将采集的静脉血液置于试管中，放置 0.5~1 小时。此过程会激活一系列凝血因子，血中的纤维蛋白原形成纤维蛋白，使血液逐渐凝固。然后用细玻璃棒轻轻剥去凝固在试管壁上的血饼，再以 2500~3000r/min 离心 5~10 分钟，上层的澄清淡黄色液体即为血清。

　　血清与血浆制备相比，分离速度较慢，且制取量为全血的 20%~40%，而血浆为全血的 50%~60%，因此多数研究者用血浆进行分析测定。血清和血浆的区别主要是血浆中多含有一种纤维蛋白原，而血纤维蛋白几乎不与药物结合，因此，血清与血浆中的药物浓度是相同的。目前，作为血药浓度测定的样品，二者可任意选用，并且检测分析方法亦通用。若是血浆中的抗凝剂干扰了被测药物的检测分析，则需选用血清样品。

（二）尿液

　　尿液主要成分是水、含氮化合物（其中大部分是尿素）及盐类。体内药物清除主要是通过尿液排出，以原型（母体药物）或代谢物及缀合物（conjugate）等形式排出。尿液中药物浓度较高，收集量可以很大，收集简单，属于非侵袭性采集，目前代谢组学的研究多以尿液为研究样品。

　　采集的尿液是自然排出的尿液，包括随时尿、晨尿、白天尿及时间尿几种。因尿液浓度变化较大，所以要测定一定时间内尿液中的药物总量，如 8 小时、12 小时、24 小时内累积量，这就需要同时记录下尿液体积及尿液浓度。在动物实验中，如采集 24 小时尿液时，一般 8 点给药，之后排出的尿液全部储存于干净的容器中，直到次日上午 8 时。常用的容器是涂蜡的一次性纸杯、玻璃杯等，用量筒准确量好体积后贮存。在代谢组学研究中用的是代谢笼配套的带有刻度的储尿瓶。

　　健康动物或人的尿液是淡黄色或黄褐色，pH 值范围为 4.8~8.0。放置后会析出盐类，并伴随细菌繁殖和固体成分的崩解，因此尿液会变浑浊。若采集的尿液不能立即分析测定，需加入防腐剂后放置冰箱中储存。

　　尿液中药物浓度的改变不能直接反映血药浓度，即与血药浓度相关性差；受试者的肾功能正常与否直接影响药物排泄，因而肾功能不良者不宜采集尿液；婴儿的排尿时间难于掌握；尿液不易采集完全并不易保存，也是尿样的缺点。

（三）唾液

　　一些药物的唾液药物浓度与血浆游离药物浓度密切相关，因此，可能利用测定唾液药物浓度代替血浆药物浓度监测，另外，唾液样品也可用于药代动力学研究。

　　样品的采集应尽量在刺激少的安全状态下进行，一般是漱口后 15 分钟。用插有漏斗的试管接收口腔内自然流出或经舌在口内搅动后流出的混合唾液，采集需 10 分钟。另外采集混合液也可采用物理（嚼石蜡片、小块聚四氟乙烯、橡胶或纱布球等）或化学（酒石酸、硝酸毛果芸香碱等）等方法刺激，可在短时间内得到大量的唾液。

　　唾液采集后，应立即测量其除去泡沫部分的体积，放置后分成泡沫部分、透明部分及乳白色沉淀部分三层。之后，以 2000~3000r/min 离心 10~15 分钟，取上清液作为待测样品，供直接测定或冷冻保存。离心不仅可以排除唾液中黏蛋白的影响，也可除去其中的残渣或沉淀物，减少对药物测定的影响。

（四）组织

在通过动物试验研究药物在体内吸收、分布及药物服用过量引起中毒死亡时，常采用组织为研究对象，提供药物的体内药动学参数或其他信息。常用的脏器组织有心、肝、肺、肾、脑、胃、肌肉等。体内各脏器组织样品在测定前，均需匀浆，制成均匀化的水性基质溶液，然后再用适当方法萃取药物。

1. 沉淀蛋白法 在组织匀浆中加入甲醇、乙腈、高氯酸、三氯醋酸、钨酸钠-硫酸、硫酸锌-氢氧化钠等沉淀剂，蛋白质沉淀后取上清液供萃取用。该方法操作最简单，但对有些中药成分的回收率低。

2. 酸水解或碱水解法 组织匀浆中加入一定量的酸或碱，置水浴中加热，待组织液化后，过滤或离心，取上清液供萃取备用。该方法只适用于在热酸或热碱条件下稳定的少数中药成分。

3. 酶水解法 组织匀浆中加入一定量 Tris 缓冲液，置水浴上水解一定时间，待组织液化后过滤或离心，取上清液供萃取备用。酶水解法可避免某些中药成分在酸及高温下降解；对与蛋白质结合紧密的药物可显著改善回收率；可用有机溶剂直接提取酶解液，而无乳化现象生成；当采用 HPLC 法检测时，无须再进行过多的净化操作。该方法不适用于在碱性下易水解中药成分的处理。

二、样品的预处理

生物样品的预处理是样品分析中极其重要的一个环节，由于生物样品的复杂性，其预处理过程也很难形成固定的模式和程序，需结合实际和实验要求，采取恰当的预处理手段，从而为药物的测定创造良好的条件。

（一）去除蛋白质

在测定血样或组织匀浆样品时，首先应去除样品中的蛋白质。蛋白质的去除，可使结合型药物释放出来，以便测定药物的总浓度；可预防提取过程中的蛋白质发泡，减少乳化；还可以保护仪器性能，延长使用寿命。除去蛋白质的方法有多种。

1. 加入与水相混溶的有机溶剂 加入水溶性有机溶剂可使蛋白质分子内及分子间的氢键发生变化而使蛋白质凝聚，使与蛋白质结合的成分释放出来。常用的有机溶剂有乙腈、甲醇、乙醇、丙醇、丙酮及四氢呋喃等。血清或血浆与亲水性有机溶剂的体积比为 1:（1~3）时，超速离心后，就可把 90% 以上的蛋白质除去。使用的有机溶剂种类不同，析出的蛋白质沉淀的性状亦有差别。

操作时，将水溶性溶剂与血清或血浆按一定比例混合，采用超速离心机（10000r/min）离心 1~2 分钟即可将析出的蛋白质彻底沉淀。离心时需采用具塞尖头离心管，这样可使沉淀牢牢地黏附在离心管壁上，方便上清液的吸取，所得上清液即可直接进样分析。

2. 加入中性盐 中性盐可使溶液中的离子浓度发生变化，能将与蛋白质结合的水置换出来，从而使蛋白质脱水沉淀。常用的中性盐有饱和硫酸盐、硫酸钠、镁盐、磷酸盐及枸橼酸盐等。如血清与饱和硫酸铵的比例为 1:2 时，超速离心后，即可除去 90% 以上的蛋白质，所得上清液的 pH 值为 7.0~7.7。

3. 加入强酸　当 pH 值低于蛋白质的等电点时，蛋白质以阳离子形式存在。加入强酸后，可与蛋白质阳离子形成不溶性盐而沉淀。常用的强酸有 10%三氯醋酸、6%高氯酸、硫酸-钨酸混合液及 5%偏磷酸等。血清与强酸的比例为 1∶0.6 混合，10000r/min 离心 1~2 分钟即可除去 90%以上的蛋白质。

4. 加入含锌盐及铜盐的沉淀剂　当溶液的 pH 值大于蛋白质的等电点时，蛋白质以阴离子形式存在，金属阳离子可与蛋白质中带负电的羧基形成不溶性盐而沉淀。常用的金属沉淀剂有 $CuSO_4$-Na_2WO_4、$ZnSO_4$-$NaOH$ 等，离心后分离的上清液的 pH 值分别为 5.7~7.3 和 6.5~7.5。血清与沉淀剂混合的比例为 1∶（1~3）时，超速离心后，即可除去 90%以上的蛋白质。

5. 超滤法　超滤法是以多孔性半透膜（超滤膜）作为分离介质的一种膜分离技术。通过选用不同孔径的不对称性微孔膜，按照截留分子量的大小，可分离 300~1000kD 的可溶性生物大分子物质。

血中游离药物的测定可采用分子量截留值在 5 万左右的超滤膜，用加压 $2kg/cm^2$ 的过滤法或高速离心法，可将血浆或血清中游离型药物、分子量大的血浆蛋白，以及结合了药物的血浆蛋白分离，从超滤液或离心液中得到的游离型成分可直接或经浓缩后测定其浓度。

超滤法是血中游离药物分析的首选方法，与其他分离方法相比，超滤法不需要加热、添加化学试剂，条件温和，不稀释试样，也不改变溶液的 pH 值，能量消耗少，工艺简单，适用于对酸碱不稳定的样品。

6. 酶水解法　在测定一些酸不稳定及与蛋白结合牢固的成分时，可用酶解法。最常用的酶是枯草菌溶素。它是一种细菌性碱性蛋白分解酶，不仅可以使组织溶解，还可使待测成分析出。可在较宽的 pH 值范围（7.9~11.0）内使蛋白质的肽键降解，在 50~60℃具有最大活力。

该法操作简便。先将待测组织加 pH 值为 10.5 的 Tris 缓冲液及酶，60℃培育 1 小时，用玻璃棉过滤，即得澄清溶液。

酶水解法可避免某些待测成分在酸及高温下降解；对与蛋白质结合紧密的待测成分，可显著改善回收率；可用有机溶剂直接提取酶解液，避免乳化现象生成；当采用液相色谱检测分析时，无须再进行过多的净化操作。但是，该方法不适用于在碱性条件下容易水解的成分。

7. 加热法　若待测成分对热稳定性较好，则可采用加热的方法使蛋白沉淀，而后离心除去。加热的温度依待测成分的热稳定性而定，通常设为 90℃。该方法操作简便，但只能除去热变性蛋白。

（二）净化和富集

1. 液-液萃取法　液-液萃取法（liquid-liquid extraction，LLE）是经典的分离纯化方法。应用本法需要考虑所选用有机试剂的特性、有机相和水相的体积及水相的 pH 值等。它的优点在于其选择性，在使用非专属性的光谱法分析时尤为突出。但是，使用液-液萃取过程中会发生乳化现象，引起药物的损失，从而导致较低的回收率。通常萃取前在水相中加入适量的 NaCl，可减轻乳化程度。当已发生轻微乳化时，可应用适当的转速离心，使水相和有机相完全分开。若已发生严重乳化时，可置于低温冰箱中使水相快速冻凝，破坏乳化层，再融化后离心。

2. 固相萃取法　固相萃取法（solid-phase extraction，SPE）是以液相色谱分离原理为基础建立起来的分离纯化方法。高效液相色谱，特别是反相高效液相色谱的成功应用，使得人们采用装有不同填料的小柱进行生物样品制备的固相萃取技术日益受到重视并逐渐发展起来。

（1）SPE 原理：将不同填料作为固定相装入微型小柱，当含有待测成分的生物样品溶液通过时，由于受到"吸附""分配""离子交换"或其他亲和力作用，待测成分或杂质被保留在固定相上，用适当溶剂洗出杂质，再用适当溶剂洗脱待测成分。洗脱方式有两种：一是待测成分比杂质与固定相之间的亲和力更强，因而被保留，用一种溶剂先将杂质洗掉，然后用另一种对待测成分亲和力更强的洗脱剂洗脱待测成分；二是杂质较待测成分与固定相之间亲和力更强，则待测成分被直接洗脱。前一种方式更常应用。SPE 采用长 2~3cm 的聚丙烯小柱，分析工作者可根据需要选择填料自行装柱，也可购买含有不同填料的商品化小柱。

（2）固相萃取柱的组成：固相萃取柱由柱管、筛板和固定相组成。

①柱管：一般做成注射器形状，由血清级的聚丙烯制成，也有玻璃的柱管。柱管下端有一突出的接头，可用于各种不同的固相萃取真空装置。

②筛板：除起过滤作用外，主要起固定固定相作用。聚乙烯是常见的筛板材料，对于特殊要求也可采用特氟隆或不锈钢片。

③固定相：固相萃取柱中最重要的部分。其选择取决于分析物质、样品基质和样品溶剂的性质。

（3）SPE 固定相的选择

①固定相的种类：最常见的固定相为键合硅胶材料。固定相质量一般为 100、200、500、1000mg，以 100mg 较常用，对复杂的或高浓度的样品处理应采用较大量的固定相。

②固定相的选择：主要依据待测成分和样品溶剂的极性来选择。固定相与待测成分具有相似的极性时，可得到待测成分的最佳保留。二者的极性越相似越易保留，所以要尽量选择极性相似的固定相。吸附剂的增加会导致体积的增大，因此在达到有效吸附的前提下，应尽量减少吸附剂的用量。

（4）SPE 的步骤：基本步骤包括固定相活化、上样、淋洗和洗脱。

①活化：为了在与样品溶剂兼容的条件下除去柱内残留的杂质，通常使用两种溶剂（初溶剂和终溶剂）进行活化。初溶剂用于净化固定相。由于任何固相萃取柱都有杂质存在，经初溶剂洗脱后可以避免在色谱图上出现与样品无关的杂质峰；终溶剂用于润湿固定相，只有润湿后的固定相填料才能与溶质产生重现性的相互作用，使待测成分得以保留，从而保证回收率。

在固相萃取的全过程中，都须保持固定相的湿润，否则将导致填料床出现裂缝，会导致低回收率和重现性，样品也没有得到理想的净化。若过程中出现干裂，则活化过程需要重新进行。

②上样：将样品加入固相萃取柱并使样品溶剂通过固定相，使待测成分及杂质被保留在固定相上。上样量一般为固定相质量的 1%~3%，对于离子交换固定相，上样量则更小。为了使样品保留在柱子上，溶解样品的溶剂需弱极性；若太强，待测成分将不被保留，会导致回收率很低，这一现象称为"穿漏（break through）"。所以尽可能选择弱极性溶剂，使得待测成分得到最强保留，得到最窄的谱带。

③淋洗：当待测成分保留后，需淋洗固定相以洗掉保留较弱的干扰成分。淋洗溶剂的洗脱强度应略强或等于上样溶剂。淋洗体积可为 0.5~0.8mL/100mg 固定相。

④洗脱：淋洗后，需将待测成分从萃取柱上洗脱下来。洗脱溶剂需要谨慎选择，溶剂洗脱力太强，一些更强保留的而不必要的成分将被洗脱出来；若溶剂洗脱力太弱，则需要耗费更多的溶剂和时间来洗脱待测成分。洗脱体积一般为 0.5~0.8mL/100mg 固定相。

3. 固相微萃取法　固相微萃取法（solid-phase micro-extraction，SPME）是在固相萃取的基础上发展起来的一种新型样品预处理方法。它是基于待测成分在萃取涂层与样品之间的吸附或解析-解析平衡而建立起来的集萃取、浓缩、进样于一体的技术。

该方法装置简单、易于操作、选择性好、灵敏度高、重现性好、样品用量少、无需溶剂或极少量溶剂。自该装置上市以来，已发展了多种萃取装置和操作模式，目前已实现了与液相色谱和气相色谱的联用。

（三）缀合物水解

中药中的待测成分或其代谢物与机体的内源性物质结合生成的产物称为缀合物（conjugate）。内源性物质有葡萄糖醛酸、硫酸、甘氨酸、谷胱甘肽和醋酸等，其中前两种最为重要，其生成的对应缀合物为葡萄糖醛酸苷和硫酸酯。一些含有羟基、羧基、氨基和巯基的待测成分可与葡萄糖醛酸形成葡糖醛酸苷缀合物，还有一些含有酚羟基、芳胺及醇类的待测成分与硫酸形成硫酸酯缀合物。尿中待测成分多数呈缀合状态。

由于缀合物的极性较原型药物大，具有亲水性或可在生理 pH 下电离，不宜被有机溶剂提取。为了测定尿液中待测成分总量，无论是直接测定或萃取分离之前，都需要做水解处理，将缀合物中的药物或代谢物游离出来，再用有机溶剂提取。常用的方法有以下几种。

1. 酸水解　酸水解通常使用无机酸，如盐酸。酸的用量、浓度、反应时间和温度等条件，依待测成分而异。

该方法简便，快速，但与酶水解相比，其专一性较差，且若是待测成分在水解过程中发生分解，则不适用。

2. 酶水解　对于遇酸及受热不稳定的待测成分，可以采用酶水解法。通常使用的酶是 β-葡萄糖醛酸苷酶（β-glucuronidase）或芳基硫酸酯酶（arylsulfatase），分别水解待测成分的葡萄糖醛酸苷缀合物和硫酸酯缀合物。在实际应用过程中，常使用两者（即葡萄糖醛酸苷酶-硫酸酯酶）的混合酶。使用时应按不同酶试剂的要求，将 pH 值控制在一定范围内（4.5~7.0），37℃厌氧条件下培育 16 小时进行水解。

在尿液中采用酶水解，须事先除去其中抑制酶的阳离子。

与酸水解相比较，酶水解较温和，一般不会引起被测物的分解，且专属性强；但是酶水解过程时间稍长，费用大，且酶试剂也可能引入黏液蛋白等杂质，使缀合物产生乳化或造成色谱柱阻塞。

3. 溶剂解　缀合物（主要是硫酸酯）往往可随加入的萃取溶剂在萃取过程中发生分解，称为溶剂解。例如，尿中的载体硫酸酯在 pH 值为 1 时，加乙酸乙酯提取时会产生溶剂解。

目前对缀合物的分析逐渐趋向于直接测定缀合物的含量（如采用 HPLC 或 RIA 法），以获得在体内以缀合物形式存在的量，以及缀合物占所排出药物总量的比率，从而帮助了解药物代谢情况。

第四节　生物样品内中药成分分析方法

建立一个精准、可靠的生物样品中的药物分析方法，对于药物在机体内的动态变化规律的揭示、药代动力学参数的获得、药物浓度的监测及临床药物的评价具有重要意义。

一、分析方法的设计与评价

（一）分析方法的设计依据

生物样品中中药成分分析方法的设计受多因素的影响。具体选用何种分析方法应根据待测成分的结构、理化性质、仪器条件及文献等因素综合考虑。

1. 文献总结　在分析方法建立之前，应充分查阅前人的研究成果，总结相关国内外文献，以供借鉴，若尚无文献报道，也可参考同类药物的相关文章。值得注意的是，在体内药物分析中影响分析结果的因素较多，文献报道的方法常常因为分析条件的差异（如仪器、试剂等）而造成分析结果的不同。

2. 待测药物的理化性质及在体内存在状况　生物样品的基质比较复杂，因此要从复杂的基质中提取待测成分，需要考虑待测成分或其特定代谢产物的理化性质、药物在生物体内的状况、生物转化途径及代谢物的性质。

中药成分的理化性质包括酸碱性、亲脂性、溶解度、极性、挥发性、紫外荧光光谱特性、稳定性等，这些都与生物样品的制备及分析方法的选择密切相关。强极性或亲水性成分常常难以采用溶剂萃取，则可采用蛋白沉淀、固相萃取（极性载体）、离子对萃取或衍生化后萃取等技术。此外，如中药成分的酸碱稳定性、热稳定性差，则应避免使用强酸或强碱性溶剂或高温蒸发操作。

3. 生物样品的类型　生物样品的类型直接影响生物样品的制备方法及分析方法的选择。例如，若分析血浆中的中药化学成分较易分离，可选用蛋白沉淀或（和）溶剂萃取法，当药物或待测成分与体内大分子蛋白结合牢固不易分离时，可采用酶分解法使蛋白质分解而释放出药物。当测定尿中的药物或内源性代谢物时，常因待测物多以结合物形式存在而需对生物样品进行酸水解或酶水解后。

4. 待测中药成分的预期浓度范围　当待测药物浓度较低，尤其是需要考虑代谢产物的干扰或原型药物与特定代谢产物同时测定时，宜采用萃取−浓缩的样品制备方法和高灵敏度、高特异性的分析检测技术。

5. 分析测定的目的及要求　分析方法的设计应明确测定目的与要求，是用于测定药物成分和药代动力学参数，还是用于临床药物浓度监测。前者要求分析方法具有较宽的线性范围、较高的灵敏度和准确度，以及较高分离能力（原型药物及代谢物的分离），不必强调方法的简单和快速；后者通常要求分析方法简便、易行，适用于长期、批量样品的测定。另外，若要求同时测定母体药物和代谢物，则应选择具有分离能力或专属的测定方法。

（二）分析方法的选择

一般而言，生物样品中待测物的预期浓度范围是决定生物样品检测方法的首要因素。无论从人体或实验动物中获得的生物样品中的待测物或其特定代谢物的浓度大多较低（$10^{-6} \sim 10^{-10}$ g/mL），同时样品量又常常很少，难以通过增加样品量的方法提高方法灵敏度。因而，需要选择适宜的分析检测技术来建立生物样品的分析方法。

（三）分析方法的建立

分析方法设定后，进行一系列预实验来选择最佳分析方法及条件，并对分析方法加以验证，以确认该分析方法的适用性。

1. 以对照品进行测定 取待测药物或特定活性的代谢产物纯品适量，按照拟定的分析方法（不包括生物样品的预处理部分）进行测定。根据分析结构，确定最适测定浓度、灵敏度、最佳的分析检测条件，如溶液 pH 值、温度、反应时间等。采用色谱分离方法时，可通过对色谱柱、流动相及其流速、检测波长、柱温、进样量等参数进行调整，从而获得良好的色谱分离条件；通过选择适当的检测器，以获得足够的方法灵敏度。

2. 空白溶剂实验 取待测药物的非生物基质溶液（通常为水溶液），按拟定的分析方法进行衍生化反应、分析纯化等样品预处理，并测定空白值的响应信号，如 HPLC 峰面积或峰高。空白值的高低或色谱图反映的信息将影响方法的灵敏度和专属性。空白值的响应值应尽可能小，并能得到有效校正。以色谱法为例，可通过改变反应条件、萃取方法或萃取条件，甚至是检测器的类型，力求降低空白试剂的信号，使其不干扰药物的测定，如两峰的分离度应大于 1.5。

3. 空白生物基质实验 取空白生物基质（blank biological matrix），如空白血浆，按拟定的分析方法，依"空白溶剂实验"项下操作。主要用来考察生物基质中内源性物质（endogenous compounds）对待测成分的干扰，在测定药物、特定的活性代谢物、内标物质等的"信号窗"内不应出现内源性物质信号。

4. 模拟生物样品试验 取空白生物基质加入待测药物制成模拟生物样品，依"空白溶剂实验"项下操作，考察方法的线性范围、精密度、准确度、灵敏度及药物的萃取回收率等各项指标，同时进一步检验方法特异性，即生物基质中内源性物质及可能共同使用的其他药物对测定的干扰程度。若采用色谱法进行测定，多数情况下需考虑用内标法定量，则应首先选择合适的内标物，考察待测药物、内标物质与内源性代谢物或其他药物的分离情况。

5. 实际生物样品的测定 经过"空白生物基质"和"模拟生物样品试验"，所确定的分析方法及其条件还不能完全确定是否适合于试样测定。因为药物在体内是个复杂的过程，可能与内源性物质，如蛋白质结合，也可能经过不同代谢通路生成多种代谢产物，而且这些代谢产物还可能进一步生成多种结合物或缀合物，所以设计方法要强调对药物体内过程有一定的了解。在分析方法确定后，还需进行实际生物样品的测定，考察代谢物对药物、内标物的干扰，从而选择避免干扰并适合样品实际情况的方法，进一步验证方法的可行性。

（四）分析方法的评价

分析方法的验证步骤首先分为分析方法的验证，其次是生物基质中待测药物稳定性的验证。分析方法验证包括精密度、准确度、灵敏度、专属性等考察。

1. 特异性 特异性（specificity）又称为专属性或专一性，系指在生物样品中所含内源性和外源性物质及相应代谢物质同时存在时，所用的方法能准确测定待测物质的能力，通常表示所检测的相应信号应属于待测成分所特有。如果有几个分析物，应保证每个分析物都不被干扰。

考察一个分析方法是否具有特异性，应着重考虑内源性物质、代谢产物、无用药物等的干扰。通过比较待测药物或其活性代谢产物的对照品（或标准品）、空白生物基质、模拟生物样品的检测信号，如比较 HPLC 图谱中该待测药物或其活性代谢产物色谱峰的保留时间（t_R）、理论板数（n）和拖尾因子（T）是否一致，以及与内源性物质的分离度（R），确保内源性物质对分析方法没有干扰。对于质谱法则应考虑分析过程中的介质效应，对于结构一致的化合物测定，必要时可通过二极管阵列检测器（HPLC-DAD）和质谱检测器（LC-MS）确证被测定色谱峰的单纯性和同一性；对于结构未知的代谢物的测定，也可采用 LC-NMR 进行结构的初步推测后，考察其干扰情况。

如果大于 10% 的空白样品显示大的干扰，应另取一组空白样品重试，如果仍有 10% 以上的空白样品仍显示大的干扰，则应改变拟定的方法，以消除干扰。

2. 标准曲线与线性范围　标准曲线（standard curve）系指生物样品中所测定药物的浓度与响应值（如 HPLC 峰面积或峰高）的相关性，通常用回归分析方法获得标准曲线，提供回归方程和相关系数。除免疫分析法等少数分析方法外，标准曲线通常为线性模式。标准曲线的最高与最低浓度的区间为线性范围（linear range），待测药物浓度在线性范围内的模拟生物样品的测定结果应达到试验要求的精密度和准确度。当线性范围较宽时，最好采用加权方法对标准曲线进行计算，以使低浓度点计算的比较准确。

标准曲线的建立必须用至少 5 个浓度的标准模拟生物样品，其线性范围（不包括零点）应能覆盖全部待测生物样品中的药物浓度，不能使用线性范围外推的方法计算未知生物样品中的药物浓度。建立标准曲线所使用的模拟生物样品应使用与待测含药生物样品相同的生物基质制备。

标准曲线的相关系数要求 $r \geq 0.99$（色谱法）或 $r \geq 0.98$（生物学方法）。另外，LOQ 偏离标准浓度应 $\leq 20\%$，其他各点应 $\leq 15\%$。

3. 准确度　准确度（accuracy）是指用该方法测得的生物样品中待测药物的浓度与其真实浓度的接近程度。理论上，准确度的测定应使用人或动物给药后的实际生物样品，但实际生物样品的浓度是未知的，故实际上采用模拟生物样品来测定，测得的浓度与加入的理论浓度比较得到。一般采用相对回收率（relative recovery，*RR*）或相对误差（relative error，*RE*）来表示。测定结果用随行标准曲线回归方程计算样品浓度，并以测定值（measured）的平均值 *M* 与配制的理论浓度即加入值 *A*（added）比较，按下式计算相对回收率或相对误差。

$$RR = \frac{M}{A} \times 100\%$$

$$RE = RR - 100$$

一般选用 3 个浓度的质控样品（quality control），即去空白生物基质（如血浆）数份，照标准曲线项下方法，考察准确度。低浓度选择在 LOQ 附近，其浓度在 LOQ 的 3 倍以内；高浓度接近于标准曲线的上限；中间选一个浓度。每一浓度至少测定 5 个样品，为获得批间精密度应至少测定 3 个分析批（由待测样品、标准模拟生物样品和质控样品组成的一个完整系列）。一般要求相对回收率在 85%~115% 范围内，在 LOQ 附近应在 80%~120% 范围内。

4. 精密度　精密度（precision）是指每一次测定结果与多次测定的平均值的偏离程度。一般用标准偏差（standard deviation，*SD*）或相对标准偏差（relative standard deviation，*RSD*）表示。在生物样品内中药成分分析中，除要考察批内（within-batch，within-run 或 intra-assay）*RSD* 外，同时还应考察批间（between-batch，between-run 或 inter-assay）*RSD*。

（1）批内 *RSD*：系指在同一分析批内，即同一条标准曲线在相同实验条件下测定结果之间的 *RSD*。一个分析批同时在一天内完成，所以批内 *RSD* 又称为"日内 *RSD*"。

（2）批间 *RSD*：系指在不同分析批的测定结果之间的 *RSD*，因不同分析批通常是在不同日期内完成，所以批间 *RSD* 又称为"日间 *RSD*"。

精密度表示测定样品中符合准确度和精密度要求的最低药物浓度，要求至少能满足测定

3~5 个半衰期，是样品中的药物浓度或 1/20~1/10C_{max} 时的药物浓度。其准确度要求在真实浓度的 80%~120%范围内，RSD 应小于 20%。应用至少 5 个模拟生物样品测试结果证明。

5. 定量限与检测限　定量限（limit of quantification，LOQ）是指测定样品中符合准确度和精密度要求的最低药物浓度或量，通常以标准曲线上的最低浓度点表示。也可以信噪比 $S/N = 10$ 或空白背景相应的标准差乘以 10 作为估计值，再通过试验确定。

检测限（limit of detection，LOD）是指试样中被测物能被检测出的最低浓度或量。一般以信噪比 $S/N = 3$（或 2）时的相应浓度或注入仪器的量确定。

6. 稳定性　稳定性（stability）是贮存条件、药物的化学性质、空白生物样品和容器系统的函数。生物样品的稳定性包括长期贮存、短期贮存、室温、冷冻、冻融条件下的稳定性，另外还包括标准贮备液及样品处理后的溶液中待测成分的稳定性。

（1）长期稳定性：时间应超过收集第一个样品至最后一个样品分析所需的时间。贮存温度一般为-20℃，也可设为-70℃。要求高、低浓度至少分别测定 3 次，分别与第一天分析结果进行比较。

（2）短期室温稳定性：根据实际操作在室温中需维持的时间，将样品于室温下放置 4~24 小时，在不同时间点取样进行分析，与 0 小时测得的结果进行比较。

（3）冻融稳定性：取高、低浓度样品至少 3 份，于-20℃贮存 24 小时，取出置于室温使其自然融化，之后取样，进行分析。然后再把样品冷冻 12~24 小时，如此反复冻融循环 2 次以上，然后比较各自分析结果。

7. 提取回收率　提取回收率又称为绝对回收率（absolute recovery），主要是考察生物样品在制备过程中造成的待测成分的损失。在体内药物分析中，对生物样品的制备、提取通常采用一次提取，而常规药物分析一般是多次提取，故待测药物常常不能完全提取，其提取回收率≥70%时一般被认为具有较好的提取回收率，而 80%~90%则被认为是一个可接受的限度。

要求考察高、中、低 3 个浓度的质控样品，每一浓度至少 5 个样品，每个样品分析一次。另取等量的相同 3 个浓度的标准溶液，用质控样品的最终配制溶液稀释至与质控样品同体积，同法测定。将质控样品的检测信号与未经处理的响应浓度的标准溶液的检测信号比较，按下式计算提取回收率。

$$R = \frac{A_T}{A_S} \times 100\%$$

$$R = \frac{R_T}{R_S} \times 100\%$$

式中，R 为提取回收率；A_T 为质控样品制备处理后的检测信号，如 HPLC 峰面积或峰高；A_S 为未经制备处理的相应浓度的标准溶液的检测信号；R_T 为未知空样品经制备处理后的检测信号的响应值；R_S 为未经制备处理的相应浓度的标准溶液的检测信号的响应值。

在色谱分析中常采用内标法测定含量，将对照品和内标物加到空白血样中，按规定方法处理，测得药物和内标的峰面积，计算出比值 $R = A_{药}/A_{内}$；另取相同浓度的对照品和内标物的纯溶剂溶液进样，得对照品和内标的峰面积，同样计算二者的比值 $R_{真} = A'_{药}/A'_{内}$。再根据下式计算回收率。

$$R = \frac{R_{测}}{R_{真}} \times 100\%$$

在药代动力学和生物利用度研究或临床治疗药物检测中，高、中、低 3 个浓度的待测药物的提取回收率均应≥50%；且高、中浓度的 RSD 应≤15%，低浓度的 RSD 应≤20%。内标法使用的内标物质的提取回收率应≥50%，RSD≤15%。

8. 质量控制　未知生物样品的测定，应在分析方法确定完成之后进行。在实际生物样品的测定过程中应对分析数据的质量进行必要的监控。质控样品（quality control，QC），系指将一定量待测药物加入空白生物基质中配制模拟生物样品，用于分析全程的质量控制，包括分析方法的精密度、准确度、提取回收率及样品稳定性等测定与分析数据的质量控制。一般配成低、中、高3 个浓度的质控样品。

每个未知样品一般只测定 1 次，必要时（有充分理由证实该测定结果异常时）可重复测定。每个分析批样品测定的同时应建立相应的标准曲线，并随行间隔测定高、中、低至少 3 个浓度的质控样品（QC）。QC 样品应以由低至高或由高至低的顺序以一定间隔均匀穿插于整个分析批，与生物样品同时测定，根据质控样品的测定结果，评判该分析批的数据是否可被接受。

每一个分析批内，应随机穿插分析至少 6 个 QC 样品，若未知样品数目较多时，应增加浓度质控样品数，使其数目大于未知样品总数的 5%。质控样品测定结果的偏差一般应小于 15%，低浓度点偏差一般应小于 20%，且最多允许 1/3 不在同一浓度质控样品结果超限。若质控样品的测定结果不符合上述要求，则该分析批样品测试结果作废。当浓度高于定量上限的样品，应采用相应的空白介质稀释后重新测定；对于浓度低于定量限的样品应以零值计算。

二、常用测定方法

（一）光谱法

光谱法包括比色法、紫外分光光度法、荧光分析法、原子吸收分光光度法。光谱法在生物样品内中药成分分析中是应用较早的分析方法之一。光谱法具有操作简便、快速、对仪器要求不高等优点，但检测灵敏度低、不具有分离功能、选择性差，因此对样品的预处理要求较高。由于代谢物及某些内源性成分的干扰，使本法的应用范围受到限制。目前，仅用于少数药物浓度高、干扰成分少的生物样品的测定。另外，随着近年来色谱法的高速发展，使之在研究中得到越来越广泛的应用，光谱法逐渐退出了该应用领域的主要地位。

（二）免疫分析法

免疫分析法（immunoassay，IA）是指以特异性抗原-抗体反应为基础的分析方法，包括放射免疫、酶免疫、化学发光免疫、荧光免疫分析等。该法具有灵敏度高、专属性强、操作简便、快速等优点，是临床治疗药物浓度监测和生化检验的常用方法，但需要特定的试剂盒和仪器。

免疫分析法不仅可用于测定蛋白质、酶等大分子物质，而且还广泛用于测定小分子药物，特别是生物样品内中药成分分析中，该方法已经成为一种必不可少的基本监测手段。

（三）色谱法

色谱法（chromatography）是一种物理或物理化学分离分析方法，其分离原理主要是利用物质在流动相和固定相中的分配系数或吸附能力差异而达到分离。色谱法包括高效液相色谱、气相色谱、薄层色谱、凝胶色谱等。色谱法具有较好的分离分析能力，专属性强，灵敏度高，并能分离结构相似药物和代谢物，使得其在药学研究中被广泛用于解决各种复杂的分离分析问题，在体内药物分析领域占主导地位。目前手性色谱技术、毛细管电泳技术、色谱与光谱联用技术、色谱与免疫联用技术等的建立与快速发展，更为色谱技术在体内成分分析中的应用提供了无限前景。

第五节　应用实例

【例 10-1】 LC-MS 法研究环烯醚萜类化合物当药苦苷在生物体内向含氮化合物转化过程

环烯醚萜类化合物是中药中的一类重要化学成分，很多中药的主成分都为环烯醚萜类，如栀子中的栀子苷、杜仲中的桃叶珊瑚苷、龙胆中的龙胆苦苷和地黄中的梓醇等。据报道，这些环烯醚萜苷本身生物活性很差，只有在体内被生物转化为代谢物后才能发挥药效。当药苦苷是很多龙胆属、獐牙菜属植物的主要成分，体外实验已经证明其可以被肠菌代谢为含氮化合物龙胆碱，这一发现将有助于阐明其体内真正的药效作用物质。

1. 实验方法

（1）色谱质谱条件：Agilent 1100 高效液相色谱仪；TSK gel ODS-80 Ts 色谱柱（5μm，150mm×2.0mm）；柱温 30℃；流动相：A 为 0.1% 甲酸-水，B 为乙腈，洗脱梯度（0min，10% B，15min，35%B，20min，100%B）；流速 1mL/min。质谱：Bruker；ESI 离子源；正离子扫描；离子源温度 300℃；扫描范围：50~1000m/z。

（2）实验动物及生物样品前处理：Wistar 大鼠，雄性，8 周龄。以 200mg/kg 灌胃给予当药苦苷后采集尿液和粪便，从肝门静脉采集全血。全血以 3000r/min 在 4℃ 离心 10 分钟后得到血浆，血浆经固相萃取柱净化后取澄清滤液 10μL 进样。尿液及粪便加 3 倍甲醇后以 10000r/min 在 4℃ 离心 15 分钟后过 0.45μm 滤膜，取澄清滤液 10μL 进样。

（3）合成龙胆碱二醇：向三颈瓶中加入 3.7mL 正丁醇、3.7mL 水和 1.14g 的 AD-mix，室温下搅拌后分为两层。0℃ 下加入 130mg 龙胆碱，剧烈搅拌 24 小时后加入 124mg 亚硫酸钠，将反应液升温至室温后继续搅拌 40 分钟。向反应液中加入 1mL 乙酸乙酯（3 次），合并乙酸乙酯层后蒸干，残渣用甲醇溶解后以制备高效液相制得龙胆碱二醇。

2. 结果与讨论　大鼠灌胃给予当药苦苷 8 小时后取血浆，经前处理后用 LC-MS 分析（图 10-16）。经比较给药血浆（C）与空白血浆（A）的总离子流色谱图，除了在保留时间为 6.6 分钟处观察到原型化合物当药苦苷以外，并未发现明显代谢物色谱峰。通过在给药血浆的总离子流色谱图中提取离子 m/z176，也没有发现龙胆碱，推测龙胆碱有可能在体内很快被进一步代谢。提取 m/z210，与空白血浆（B）比较后发现给药血浆（D）色谱图中在保留时间为 3.1 分钟时出现一明显代谢物峰。

通过比较龙胆碱与未知代谢物的质谱图（图 10-17），推测未知代谢物可能为龙胆碱结构中的双键被氧化的双醇产物。利用 AD-mix 试剂，从龙胆碱合成了此化合物，并用核磁共振对其结构进行了确认（表 10-1）。经与合成化合物（E，图 10-16）比较保留时间及质谱图，发现合成化合物与血中未知代谢物一致，并将其命名为龙胆碱二醇，由此证明了在大鼠体内单萜类化合物当药苦苷确能被转化为含氮化合物。

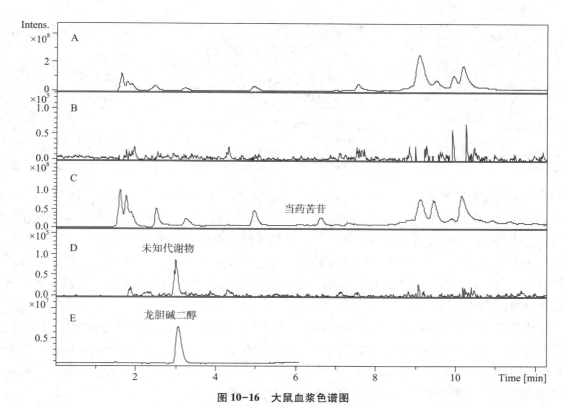

图 10-16　大鼠血浆色谱图

A. 空白血浆 TIC；B. 空白血浆 EIC（*m/z* 210）；C. 给药血浆 TIC；

D. 给药血浆 EIC（*m/z* 210）；E. 龙胆碱二醇对照品 TIC

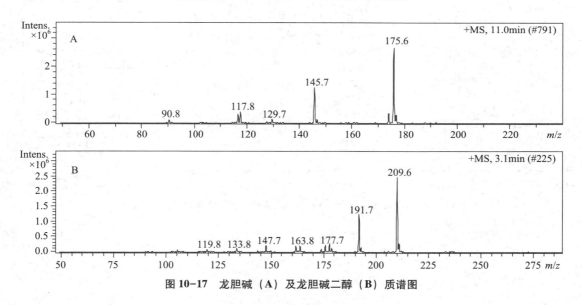

图 10-17　龙胆碱（A）及龙胆碱二醇（B）质谱图

表 10-1　龙胆碱二醇的核磁共振数据

Position	δ_H	δ_C
1		165.5
3	4.57（2H，t，*J*=6.3Hz）	67.9
4	3.23（2H，t，*J*=6.3Hz）	25.2
4a		148.7

续表

Position	δ_{H}	δ_{C}
5		136.4
6	8.81（1H，s）	150.3
8	9.01（1H，s）	152.6
8a		122.6
9	4.98（1H，t，$J=5.7$Hz）	70.7
10	3.72（2H，m）	67.1

将龙胆碱与大鼠肝微粒体体外共温孵后，发现龙胆碱二醇为主要转化产物，另将龙胆碱经静脉注射方式给予大鼠，发现龙胆碱二醇为血中主要代谢产物，均证明龙胆碱二醇为龙胆碱在肝脏中被代谢的产物。大鼠灌胃给予当药苦苷后，采集尿液及粪便，在尿液中检测到了龙胆碱二醇，而在粪便中没有检测到，说明龙胆碱二醇最终是通过尿液排出体外。经 LC-MS 分析，并未发现龙胆碱二醇的硫酸、葡萄糖醛酸等结合物，这是因为龙胆碱二醇本身极性较大，可溶于水，故无需以缀合物形式排泄。

当药苦苷在大鼠体内转化为含氮化合物的过程见图 10-18。当药苦苷首先被肠道中的水解酶水解为苷元，苷元具有不稳定的半缩醛结构，随即开环形成含有 2 个醛基的代谢中间体，该中间体与肠道中的氨反应，再经重新环合后形成龙胆碱（M1），龙胆碱被吸收入血后在肝脏中被进一步氧化为龙胆碱二醇（M2），龙胆碱二醇最终通过尿液排出体外。

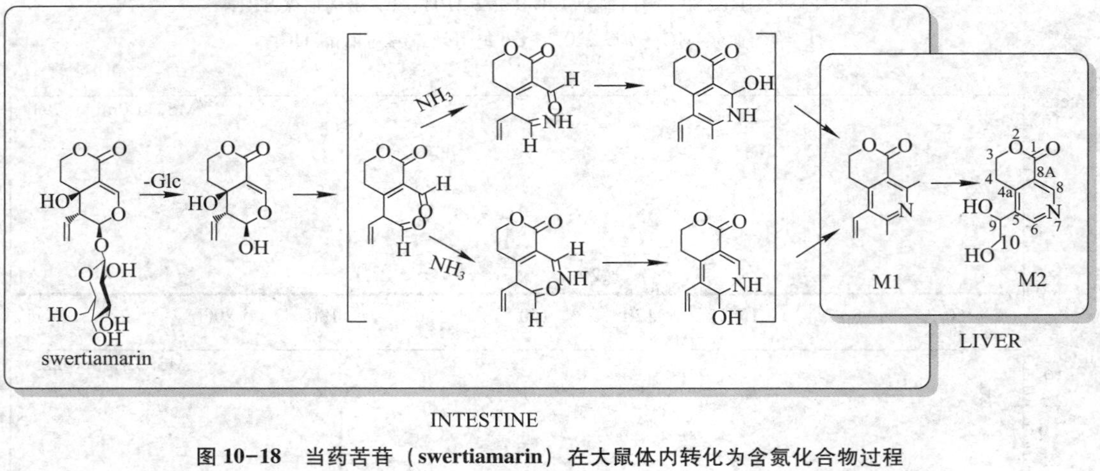

图 10-18　当药苦苷（swertiamarin）在大鼠体内转化为含氮化合物过程

第十一章
中药分析方法研究进展

第一节 中药生物活性测定

中药药材来源广泛、多变，制备工艺复杂，中药制剂质量控制相对困难，且仅控制少数成分不能完全控制其质量，对临床合理用药和临床疗效提升的指导和支持作用难以充分体现。生物效应评价因具有药效相关、整体可控等技术优势，并符合中医药特点，已成为中药质量标准化的重要发展方向。

生物活性测定法（bioassay）是以药物的生物效应为基础，以生物统计为工具，运用特定的实验设计，测定药物有效性的一种方法。生物评价常用于生物制剂的质量评价与控制，如由微生物发酵产生的含有多种抑菌成分的抗生素，以动物为原料提取的生化药品，如肝素、胰岛素、玻璃酸酶、细胞色素C等，一些源自天然植物的药物如洋地黄制剂，以及动物药水蛭等，在国内外药典中均主要采用生物评价的方法控制质量。

生物测定方法是继性状鉴别、化学成分定性定量测定之后，推动建立符合中医药特点的中药质量标准的有效途径和手段。《中国药典》（2005年版）即采用生物检定方法（抗凝血酶活性测定）控制水蛭的质量；《中国药典》（2010年版）一部正式收录了《中药生物活性测定指导原则》；自《中国药典》（2015年版）起收录了《基于基因芯片的药物评价技术与方法指导》和《中药材DNA条形码分子鉴定法指导原则》，充分肯定了生物活性测定在中药质量评价体系构建中的作用与价值；2020年国家药品审评中心发布《中药生物效应检测研究技术指导原则》（试行）。这些法规和指导原则的发布，标志着中药质量生物评价的理念、模式和方法已成为中药质量评控发展的共识。值得一提的是，美国FDA于2016年发布《植物药研发指导原则》，明确指出将生物评价（biological assay）作为植物药在美国新药注册评审的重要内容，包括质量控制（quality control）、临床药理学（clinical pharmacology）、确保疗效一致性的证据（evidence to ensure therapeutic consistency）和上市后考虑要点（postmarketing consideration）等多个方面，贯穿植物药新药上市申请的始终，对促进中草药和植物药质量评控模式的转变起到重要推动作用。

一、基本原则

中药生物活性测定是测定生物活性进行质量控制的方法，可说明生物活性的鉴别方法、控制毒性的限量检查，更可通过试验设计进行确切的效价测定。生物活性测定必须要有规范、确定的试验方法系统，符合药理学的基本原则，不违反中医药理论，并体现中医药的特点。

1. 符合药理学研究基本原则　建立的生物活性测定方法应符合药理学研究随机、对照、重复的基本原则；具备简单、精确的特点；应有明确的判断标准。

2. 体现中医药特点　鼓励应用生物活性测定方法探索中药质量控制，拟建立方法的测定指标应与该中药的功能主治相关。

3. 品种选择合理　拟开展生物活性测定研究的中药材或中药制剂应功能主治明确，其中，优先考虑适应证明确的品种，对中药注射剂、急重症用药等应重点进行研究。

4. 方法科学可靠　优先选用生物效价测定法，不能建立生物效价测定的品种可考虑采用生物活性限值测定法，待条件成熟后可进一步研究采用生物效价测定法。

二、基本内容

考虑到生物活性测定方法建立的难度、研究对象的复杂性及应用的局限性，可优先考虑将生物活性测定用于常规理化检测方法难以充分评价的中药进行探索研究，包括但不限于以下情形：①药理作用清楚、活性明显、量效关系明确，但有效成分不清楚；②涉及毒性药味和/或现代研究表明对人体具有较强的毒性反应，但产生毒性反应的成分尚不明确的；③检测的化学成分与临床疗效和安全性关联不强的。

（一）生物活性测定方法

根据研究对象、测定方法及评价指标的不同，中药质量生物测定可分为生物效价测定法（量反应法）和生物活性限值测定法（半定量法或质反应法）。前者在一定剂量范围内，作用趋势一致，量效关系明显，更易于量化评价；后者多用于达到某一特定值（给药量）的条件下，才出现某效应评价（如出现凝集、死亡、惊厥等），属于半定量或定性范畴。一般优先选用生物效价测定法，不能建立生物效价测定的品种可考虑采用生物活性限值测定法，待条件成熟后进一步研究生物效价测定法。除生物效价值外，生物效应谱也是重要的生物测定指标，并有从生物响应谱（bio-response profile）向生物活性指纹谱（bio-active fingerprint）发展的趋势。如采用生物热活性测量技术（微量量热法）可表征含小檗碱类中药（黄连、三颗针、黄柏、关黄柏）的抑菌活性特征指纹谱，为识别含小檗碱类中药生物活性提供技术参考。

中药质量生物测定方法不等同于一般的药理学实验方法，须具备定量药理学与药检分析的双重属性和要求。一般来说，药理学实验方法主要是重现其趋势和规律，重在证实试验结果与对照组比较是否具有统计学意义；而药检分析则要求重现试验数据的绝对值，但允许有一定的误差范围。

（二）生物活性测定用参照物的选择和标定

生物活性测定所有参照物，一般应与供试品在化学组成和/或生物效应方面具有同质性，选择与验证性临床试验用样品质量一致的样品。在一定剂量范围内，参照物可视为供试品不同程度的浓缩物或稀释物，以最大限度地消除测定系统误差，即参照物和供试品的量反应曲线平行，才能进行生物效价的对比和换算。

对于成分复杂的中药，化学同质性好的参照物一般难以获得，基于中药生物效应检测的目的和需要，也可根据以下条件选择药材/饮片、提取物、中成药或化学药品作为参照物：①在选定的生物试验系上，与供试品具有相同或相近的生物效应；②生物效价/毒价可标定，稳定性好；③质量均一稳定，可溯源。

中药参照物的标定方法一般选择与该供试品质量控制相同或相近的方法，包括生物效应测定和理化测定。应对参照物制备方法、质量鉴定、标定方法、贮存条件、稳定性和生物效应测定结果等进行研究。列入中药新药注册标准的参照物应经过生物效应的标定。

（三）生物活性测定方法设计的基本内容

1. 实验条件

（1）实验原理和观察指标：应有明确的实验原理，此原理能体现和说明药物的"功能主治"，体现药物的主要生物效应。试验原理和观察指标的选择，应从中医药理论出发，结合现代研究分析作用机制和途径，选择最敏感、最能体现药物功能主治的方法体系。所选择的检测指标应客观、专属性强，能够体现供试品的功能与主治或药理作用。

由于中药药理作用具有多效性，生物活性测定的指标选择不要求完全反映功能主治，但原理和观察指标必须与药物的功能主治密切相关。测定指标应客观，可以是量反应指标，也可以是质反应指标。应对指标测定的方法进行详细说明，包括仪器、试剂配制、测定过程描述等。

（2）试验系：在能够保证评价结果与临床疗效和安全性相关的前提下，优先选择相对简便、经济、可操作性强的试验系。生物活性测定所用的试验系，包括整体动物、离体器官和组织、细胞、亚细胞器、离子通道和酶等。试验系的选择与实验原理和制定指标密切相关，应选择遗传背景资料清楚、影响因素少、检测指标灵敏和成本低廉的试验系统。应尽可能研究各种因素对试验系的影响，采取必要的措施对影响因素进行控制。

整体动物试验结果一般与临床效应更接近，体外试验适用于效应明显且具有良好量效关系的情况。当体外试验与体内试验的生物效应相关性较好时，从动物伦理、经济学及操作简便性方面考虑，可优先选择体外试验。

如采用实验动物，尽可能使用小鼠和大鼠等来源多、成本低的实验动物，并说明其种属、品系、性别和年龄。实验动物的使用，应遵循"优化、减少、替代"的"3R"原则。

应对试验系进行标准化研究。实验动物、离体器官或细胞等试验系的选择应与实验原理及测定指标密切相关，并有良好的可重复性。

（3）受试药品：应选择疗效确切、作用途径和机制研究比较充分和清楚的中药，如中药注射剂或危重病症用药品。如果是饮片，应尽量来源（包括产地、分类等）清楚；如果是成方制剂，则应有确定且稳定的生产工艺，中试批以上的样品，理化分析应符合质量标准要求。应至少使用3批以上供试品。

用于制备供试品的样品应具有代表性。综合考虑中药整体作用、临床用药特点、生产工艺及选择的试验系等研究制备供试品。如采用体外试验系时，应充分关注供试品中鞣质等物质对测定结果的干扰。必要时，可采用人工胃液、人工肠液等仿生提取制备供试品，或采用含药血清等作为供试品。

（4）标准品或对照品选择：生物活性测定是采用受试物与标准对照品进行比较，通过生物统计计算后控制受试药品质量的方法。如采用生物效价测定法，应有基本同质的标准品以测定供试品的相对效价，标准品的选择应首选中药标准品，也可以考虑化学药作为标准品。如采用生物活性限值测定法，可采用中药成分或化学药品作为方法可靠性验证用对照品。采用标准品或对照品均应有理论依据和（或）实验依据。国家标准中采用的标准品或对照品的使用应符合国家有关规定要求。

2. 实验设计

（1）设计类型：如采用生物效价测定法，应按生物检定统计法［《中国药典》（2020 年版）通则 1431］的要求进行实验设计研究；如采用生物活性限值测定法，试验设计可考虑设供试品组、阴性对照组或阳性对照组，测定方法使用动物模型时，应考虑设置模型对照组。重现性好的试验也可不设或仅在复试时设阳性对照组。

（2）剂量设计：如采用生物效价测定法，供试品和标准品均采用多剂量组试验，并按生物检定的要求进行合理的剂量设计，使不同剂量之间的生物效应有显著差异。根据具体情况进行二倍剂量、三倍剂量的等剂量设计，设计合理的剂量比关系，以符合生物检定的统计学研究，并尽量使试验简单易行。如采用生物活性限值测定法，建议只设一个限制剂量，限值剂量应以产生生物效应为宜；但在方法学研究时，应采用多剂量试验，充分说明标准中设定限值剂量的依据。

（3）给药途径：一般应与临床用药途径一致。如采用不同的给药途径，应说明理由。

（4）给药次数：根据药效学研究合理设计给药次数，可采用多次或单次给药。

（5）指标选择：应客观、明确、专属，与功能主治相关。应充分说明指标选择的合理性、适用性和代表性。

生物活性测定指标应反映或关联中药的药效和/或毒性，选取已知或预期药理作用的评价指标，也可考虑采用替代的生物效应检测指标。生物效应指标的选择原则上应具有专属性、准确性、可重复性和一定的量效关系。

中药的某一功效一般与多种药理作用相关，采用单一指标通常难以反映其临床主要疗效或毒性情况，可在同一试验系中观察多个生物效应指标，也可通过多项试验考察相同或不同的生物效应指标，综合考察其疗效或毒性。鼓励探索采用生物标志物、生物效应表达谱等作为生物活性测定的指标。

3. 结果与统计 试验结果评价应符合生物统计要求。生物效价测定法应符合生物检定统计法［《中国药典》（2020 年版）通则 1431］的要求，根据样品测定结果的变异性决定效价范围和可信限率（FL%）限值；生物活性限值测定法，应对误差控制进行说明，明确试验成立的判定依据，对结果进行统计学分析，并说明具体的统计方法和选择依据。

4. 判断标准 生物效价测定，应按品种的效价范围和可信限率（FL%）限值进行结果判断。生物活性限值测定，应在规定的限值剂量下判定结果，初试结果有统计学意义者，可判定为符合规定。初试结果没有统计学意义者，可增加样本数进行一次复试，复试时应增设阳性对照组，复试结果有统计学意义，判定为符合规定，否则为不符合规定。

5. 方法学验证 由于中药生物活性测定刚刚起步，生物活性测定的内容广泛，形式多样，本着具体问题具体分析的原则，《中国药典》（2020 年版）通则 9105《中药生物活性测定指导原则》中仅要求进行方法学考察，不规定具体内容，也不对准确性和精密度等提出具体要求。方法学验证的过程和结果均应在质量标准的起草说明和修订说明中进行说明。

（1）测定方法影响因素考察：应考察测定方法的各种影响因素，通过考察确定最佳的试验条件，以保证试验方法的专属性和准确性。根据影响因素考察结果，对规定方法的误差控制限值或统计有效性进行说明。离体试验，应适当进行体内外试验结果的相关性验证。

（2）精密度考察：应进行重复性、中间精密度、重现性考察。

①重复性：按确定的测定方法，至少用 3 批供试品、每批 3 次或同批供试品进行 6 次测定试验后对结果进行评价。生物活性测定试验结果判断应基本一致。

②中间精密度：考察实验室内部条件改变（如不同人员、不同仪器、不同工作日和实验时间）对测定结果的影响，至少应对同实验室改变人员进行考察。

③重现性：生物活性测定试验结果必须在 3 家以上实验室能够重现。

（3）方法适用性考察：按拟采用的生物活性测定方法和剂量对 10 批以上该产品进行测定，以积累数据，考察质量标准中该测定项目的适用性。

三、研究实例

【例 11-1】基于凝血酶滴定法的水蛭抗凝血酶活性限值测定

1. 原理　水蛭为水蛭科动物蚂蟥 *Whitmania pigra* Whitman、水蛭 *Hirudo nipponica* Whitman 或柳叶蚂蟥 *W. acranulata* Whitman 的干燥全体。水蛭所含水蛭素是凝血酶的直接抑制剂。水蛭素能与凝血酶直接结合，使凝血酶失活，其结合比例为 1：1，即中和 1 个单位的凝血酶的量，为一个抗凝血酶活性单位。

2. 三羟甲基氨基甲烷盐酸缓冲液的配制　取 0.2mol/L 三羟甲基氨基甲烷溶液 25mL 与 0.1mol/L 盐酸溶液约 40mL，加水至 100mL，调节 pH 值至 7.4。

3. 凝血酶溶液的配制　取凝血酶试剂适量，加生理盐水配制成每 1mL 含凝血酶 40 个单位或 10 个单位的溶液（临用配制）。

4. 测定　取本品粉末（过三号筛）约 1g，精密称定，精密加入 0.9%氯化钠溶液 5mL，充分搅拌，浸提 30 分钟，并时时振摇，离心，精密量取上清液 100μL，置试管（8mm×38mm）中，加入含 0.5%（牛）纤维蛋白原（以凝固物计）的三羟甲基氨基甲烷盐酸缓冲液（临用配制）200μL，摇匀，置水浴中（37℃±0.5℃）温浸 5 分钟，滴加每 1mL 含 40 单位的凝血酶溶液（每 1 分钟滴加 1 次，每次 5μL，边滴加边轻轻摇匀）至凝固（水蛭），或滴加每 1mL 含 10 单位的凝血酶溶液（每 4 分钟滴加 1 次，每次 2μL，边滴加边轻轻摇匀）至凝固（蚂蟥、柳叶蚂蟥），记录消耗凝血酶溶液的体积，按下式计算。

$$U = C_1 V_1 / C_2 V_2$$

式中，U 为每 1g 含凝血酶活性单位（U/g）；C_1 为凝血酶溶液的浓度（U/mL）；C_2 为供试品溶液的浓度（g/mL）；V_1 为消耗凝血酶溶液的体积（μL）；V_2 为供试品溶液的加入量（μL）。

中和一个单位的凝血酶的量，为一个抗凝血酶活性单位。本品每 1g 含抗凝血酶活性，水蛭应不低于 16.0U，蚂蟥和柳叶蚂蟥应不低于 3.0U。

第二节　中药质量综合评价方法简介

中药的功效是所含成分整体作用的体现，是多成分、多靶点、多途径综合作用的结果。为了反映中药的复杂性和整体性，中药质量控制方法逐渐从分解式的单一成分的"微观分析"模式向群体成分的"宏观分析"模式发展，对化学成分进行定性、定量分析的化学表征逐步与药效活性研究相结合，尤其是系统生物学的各种组学策略和技术在中药药效物质基础、作用机制和安全性等方面的应用，为实现中药质量控制和综合评价奠定了重要的基础。相关中药质量控制和综合评价的方法很多，本节对其中几种中药质量综合评价方法进行简介，以供参考。

一、中药"质量常数"研究方法简介

中药"质量常数"是一种将外观形态指标与内在含量指标相结合评价中药材及饮片质量优劣

的综合评价指标。该方法能将外观性状和内在指标量化，形成具有明确数值范围的中药商品规格等级。质量常数 A 定义为单位样品中指标成分的质量 M 与其厚度 h 平方之比：$A=M/h^2$。中药饮片形态各异，可根据原药材自然形态不同、切制工艺不同，将基础公式变化，将不同类型的中药饮片简化为标准的三维模型，测量时根据其不同的特点将必要且合理的各项评价指标转换为易于测量的参数作为其质量优劣的综合评价指标。质量常数越大饮片质量越优。

（一）基本思路

中药"质量常数"通常建立在大样本的前提下，根据饮片形态对基本公式进行变换，测量公式中所涉及的形态参数并对选取的指标成分进行含量测定，计算出质量常数，实现对中药饮片的等级评价。其基本研究思路见图 11-1。

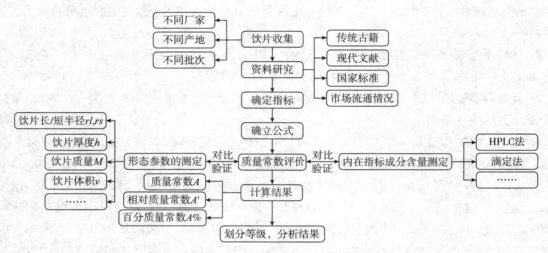

图 11-1　中药"质量常数"研究基本思路

（二）中药饮片评价的一般方法

1. 参数测定

（1）质量常数 A 的测定：质量常数 A 为单位中药中指标成分的质量（M）与其饮片厚度（h）平方之比，如式 11-1 所示。根据饮片的不同形态，可将基础公式变化，得到不同形态饮片质量常数公式，见表 11-1。

$$A=\frac{M}{h^2}$$

(11-1)

表 11-1　不同形态饮片质量常数公式

饮片形态	公式	备注	应用实例
顶刀片	$A=\dfrac{M}{h^2}=\dfrac{m\times c}{h^2}=\dfrac{\rho\times S\times h\times c}{h^2}=\dfrac{\rho\times\pi\times r^2\times c}{h}$	ρ 为密度，c 为含量，S 为横截面积，h 为平均厚度，m 为平均质量，r 为饮片半径	黄芩、丹参
斜切片	$A=a\dfrac{M}{h^2}=a\times\dfrac{m\times c}{h^2}=\dfrac{r_1}{r_2}\times\dfrac{m\times c}{h^2}$	a 为片形系数，h 为平均厚度，m 为平均质量，r_1 为短半径，r_2 为长半径	黄芩、牡丹皮
顺刀片	$A=\dfrac{M}{h^2}=\dfrac{m\times c}{h^2}=\dfrac{\rho\times S\times h\times c}{h^2}$ $=\dfrac{l\times\omega\times h\times\rho\times c}{h^2}=\dfrac{l\times\omega\times\rho\times c}{h}$	ρ 为密度，ω 为宽度，c 为含量，S 为横截面积，h 为平均厚度，l 为长度，m 为平均质量	天麻、玄参

续表

饮片形态	公式	备注	应用实例
条形片	$A=\dfrac{M}{h^2}=\dfrac{m\times c}{\omega^2}=\dfrac{\rho\times l\times\omega\times h\times c}{\omega^2}=\dfrac{\rho\times l\times h\times c}{\omega}$	ρ 为密度，ω 为宽度，c 为含量，h 为平均厚度，l 为长度，m 为平均质量	黄柏等藤木皮类、根皮类饮片
弧形片	$A=\dfrac{m\times c}{\omega^2}=\dfrac{\rho\times\pi\times\theta\times(R_1^2-R_2^2)\times h\times c}{h^2}$ $=\dfrac{\rho\times\pi\times\theta\times(R_1-R_2)\times(R_1+R_2)\times c}{h}$ $=\dfrac{\rho\times\pi\times\theta\times L\times(R_1+R_2)\times c}{h}$	ρ 为密度，θ 为扇形弧度，c 为含量，h 为平均厚度，L 为肉厚，m 为平均质量，R_1 为外径，R_2 为内径	枳壳
块状片	$A=\dfrac{m\times c}{v^2}=\dfrac{\rho\times v\times c}{v^2}=\dfrac{\rho\times c}{v}$	ρ 为密度，c 为含量，m 为平均质量，v 为体积	茯苓、葛根
不规则片	$A=\dfrac{M}{h^2}=\dfrac{m\times c}{h^2}$	c 为含量，h 为平均厚度，m 为平均质量（顶刀、顺刀混切）	土茯苓
类球形饮片	$A=M=m\times c=\dfrac{4}{3}\times\rho\times\pi\times r^3\times c$	ρ 为密度，c 为含量，h 为平均厚度，m 为平均质量，r 为饮片半径	栀子等种子类、果实类饮片
其他饮片	$A=M=m\times c$	c 为含量，m 为平均质量（"个大质重"者为佳）	天冬、菊花、金银花、乌梢蛇
形态无关饮片	$A=c$	c 为含量（质量优劣与形态无关）	叶、全草类饮片

（2）相对质量常数 A' 的测定：对于多指标成分饮片的等级评价，如果指标成分的含量基本一致，将每个质量常数加和用于等级评价是基本合理的；但是如果指标成分含量差别较大，必然会导致某个质量常数在总和中占比较大，从而扭曲了等级评判。因而选择相对质量常数 A' 作为评价指标，即每个指标成分的质量常数 A 与其药典规定限量值 c 之比，如式 11-2 所示。这实质上是以成分含量相对于限量的倍数替代成分含量作为评价指标，进而消除了不同成分含量差异带来的影响。

$$A'=\frac{A}{c} \tag{11-2}$$

（3）百分质量常数 $A\%$ 的测定：不同品种饮片的形态特征和成分含量差距很大，故可能存在不同品种饮片所得的质量常数 A 或相对饮片质量常数 A' 的数值在数量级上相差较大的情况。因此进一步提出了百分质量常数 $A\%$ 概念：饮片的质量常数与最大质量常数的比值，如公式 11-3 所示。百分质量常数 $A\%$ 让不同饮片所得到的百分质量常数数值基本处于同一水平状态，可将不同品种饮片间的质量常数范围进行归一化，使范围较大的区间缩小，范围较小的区间扩大。

$$A\%=\frac{A_i}{A_{\max}}\times 100\% \tag{11-3}$$

2. 中药饮片等级划分　将饮片划分为三个等级，一等品为质量评价结果在前 20% 的饮片，即百分质量常数达到 80% 以上的饮片为一等饮片，二等品为质量评价结果在前 20%~50% 的饮片，即百分质量常数在 80%~50% 的饮片为二等饮片，其余为三等品，即百分质量常数 $A\%<50\%$ 的饮片为三等饮片。

（三）应用实例

【例 11-2】 基于相对质量常数的丹参饮片等级评价研究

收集 18 批丹参饮片样品，来自于山东、河北、安徽、四川等中药饮片企业或药材市场。

1. 指标成分的含量测定　按高效液相法测定丹参饮片中的丹参酮 II_A 和丹酚酸 B 的含量。色谱图见图 11-2，指标成分含量见表 11-2。

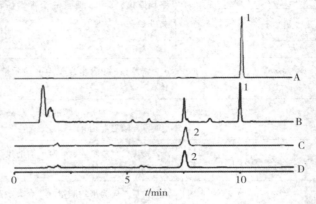

图 11-2　丹参饮片的 HPLC 色谱图

A、C. 对照品；B、D. 供试品；1. 丹参酮 II_A；2. 丹酚酸 B

2. 饮片形态检测　所收集的 18 批丹参饮片外观形态观察均为类圆形片，对于类圆形饮片，一般重点考察饮片的质量和厚度，两者从不同角度反映了药材的生产情况及炮制工艺优劣，为了减少误差，每批样品随机选取 3 组，每组 100 个样品，记录丹参饮片的厚度和质量，计算每组样品的平均厚度（$\bar{h}$）和平均质量（$\bar{m}$）见表 11-2。

3. 饮片质量常数计算　丹参为根茎类饮片，可视为类圆形厚片，使用式 11-1~式 11-3 分别计算每批丹参饮片的质量常数 A、相对质量常数 A' 和百分质量常数 $A\%$，结果如表 11-2 所示。

表 11-2　丹参饮片相关指标及参数的测定（$n=3$）

样品	形态参数		质量分数/%		质量常数（A）		相对质量常数（A'）			百分质量常数（A%）
	$\bar{h}$/cm	$\bar{m}$/g	丹酚酸 B	丹参酮类成分	丹酚酸 B	丹参酮类成分	丹酚酸 B	丹参酮类	合计	
ds1	0.30	0.15	5.22	0.52	8.75	0.87	292	348	640	72
ds2	0.36	0.17	4.32	0.43	5.60	0.56	187	223	409	46
ds3	0.36	0.18	5.44	0.70	7.48	0.96	249	385	635	72
ds4	0.36	0.16	4.54	0.35	5.54	0.43	185	171	356	40
ds5	0.30	0.15	6.95	0.68	11.48	1.12	383	449	832	94
ds6	0.34	0.17	5.23	0.68	7.63	0.99	254	397	651	74
ds7	0.37	0.16	6.38	0.94	7.40	1.09	247	436	683	77
ds8	0.31	0.15	6.64	0.75	10.76	1.22	359	486	845	96
ds9	0.29	0.15	4.86	0.26	8.44	0.45	281	180	462	52

续表

样品	形态参数		质量分数/%		质量常数（A）		相对质量常数（A'）			百分质量常数（A%）
	$\bar{h}/cm$	$\bar{m}/g$	丹酚酸B	丹参酮类成分	丹酚酸B	丹参酮类成分	丹酚酸B	丹参酮类	合计	
ds10	0.31	0.16	3.52	0.36	5.66	0.58	189	231	420	48
ds11	0.30	0.16	5.10	0.27	9.06	0.48	302	192	494	56
ds12	0.39	0.19	5.46	0.92	6.60	1.11	220	444	664	75
ds13	0.29	0.15	4.38	0.31	7.68	0.54	256	217	473	54
ds14	0.30	0.15	8.06	0.66	13.37	1.09	446	438	884	100
ds15	0.31	0.16	5.26	0.25	8.72	0.41	291	166	456	52
ds16	0.35	0.15	4.80	0.87	6.00	1.09	200	435	635	72
ds17	0.33	0.16	4.21	0.25	6.11	0.35	204	145	349	39
ds18	0.33	0.16	5.31	0.63	7.72	0.92	257	366	623	71

4. 饮片等级划分　结合市场划分现状，将 $A\% \geqslant 80\%$ 的饮片定为一等，$\geqslant 50\%$ 且 $<80\%$ 的饮片定为二等，其余的定为三等。由表 11-2 可知，在所收集的 18 批丹参饮片中，一等饮片的相对质量常数 $\geqslant 707$；二等饮片的相对质量常数 $\geqslant 442$ 且 <707；三等饮片的相对质量常数 <442。为了更直观地分析 18 批丹参饮片等级之间的差异，将 $A\%$ 进行趋势分析，见图 11-3。

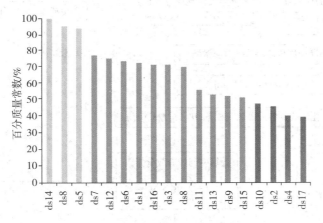

图 11-3　18 批丹参饮片的百分质量常数分布

为了表达丹参饮片等级与外在形态、内在含量的关系，将饮片等级与各项指标的统计结果进行汇总，具体情况见表 11-3。

表 11-3　丹参饮片的等级划分标准

等级	$\bar{h}/cm$	平均大小/g·cm⁻¹	平均质量分数/%	
			丹参酮类成分	丹酚酸B
一等	0.30	0.50	0.70	7.22
二等	0.33	0.49	0.58	5.22
三等	0.34	0.47	0.35	4.15

本研究的 3 个等级范围是根据所收集的 18 批丹参饮片设定的，将来可通过测定更多的不同规格丹参饮片来不断修改和完善等级范围，让等级划分标准更加充实和可靠。

二、中药"效应成分指数"研究方法简介

中药"效应成分指数（effect constituents index，ECI）"是基于化学成分分析和效应检测共同加权的质量评价指标，其可通过中药中活性成分的"量-效"关系方程来建立。这一指标的建立，不仅能使中药质量标准在目前可控的基础上，实现与药效密切关联，为临床应用提供参考，同时能使不同成分所关联的药效大小得以表征，使中药质量评价更加综合全面。

（一）基本思路

中药"效应成分指数"的构建主要是针对药效作用比较明确、活性成分相对清楚的中药来开展，对于单个活性成分能体现其主要功效的中药，如附子的强心效应、大黄的泻下效应、红花的抗凝血效应等，可采取单指标研究思路来进行展开，具体研究思路见图11-4。

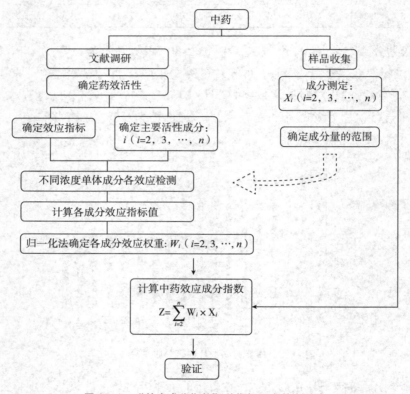

图11-4　"效应成分指数"单指标研究基本思路

对于必须要多个药效指标才能体现其主要功效的中药，如甘草、板蓝根等，难以用某一核心效应来代表其功效，可采取多指标研究思路进行展开，此时，主要是对各个药效指标进行权重分配，具体研究思路见图11-5。

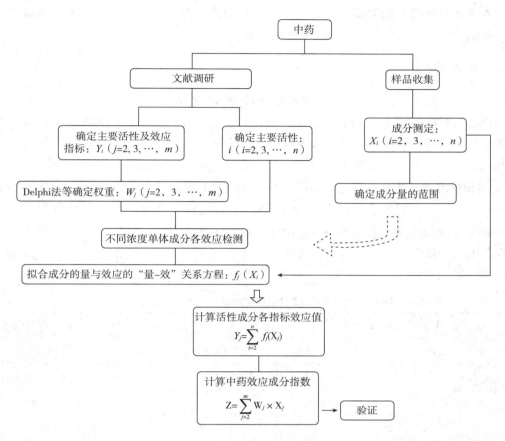

图 11-5　"效应成分指数"多指标研究基本思路

（二）中药质量评价的一般方法

1. 效应指标及活性成分确定　经文献调研及相关研究，初步确定研究对象的主要活性成分及效应指标。

2. 样品收集　多产地、多来源收集样品，保证测得的成分量的范围具有一定广度，能涵盖该品种药材中活性成分量的上下限。

3. 活性成分定量测定及生物评价　采用光谱、色谱及各种联用技术，对样品所含活性成分进行定量分析，并确定其浓度范围。采用合适的生物评价方法对样品活性成分进行评价。

4. "效应成分指数"的构建　根据活性成分的生物活性强度作为化学含量的权重，计算全部药效成分或活性成分的效应总和，构建效应成分指数。对于单指标研究，需要对活性成分的药效权重进行分配。以活性成分量的范围为参考配制出一系列不同浓度的单体成分溶液，检测其效应值，以效应值为指标采用归一化法分配各成分药效权重，最终通过综合指数法建立各成分效应权重与成分含量综合加权的"效应成分指数"。对于多指标研究，各药效指标的权重分配方法可采取层次分析法、Delphi 法进行分配。需要拟合出不同浓度单体成分溶液与对应效应的"量-效"关系方程，将各批药材成分的量带入"量-效"方程中得到该批药材的成分效应值，最终以综合指数法建立药效指标权重与成分效应值综合加权的"效应成分指数"。

5. "效应成分指数"的验证 对各样品进行生物活性检测，研究其与"效应成分指数"的相关性，确认"效应成分指数"评价方法的可靠性。

（三）应用实例

【例11-3】 效应成分指数在中药大黄质量评价中的应用研究

从四川省、甘肃省收集了10批大黄原药材，经鉴定后按照《中国药典》大黄项下规定，制备成大黄饮片（编号为Rh01～Rh10）；取同一批次大黄饮片进一步炮制成酒大黄饮片（编号为Rh11、Rh12）、熟大黄饮片（编号为Rh13、14）和大黄炭饮片（编号为Rh15、16）。

1. 大黄指标性成分的含量测定 采用UPLC法同时测定大黄中12种指标性成分的含量，结果如表11-4所示。不同批次间样品中化合物含量的热图（图11-6）表明唐古特大黄饮片（Rh01～Rh05），掌叶大黄饮片（Rh06～Rh10）和不同炮制品饮片（Rhl1～Rh16）三类样品之间在化学成分的含量高低存在显著差异。选择了12种具有泻下通便功效的指标性化学成分来表征大黄的整体质量。

表11-4 16批大黄样品中12种活性化学成分含量（mg/g，均数，$n=6$）

Sample	1	2	3	4	5	6	7	8	9	10	11	12
Rh01	2.15	1.61	5.63	2.54	4.49	1.72	0.79	0.93	2.81	2.68	2.62	1.83
Rh02	2.04	1.37	5.22	2.42	4.66	2.36	1.03	1.48	2.62	2.71	2.49	1.71
Rh03	4.51	3.56	5.08	4.79	5.77	1.61	0.55	0.75	1.22	1.72	1.83	0.68
Rh04	4.07	2.43	5.21	4.62	4.73	1.37	0.76	0.99	1.17	1.59	1.79	0.72
Rh05	7.72	1.68	4.34	3.41	3.78	1.24	0.98	0.64	2.55	1.83	1.12	0.91
Rh06	1.81	0.57	2.03	0.69	1.29	1.46	2.17	1.68	1.41	1.07	2.65	1.44
Rh07	1.23	0.19	1.14	0.12	0.47	0.15	0.27	1.35	0.92	1.03	1.67	0.45
Rh08	1.05	ND	1.17	0.15	0.13	0.79	0.06	1.54	0.95	0.81	1.04	0.59
Rh09	1.26	0.15	1.06	0.19	1.19	0.37	0.41	1.49	0.74	0.69	0.77	0.46
Rh010	1.31	0.08	1.63	0.23	1.84	0.53	0.31	1.36	0.76	0.72	0.82	0.67
Rh011	1.04	0.52	0.97	1.02	1.53	0.71	0.38	1.42	1.37	1.06	1.48	0.32
Rh012	0.72	0.46	0.39	1.15	1.46	0.83	0.34	1.79	1.04	1.11	1.35	0.44
Rh013	0.18	ND	0.26	0.14	0.64	0.21	0.23	2.42	3.28	1.59	2.57	0.23
Rh014	0.34	ND	0.32	0.17	0.75	0.23	0.27	2.13	3.13	1.26	2.39	0.22
Rh015	ND	ND	ND	ND	ND	ND	ND	0.61	0.97	0.65	0.92	ND
Rh016	ND	ND	ND	ND	ND	ND	ND	0.74	1.04	0.81	0.35	0.11

注：ND表示没有被检测到。

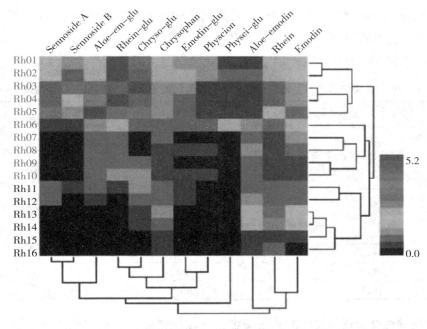

图 11-6　16 批大黄样品中 12 种活性化学成分的热图分析

2. 致泻效应成分指数（ECI）的理论计算　基于小鼠便秘模型测定 12 种指标性成分的致泻生物活性，如表 11-5 所示。基于泻下生物效价权重系数和多组分同时定量分析建立泻下效应成分指数 ECI，计算方法如公式 11-4 所示。计算了 16 批大黄样品的泻下效应成分指数 ECI，如表 11-6 所示。结果显示唐古特大黄饮片样品的 ECI 相对较高，而掌叶大黄饮片样品的 ECI 相对较低。值得注意的是，对于大黄炮制品，随着炮制次数的增加，其 ECI 值显著下降。

表 11-5　12 种活性成分的生物效价权重系数（均数±标准差，$n=6$）

Component	Measured biological potency/U · mg^{-1}	Efficacy-calibrated factor
Sennoside A	233.84±5.58	1.00
Sennoside B	149.13±12.51	0.63
Aloe-emodin-8-O-β-D-glucoside	156.48±8.17	0.66
Rhein-8-O-β-D-glucoside	166.66±9.48	0.71
Chrysophanol-8-O-β-D-glucoside	108.88±10.91	0.45
Emodin-8-O-β-D-glucoside	111.12±7.71	0.46
Physcion-8-O-β-D-glucoside	133.07±5.98	0.56
Aloe-emodin	87.29±1.62	0.36
Rhein	111.81±7.37	0.47
Chrysophanol	61.65±4.28	0.25
Emodin	63.99±5.33	0.26
Physcion	124.33±7.64	0.52

$$
\begin{aligned}
\text{ECI} = \sum_i^{12} F_i \times C_i &= 1.00 \times C_{\text{senA}} + 0.63 \times C_{\text{senB}} + 0.66 \times C_{\text{alo-glu}} \\
&+ 0.71 \times C_{\text{rhe-glu}} + 0.45 \times C_{\text{chr-glu}} + 0.46 \times C_{\text{emo-glu}} + 0.56 \times C_{\text{phy-glu}} \\
&+ 0.36 \times C_{\text{alo}} + 0.47 \times C_{\text{rhe}} + 0.26 \times C_{\text{emo}} + 0.25 \times C_{\text{chr}} + 0.52 \times C_{\text{phy}}
\end{aligned} \tag{11-4}
$$

3. 大黄样品的实际测得致泻生物效价　在小鼠便秘模型测得了 16 个大黄饮片样品的致泻生

物效价，结果见表 11-6。结果显示，16 个大黄饮片样品实际致泻效价范围从 23.84 U/g（Rh 16）到 310.94 U/g（Rh05）之间。实际测得生物效价结果表明，不同批次的大黄饮片样品之间存在较大的致泻生物效价差异。

表 11-6　16 个大黄样品致泻生物效价的实际测量值和效应成分指数（ECI）（均数，n=6）

Sample	Measured biological potency/U · g^{-1}	ECI	Sample	Measured biological potency/U · g^{-1}	ECI
Rh01	196.35	16.18	Rh09	110.22	6.31
Rh02	215.78	16.08	Rh10	89.68	5.14
Rh03	273.85	19.38	Rh11	73.55	5.92
Rh04	301.25	17.87	Rh12	85.76	5.42
Rh05	310.94	18.13	Rh13	78.39	4.54
Rh06	180.39	9.13	Rh14	55.23	4.49
Rh07	70.48	4.13	Rh15	27.71	1.07
Rh08	76.66	3.91	Rh16	23.84	1.11

4. ECI 和化学成分含量与实际测得致泻效价之间的相关性分析　统计分析显示，与 12 个指标性化学成分含量的相关性相比较，ECI 与大黄实测致泻生物效价之间的相关性最优，r=0.9695（图 11-7A），这提示 ECI 可作为不同来源的大黄是否具有强致泻作用的质量评价指标。估计值与大黄生物效能的实际测量值之间的差异，即统计残差，可用于评估 ECI 的准确性。残差分布图显示 ECI 的离散度非常窄（图 11-7B），这提示当评价不同来源的大黄的致泻效果时，ECI 是一个更准确的评价指标。采用残差平方和作为量化指标反映出 ECI 作为大黄质量控制指标的准确度优于其余评价指标（图 11-7C）。统计残差的箱式图表明与指标性成分含量测定相比，ECI 的异常值很小（图 11-7D），统计分析结果表明，ECI 作为大黄品质（致泻效果）的一种评价指标的准确性是相对比较可靠的。

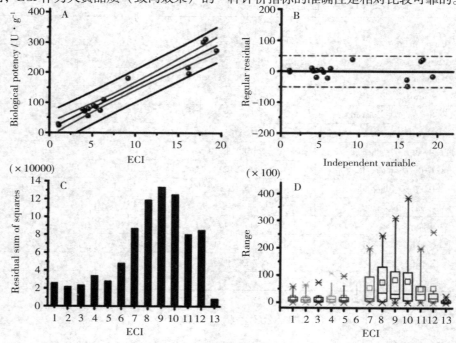

图 11-7　大黄效应成分指数统计分析的详细结果

A 表示所有大黄样品 ECI 与实际测量的生物电势之间的相关性分析，

B 为 ECI 标准化残差分布图；C 表示残差平方和；D 表示标准化残差箱线图

参考文献

［1］倪凤燕，吕慧芳，毕霄鹤，等．基于相对质量常数的丹参饮片等级评价［J］．中国实验方剂学杂志，2021，27（5）：140-146.

［2］石佳．四十种中药饮片等级评价研究［D］．北京：中国中医科学院，2020.

［3］熊吟，肖小河，鄢丹，等．综合量化集成的中药品质评控策略：中药效应成分指数［J］．中草药，2014，45（1）：1-7.

［4］谭鹏，王伽伯，张定堃，等．效应成分指数在中药大黄质量评价中的应用研究［J］．药学学报，2019，54（12）：2141-2148.

第三节　中药质量标志物

一、中药质量标志物的简介

（一）中药质量标志物的提出

中药质量是保障中药产业可持续发展的生命线，中药质量标准和质量控制方法的研究与应用与中医药科学和产业发展密切相关，为国家战略所需。近年来，中药质量研究已从传统经验走向现代科学，由模糊定性走向精确定量，但仍未能满足日益提高的对质量安全与保障的要求，特别是中药药效物质与中医药基本属性的基础研究薄弱，致使质量控制指标与中药的传统功效的关联性不强、质量控制指标的专属性差、中药质量研究系统性差、重复性研究的现象严重，因此不能有效解决从药材到成药全过程质量控制和发展的共性问题。

为提升我国中药产品质量和质量控制水平，刘昌孝院士针对中药生物属性、制造过程及配伍理论等自身医药体系的特点，于 2016 年提出中药质量标志物（quality marker，Q-marker）的新概念、新理论，以基于有效、特有、传递与溯源、可测和处方配伍的"五要素"为核心内容。中药含有多类化学成分，它们与中药的有效性和安全性有关，当具备了一定条件，中药成分就能成为反映中药质量的标志物。中药 Q-marker 是存在于中药材和中药产品（如中药饮片、中药煎剂、中药提取物、中成药制剂）中固有的或加工制备过程中形成的、与中药的功能属性密切相关的化学物质，作为反映中药安全性和有效性的标示性物质进行质量控制，而不是它们经过生物体内过程被吸收的化学物质和所产生的化学物质（如人体内代谢物、消化道酶或微生物转化的化学物质），需要经过结构分析确定其化学结构，并可进行定性定量的特有的化学成分。中药 Q-marker 的提出密切了中药有效性-物质基础-质量控制标志性成分的关联度，有利于建立中药全程质量控制及质量溯源体系，对促进中药行业健康发展具有重大的现实意义。

（二）中药质量标志物的五个条件

自质量标志物的新概念提出后，质量标志物的定义逐渐完善。中药质量标志物应具备以下 5 个条件：

1. 特有性　存在于中药材、饮片细胞结构和基原特征的化学物质，或中药产品中存在的特有化学物质，或加工制备过程中形成的特有化学物质。"特有性"是中药鉴别、质量评价和质量控制的重要条件，"专属性"是中药质量控制的基本要求，而成分的"特有性"是质量控制方法"专属性"的基本条件，其重要价值在于可对不同药材进行有效鉴别、评价。中药种类多、成分复杂，常常出现一种成分同时存在于多种药材的现象。"特有性"体现在两个不同层次：一是能代表和反映同一类药材的共有性并区别于其他类药材的特征性成分；二是能反映同一类、不同种药材之间的差异性成分；

2. 可测性　特有物质可以用现代分析技术进行定性鉴别和定量测定。"可测性"是建立质量评价方法和质量标准的必要条件，同时它需要满足三个条件，即：具有一定的含量和体内暴露量、具有定量测定的方法以及含量测定方法符合专属性要求。中药成分复杂，生物效应多样，有时会存在如三七止血与活血功效并存的情况。质量评价应体现其传统功效的"完整性"和其药用目的的"针对性"，质量评价和质量控制方法的建立也要针对性地分主次、分层级、点-线-面-体结合等建立，力求反映质量要素的完整性和质量控制的全面性；

3. 有效性　存在的物质具有明确性与有效性和安全性等生物活性。质量控制的根本目的是对中药有效性的控制，因此，"有效"是质量标志物的核心要素。"药性"与"药效"均是中医药理论的核心概念，是中药特有的功效属性，是从不同侧面、不同角度对中药治疗疾病性能的客观描述，反映中药有效性的本质特征。将"药性"和"药效"均纳入中药质量评价，才能反映中药质量的完整性；

4. 传递性　在产品全生产过程中物质具有追溯性和传递性。中药不同于化学药物，其形成的产业链长，药物成分经历了采收加工-炮制-提取精制及制剂工艺-药物传输和体内代谢等多环节的传递与变化。药品的整个生命周期是指中药药品的药效物质形成、获取、传输、体内过程直至最终生物效应表达，因此，有必要阐明中药形成全过程中各环节的化学物质组成及其传递与变化规律，过程包括：植物中的生物合成成分、药材中的原有成分、饮片中的转化成分、制剂中的原型成分及血中的效应成分。同时，需要满足两个基本要求，即阐明最终效应成分及建立全程质量控制体系；

5. 中医药理论关联性　中医配伍组成的方剂按"君"药首选原则，兼顾"臣""佐""使"药的代表性物质。复方是中药临床运用的主要形式，配伍理论是中医药理论的核心内容。同一药材在不同处方中可以发挥不同的作用，因此，针对性的质量标志物也不同。基于配伍环境的中药质量标志物研究多以拆方的形式，基于组方配伍原理，以功效药对、减除药味以及谱-效分析和成分配伍等形式，从整体动物、离体细胞、分子和网络分析等不同层次进行系统研究。中药质量标志物的确定，必须延伸到中药临床运用的层面，针对具体疾病病因病机和治法治则，从处方配伍环境出发，基于中药临床运用时最终效应成分及其功效的临床表达形式，确定质量标志物。

以上 5 个条件即构成中药质量标志物的"五要素"，如图 11-8 所示。

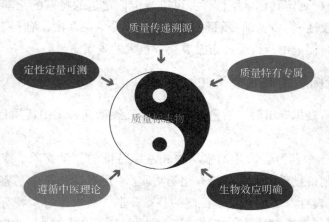

图 11-8　确定复方中药制剂质量标志物"五要素"

二、质量标志物的研究方法

按照中药质量标志物的"五要素"要求，基于中医药理论和临床用药方式以及中药材的生物学属性，可采用现代研究方法从物质与有效、特有、传递与溯源以及配伍等方面全面解析、表征和界定中药质量标志物，建立基于质量属性完整表达的中药质量标志物研究模式。在此基础上发展了基于药效表达、药性表达、体内过程、代谢组学、毒性靶标、近红外技术、生物标志物、数据挖掘及溯源体系的中药质量标志物研究方法。

1. 化学物质组解析及中药形成全过程的质量属性传递变化规律研究　应用多学科知识系统解析中药有效物质在植物体内的"合成成分"、药材中的"原有成分"、饮片中的"转化成分"、制剂中获取的"原型成分"、吸收入血机体内代谢的"血中移行成分"直至发挥功效"效应成分"，理清中药药效物质的传递、变化过程。

2. 基于成分"特有性"的质量标志物研究　在明确中药的化学物质组的前提下，采用多学科技术分析各原料药材的植物学分类地位、系统位置和起源演化规律；提炼各药材的特有性成分和特征性成分，对各成分进行次生代谢产物生源途径分析，明确成分特有性的生源学依据；结合化学成分的入药部位及显微组织特有性、采收期和生物生长时期的特有性以及生态环境及化学性状环境饰变特点，分析不同基原、不同入药部位、不同炮制方法以及不同采收时间的化学成分差异性，进一步明确成分的特有性及其生源学依据。

3. 基于成分与"有效性"相关的质量标志物研究　从成分与药效、药性及体内过程三方面的关联关系确定中药质量标志物。采用系统生物学方法和谱-效相关分析方法，从"系统-系统"的角度关联化学物质组与生物学效应，分析提炼成分-靶点-通路功效的关联关系；亦可采用离体器官、细胞、受体分子以及荧光分子探针、靶点垂钓捕获等化学生物学方法，直接关联药物成分与靶点的对应关系。筛选药效物质基础，确定质量标志物。

4. 基于"配伍环境"的质量标志物研究　基于组方配伍原理，将拆方以功效药对、减除药味以及谱-效分析和成分配伍等形式，从整体动物、离体细胞、分子和网络分析等不同层次进行系统研究。

5. 成分的"可测性"研究及多元质量控制方法的建立　采用"多指标含量测定"的方法进行"指标成分"的测定；采用"一测多评法"进行中药中含量较大、能代表同类结构、功效类似物质的代表性成分的"指示性成分"的含量测定；采用专属、特异的方法进行中药中结构相似的一类成分，如总黄酮、总皂苷、总生物碱等"类成分"的总量；采用指纹图谱技术建立基于全息成分的模式识别方法，建立化学轮廓，并与相应的"生物学模式"进行关联研究。

三、应用实例

【例 11-4】 延胡索的质量标志物研究

延胡索收载于《中国药典》（2020 年版）一部中，其质量标准包括性状、显微鉴别、薄层色谱鉴别、检查以及延胡索乙素的含量测定，尚存在着质控指标单一、与药效关联性不强的问题。本研究基于质量标志物研究方法明确延胡索中 7 个生物碱为质量标志物。

1. 延胡索化学物质组辨识　采用 HPLC-Q/TOF-MS 方法对醋延胡索标准提取物所含化学成分进行化学物质组表征和指纹成分辨识。从醋延胡索指纹图谱（图 11-9）中表征分析出 31 个化学成分，鉴定出黄连碱、巴马汀、小檗碱、去氢延胡索甲素、延胡索乙素、四氢小檗碱、延胡索甲素等 28 个成分，均为生物碱类化合物，结构见图 11-10。

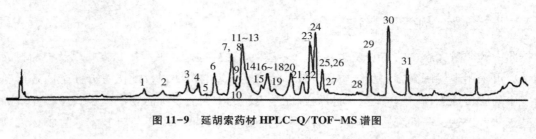

图 11-9　延胡索药材 HPLC-Q/TOF-MS 谱图

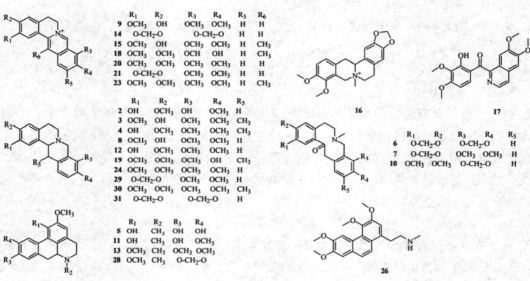

图 11-10　延胡索中化学物质组结构

2. 延胡索次生代谢产物生源途径及成分特异性分析　延胡索中的生物碱类化合物主要为 3 类，分别是原小檗碱型生物碱、原托品碱型生物碱和阿朴菲型生物碱，其中原托品碱型生物碱和阿朴菲型生物碱的植物特异性较强。综合生源途径及成分的特异性分析（生源关系见图 11-11），认为延胡索乙素、延胡索甲素、黄连碱、巴马汀、去氢延胡索甲素、D-四氢药根碱及原阿片碱可考虑作为延胡索的质量标志物。

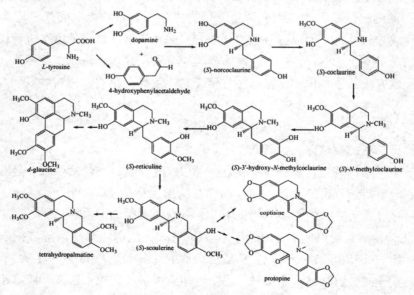

图 11-11　延胡索生物碱生源关系

3. 延胡索药效相关的质量标志物的发现及确定　整合整体动物、器官水平、细胞、受体和网络药理等多角度的实验结果（图 11-12），发现延胡索中的生物碱类成分可通过作用于中枢镇痛相关蛋白、平滑肌相关受体蛋白以及血栓素、血管紧张素等靶点蛋白来调节下游生物信号传导通路，从而发挥止痛、理气、活血等功效。其中，延胡索乙素、巴马汀、D-海罂粟碱、原阿片碱为主要药效物质基础，可作为质量标志物。

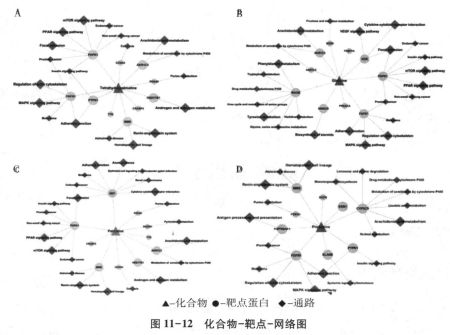

▲-化合物　●-靶点蛋白　◆-通路

图 11-12　化合物-靶点-网络图

（A）延胡索乙素；（B）巴马汀；（C）D-海罂粟碱；（D）原阿片碱

4. 基于与药性相关的质量标志物的发现及确定　通过电子鼻等仿生技术手段结合计算机虚拟筛选方法确定延胡索提取物中原阿片碱、巴马汀及延胡索乙素对 6 个 G 蛋白偶联受体（GPCRs）具有激动和拮抗作用，从药性物质基础角度为质量标志物的确定提供实验依据。GPCRs 结合实验结果见图 11-13。

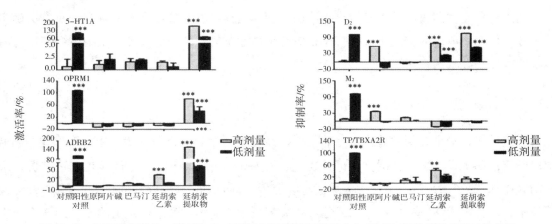

图 11-13　延胡索提取物、原阿片碱、巴马汀及延胡索乙素对 6 个 GPCRs 受体的激动和拮抗作用

5. 基于药动力学及体内过程的质量标志物发现及确定　经 UPLC-Q/TOF-MS 分析，从延胡索提取物大鼠血浆中鉴定出 11 个生物碱类原型成分和 6 个代谢产物，并建立 UPLC-QQQ/MS 定量分析方法开展大鼠血浆中延胡索甲素、延胡索乙素、原阿片碱药动学和脑组织分布研究。

综上对延胡索的化学成分生源途径及成分特异性分析、物质基础、药效、药性及药动学研究结果，确定延胡索甲素、延胡索乙素、黄连碱、原阿片碱、巴马汀、去氢延胡索甲素、D-四氢药根碱为延胡索的质量标志物。

参考文献

［1］刘昌孝，张铁军. 中药质量标志物理论与实践［M］. 北京：科学出版社，2019.

［2］张铁军，许浚，韩彦琪，等. 中药质量标志物（Q-marker）研究：延胡索质量评价及质量标准研究［J］. 中草药，2016，49（7）：1458-1467.

第四节　代谢组学分析方法

一、代谢组学的简介

（一）代谢组学的提出

代谢组学（metabolomics/metabonomics）是 20 世纪 90 年代末期迅速发展起来的一门新兴学科，是系统生物学（system biology）研究的重要组成部分，是继基因组学、转录组学和蛋白质组学之后的一门新兴组学技术。1999 年，代谢组学之父，英国帝国理工学院的 Jeremy Nicholson 教授首次提出代谢组学概念：代谢组学是生物体在病理生理刺激或遗传因素改变的条件下，在不同时间、多方位定性、定量检测其代谢组（metabolome）的变化，通过测定整个机体的代谢图谱来探讨基因功能调控机制的学科。代谢组学利用现代分析技术同时定性、定量测定生物体液中低分子量的内源性代谢产物（相对分子质量$<1\times10^6$）的集合，考察生物体在不同状态下代谢产物的变化，通过对代谢物图谱的整体分析直接认识生理、病理状态，结合化学信息学分析方法确定内源性小分子代谢物成分的变化模式，获得相应的生物标志物群，表征或揭示生物体在特定时间和环境下的整体功能状态。

（二）代谢组学的研究内容

代谢组学研究最早主要进行代谢轮廓分析，经过不断发展，目前，代谢组学研究主要开展 4 个层次研究：第 1 个层次为代谢物靶标分析（metabolite target analysis），目标是定量分析一个靶蛋白的底物和/或产物；第 2 个层次为代谢轮廓分析（metabolic profiling analysis），采用针对性的分析技术，对特定代谢过程中的结构或性质相关的预设代谢物系列进行定量测定；第 3 个层次为代谢指纹分析（metabolic fingerprinting analysis），不分离鉴定具体单一组成，定性并半定量分析细胞外、细胞内全部代谢物；第 4 个层次为代谢组学，定性和定量分析一个生物系统全部代谢物，这 4 个层次的发展体现了代谢组学技术的发展及研究理念的提升。

（三）代谢组学的特点与应用

代谢组学研究强调把人或动物作为一个整体来研究，具有整体性、系统性的特点，与中药多靶点、整体协调机制相吻合，对于揭示复杂性疾病的机制和药物的代谢模式具有独特的优势；同时在方法学上具有无创伤、动态、接近生理条件下研究等特点，与中药治病整体性、动态性原则极其相似，为传统中医药研究提供了崭新的和强有力的技术手段。借助现代科学技术和方法，代谢组学可动态监测生物体内源性代谢物的变化，为中药复杂系统研究和新药研发提供了有力手段，对中药质量控制和药效机制研究具有重要意义。

二、代谢组学的研究流程与方法

代谢组学研究流程主要包括样品采集和制备、数据的采集、数据预处理、多变量数据分析、标志物识别和代谢途径分析。

1. 样本采集与制备　样本的制备前首先应采集生物样品，生物样品可以是植物提取物、血液、尿液、组织、细胞和培养液等。样品制备对于实验结果影响较大。样品制备包括样品来源管理、样品储存与样品提取，目的是保证代谢信息不因为样品处理发生改变。样品来源是指受试对象的采样环境，如饮食、光照、温度等。样品储存是指样品获得后迅速灭活代谢酶，防止小分子化合物在酶作用下发生改变，最佳保存方式是液氮或-80℃低温冰箱。基于质谱技术的代谢组学对样品处理的要求较高，需除去大分子类物质，并且尽可能完全回收小分子化合物进行分析。样品通常用水或有机溶剂甲醇、乙腈等提取。例如，对于血清样本的处理，需要先用乙腈沉淀蛋白，再进行超声和离心操作，在保证血清澄明度的同时最大限度提取到小分子物质。

2. 样本分析与检测　采集的生物样本经样品预处理后，运用核磁共振、色谱、质谱及其联用技术检测其中代谢物的种类、含量、状态及其变化，得到代谢轮廓或代谢指纹。核磁共振（NMR）、色谱-质谱联用等是最常用的分析与检测方法。随着电喷雾等软电离技术的出现，质谱联用亦越来越多地应用于代谢组学研究，如气-质联用（GC-MS、GC-Q/TOF-MS/MS）、液-质联用（LC-MS、UPLC-MS、UPLC-Q/TOF-MS）和电泳-质谱联用（CE-MS）等联用技术。

NMR技术对样本无破坏，是现有分析技术中唯一能用于活体研究的，且无需进行样品前处理；此外，NMR技术分析可同时测定一个样本中所有代谢物，且其信号强度与摩尔浓度成正比，便于定量分析。然而，NMR技术要求待测物分子含有具核磁矩的核素，还要求待测药物给药剂量高、给药后代谢时间短、代谢物浓度高。

GC-MS是一种经典成熟的分析技术，在分离时对毛细管柱梯度加热，根据挥发性高低，在毛细管中保留时间不同达到分离的目的；GC-MS特长是分析挥发性物质，且可以检索多个大型化合物库进行代谢物的结构鉴定，使化合物鉴定简单、容易操作。但GC-MS的样品必须气化，因此不能分析大分子、难挥发性物质以及热不稳定性物质。

LC-MS以其灵敏度高、无需高温、分析速度快、样品无需衍生化等优点，受到众多研究者的关注；尤其是UPLC-Q/TOF/MS能够更好地用于代谢物和同分异构体的特征鉴定。但是LC-MS的缺点在于样品重现性较差，化合物鉴定困难，而且鉴定化合物的数据库还不完备，二级质谱只能部分提供结构信息。

毛细管电泳-质谱（CE-MS）也被用于代谢组学研究，相对其他分离技术，CE-MS 具有明显的优势：高效分离率、微量进样量（平均注射体积 $1 \sim 20 \mu L$）以及快速分析；此外 CE-MS 的最大优点是其可在单次分析实验中分离阴离子、阳离子和中性分子，因此可以同时获得不同类代谢物的谱图，使其成为高通量非目标分析代谢组学研究中一个很有吸引力和发展前景的分析技术。

3. 数据处理与分析 代谢组学研究的关键问题在于对数据信息的充分解读，然而代谢组学原始谱图复杂、数据量大，不能用常规数据处理方法，需要进行数据降维和信息挖掘。数据处理分为三大步骤：一是数据的提取即图谱的可视化；二是数据的预处理，包括滤噪、重叠峰解析、峰对齐、峰匹配、标准化和归一化等；三是模式识别，包括非监督（unsupervised）模式和有监督（supervised）模式，前者有主成分分析（PCA）、簇类分析（HCA）和非线性映射（NLM）等，后者包括人工神经网络（ANN）、偏最小二乘-判别分析（PLS-DA）、正交最小二乘-判别分析（OPLS-DA）等。随后经多变量数据分析识别有显著变化的代谢标志物，并采用 ROC 曲线、支持向量机等方法对标志物进行优化与验证，最后应用 MetPA 等数据库分析标志物所涉及的代谢途径或网络，以阐述生物体对相应刺激的响应分子机制。

三、代谢组学在中药质量控制中的应用研究

1. 中药化学成分（外在质量）研究 中药的质量与其品种、产地、采收期、药用部位等密切相关。目前，由于中药材来源较为混乱，质量参差不齐，如何评价中药品质成为一个关键问题。传统的中药品质评价方法多仿照化学药的质量评价模式，采用单一或少数化学指标成分进行质量控制，难以全面了解中药的品质情况。应用代谢组学技术监测中药的整体代谢物组是评价中药质量的一种综合模式。代谢组学推动中药指纹图谱朝着综合、整体方向发展，通过建立"代谢物指纹图谱"，对中药整体代谢物组信息进行深入分析，为全面评价中药质量提供可靠的方法和依据。借助代谢组学方法分析药用植物在生长过程中次生代谢产物（中药活性成分）的代谢变化规律，阐明生长时期、生长环境、采收时间、加工炮制等对有效成分代谢的影响，有效区分不同中药的品质差异，对提高中药有效成分含量、保障药材质量具有重要意义。

2. 中药药效及作用机制（内在质量）研究 中药所含化学成分复杂，各个成分分别结合到自己的作用靶点发挥作用，而且作用过程中干扰因素众多，这就决定了中药的药效和作用机制具有多成分、多层次、多靶点、多代谢途径的特点。如何阐明中药作用的物质基础及其作用机制，是目前中药研究的一个关键问题。中药进入生物系统后，起效的是中药中的原型成分或代谢产物，或与机体作用形成的新成分，三者构成体内中药复方成分的代谢物组，进而通过多靶点、多系统综合干预人体内源性代谢物组来治疗疾病。因此，通过对机体生物样品的代谢组学分析，经模式识别处理，可以监测代谢网络在中药干预下的变化过程，从而为中药的作用机制研究及效应物质基础研究提供技术支持。代谢组学通过比较机体内源性代谢物的差异，探寻不同生理、病理状态下代谢网络的变化，可揭示疾病的本质和药物的作用机制。作为现代系统生物学的重要组成部分，代谢组学能够为中药药效及作用机制研究提供新的思路和解决方案，已经广泛应用于中药单体成分、单味中药及中药复方的药效及作用机制的研究。

四、应用实例

【例 11-5】 山楂治疗高脂血症的代谢组学研究

山楂是一种著名的中药，用于治疗消化不良综合征、心血管疾病和高脂血症，具有良好的药用效果。山楂的主要化学成分包括有机酸、黄酮类和三萜类。但因其成分复杂，目前山楂缓解高脂血症的有效部位和作用机制尚不清楚。本研究利用基于 LC-MS 的代谢组学技术，结合生化分析发现山楂中 4 种不同极性成分对高脂血症的影响，探讨山楂治疗高脂血症的有效部位和潜在作用机制。

1. 山楂对高脂血症的治疗作用　采用高脂饲料喂养大鼠，建立高脂血症大鼠模型，对其进行不同处理后，收集血浆样品进行生化和代谢组学分析。本研究设置 1 个对照组（Con 组）、1 个模型组（HFD 组）、1 个阳性药组（SIM）和 4 个给药组（水提取物：H-A 组；正丁醇提取物：H-B 组；乙酸乙酯提取物：H-C 组；石油醚提取物：H-D 组），各组的血脂水平分析见图 11-14。生化分析结果表明，山楂正丁醇和乙酸乙酯提取物对高脂血症大鼠的疗效最高，水提取物显示出部分效果，而石油醚提取物对高脂血症大鼠无效。

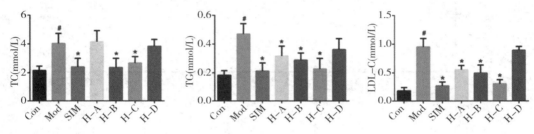

图 11-14　山楂治疗高脂血症 2 周后对血脂水平的影响

2. 代谢轮廓分析和代谢物鉴别　利用 LC-MS 技术和所建立的代谢组学分析方法，采集血浆样本的正离子（ESI$^+$）和负离子（ESI$^-$）模式数据，得到相应代谢轮廓的总离子流图（图 11-15），对数据进行峰提取和归一化处理。首先进行 PCA 分析（图 11-16），结果显示没有点落在置信区间外，表明没有异常值。进而利用 OPLS-DA 和散点图分析寻找对照组与模型组之间的差异离子，经置换检验证明模型没有过拟合，所建模型可靠，见图 11-17。为了确认模型组相比对照组的生物标志物改变，通过 T 检验比较差异离子的峰高强度，选择符合 VIP>1，$P<0.05$ 的离子作为潜在的生物标志物。随后，通过 HMDB 数据库筛选合格离子作为内源性生物标志物。最终确定了 22 个生物标志物，主要包括溶血磷脂酰胆碱，不饱和脂肪酸、氨基酸和胆酸。为了进一步表示生物标志物在各组的变化强度，进行热图分析。如图 11-18 所示，与对照组相比，缬氨酸、消旋蛋氨酸、l-酪氨酸、l-异亮氨酸、肉桂酸、泛酸、l-色氨酸、牛磺酸、柠檬酸、二十碳五烯酸、花生四烯酸、肾上腺素酸在模型组中显著下调（蓝色表示），其他标志物在模型组中均显著上调（红色表示）。

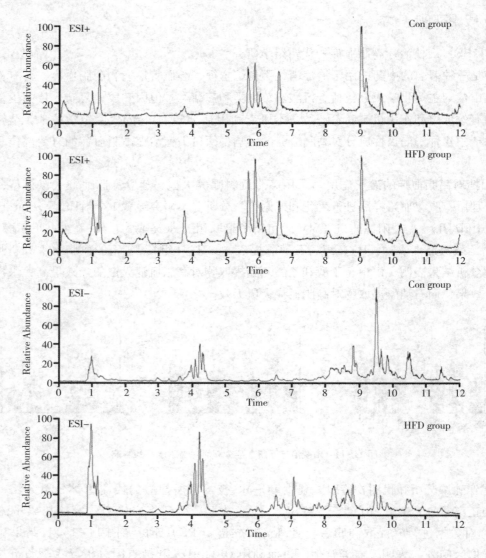

图 11-15　血浆样本在正、负离子模式下的代谢轮廓总离子流图

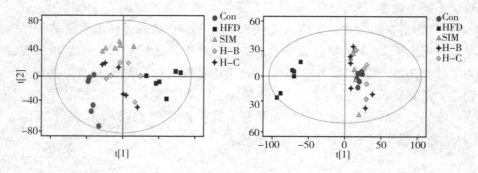

图 11-16　血浆样本在正、负离子模式下的 PCA 得分图

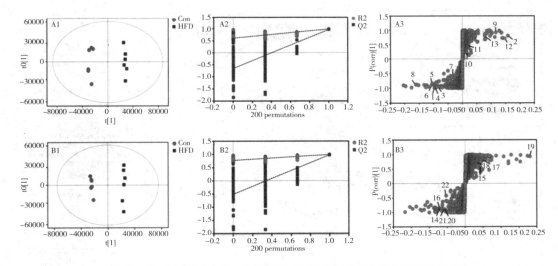

图 11-17　血浆样本在正、负离子模式下的 OPLS-DA 得分图和散点图

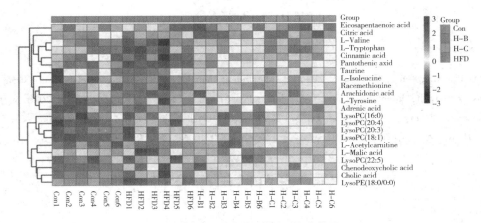

图 11-18　差异代谢物的分层聚类热图

3. 代谢通路分析　MetPA（Metabolomic Pathway Analysis）数据库是一个免费的基于网络的代谢组学代谢通路分析工具，它能分析在特定条件下受影响的最相关的代谢途径，常用于差异代谢生物标志物涉及到的代谢途径分析。MetPA 结合了许多先进的途径富集分析程序和途径拓扑特征，以协助确定与代谢研究最相关的代谢途径。采用 MetPA 数据库构建上述 22 个生物标志物的关联代谢通路，发现山楂对高脂血症的治疗作用主要涉及三羧酸循环、甘油磷脂代谢、苯丙氨酸、酪氨酸和色氨酸生物合成、花生四烯酸代谢、色氨酸代谢、牛磺酸和亚牛磺酸代谢及酪氨酸代谢 7 条代谢通路（图 11-19），并对代谢物所干扰的代谢途径进行了分析（图 11-20）。

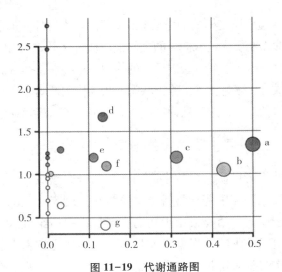

图 11-19　代谢通路图

a. 苯丙氨酸、酪氨酸和色氨酸生物合成；b. 牛磺酸和亚牛磺酸代谢；c. 花生四烯酸代谢；d. 三羧酸循环；e. 甘油磷脂代谢；f. 色氨酸代谢；g. 酪氨酸代谢

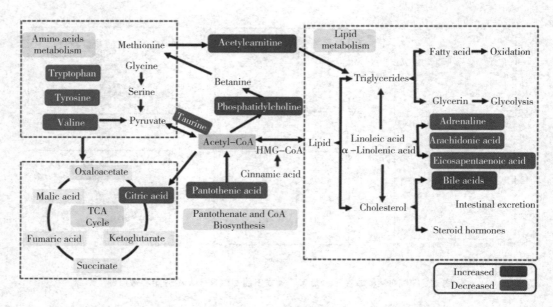

图 11-20 代谢途径分析

参考文献

[1] Ying Li, Xing Wang, Chunyan Li, et al. Exploration of chemical markers using a metabolomics strategy and machine learning to study the different origins of Ixeris denticulata (Houtt.) Stebb [J]. Food Chem, 2020, 330: 127232.

[2] Lu Zeng, Lan Luo, Qi Xue, et al. LC-MS based plasma metabolomics study of the intervention effect of different polar parts of Hawthorn on hyperlipidemia rats [J]. J Sep Sci, 2021, 44 (5): 963-972.

第五节 蛋白质组学分析方法

一、概述

蛋白质是构成生物系统最重要的基本元件，也是所有生命过程分工、整合、协同的最终执行分子。生命系统所表达或产生的全部蛋白质即为蛋白质组（proteome）。蛋白质组学（proteomics）是指应用各种技术手段研究蛋白质组的一门新型科学，其目的是从整体的角度分析细胞或生物体内蛋白质的组成成分、表达水平、修饰状态、相互作用及动态变化，并在此基础上揭示蛋白质功能与细胞生命活动规律的关系，进而获得在蛋白质水平上关于疾病发生、细胞代谢等过程的整体而全面的认识。

二、蛋白质组学的分类与技术

将蛋白质组学技术应用于中药研究领域，一方面通过比较对照细胞、动物体液或组织的蛋白质表达谱和中药干预后蛋白质表达谱的变化情况，发现中药调控的靶点蛋白质；另一方面根据来源于动物、植物或微生物的中药材蛋白质组成的差异，用以评价中药材种属、生长过程等对蛋白质组成的影响。根据目前蛋白质组学研究技术方法的原理，可将其分为化学蛋白质组学、差异蛋白质组学和定量蛋白质组学。

1. 化学蛋白质组学 化学蛋白质组学是利用化学小分子作为媒介来研究一个细胞或组织基因组所表达的全部蛋白质，能无偏重的发现与药物相互作用的靶点蛋白。化学蛋白质组学一般是指先将小分子化合物（如生物素、亲和凝胶等）通过与蛋白质提取液的相互反应，使化学探针或小分子化合物与固相联接，得到被修饰的固相微球，然后利用分离方法将这些蛋白质纯化，再通过高灵敏度的质谱仪器分析，根据已有的生物信息学数据库归属相应靶点蛋白质的名称和属性等信息。包括基于活性的化学蛋白质组学技术、以化合物为中心的化学蛋白质组学技术和蛋白质芯片技术。

2. 差异蛋白组学　差异蛋白质组学是从整体角度比较在不同状态下体内蛋白质表达前后的动态变化，通过比较不同药物干预、不同组方药物干预、不同剂量药物干预前后生物体的效应相关差异表达蛋白质，进行生物效应与差异表达蛋白质的相关性分析，探索差异蛋白质标志物及相关机制。主要用于明确疾病病理变化过程和药物治疗疾病的有效成分、靶点蛋白等信息。其核心在于筛选、鉴定并验证差异表达蛋白质，随后通过生物信息学、系统生物学方法分析差异表达蛋白。常用的技术包括双向凝胶电泳（two dimensional gel electrophoresis，2-DE）和双向荧光差异凝胶电泳（two dimensional differential in-gel electrophoresis，2D-DIGE）。

3. 定量蛋白质组学　针对不同时期、不同条件下生物体复杂组织或体液内蛋白质表达水平的变化和差异，鉴定出不同状态下蛋白质的表达量，并对蛋白质的量及量的变化进行准确测定。包括同位素编码亲和标签技术（isotope coded affinity tag，ICAT），细胞培养条件下稳定同位素标记技术（stable isotope labeling with aminoacids in cell culture，SILAC），同位素标记相对和绝对定量技术（isobaric tags for relative and absolute quantification，iTRAQ），以及无标签半定量化学蛋白质组学方法（label-free semi-quantitative chemical proteomics approach）。

4. 质谱技术在蛋白质组学中的应用　质谱是目前蛋白质鉴定最常用的技术，主要有 2 种策略：一种是基于凝胶电泳系统的自上而下（top-down）的策略，对凝胶电泳分离后的蛋白质胶内酶解，然后进行质谱鉴定；另一种是自下而上（bottom-up）的鸟枪法，即蛋白质复杂混合物不经历电泳分离，而是先将其酶解为肽段混合物，然后经色谱分离，再进入串联质谱进行肽段分析，最后根据质谱图检索蛋白质。

基于数据库检索的蛋白质鉴定：一种是肽质量指纹谱法（peptide mass fingerprint，PMF），即蛋白质被特异性的酶解或化学水解的方法切成多肽片段混合物，通过质谱检测混合物中各多肽的分子量，得到具有特征性的多肽分子量实际图谱，然后在一定的误差允许范围内与数据库内的蛋白质的理论酶切结果比对，将对比得到的结果实行打分排序，实现待测蛋白质的鉴定。虽然每种蛋白质的肽质量指纹图谱（PMF）都具有很好的特征性，但样品前处理中残留的杂质、蛋白质翻译后可变修饰会引起多肽离子质量迁移、多肽的可离子化程度不一致，导致图谱复杂难以解析，严重影响检索比对结果，应用受到一定限制。

另一种方式是肽段碎片离子鉴定法（peptide fragments identification，PFF），是将特定的多肽片段打碎，通过分析相邻的同类型峰质量差确定肽段的相应氨基酸残基。分析这种鉴定法产生的图谱时，需要结合母离子峰来解析。理想上肽段断裂时能产生各种带一个电荷的离子，可以比较简单的推出目标肽段上的氨基酸序列；但实际上肽段断裂不充分、中性丢失、肽段类型不单一、杂质等因素会让实际的质谱图更加复杂，给多肽序列的确定带来不利。

三、蛋白质组学技术在中药质量研究中的应用实例

阿胶 *Colla corii asini* 为马科动物驴 *Equus asinus* 的干皮或者新鲜皮经过去毛熬制而成，最早记录于《神农本草经》，被列为上品。阿胶味甘，性平，具有滋阴润肺、补血及止血等功效。阿胶的主要成分是驴皮胶原蛋白高温不完全水解的肽段。从分子遗传学角度来研究，由于动物DNA序列不同，其表达的胶原蛋白氨基酸必然存在差异，使得不同来源的胶原蛋白经酶切后产生的肽段具有一定的特异性。胰蛋白酶可识别多肽链中的赖氨酸和精氨酸切割多肽链，如果赖氨酸和精

氨酸的后一个氨基酸是脯氨酸，胰蛋白酶不切割此位点。不同物种的蛋白序列经胰蛋白酶酶切后可能形成物种特异性的多肽，它们的氨基酸序列存在差异。

依据不同动物的同类型胶原蛋白的氨基酸序列必然存在差异的原理，采用蛋白质酶切技术和基于高效液相色谱串联质谱法的多肽识别技术，以胰蛋白酶对阿胶、龟甲胶、鹿角胶、黄明胶和新阿胶成分进行酶解，利用超高效液相色谱-四极杆飞行时间质谱（UPLC-Q-TOF-MS）进行测定，采用 Markerlynx 软件对 5 种胶类的液质数据进行主成分分析，找出鉴别各种胶类成分的专属性特征肽段，通过对各胶类特征离子的二级图谱的分析结合 MASCOT 检索。

【例 11-6】 阿胶药材的真伪鉴别和含量测定

1. 样品处理　取不同胶类药材粉末 0.1g，置于 50mL 量瓶中，加入 1% NH_4HCO_3 溶液 40mL，超声处理 30 分钟，使样品完全溶解并加 1% NH_4HCO_3 溶液定容至刻度，摇匀，过 0.22μm 的滤膜，取 100μL 续滤液至 200μL 微量进样瓶中，加 10μL 胰蛋白酶溶液（取胰蛋白酶适量，加 1% NH_4HCO_3 溶液溶解，制成每 1μL 中含 1μg 的溶液，临用前现配），摇匀，37℃恒温酶解 12 小时，作为供试品溶液。

2. 检测条件

（1）色谱分析条件：色谱柱为 ACQUITY UPLC BEH C18（1.7μm，2.1×100mm），流速 0.3mL/min，流动相 A 为 0.1%甲酸水溶液，B 为乙腈，进行梯度洗脱（0~25min，5%B→20%B；25~40min，20%B→50%B；40~41min，50%B→99%B；41~45min，99%B）。

（2）质谱条件：Waters Xevo™ Q-TOF 质谱系统，离子化模式为 ESI^+。毛细管电压为 3kV，锥孔电压为 40V，吹扫气温度 450℃，吹扫气流量 600L/h，离子源温度 120℃。采用 MS^E 采集方式，采集时间 45 分钟，扫描范围 100~1500amu，扫描时间为 0.2sec；碰撞能量：低能量为 4V，梯度高能量 20~30V，碰撞气为氩气。

3. 数据分析　采用 Markerlynx 软件对质谱数据进行分析。分析参数设定为：保留时间 1~45 分钟，质谱 50~2000Da，质量数允许偏差 0.05Da，噪音消除水平为 6.00，强度阈值设为 100，质量数窗口 0.05Da，保留时间窗口 0.2 分钟。所有离子采用 EZinfo 分析软件进行 PCA 分析。

4. 特征肽段的鉴定　根据各胶类特征肽的二级质谱，并采用 MASCOT 网络软件在 SWISS-PROT 数据库（是具有高准确性的蛋白质序列数据库，由欧洲生物信息学研究所维护）中进行检索。Enzyme：trypsin；可变修饰方式：羟脯氨酸氧化；分子离子峰质量偏差：1.2Da；碎片离子偏差：0.6Da；多肽电荷数：2^+；数据格式：mascot generic。

鉴定出了 1 个鹿角胶特征离子的序列，3 个龟甲胶特征离子的序列，4 个阿胶特征离子的序列，4 个黄明胶特征离子的序列和 3 个新阿胶特征离子的序列。确定了阿胶的特征离子为 m/z 539.8，并提取出了阿胶专属性检测离子对 m/z 539.8（双电荷）→612.4 和 m/z 539.8（双电荷）→923.8。此方法和数据已收录至《中国药典》（2020 版）。见表 11-7。

表 11-7　胶类药材肽段特征离子序列

编号	种属	肽段序列	m/z	电荷	离子对
1	鹿角胶	SGETGASGPP（OH）GFAGEK	732.828	2	765.4→554.0，765.4→733.0
2	龟甲胶	GDGGPP（OH）GITGFPGASGR	758.353	2	
3	龟甲胶	GETGPAGPAGPAGPAGAR	745.865	2	
4	龟甲胶	GLNGAPSFSPDGK	631.328	2	631.3→546.4，631.3→921.4
5	阿胶	GEAGPAGPAGPIGPVGAR	765.867	2	
6	阿胶	GEAGAAGPAGPAGPR	618.795	2	
7	阿胶	GPAGPTGPVGK	469.244	2	
8	阿胶	GPPGAAGPPGPR	539.774	2	539.8→612.4，539.8→923.8

续表

编号	种属	肽段序列	m/z	电荷	离子对
9	黄明胶	SGETGASGPPGFVGEK	747.348	2	
10	黄明胶	GEAGPSGPAGPTGAR	641.307	2	641.3→783.3，641.3→726.2
11	黄明胶	GPPGESGAAGPTGPIGSR	790.877	2	
12	黄明胶	IGQPGAVGPAGIR	604.828	2	
13	新阿胶	GEPGPTGVQGPPGPAGEEGK	925.433	2	
14	新阿胶	GETGPAGPAGPVGPVGAR	774.3	2	774.3→977.8，774.3→752.5，
15	新阿胶	TGETGASGPPGFAGEK	739.839	2	

【鉴别】　选择质荷比（m/z）539.8（双电荷）→612.4 和 m/z539.8（双电荷）→923.8 作为检测离子对。取阿胶对照药材溶液，进样 5μL，按上述检测离子对测定的 MRM 色谱峰的信噪比均应大于 3∶1。

【含量测定】　特征多肽

（1）色谱、质谱条件与系统适用性试验：以十八烷基硅烷键合硅胶为填充剂（色谱柱内径 2.1mm）；以乙腈为流动相 A，以 0.1%甲酸溶液为流动相 B，进行梯度洗脱（0~25min，5%A→20A；25~40min，25%→50%A）。流速为每分钟 0.3mL。

采用三重四极杆质谱检测器，电喷雾离子化（ESI）正离子模式下多反应监测（MRM），监测离子对见表 11-11：

表 11-11　监测离子对

测定成分	定量离子对 m/z	定性离子对 m/z
驴源多肽 A_1	469.25（双电荷）→712.30	469.25（双电荷）→783.40
驴源多肽 A_2	618.35（双电荷）→779.40	618.35（双电荷）→850.40

理论塔板数按驴源多肽 A_1 峰计算应不低于 4000。

（2）对照品溶液的制备：取驴源多肽 A_1 对照品、驴源多肽 A_2 对照品适量，精密称定，加 1%碳酸氢铵溶液分别制成每 1mL 含 2.5mg 的混合溶液，即得。

（3）供试品溶液的制备：取本品粉末 0.1g，精密称定，置 50mL 量瓶中，加 1%碳酸氢铵溶液 40mL，超声处理（功率 250W，频率 40kHz）30 分钟，加 1%碳酸氢铵溶液稀释至刻度，摇匀。精密量取 1mL 至 5mL 量瓶中，加胰蛋白酶溶液（取序列分析级胰蛋白酶，加 1%碳酸氢铵溶液制成每 1mL 中含 1mg 的溶液，临用前新制）1mL，加 1%碳酸氢铵溶液稀释至刻度，摇匀，37℃恒温酶解 12 小时，滤过，取续滤液，即得。

（4）测定法：精密量取对照品溶液 1mL、2mL、5mL、10mL、20mL 和 25mL，分别置 50mL 量瓶中，加 1%碳酸氢铵溶液稀释至刻度，制成标准曲线溶液。分别精密吸取不同浓度的标准曲线溶液与供试品溶液各 5μL，注入高效液相色谱-质谱联用仪，以对照品峰面积为纵坐标，对照品浓度为横坐标制备标准曲线。从标准曲线读出供试品溶液中相当于驴源多肽 A_1 和驴源多肽 A_2 的量，计算即得。

本品按干燥品计算，含特征多肽以驴源多肽 A_1（$C_{41}H_{68}N_{12}O_{13}$）和驴源多肽 A_2（$C_{51}H_{82}N_{18}O_{18}$）得总量计应不得少于 0.15%。

参考文献

［1］程显隆，胶类药材质量控制关键技术研究［D］. 北京：北京中医药大学，2014.

［2］程显隆，陈佳，李明华，等. 特征肽段检测技术用于胶类药材专属性鉴别方法研究［J］. 中国药学杂志，2015，50（2）：104-108.

主要参考文献

［1］梁生旺、贡济宇．中药分析［M］．北京：中国中医药出版社，2016.

［2］中国药品生物制品检定所．中国药品检验标准操作规范（2019 年版）［M］．北京：中国医药科技出版，2019.

［3］乔延江、张彤．中药分析学专论［M］．北京：人民卫生出版社，2017.

［4］国家药品监督管理局药品审评中心．中药新药质量研究技术指导原则（试行）［Z］．2021.

［5］国家药品监督管理局药品审评中心．中药新药研究各阶段药学研究技术指导原则（试行）［Z］2020.

［6］国家药品监督管理局药品审评中心．中药新药质量标准研究技术指导原则（试行）．［Z］2020.

［7］国家药品监督管理局药品审评中心．中药新药用药材质量控制研究技术指导原则（试行）［Z］．2020.

［8］国家药品监督管理局药品审评中心．中药生物效应检测研究技术指导原则．（试行）［Z］.2020.

全国中医药行业高等教育"十四五"规划教材
全国高等中医药院校规划教材（第十一版）

教材目录（第一批）

注：凡标☆号者为"核心示范教材"。

（一）中医学类专业

序号	书名	主编		主编所在单位	
1	中国医学史	郭宏伟	徐江雁	黑龙江中医药大学	河南中医药大学
2	医古文	王育林	李亚军	北京中医药大学	陕西中医药大学
3	大学语文	黄作阵		北京中医药大学	
4	中医基础理论☆	郑洪新	杨柱	辽宁中医药大学	贵州中医药大学
5	中医诊断学☆	李灿东	方朝义	福建中医药大学	河北中医学院
6	中药学☆	钟赣生	杨柏灿	北京中医药大学	上海中医药大学
7	方剂学☆	李冀	左铮云	黑龙江中医药大学	江西中医药大学
8	内经选读☆	翟双庆	黎敬波	北京中医药大学	广州中医药大学
9	伤寒论选读☆	王庆国	周春祥	北京中医药大学	南京中医药大学
10	金匮要略☆	范永升	姜德友	浙江中医药大学	黑龙江中医药大学
11	温病学☆	谷晓红	马健	北京中医药大学	南京中医药大学
12	中医内科学☆	吴勉华	石岩	南京中医药大学	辽宁中医药大学
13	中医外科学☆	陈红风		上海中医药大学	
14	中医妇科学☆	冯晓玲	张婷婷	黑龙江中医药大学	上海中医药大学
15	中医儿科学☆	赵霞	李新民	南京中医药大学	天津中医药大学
16	中医骨伤科学☆	黄桂成	王拥军	南京中医药大学	上海中医药大学
17	中医眼科学	彭清华		湖南中医药大学	
18	中医耳鼻咽喉科学	刘蓬		广州中医药大学	
19	中医急诊学☆	刘清泉	方邦江	首都医科大学	上海中医药大学
20	中医各家学说☆	尚力	戴铭	上海中医药大学	广西中医药大学
21	针灸学☆	梁繁荣	王华	成都中医药大学	湖北中医药大学
22	推拿学☆	房敏	王金贵	上海中医药大学	天津中医药大学
23	中医养生学	马烈光	章德林	成都中医药大学	江西中医药大学
24	中医药膳学	谢梦洲	朱天民	湖南中医药大学	成都中医药大学
25	中医食疗学	施洪飞	方泓	南京中医药大学	上海中医药大学
26	中医气功学	章文春	魏玉龙	江西中医药大学	北京中医药大学
27	细胞生物学	赵宗江	高碧珍	北京中医药大学	福建中医药大学

序号	书　名	主　编		主编所在单位	
28	人体解剖学	邵水金		上海中医药大学	
29	组织学与胚胎学	周忠光	汪　涛	黑龙江中医药大学	天津中医药大学
30	生物化学	唐炳华		北京中医药大学	
31	生理学	赵铁建	朱大诚	广西中医药大学	江西中医药大学
32	病理学	刘春英	高维娟	辽宁中医药大学	河北中医学院
33	免疫学基础与病原生物学	袁嘉丽	刘永琦	云南中医药大学	甘肃中医药大学
34	预防医学	史周华		山东中医药大学	
35	药理学	张硕峰	方晓艳	北京中医药大学	河南中医药大学
36	诊断学	詹华奎		成都中医药大学	
37	医学影像学	侯　键	许茂盛	成都中医药大学	浙江中医药大学
38	内科学	潘　涛	戴爱国	南京中医药大学	湖南中医药大学
39	外科学	谢建兴		广州中医药大学	
40	中西医文献检索	林丹红	孙　玲	福建中医药大学	湖北中医药大学
41	中医疫病学	张伯礼	吕文亮	天津中医药大学	湖北中医药大学
42	中医文化学	张其成	臧守虎	北京中医药大学	山东中医药大学

（二）针灸推拿学专业

序号	书　名	主　编		主编所在单位	
43	局部解剖学	姜国华	李义凯	黑龙江中医药大学	南方医科大学
44	经络腧穴学☆	沈雪勇	刘存志	上海中医药大学	北京中医药大学
45	刺法灸法学☆	王富春	岳增辉	长春中医药大学	湖南中医药大学
46	针灸治疗学☆	高树中	冀来喜	山东中医药大学	山西中医药大学
47	各家针灸学说	高希言	王　威	河南中医药大学	辽宁中医药大学
48	针灸医籍选读	常小荣	张建斌	湖南中医药大学	南京中医药大学
49	实验针灸学	郭　义		天津中医药大学	
50	推拿手法学☆	周运峰		河南中医药大学	
51	推拿功法学☆	吕立江		浙江中医药大学	
52	推拿治疗学☆	井夫杰	杨永刚	山东中医药大学	长春中医药大学
53	小儿推拿学	刘明军	邰先桃	长春中医药大学	云南中医药大学

（三）中西医临床医学专业

序号	书　名	主　编		主编所在单位	
54	中外医学史	王振国	徐建云	山东中医药大学	南京中医药大学
55	中西医结合内科学	陈志强	杨文明	河北中医学院	安徽中医药大学
56	中西医结合外科学	何清湖		湖南中医药大学	
57	中西医结合妇产科学	杜惠兰		河北中医学院	
58	中西医结合儿科学	王雪峰	郑　健	辽宁中医药大学	福建中医药大学
59	中西医结合骨伤科学	詹红生	刘　军	上海中医药大学	广州中医药大学
60	中西医结合眼科学	段俊国	毕宏生	成都中医药大学	山东中医药大学
61	中西医结合耳鼻咽喉科学	张勤修	陈文勇	成都中医药大学	广州中医药大学
62	中西医结合口腔科学	谭　劲		湖南中医药大学	

（四）中药学类专业

序号	书 名	主 编		主编所在单位	
63	中医学基础	陈 晶	程海波	黑龙江中医药大学	南京中医药大学
64	高等数学	李秀昌	邵建华	长春中医药大学	上海中医药大学
65	中医药统计学	何 雁		江西中医药大学	
66	物理学	章新友	侯俊玲	江西中医药大学	北京中医药大学
67	无机化学	杨怀霞	吴培云	河南中医药大学	安徽中医药大学
68	有机化学	林 辉		广州中医药大学	
69	分析化学（上）（化学分析）	张 凌		江西中医药大学	
70	分析化学（下）（仪器分析）	王淑美		广东药科大学	
71	物理化学	刘 雄	王颖莉	甘肃中医药大学	山西中医药大学
72	临床中药学☆	周祯祥	唐德才	湖北中医药大学	南京中医药大学
73	方剂学	贾 波	许二平	成都中医药大学	河南中医药大学
74	中药药剂学☆	杨 明		江西中医药大学	
75	中药鉴定学☆	康廷国	闫永红	辽宁中医药大学	北京中医药大学
76	中药药理学☆	彭 成		成都中医药大学	
77	中药拉丁语	李 峰	马 琳	山东中医药大学	天津中医药大学
78	药用植物学☆	刘春生	谷 巍	北京中医药大学	南京中医药大学
79	中药炮制学☆	钟凌云		江西中医药大学	
80	中药分析学☆	梁生旺	张 彤	广东药科大学	上海中医药大学
81	中药化学☆	匡海学	冯卫生	黑龙江中医药大学	河南中医药大学
82	中药制药工程原理与设备	周长征		山东中医药大学	
83	药事管理学☆	刘红宁		江西中医药大学	
84	本草典籍选读	彭代银	陈仁寿	安徽中医药大学	南京中医药大学
85	中药制药分离工程	朱卫丰		江西中医药大学	
86	中药制药设备与车间设计	李 正		天津中医药大学	
87	药用植物栽培学	张永清		山东中医药大学	
88	中药资源学	马云桐		成都中医药大学	
89	中药产品与开发	孟宪生		辽宁中医药大学	
90	中药加工与炮制学	王秋红		广东药科大学	
91	人体形态学	武煜明	游言文	云南中医药大学	河南中医药大学
92	生理学基础	于远望		陕西中医药大学	
93	病理学基础	王 谦		北京中医药大学	

（五）护理学专业

序号	书 名	主 编		主编所在单位	
94	中医护理学基础	徐桂华	胡 慧	南京中医药大学	湖北中医药大学
95	护理学导论	穆 欣	马小琴	黑龙江中医药大学	浙江中医药大学
96	护理学基础	杨巧菊		河南中医药大学	
97	护理专业英语	刘红霞	刘 娅	北京中医药大学	湖北中医药大学
98	护理美学	余雨枫		成都中医药大学	
99	健康评估	阚丽君	张玉芳	黑龙江中医药大学	山东中医药大学

序号	书　名	主　编		主编所在单位	
100	护理心理学	郝玉芳		北京中医药大学	
101	护理伦理学	崔瑞兰		山东中医药大学	
102	内科护理学	陈　燕	孙志岭	湖南中医药大学	南京中医药大学
103	外科护理学	陆静波	蔡恩丽	上海中医药大学	云南中医药大学
104	妇产科护理学	冯　进	王丽芹	湖南中医药大学	黑龙江中医药大学
105	儿科护理学	肖洪玲	陈偶英	安徽中医药大学	湖南中医药大学
106	五官科护理学	喻京生		湖南中医药大学	
107	老年护理学	王　燕	高　静	天津中医药大学	成都中医药大学
108	急救护理学	吕　静	卢根娣	长春中医药大学	上海中医药大学
109	康复护理学	陈锦秀	汤继芹	福建中医药大学	山东中医药大学
110	社区护理学	沈翠珍	王诗源	浙江中医药大学	山东中医药大学
111	中医临床护理学	裘秀月	刘建军	浙江中医药大学	江西中医药大学
112	护理管理学	全小明	柏亚妹	广州中医药大学	南京中医药大学
113	医学营养学	聂　宏	李艳玲	黑龙江中医药大学	天津中医药大学

（六）公共课

序号	书　名	主　编		主编所在单位	
114	中医学概论	储全根	胡志希	安徽中医药大学	湖南中医药大学
115	传统体育	吴志坤	邵玉萍	上海中医药大学	湖北中医药大学
116	科研思路与方法	刘　涛	商洪才	南京中医药大学	北京中医药大学

（七）中医骨伤科学专业

序号	书　名	主　编		主编所在单位	
117	中医骨伤科学基础	李　楠	李　刚	福建中医药大学	山东中医药大学
118	骨伤解剖学	侯德才	姜国华	辽宁中医药大学	黑龙江中医药大学
119	骨伤影像学	栾金红	郭会利	黑龙江中医药大学	河南中医药大学洛阳平乐正骨学院
120	中医正骨学	冷向阳	马　勇	长春中医药大学	南京中医药大学
121	中医筋伤学	周红海	于　栋	广西中医药大学	北京中医药大学
122	中医骨病学	徐展望	郑福增	山东中医药大学	河南中医药大学
123	创伤急救学	毕荣修	李无阴	山东中医药大学	河南中医药大学洛阳平乐正骨学院
124	骨伤手术学	童培建	曾意荣	浙江中医药大学	广州中医药大学

（八）中医养生学专业

序号	书　名	主　编		主编所在单位	
125	中医养生文献学	蒋力生	王　平	江西中医药大学	湖北中医药大学
126	中医治未病学概论	陈涤平		南京中医药大学